国家卫生健康委员会"十四五"规划教材

全国高等学校教材

供医学检验技术专业用

U0292287

临床分子生物学检验技术

第2版

主　　编　吕建新　黄　彬

副 主 编　钱　晖　潘世扬　王　琳

数 字 主 编　吕建新　黄　彬

数字副主编　钱　晖　潘世扬　王　琳

人民卫生出版社
·北京·

图书在版编目（CIP）数据

临床分子生物学检验技术 / 吕建新，黄彬主编.
2 版 . -- 北京 ：人民卫生出版社，2024. 11. --（全国
高等学校医学检验专业第七轮暨医学检验技术专业第二轮
规划教材）. -- ISBN 978-7-117-37264-0

Ⅰ. R446

中国国家版本馆 CIP 数据核字第 2024P2P966 号

人卫智网	www.ipmph.com	医学教育、学术、考试、健康，
		购书智慧智能综合服务平台
人卫官网	www.pmph.com	人卫官方资讯发布平台

临床分子生物学检验技术
Linchuang Fenzi Shengwuxue Jianyan Jishu
第 2 版

主　　编：吕建新　黄　彬
出版发行：人民卫生出版社（中继线 010-59780011）
地　　址：北京市朝阳区潘家园南里 19 号
邮　　编：100021
E - mail：pmph @ pmph.com
购书热线：010-59787592　010-59787584　010-65264830
印　　刷：中煤（北京）印务有限公司
经　　销：新华书店
开　　本：850×1168　1/16　　印张：18
字　　数：483 千字
版　　次：2015 年 3 月第 1 版　　2024 年 11 月第 2 版
印　　次：2024 年 12 月第 1 次印刷
标准书号：ISBN 978-7-117-37264-0
定　　价：62.00 元
打击盗版举报电话：010-59787491　E-mail：WQ @ pmph.com
质量问题联系电话：010-59787234　E-mail：zhiliang @ pmph.com
数字融合服务电话：4001118166　　E-mail：zengzhi @ pmph.com

编委名单

编　者 （以姓氏笔画为序）

王　琳　华中科技大学

王志刚　广州医科大学

方合志　温州医科大学

代　敏　成都医学院

吕建新　杭州医学院

庄文越　浙江万里学院

刘湘帆　上海交通大学

宋兴勃　四川大学

张　义　山东大学

张　华　广东医科大学

张海方　苏州大学

陈　毓　杭州医学院

陈利荣　山西医科大学

郑　芳　天津医科大学

郑晓东　哈尔滨医科大学

赵晓涛　北京大学

胡　波　中山大学

姜　艳　新疆医科大学

钱　晖　江苏大学

黄　海　贵州医科大学

黄　彬　中山大学

黄晓华　大连医科大学

曹颖平　福建医科大学

章　迪　中南大学

潘世扬　南京医科大学

编写秘书　赵琼雅　杭州医学院

何宇婷　中山大学

数字编委

新形态教材使用说明

　　新形态教材是充分利用多种形式的数字资源及现代信息技术,通过二维码将纸书内容与数字资源进行深度融合的教材。本套教材全部以新形态教材形式出版,每本教材均配有特色的数字资源,读者阅读纸书时可以扫描二维码,获取数字资源。

获取数字资源的步骤

1 扫描封底红标二维码,获取图书"使用说明"。

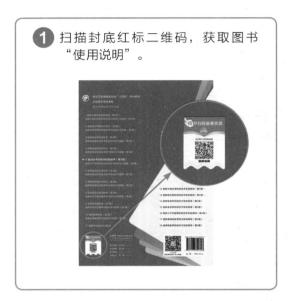

2 揭开红标,扫描绿标激活码,注册/登录人卫账号获取数字资源。

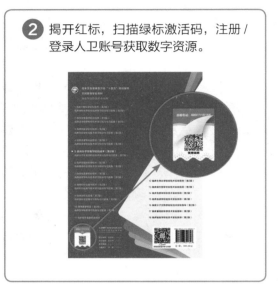

3 扫描书内二维码或封底绿标激活码随时查看数字资源。

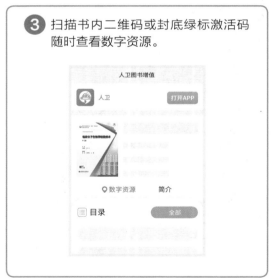

4 登录 zengzhi.ipmph.com 或下载应用体验更多功能和服务。

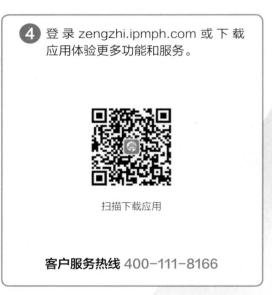

扫描下载应用

客户服务热线 400-111-8166

读者信息反馈方式

　　欢迎登录"人卫 e 教"平台官网"medu.pmph.com",在首页注册登录后,即可通过输入书名书号或主编姓名等关键字,查询我社已出版教材,并可对该教材进行读者反馈、图书纠错、撰写书评以及分享资源等。

全国高等学校医学检验专业第七轮暨医学检验技术专业第二轮规划教材修订说明

　　我国高等医学检验专业建设始于 20 世纪 80 年代初，人民卫生出版社于 1989 年出版了第一套医学检验专业规划教材，共 5 个品种。至 2012 年出版的第五轮医学检验专业规划教材，已经形成由理论教材与配套实验指导和习题集组成的比较成熟的教材体系。2012 年，教育部对《普通高等学校本科专业目录》进行了调整，将医学检验专业（五年制）改为医学检验技术专业（四年制），隶属医学技术类，授予理学学士学位。人民卫生出版社于 2013 年启动了新一轮教材的编写，在 2015 年推出了全国高等学校医学检验专业第六轮暨医学检验技术专业第一轮规划教材，对医学检验技术专业的发展起到了非常关键的引领和规范作用。

　　进入新时代，在推进健康中国建设，从"以治病为中心"向"以健康为中心"的转变过程中，医学检验技术专业的发展面临更多机遇与挑战。《国务院办公厅关于加快医学教育创新发展的指导意见》中明确指出，要推进医工、医理、医文学科交叉融合，加强"医学 +X"多学科背景的复合型创新拔尖人才培养。党的二十大报告也提出，要加强基础学科、新兴学科、交叉学科建设。医学检验技术属于典型的交叉学科，医工、医理结合紧密，发展迅速，学科内容不断扩增，社会需求不断增加，目前开设本专业的本科院校已增加到 160 余所，广大院校对教材建设也提出了新需求。

　　为促进教育、科技、人才一体化发展，人民卫生出版社在与教育部高等学校教学指导委员会医学技术类专业教学指导委员会、全国高等医学院校医学检验专业校际协作理事会联合对第一轮医学检验技术专业规划教材的使用情况进行广泛调研的基础上，启动全国高等学校医学检验专业第七轮暨医学检验技术专业第二轮规划教材的编写修订工作。

　　本轮教材的修订和编写特点如下：

　　1. 坚持立德树人，满足社会需求　　从教材顶层设计到编写的各环节，始终坚持面向需求凝炼教材内容，以立德树人为根本任务，以为党育人、为国育才为根本目标。在专业内容中有机融入思政元素，体现我国医学检验学科 40 多年取得的辉煌成就，培育具有爱国、创新、求实、奉献精神的医学检验技术专业人才。

　　2. 优化教材体系，服务学科建设　　为了更好地适应医学检验技术专业教育教学改革，体现学科特点，提升专业人才培养质量，本轮教材将原作为理论教材配套的实验指导类教材纳入规划教材体系，突出本专业的技术属性；第一轮教材将医学检验专业规划教材中的《临床寄生虫检验》相关内容并入《临床基础检验学技术》，根据调研反馈意见，本轮另编《临床寄生虫学检验技术》，以适应院校教学实际需要。

3. 坚持编写原则，打造精品教材　本轮教材编写立足医学检验技术专业四年制本科教育，坚持教材"三基"（基础理论、基本知识、基本技能）、"五性"（思想性、科学性、先进性、启发性、适用性）和"三特定"（特定目标、特定对象、特定限制）的编写原则。严格控制纸质教材字数，突出重点；注重内容整体优化，尽量避免套系内教材内容的交叉重复；提升全套教材印刷质量，全彩教材使用便于书写、不反光的纸张。

4. 建设新形态教材，服务数字化转型　为进一步满足医学检验技术专业教育数字化需求，更好地实现理论与实践结合，本轮教材采用纸质教材与数字内容融合出版的形式，实现教材的数字化开发，全面推进新形态教材建设。根据教学实际需求，突出医学检验学科特色资源建设、支持教学深度应用，有效服务线上教学、混合式教学等教学模式，推进医学检验技术专业的智慧智能智育发展。

全国高等学校医学检验专业第七轮暨医学检验技术专业第二轮规划教材共 18 种，均为国家卫生健康委员会"十四五"规划教材。将于 2025 年出版发行，数字内容也将同步上线。希望广大院校在使用过程中能多提供宝贵意见，反馈使用信息，为第三轮教材的修订工作建言献策，提高教材质量。

主编简介

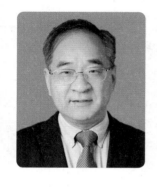

吕建新

男，1963 年出生于浙江省绍兴市。曾任温州医科大学副校长、党委副书记，杭州医学院院长、党委书记。现任杭州医学院附属人民医院（浙江省人民医院）检验医学部主任，检验诊断关键技术浙江省工程研究中心主任，浙江省一流学科（A 类）医学技术学科带头人，浙江省医学遗传学重点实验室主任，教育部医学技术类专业教学指导委员会委员，全国高等学校医学检验技术专业教学教材建设指导委员会副主任委员，中国医师协会检验医师分会常务委员，中华医学会检验医学分会委员、教育学组组长，浙江省医学会医学遗传学分会主任委员。享受国务院政府特殊津贴，入选国家百千万人才工程、有突出贡献中青年专家，浙江省"万人计划"杰出人才，浙江省卫生领军人才。

执教近 40 年，从事线粒体疾病机制与检验诊断研究。一直担任医学检验（技术）专业负责人，"临床分子生物学检验"课程负责人。主编人民卫生出版社《临床分子生物学检验》（第 2、3 版）、《临床分子生物学检验技术》（第 1 版）；开展检验医学教育教学与人才培养系列改革，曾获浙江省优秀教学成果奖一等奖。主持国家级科研项目 16 项，研究成果获浙江省自然科学奖（科技进步奖）等一等奖 5 项、中国产学研合作创新与促进奖。授权发明专利 16 项。发表 SCI 论文 260 余篇。

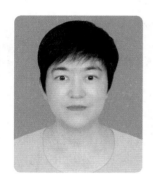

黄　彬

女，1971 年 5 月出生于四川省犍为县。二级主任技师，博士研究生导师。中山大学附属第一医院医学检验科副主任，检验医学教研室副主任，中山大学中山医学院医学检验系"分子诊断学"课程负责人。中国妇幼保健协会出生缺陷防治与分子遗传分会青年委员会副秘书长、白求恩精神研究会检验医学分会分子诊断专业委员会副主任委员、中国女医师协会检验医学专业委员会委员、广东省转化医学学会分子诊断学分会副主任委员、广东省医学会检验医学分会分子诊断学组副组长、广东省临床检验专业质量控制中心专家委员会委员、广东省临床基因检测质量控制中心专家委员会委员。

从事医学检验临床、教学和科研工作 27 年，尤其擅长分子诊断工作。主要研究方向为细菌耐药机制研究。主持国家自然科学基金、广东省自然科学基金、广东省重点领域研发计划、广州市科技计划重点项目等科研和各级教学改革课题多项。发表论文 160 余篇（SCI 收录论文 60 余篇）。主编、副主编全国高等医药院校医学检验技术专业规划教材 3 部，主译专著 1 部，副主编专著 4 部，参编教材及专著 10 余部，获中山大学校级本科教学成果奖二等奖。获发明专利 1 项。多次被评为中山大学优秀硕士研究生导师、中山大学附属第一医院优秀教师、优秀教学管理人员和优秀硕士研究生导师。

副主编简介

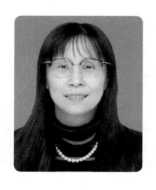

钱　晖

　　女，1970年10月出生于江苏省丹阳市。江苏大学医学院院长，二级教授，博士研究生导师，江苏省教学名师。全国高等医学院校医学检验专业校际协作理事会副理事长，江苏高校"青蓝工程"优秀教学团队带头人。

　　从事临床分子生物学检验教研工作32年，聚焦液体活检之外泌体、干细胞损伤修复研究。主持国家自然科学基金6项，省级课题5项。以第一/通讯作者发表SCI收录论文100余篇。获江苏省教学成果奖一、二等奖3项，教育部自然科学奖一等奖、江苏省科学技术奖一等奖、中华医学科技奖二等奖等8项。连续4年（2020—2023）入选爱思唯尔中国高被引学者榜单。

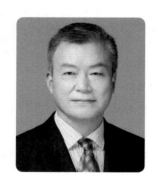

潘世扬

　　男，1964年10月出生于江苏省盐城市。教授，博士研究生导师，主任医师。南京医科大学第一附属医院检验学部/系主任，中华医学会检验医学分会副主任委员，国际临床化学和检验医学联合会（IFCC）分子诊断专业委员会委员，《中华检验医学杂志》副总编辑，《临床检验杂志》主编，*Clinical Chemistry and Laboratory Medicine* 副主编。2023年在人民日报健康客户端主办的"国之名医"盛典上获评第六届"国之名医·卓越建树"称号。

　　从事教学工作30余年，发现并命名新型肿瘤标志物SP70，建立肿瘤早期诊断系列检测技术。主持省级以上课题10多项，主编英文专著 *Clinical Molecular Diagnostics*，授权发明专利15项，发表SCI收录论文80余篇。

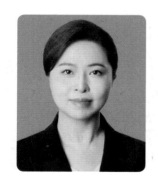

王　琳

　　女，1982年10月出生于湖北省武汉市。二级教授，博士研究生导师，华中科技大学医学检验系主任，华中科技大学同济医学院附属协和医院检验科、再生医学中心主任。教育部长江学者特聘教授、国家"万人计划"科技创新领军人才，中国医师协会检验医师分会副会长、中华医学会检验医学分会/组织修复与再生分会常务委员。

　　从事教研工作20年，聚焦肿瘤免疫相关研究。主持国家重点研发、科技部国际合作重点项目等20余项，发表高水平论文170余篇，授权发明专利50余项，主编及副主编多部全国高等院校规划教材。荣获吴阶平医药创新奖，中国青年科技奖，中国青年女科学家奖，教育部高等学校科学研究优秀成果奖，中国青年五四奖章，宝钢优秀教师奖，湖北省技术发明奖一等奖，湖北省科学技术进步奖一等奖等，入选中国高被引学者和全球前2%顶尖科学家榜单。

前　言

分子生物学技术的迅速发展，有力地助推临床医学向预测医学（predictive medicine）、预防医学（preventive medicine）、个体化医学（personalized medicine）、参与医学（participated medicine）和精准医学（precision medicine）为特征的现代医学发展，疾病临床检验诊断的理念与方法发生了革命性变化。利用分子生物学技术分析疾病致病基因、追踪疾病进展、检测人类感染病原微生物，根据基因多态性分析开展疾病的风险预测和个体化药物的有效性与安全性评估等已经逐渐成为常规。为推动我国医学检验技术专业的发展和学科建设，规范医学检验技术专业的教学模式，全国高等学校医学检验技术专业教学教材建设指导委员会于2015年组织编写了医学检验技术专业第一轮规划教材，在原第3版《临床分子生物学检验》（2012年）教材的基础上，强调了基础理论和知识的同时，注重了技术在临床上的应用和价值。

2018年，教育部高等学校医学技术类专业教学指导委员会遵循《教育部关于全面提高高等教育质量的若干意见》的要求，制定了新的《医学技术类教学质量国家标准（医学检验技术专业）》。2019年，教育部实施一流本科专业建设和一流本科课程的"双万计划"，计划建成一万个左右国家级一流本科专业点和一流课程，一万个左右省级一流本科专业点和一流课程，这对医学检验技术专业人才培养又提出了新的要求。为此，全国高等学校医学检验技术专业教学教材建设指导委员会组织修订了医学检验技术专业第二轮规划教材，《临床分子生物学检验技术》（第2版）系本套规划教材中的一本。本教材在第一轮规划教材的基础上更新前沿知识，体现新时代新要求，使学生在学习中培养更丰富、更准确、更可靠的检验服务临床的意识与能力，了解新技术进展和应用，为今后进一步的研究和发展打好基础。

第二轮教材修订后，教材由原来的二十章改编到十六章，其结构更合理、内容更系统、重点更突出，与临床更加贴近。主要调整如下：原第二章"临床分子生物学检验标志物"调整为第二章"生物分子与分子标志物"，增加了异常剪接RNA、细胞外囊泡等分子标志物；突出了表观组分子标志物，增加了组蛋白修饰、circRNA等内容；原第七章"核酸序列分析"调整为第六章"核酸测序技术"，重点阐述了新一代测序（NGS）的内容；将原第五章"核酸体外扩增及定性检测技术"和第六章"核酸实时定量检测技术"合并为第五章"核酸扩增技术"，增加了多重荧光定量PCR和数字PCR技术等内容；原第八章"蛋白质组学技术"调整为第七章"蛋白质组学与代谢组学技术"，增加了代谢组学技术；将原第十、十一、十二章合并为第九章"感染性疾病分子生物学检验"；原第十五章"线粒体病的分子生物学检验技术"调整为第十一章"细胞器病分子生物学检验"，增加了溶酶体病相关分子生物学检验技术；将原第十三、十四章合并为第十章"遗传病分子生物学检验"；将"法医物证"的内容独立成第十五章。

参加本教材编写的25名教授，来自全国23所高等院校，以高度的责任感完成了所承担的编写任务。本教材在编写过程中得到杭州医学院、中山大学的大力支持，在此一并表示感谢；杭州医学院检验医学院赵琼雅和中山大学何宇婷担任本教材编写秘书，为本教材的整理和完稿做了大量的工作，在此一并致谢。

尽管各位编委尽了最大的努力，但限于水平和编写时间紧迫，书中难免存在疏漏和不足，敬请各位同行专家、使用本教材的师生以及其他所有读者批评指正。

吕建新　黄　彬

2024年6月

目 录

第一章 绪 论

通过本章学习，你将能够回答下列问题：

1. 临床分子生物学检验技术的发展经历了哪些阶段？
2. 临床分子生物学检验技术有哪些应用领域？
3. 未来临床分子生物学检验技术的发展趋势是什么？

第一节 临床分子生物学检验技术的发展

20 世纪 50 年代，Watson 和 Crick 提出了 DNA 双螺旋结构，开创了现代分子生物学时代，为揭开人类生命现象的本质和疾病机制奠定了基础。目前，分子生物学成为生命科学中发展最快的领域。分子生物学与诸多学科愈来愈广泛的交叉，成为主导 21 世纪生命科学的前沿学科。分子生物学以探索生命现象本质为目的，以研究生物分子（biomolecule）的结构与功能为对象，以基因组、转录组、蛋白质组、代谢组、表观组等多组学为路径。21 世纪以来，分子生物学新技术不断涌现，迅速发展为破解生命奥秘、探究疾病机制的必要手段。

近年来，下（新）一代测序（next/new-generation sequencing，NGS）、CRISPR/Cas9 基因编辑技术、单细胞测序技术和人工智能（artificial intelligence，AI）在数据分析中的应用，极大地推动了分子生物学的发展。NGS 技术能够快速、高效地测定 DNA 和 RNA 序列，成为基因组学和转录组学基础与临床研究强有力的工具。CRISPR/Cas9 技术可对基因精确编辑，广泛应用于基因功能研究。单细胞测序技术可在单细胞水平上解析复杂的生物学过程和异质性。AI 可解析大数据，并通过机器学习为疾病预测和个体化诊疗提供有效方法。

一、从分子生物学到临床分子生物学检验

分子生物学理论及技术与临床医学各学科领域交叉、渗透、融合，可在分子水平探究和解决临床诊断与治疗问题。从疾病发生发展机制阐明、患病风险预测与评价，到疾病的早期诊断和个体化诊疗，愈来愈依靠和依赖分子生物学。分子生物学已成为推动临床医学向着以预测医学、预防医学、个体化医学和参与医学、精准医学等为特征的现代医学发展的重要推手。

临床分子生物学检验是检验医学的重要组成部分，现代分子生物学技术在临床上广泛应用，临床检验诊断从细胞形态学水平、代谢与酶学水平、免疫血清学水平发展到基因和分子水平，并有力推动着临床检验诊断从以标本为中心向以患者为中心、以疾病为中心向以健康为中心、以数据为中心向以信息为中心的转化发展。

临床分子生物学检验技术旨在挖掘和验证与疾病发生发展相关的生物标志物/疾病标志物，建立生物/疾病标志物的检测和检验诊断技术方法，并进行方法学评价和临床意义评价，以及质量控制和质量管理。临床分子生物学检验技术具有高灵敏度、高特异性、高通量化、高自动化、高集成化等特点，已在疾病诊断、预防、治疗中发挥了重要作用。

二、临床分子生物学检验技术的发展

临床分子生物学检验技术的发展大致经历了四个阶段。

1976年，著名的美籍华裔科学家简悦威（Yuet Wai Kan）等首先应用液相DNA分子杂交（molecular hybridization）技术，成功地进行了α地中海贫血的产前诊断，开创了临床分子生物学检验的先河。这一阶段主要以导致遗传病的基因突变位点为靶标，以DNA分子杂交为核心技术。由于已知的遗传病致病突变位点数目不多以及方法灵敏度低等问题，无论是实验室研究还是临床应用均受到很大的限制。

1985年，聚合酶链反应（polymerase chain reaction，PCR）技术的创建，可以在普通实验室条件下大量扩增靶DNA序列，突破了在科学研究和检验诊断中难以获得大量靶DNA片段之瓶颈。PCR技术成为临床分子生物学检验第二阶段的核心技术，并以PCR技术为基础，衍生出了许多检测技术和方法，其中比较成熟的技术方法有：PCR-限制性核酸内切酶片段长度多态性分析，等位基因特异性PCR（AS-PCR），PCR-单链构象多态性技术等。1996年定量PCR技术出现，通过实时定量PCR可对细胞中或循环体液中的DNA和RNA的拷贝数（即模板数）进行定量测定，不仅为研究基因转录水平及转录调控提供了有效的方法，而且为检测宿主细胞内病毒DNA或RNA的载量以评价其复制状态或药物作用效果提供了有效方法，也为产前基因诊断提供了有效的无创方法。随着技术的不断进步，数字PCR等新型PCR技术也逐渐应用于临床。这些技术通过更高的灵敏度和精确度，进一步提升了基因及其转录水平定量分析的能力。近年来，PCR技术的应用已扩展到许多新领域，包括癌症基因组学、病原体检测、遗传病筛查和个性化医疗等。PCR技术与高通量测序、质谱分析等技术的结合，进一步增强了其在复杂样本分析中的应用潜力，推动了临床分子生物学检验向更加精准和个性化的方向发展。

临床分子生物学检验发展第三个阶段的核心技术是以生物芯片（biochip）技术为代表的高通量密集型技术。生物芯片可以分为基因芯片、蛋白质芯片、组织芯片等。传统核酸分子杂交，如Southern blotting、Northern blotting、反向点杂交（RDB）等技术，均存在操作复杂、自动化程度低、检测目的分子数量少、通量低等不足，而生物芯片技术是将大量的探针同时固定在支持物上，所以一次可以对大量的生物分子进行检测分析；而且通过设计不同的探针阵列、使用特定的分析方法可使该技术具有多种不同的应用价值，如基因表达谱测定、突变检测、多态性分析、基因组文库作图及杂交测序。近年来，生物芯片技术进一步发展，涌现出单细胞基因组芯片和CRISPR筛选芯片等多种新型芯片，这些技术能够在单细胞水平上进行基因表达水平和突变分析，并显著提高了检测的分辨率和准确性。此外，结合高通量测序和大数据分析的生物芯片技术，进一步提升了数据处理能力和分析深度，为个性化医疗、癌症研究和复杂疾病的分子机制研究提供了强大的工具。

日趋成熟的DNA测序（DNA sequencing）技术和生物质谱（biological mass spectrometry）技术是临床分子生物学检验发展到第四阶段的核心技术。

DNA序列测定可为疾病的分子诊断提供最精确的判定依据，因而成为临床分子生物学检验的基本技术之一。第一代测序技术以双脱氧核苷酸末端终止法为主要工作原理，其测序速度慢、有效测序片段短、全基因组测序费用高。因此，第一代测序技术比较适合于测定单个基因序列和较短的DNA序列。以焦磷酸测序、合成测序和芯片测序三大技术平台为主要代表的第二代测序技术，使DNA测序进入了高通量、大规模、低成本的时代，为测序技术广泛用于临床奠定了基础。2014年6月，国家食品药品监督管理总局批准两款国产二代测序仪上市，意味着二代测序技术可用于临床分子生物学检验。近几年出现的单分子测序技术，可以在单个分子水平读取核苷酸序列，也被称为第三代测序技术。与传统的第一代和第二代测序技术相比，第三代测序技术能够产生更长的碱基读长，能直接对 RNA 进行测序，无需逆转录，测序速度快，使宏基因组和转录组的研究取得了前所未有的进展，并且在感染性疾病病原体的快速检测诊断中发挥了越来越重要的作用。第三代测序技术的长读长、超长读长纳米孔测序有望成为重大疑难疾病临床检验诊断的主流技术。

生物质谱技术以被测对象的质量和所带电荷数为基础进行定性和定量分析，具有高分辨率和高灵敏度。生物质谱技术能够快速、准确地检测微量核酸、蛋白质以及代谢产物，并可动态分析这些分子的变化过程。生物质谱与气相色谱联用（GC-MS）、液相色谱联用（LC-MS）或质谱串联（MS-MS），以进一步提高分辨率和灵敏度。近年来，高分辨率质谱仪、单细胞质谱、质谱成像、快速质谱等技术以及改进的生物信息学工具和数据分析方法，显著增强了质谱技术的应用潜力。生物质谱技术有望在疾病早期诊断、个体化治疗和动态病理分析中发挥重要作用。

第二节 临床分子生物学检验技术的应用

临床分子生物学检验技术以生物分子为靶标，以基因的结构变化、表达水平变化和由此而导致的基因功能改变为主线，以分子杂交技术、PCR 技术和测序技术、芯片技术、双向凝胶电泳技术、色谱 - 质谱技术、医学生物信息学技术等为核心技术。临床分子生物学检验技术的应用范围日益宽广，从经典的以基因突变检测为靶标的遗传性代谢病的检验诊断，到以病原微生物基因组及其拷贝数检测为靶标的感染性疾病的检验诊断，再到以疾病全基因组关联性分析检测 SNPs 为靶标的疾病风险分析与疾病及耐药性的检验诊断等。临床分子生物学检验的领域已经从单一的病因检验诊断拓展到包括疾病的风险预测、病因分析、病情程度评判、疗效评价、预后评估等在内的综合检验诊断。临床分子生物学检验方法已经从定性到定量、从低通量到高通量、从手工到自动化的方法发展，从而实现灵敏度、特异性的提高，以及实现快速、早期检验诊断。临床分子生物学检验的质量控制体系也从无到有、从实验室内质控到实验室间的质量评价，保障临床分子生物学检验结果的真实、可靠、准确、有效。

临床分子生物学检验的标志物，从广义上包括基因组 DNA、各种 RNA、蛋白质和代谢产物。

以 DNA 为靶标的临床分子生物学检验，主要包括：个体基因组特征性 DNA 片段（如病原菌 DNA、致病基因和疾病相关基因位点、DNA 指纹等）的鉴定，基因（组）拷贝数的测定，基因组 DNA 多态性位点的检验分析，基因组 DNA 突变的检验分析，基因组 DNA 微小缺失的检验分析，基因组 DNA 甲基化程度的检验分析，线粒体基因组 DNA 拷贝数测定与突变的检验分析，外周血游离循环 DNA 的检测等。

以 RNA 为靶标的临床分子生物学检验，主要包括：RNA 病毒基因组序列测定及其拷贝数测定，基因转录产物 mRNA 水平的检测，以及与疾病相关的各种微小 RNA、非编码 RNA（non-coding RNA，ncRNA）、外周血游离循环 RNA 的检测等。

蛋白质分子标志物的检测主要包括：癌胚抗原 CEA、CA19-9 等 CA 系列的检测，白蛋白、各种球蛋白等血浆蛋白的测定，病原体感染后宿主抗体谱（如肺炎支原体抗体 IgM、肺炎衣原体抗体 IgM、合胞病毒抗体 IgM、腺病毒抗体 IgM、流感病毒抗体 IgM）的检测等。目前，蛋白质靶标检测主要以免疫学方法为主，但是随着蛋白质组技术和新型检测技术的发展，如纳米生物传感器和蛋白质芯片等技术，分子生物学技术将在蛋白质靶标发现和检测中发挥优势。

以代谢物为靶标的临床分子生物学检验，主要包括诸如脂肪酸代谢、氨基酸代谢、有机酸代谢等"第二代"新生儿先天性 / 遗传性疾病的筛查,细胞色素 CYP 等药物代谢酶的检验分析等。

临床分子生物学检验在感染性疾病、遗传性疾病、恶性肿瘤的诊断与治疗、药物代谢与毒副作用、移植配型、法医物证、胚胎植入前检测等方面发挥着愈来愈重要的作用。

一、感染性疾病分子生物学技术应用

感染性疾病仍然是严重威胁人类健康的重大问题,其病原体主要包括病毒、细菌、真菌、螺旋体、支原体、衣原体和原虫等。以前对于这些病原体检测主要依靠病原学及免疫学方法,这些方法受灵敏度和特异性的限制,导致感染性疾病的诊断受到限制。利用分子生物学检验技术早期、快速、敏感、特异地检测感染性病原体本身(RNA 或 DNA)成为可能。分子生物学技术不仅可以对微生物感染做出确诊,还可以对感染性病原体进行分型和耐药性监测,所以逐渐在人类感染性疾病的临床诊断、流行病学调查、微生物分类分型研究中显示出它独特、强大的功能。

二、遗传性疾病分子生物学技术应用

基因组结构就是指基因组 DNA/RNA 中不同功能片段在整个基因组中的分布。基因结构的改变不一定导致基因功能的异常,当致病基因的核苷酸发生缺失、插入、倒位、易位、点突变等结构变化,并且这种变化又改变了基因的编码序列或影响了基因的调控序列时,基因的功能随之发生异常,导致疾病发生。

目前已发现的人类遗传性疾病达数千种之多,主要分为两大类:符合孟德尔遗传规律的单基因遗传病和不符合孟德尔遗传规律的多基因遗传病(又称复杂性疾病)。传统的检测方法以疾病的表型为依据,而表型则易受外界环境的影响,在一定程度上影响了诊断的准确性和可靠性。临床分子生物学检验是通过患者的 DNA、RNA、染色体、蛋白质和某些代谢产物为靶标来检测与遗传病发生相关的基因、基因型、基因的突变、基因的单倍体型和染色体核型等变异,与传统疾病检测方法相比具有更准确可靠和早期诊断的优势,有利于在临床上对遗传性疾病进行早期预防、早期诊断和早期治疗,从而达到减少或控制相关遗传病的发作、减轻症状和改善患者预后的目的。

三、肿瘤分子生物学技术应用

正常细胞受到物理、化学和生物因素等致癌因子的作用,经多次打击和多阶段变化而形成肿瘤,因此肿瘤的发生是由多种致癌因素综合作用的结果。与肿瘤发生相关的基因称为肿瘤相关基因,包括癌基因和抑癌基因。癌基因包括病毒癌基因和细胞癌基因,它们具有潜在诱导细胞恶性转化的特征。癌基因的激活机制包括基因的点突变、甲基化程度降低、基因扩增、染色体易位等。癌基因激活后,使基因编码产物的结构和功能发生变化和 / 或表达量增加,导致细胞恶性增生。抑癌基因是存在于正常细胞内的一类可以抑制细胞生长的基因,具有潜在的抑癌作用。当抑癌基因发生突变、缺失或失活时,可引起细胞恶性转化而导致肿瘤发生。

肿瘤标志在诊断肿瘤、检测肿瘤复发与转移、判断疗效和预后以及人群普查等方面都有较大的实用价值。肿瘤标志分为基因型标志和基因表型标志。基因型标志是指基因本身突变和表达异常,能反映癌前启动阶段的变化;基因表型标志是指基因表达产物表达和调控异常,表现为其所编码的表达产物合成紊乱,产生胚胎性抗原、异位蛋白等,一般出现较晚。因此,寻找特异性肿瘤基因型标志进行肿瘤基因检测,对于肿瘤的早期发现和诊断,以及肿瘤的预防和治疗具有至关重要的意义。

四、药物代谢与毒副作用基因分子生物学技术应用

药物代谢与毒副作用基因是指影响个体对药物代谢效率和毒副作用易感性的基因。这些基因编码了参与药物代谢的酶或是影响药物靶标的基因，它们的变异可能会导致个体对药物的代谢速率发生改变，或者增加对某些药物毒副作用的敏感性。常见的药物代谢与毒副作用基因有：细胞色素 P450（CYP）家族，UDP 葡萄糖转移酶（UGT）家族，硫嘌呤 S- 甲基转移酶（TPMT），人类白细胞抗原（HLA）等。通过分析个体的药物代谢与毒副作用基因型，可以预测个体对特定药物的代谢效率和毒副作用的易感性，从而为个体化用药提供科学依据，减少不良反应的发生，提高治疗效果。

五、移植配型和法医物证分子生物学技术应用

移植（包括器官、组织和细胞移植）是治疗多种终末期疾病最有效的方法之一。基于测序的分子生物学技术可以提高器官移植的成功率、降低排斥反应和并发症的发生率。这种技术通常包括 HLA 分型、HLA 抗体筛查、ABO 血型匹配以及其他相关基因的检测。这些检测结果有助于确定最佳的供体 - 受体配对，并采取必要的预防措施，以减少移植后的排斥反应和其他并发症的发生。同时，它为个体化的治疗方案提供科学依据，从而改善患者的生存质量和生存期。

法医物证学是运用各种科学技术，包括血清学、免疫学、分子生物学等，对生物学检材进行鉴定和分析。分子生物学技术的发展为法医物证学带来了重要的突破，它提供了更准确、更可靠的方法来进行个体识别、亲权鉴定以及其他生物学特征的分析。例如：通过分析 DNA 或 RNA 来确定个体的身份、亲缘关系以及某些生物特征；利用 PCR 技术检测毒品的代谢产物或毒性物质的 DNA 指纹，通过基因组测序技术确定毒物代谢途径中相关基因的突变等，随后采用遗传学理论和统计学方法对分子生物学检验结果进行比对或分析，可以为法医学提供更为精确和可信的证据，有助于解决刑事案件、亲子鉴定、人身安全等法律问题。

六、胚胎植入前分子生物学技术应用

遗传性疾病是威胁人类健康的主要疾病之一，许多遗传病尚未找到有效的治疗方法。在这种情况下，产前诊断技术的应用成为预防遗传病患儿出生的主要途径。目前，常规的产前诊断技术包括羊膜腔穿刺技术、绒毛膜取样技术以及脐带血管穿刺技术，这些方法可以有效减少遗传病患儿的出生。然而，随着分子生物学技术的发展，尤其是 PCR 技术及其衍生的实时定量 PCR、dPCR 和 NGS 等技术，产前诊断变得更加精确和高效。这些技术可以检测更广泛的遗传病和染色体异常，包括单基因病、多基因病和复杂的结构变异。

胚胎植入前遗传学诊断（preimplantation genetic diagnosis，PGD）是一种结合辅助生殖技术（如体外受精，IVF）和分子生物学技术的全新产前诊断方法。通过 IVF 培育胚胎，在其发育到囊胚阶段（通常是第 5～6 天）时，取少量细胞利用 PCR、NGS 等技术检测是否存在特定的致病基因突变或染色体异常，根据检测结果，选择正常健康的胚胎进行移植。PGD 作为一种主动选择的生殖方式，不仅可以避免遗传病患儿的出生，还为有遗传病家族史的夫妇提供了生育健康后代的机会。

七、临床分子生物学检验的其他应用

个体化医学是现代医学的核心目标，其包含个体化诊断与个体化治疗两部分，个体化

诊断是个体化治疗的基础，个体化治疗是个体化诊断的目的。目前，基于药物遗传学和药物基因组学的个体化分子生物学检验，如细胞色素 P450 酶系的基因多态性检测，可以指导个体的用药剂量；线粒体 12S rRNA A1555G 或 C1494T 突变可以指导氨基糖苷类药物的使用，携带此突变位点的个体禁用此类药物；HER2 的检测可以指导抗肿瘤药物注射用曲妥珠单抗的临床使用，避免给 HER2 阴性的患者带来不必要的经济负担和治疗时间的耽误。虽然基于分子生物学技术的个体化治疗已经取得了不少成功案例，但实现个体化医学目前尚存在诸多问题，如基因突变与疾病相关性问题，同种遗传标志物在不同人群中应用的差异性问题，多种遗传标志物对同一个体共同预测效应及协同性问题，环境因素与遗传风险相互作用的复杂性问题等。这些问题的解决依赖于临床分子生物学检验技术的发展及其在临床的应用与普及。因此，临床分子生物学检验不仅影响着临床医师的观念和诊疗思路，而且丰富个体化医学的临床实践，使个体化医学不断走向成熟。

第三节　临床分子生物学检验技术的展望

随着临床分子生物学检验技术的不断发展，未来几年内我们可以预见到该领域将出现更多的突破性进展和应用。

一、更广泛的基因组编辑应用

CRISPR/Cas9 等基因编辑技术将继续改进，带来更高的精度和安全性。未来，基因编辑可能在治疗遗传性疾病、癌症和其他复杂疾病方面发挥关键作用；除了治疗应用，基因编辑还将用于研究疾病机制和开发新药；但同时也要注意相应的伦理问题。

二、纳米技术与分子诊断

纳米技术在分子诊断中的应用前景广阔。纳米传感器和纳米颗粒可以用于高灵敏度和高特异性的疾病标志物检测，从而实现更早期的疾病诊断和监测。纳米技术还可以与现有的分子检测方法结合，提高检测效率和准确性。

三、人工智能与大数据整合

人工智能和大数据分析将在分子生物学检验中发挥越来越重要的作用。通过机器学习算法和数据挖掘技术，人工智能可以从大量的基因组和蛋白质组数据中识别复杂的模式与关联，提供精准的诊断和个性化治疗建议。未来，人工智能将进一步与临床数据整合，实现更全面的疾病预测和管理。

四、单细胞分析的应用扩大

单细胞测序技术将不断成熟和普及，其应用将扩展到更多的临床领域。通过对单个细胞的精细分析，研究人员能够更深入地理解癌症、免疫疾病和神经系统疾病等复杂疾病的细胞异质性和动态变化。这将为个性化治疗和新药开发提供重要依据。

五、基于液体活检的无创诊断

液体活检技术将变得更加成熟和普及，广泛应用于癌症、心血管疾病和传染病的无创诊断和监测。随着技术的进步，液体活检将提供更加全面和实时的疾病信息，从而替代或补充传统的组织活检，减轻患者痛苦并提高诊断效率。

六、多组学整合

未来，整合基因组学、表观组学、转录组学、蛋白质组学、代谢组学、脂质组学等多组学数据将成为趋势。这种多组学整合将提供对疾病的全景式理解，揭示复杂的生物网络和疾病机制。多组学数据的整合和分析将推动系统生物学的发展，为精准医疗提供坚实的基础。

临床分子生物学检验技术的前景充满希望。随着技术的不断进步和新方法的开发，未来的分子诊断将变得更加精准、快捷和个性化。这不仅将极大地改善患者的治疗效果和生活质量，还将为医学研究提供新的视角和工具。通过持续的研究和创新，我们期待看到这一领域带来更多革命性的突破和应用。

本章小结

分子生物学检验技术是分子生物学在临床检验诊断应用中发展起来的，以疾病为中心、以分子标志物为靶标的新一代临床检验诊断技术。这些技术在临床分子生物学中占有重要地位，通过对基因组 DNA、各种 RNA、蛋白质和代谢产物的分析，为疾病的早期诊断、个体化治疗和预后评估提供了强有力的支持。

临床分子生物学检验技术经历了几个重要的发展阶段。从早期的单一检测技术逐步发展到如今多样化、高通量、精确化的技术体系。从最初的 PCR 技术，使得 DNA 序列的大量扩增成为可能，推动了基因突变检测、遗传病筛查等领域的进步。随后，高通量的生物芯片技术实现了对大量基因和蛋白质的并行检测，提高了检测效率和精度。新一代测序技术，如单分子实时测序和纳米孔测序，进一步推动了临床分子生物学的应用。近年来，生物质谱技术的发展，特别是与色谱技术的联用，进一步增强了分子检测的分辨率和灵敏度。

临床分子生物学检验技术不仅在感染性疾病、遗传性疾病、肿瘤等多种疾病的诊断和监测中发挥重要作用，还在个体化治疗、药物代谢分析、移植配型、法医学和辅助生殖等领域显示出广泛的应用前景，极大地推动了现代医学的发展。新一代测序技术、单细胞分析技术、生物信息学的进步，将进一步推动这一领域的发展。

（吕建新）

第二章 生物分子与分子标志物

通过本章学习，你将能够回答下列问题：

1. 什么是分子标志物？
2. 原核生物、病毒及人类基因组的结构及特征是什么？
3. 核酸分子标志物的类型有哪些？
4. 循环核酸作为分子标志物在临床的应用有哪些？
5. 什么是 DNA 甲基化和组蛋白修饰？
6. 什么是非编码 RNA？非编码 RNA 的主要类型有哪些？
7. 什么是细胞外囊泡和外泌体？
8. 分子标志物的基本特征有哪些？如何进行分子标志物的评价？

分子标志物（molecular biomarkers）是指可以反映机体生理、病理状态的核酸、蛋白质（多肽）、代谢产物等生物分子，可用于疾病筛查、风险预测、诊断或辅助诊断、分期、分级、指导治疗、疗效监测和预后判断等疾病管理的全过程。目前，高通量技术在分子标志物的发现中起到核心作用，极大推动了个体化医学的发展，预期未来将有更多、更好的分子标志物用于临床。分子标志物应用于临床需具备一定的特征，如检测技术的可行性、灵敏度、特异性、预测能力和风险／效益比等。分子标志物在应用前需经过多阶段、大规模和长时间的筛选、发现、临床试验及验证等，按性质主要分为核酸类、蛋白质类和其他小分子类分子标志物。

第一节 核酸与分子标志物

核酸是由许多核苷酸聚合成的生物大分子，为生命的最基本物质之一。核酸或其表达产物、转录产物均可作为分子标志物。核酸类分子标志物在临床上应用广泛，包括 DNA 类和 RNA 类分子标志物，常用的有基因突变、拷贝数变异、单核苷酸多态性、线粒体 DNA、循环游离核酸、病原体核酸、mRNA 和异常剪接转录本等。

一、基因组和基因组特征

基因组（genome）是指生物体全套遗传物质，包括所有的基因和基因间区域，携带构成和维持该生物体生命现象及特征的所有遗传信息。除了某些 RNA 病毒的基因组是 RNA 外，其他所有生物的基因组均为 DNA。

（一）原核生物基因组

原核生物（prokaryote）是细菌、支原体、衣原体、立克次体、螺旋体和放线菌等原始生物的总称，是最简单的细胞生物体，也是引起人类感染性疾病的重要病原体。了解原核生物基因组的结构和功能，明确常见病原体的致病机制，对于感染性疾病的诊断和检测方法的建立等具有重要意义。

1. 原核生物基因组特征 原核生物基因组通常由一条环状双链 DNA（double-stranded

DNA，dsDNA）组成。原核生物基因组相对较小，结构基因往往以操纵子形式存在，不含内含子，具体特征如下：

（1）基因组较小：基因组大小一般在 $10^6 \sim 10^7$ 碱基对。例如大肠埃希菌基因组由 4.6×10^6bp 组成，是人类基因组（3.0×10^9bp）的 1‰；而且基因数量也较少，约含 3 500 个基因。

（2）类核结构：原核生物没有典型的细胞核结构，基因组 DNA 位于细胞中央的核区，没有核膜将其与细胞质隔开，但能在蛋白质的协助下，以一定的形式盘曲、折叠包装起来，形成类核（nucleoid）。类核的中央部分由 RNA 和支架蛋白质（scaffolding protein）组成，外围是双链闭环的超螺旋 DNA。类核中 80% 为 DNA，其余为 RNA 和蛋白质。

（3）操纵子结构：操纵子（operon）结构是原核生物基因组的功能单位。原核生物的结构基因大多数按功能相关性成簇地串联排列于染色体上。结构基因同其上游的调控区（包括调节基因、启动子和操纵基因）及下游的转录终止信号共同组成基因表达单位，即操纵子结构，如乳糖操纵子（Lac operon）和阿拉伯糖操纵子（Ara operon）等。

原核生物的 mRNA 是多顺反子 mRNA（polycistronic mRNA），即一个 mRNA 分子带有几种蛋白质的遗传信息，利用共同的启动子和终止信号，转录出的 mRNA 分子可以编码几种不同的，但多为功能相关的蛋白质。原核生物 mRNA 的 5′ 端无帽结构，3′ 端一般也无多聚 A 尾巴，但 5′ 端和 3′ 端也有非编码区。非编码区内主要是一些调控序列，所占比例为 50% 左右，如复制起始区 OriC、复制终止区 TerC、转录起始区和终止区等。

（4）结构基因：原核生物的结构基因中无内含子成分，其 RNA 合成后不需要经过剪接加工过程。但基因与基因之间有重复序列存在，如肠杆菌基因间重复一致序列（enterobacterial repetitive intergenic consensus，ERIC）已在多个细菌中被检出，长约 126bp，可形成茎环结构，而且序列的同源性很高。原核生物的结构基因多数是单拷贝基因，只有编码 rRNA 和 tRNA 的基因有多个拷贝。原核生物结构基因的编码顺序一般不重叠。

（5）具有编码同工酶的基因：这类基因表达产物的功能相同，但基因结构不完全相同。例如，在大肠埃希菌基因组中含有两个编码乙酰乳酸合成酶（acetolactate synthetase）同工酶的基因和两个编码分支酸变位酶（chorismate mutase）同工酶的基因。

（6）含有可移动 DNA 序列：原核生物基因组中的可移动序列称为转座因子（transposable element），主要包括插入序列（insertion sequence，IS）、转座子（transposon，Tn）和 Mu 噬菌体（Mu bacteriophase）。这些可移动的 DNA 序列通过不同的转移方式发生基因重组，改变生物体的遗传性状，使生物体更适应环境变化。

2. 质粒 质粒（plasmid）是指独立于染色体以外、能自主复制并稳定遗传的核酸分子，属于染色体外基因组。绝大多数细菌来源的质粒是环状双链 DNA 分子。质粒是自行复制单位，有多个拷贝者，称为松弛型质粒（relaxed plasmid）；仅含一个或几个拷贝者，称为严紧型质粒（stringent plasmid）。同一复制系统的不同质粒通常不能在同一宿主细胞内稳定共存，当细胞分裂时会分别进入不同的子代细胞，这种现象称为质粒的不兼容性（incompatibility）。而利用不同复制系统的质粒（如 F 和 Col E1）可以在同一宿主细胞内稳定共存，这些质粒具有兼容性（compatibility）。质粒可编码多种重要的生物学性状，根据其所携带基因功能的不同将质粒分为 R 质粒、F 质粒和 Col 质粒等多种类型，其中 R 质粒也称为抗药性质粒或耐药性质粒。

（二）病毒基因组

病毒（virus）是自然界普遍存在的一种结构简单，不能单独繁殖，只能在宿主细胞内复制以保证遗传信息传递的微生物。完整的病毒颗粒由核酸和蛋白质组成。核酸是病毒的核心，构成病毒基因组，为病毒增殖、遗传和变异等功能提供遗传信息。与原核生物和真核生物基因组相比，病毒基因组在基因组大小、碱基组成、核酸类型、基因组结构等方面都有所不同。病毒基因组结构简单,核酸类型多样,具有重叠基因现象,无重复序列,非编码序列少,某些病毒基因具有内含子结构。具体特征如下:

1. 基因组的碱基组成 病毒基因组结构相对简单,基因数少,所含信息量也少,不同病毒的基因组大小差异较大,变化范围一般在 $1.5 \times 10^3 \sim 3.6 \times 10^6$ bp。如乙型肝炎病毒基因组为 3.2kb,仅编码 6 种蛋白质;而痘病毒基因组 DNA 为 300kb,可编码几百种蛋白质。不同病毒核酸的碱基组成差别也很大,如某些疱疹病毒属,G + C 含量高达 75%,而某些痘病毒属 G + C 碱基含量低至 26%。

2. 基因组的核酸类型 原核生物和真核生物的染色体及染色体外基因组多数为双链 DNA,而病毒基因组的核酸类型较多,有双链、单链和部分双链;有环状分子,也有线状分子。无论是哪种核酸类型,一种病毒颗粒中核酸成分只能是一种,或为 DNA,或为 RNA。多数 RNA 病毒的基因组是由连续的 RNA 组成,有些病毒的基因组 RNA 是节段性的,由不连续的几条链组成,如流感病毒。

3. 基因组中有基因重叠现象 因病毒基因组一般比较小,而编码的蛋白质又较多,故有些病毒基因间可以相互重叠。重叠基因虽共享同一段核酸序列,但随读码框架起始点的改变,同一段病毒核酸可翻译出几种多肽,这种现象在其他生物细胞中仅见于线粒体 DNA 和质粒 DNA。这种结构的意义在于较小的基因组能够携带较多的遗传信息,使病毒利用有限的基因编码更多的蛋白质。

4. 基因可连续也可间断 感染细菌的病毒基因组中无内含子,基因是连续的。而感染真核细胞的病毒基因组与真核细胞的基因结构相似,含有内含子,基因是间断的,转录后须经拼接加工才能成为成熟的 mRNA。

5. 基因组中重复序列少 病毒基因组不像真核生物基因组存在大量的重复序列,基因组中没有或仅有少量重复序列。

6. 基因组中非编码区少 病毒基因组有编码区和非编码区,编码序列大于 90%,大部分用来编码蛋白质,只有很小一部分不编码蛋白质。非编码区通常是基因表达的调控区。

7. 基因组是单倍体 除逆转录病毒基因组有 2 个拷贝外,至今发现的病毒基因组都是单倍体。

8. 相关基因丛集 病毒基因组核酸序列中,功能相关的蛋白质基因往往丛集在基因组的 1 个或几个特定部位,形成一个功能单位或转录单元。它们可被一起转录成多顺反子 mRNA,然后加工成各种蛋白质的 mRNA 模板。如腺病毒晚期基因编码表达的 12 种外壳蛋白,在 1 个启动子作用下生成多顺反子 mRNA,然后加工成各种 mRNA,编码病毒的各种外壳蛋白,它们在功能上都是相关的。

（三）人类基因组

人类基因组包括核基因组和线粒体基因组。正常体细胞(二倍体)基因组包括两个核基因组和多个线粒体基因组,核基因组包含在 22 条常染色体和 X、Y 性染色体内。

人类基因组包含约 2.5 万个编码蛋白质的基因和数千个 RNA 基因,包括 tRNA、rRNA、mRNA 与微小 RNA(microRNA, miRNA)等,其外显子序列仅占基因组的 1.5%。非编码序列包括调控序列、内含子、假基因、重复序列、转座因子和大量未定义序列等,约占基因组序列的 97%。编码蛋白质的基因往往仅有一个或几个拷贝,称为单拷贝或单一序列,而某些 DNA 序列会在基因组中重复出现多次,称为重复序列。基因组中存在大量的非编码序列和重复序列是人类基因组区别于原核生物基因组的重要特征(图 2-1)。

1. 单一序列 又称非重复序列,在基因组中仅有单一拷贝或少数几个拷贝,约占人类基因组的 50%,绝大多数蛋白质编码基因为单一序列,但是单一序列大部分不编码产生蛋白质,长度一般在几千碱基对以下,分布在各种重复序列之间。

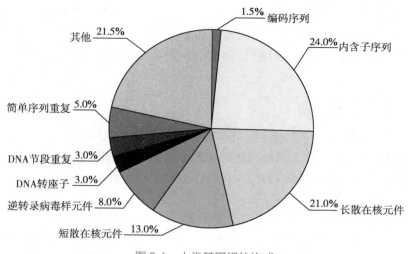

图 2-1 人类基因组的构成

2. 重复序列 根据组织形式,可将人类基因组中的重复序列分为串联重复序列(tandem repeat)和散在重复序列(interspersed repeat),前一种成簇存在于染色体特定区域,后一种分散存在于染色体上。

(1)串联重复序列:人类基因组中 10%～15% 是串联重复序列,以各自的核心序列(重复单元)首尾相连多次重复,长度可达 10^5～10^6bp,为高度重复序列,又称为简单序列 DNA 或卫星 DNA(satellite DNA),主要存在于染色体的着丝粒区域,通常不被转录。另外,还有两种串联重复序列称为小卫星 DNA(minisatellite DNA)和微卫星 DNA(microsatellite DNA),小卫星 DNA 由 10～100bp 组成的重复单位重复几十到几百甚至几千次,形成 1～5kb 的短 DNA,又叫作可变数目串联重复序列(variable number of tandem repeat,VNTR)。微卫星 DNA 核心序列为 1～6bp,可以重复上百次,又称为短串联重复序列(short tandem repeat,STR)和简单重复序列(simple sequence repeat,SSR),如 $(CA)_n$/$(TG)_n$、$(CT)_n$、$(AG)_n$、CAG 等。

(2)散在重复序列:散在重复序列为中度重复序列,可分为 3 种类型:第一种为长散在核元件(long interspersed nuclear element,LINE)和短散在核元件(short interspersed nuclear element,SINE),也称为非长末端重复序列(non-long terminal repeat,non-LTR)或 polyA 逆转录转座子(polyA retrotransposon);第二种为 LTR 逆转录转座子(LTR-retrotransposon),也称为逆转录病毒样元件(retrovirus-like element);第三种为 DNA 转座子(DNA transposon)。

LINE 在真核生物基因组中广泛存在,主要为 LINE1(L1),其可以利用位于 LINE 中的 RNA 聚合酶Ⅱ启动子转录出 RNA,编码逆转录酶,对 LINE RNA 高度专一,在 5′ UTR 含有启动子序列,在 3′ UTR 包含多聚腺苷酸信号(AATAAA)和 polyA 尾巴。人类基因组中的 LINE 最长可以达到 6kb,近 85 万拷贝,约占整个基因组的 20%。SINE 是指长度 <500bp 的序列,不编码逆转录酶,在整个基因组中约占 11%,SINE 最具代表性的是 Alu 家族(Alu family),不包含任何编码序列。Alu 序列是人类基因组中含量最丰富的中度重复顺序,长达 300bp,基因组中总共有 100 万种 Alu 序列,约占基因组总 DNA 含量的 10%。Alu 序列和 LINE 的突变均可导致疾病,不同 LINE 和 Alu 序列的异常重组也可能导致疾病发生。

3. 多基因家族和假基因 真核基因组的另一特点是存在多基因家族(multigene family)。多基因家族是指由某一祖先基因经过重复和变异所产生的一组基因。多基因家族大致可分为两类:一类是成簇分布在某一条染色体上,它们可同时发挥作用,合成某些蛋白质,如组蛋白基因家族成簇地集中在第 7 号染色体长臂 3 区 2 带到 3 区 6 带区域内;另一类是一个基因家族的成员散在分布于不同染色体上,这些不同成员编码一组功能上紧密相关的蛋白质，如珠蛋白基因家族。在多基因家族中，某些成员并不产生有功能的基因产物，这些基因称为假基因（pseudogene），如珠蛋白基因簇中的 ψζ 和 ψβ。假基因与有功能的基因同源，原来可能也是有功能的基因，但由于缺失、倒位或点突变等，使这一基因失去活性，成为无功能基因。

二、DNA 分子标志物

DNA 序列的改变（突变或多态性）或本身含量的变化与疾病密切相关。基因突变是各种单基因遗传病产生的原因，也是最直接的疾病诊断的分子标志物。在肿瘤的分子诊断中，癌基因、抑癌基因和错配修复基因的突变均可作为分子标志物。

（一）基于基因突变的分子标志物

突变（mutation）是指 DNA 序列的改变或重排。从突变的尺度和性质上可分为 3 类：①染色体数目的改变（基因组突变）；②染色体结构的改变（染色体突变）；③涉及单个基因的突变，也就是通常所说的基因突变。基因组突变会改变细胞内染色体的数目，形成非整倍体。染色体突变涉及染色体的某一部分，会形成基因的重复、缺失、倒位和易位等。基因突变则是指 DNA 序列发生的改变，范围可以从一个碱基到上百万个碱基，是形成单基因遗传病的重要基础，也是临床分子生物学检验的重点内容。基因突变包括点突变、插入／缺失和动态突变几种类型。

1. 点突变 点突变（point mutation）也称为碱基置换，是指单个碱基的改变。引起人类遗传性疾病的点突变包括错义突变、无义突变以及发生在调控区的突变等（图 2-2）。

	ATC	TTC	AGC	TGC	GAG	CTA	TAT－
	Ile	Phe	Ser	Cys	Glu	Leu	Tyr
沉默突变	ATC	TTC	AGC	TGC	GAG	CT[G]	TAT－
	Ile	Phe	Ser	Cys	Glu	Leu	Tyr
错义突变	ATC	TT[A]	AGC	TGC	GAG	CTA	TAT－
	Ile	Leu	Ser	Cys	Glu	Leu	Tyr
无义突变	ATC	TTC	AGC	TG[A]	GAG	CTA	TAT－
	Ile	Phe	Ser	Stop			

图 2-2 点突变的几种形式

（1）错义突变：错义突变（missense mutation）是指点突变改变了三联体密码子，导致基因产物中某个氨基酸被另一个氨基酸所取代。在许多遗传病中发现的突变绝大多数是错义突变。

（2）无义突变：无义突变（nonsense mutation）又称为链终止突变，是指 DNA 序列的改变使得编码某一氨基酸的密码子突变为终止密码子，导致翻译过程提前终止。也有的情况是突变使得终止密码子被破坏，导致翻译延续到下一终止密码子才能终止，使得肽链延长。

2. 插入／缺失突变 插入／缺失突变（insertion-delete mutation, indel）分为小片段和大片段插入／缺失，小片段突变是指 1～60bp 范围内的改变，而大片段的插入／缺失甚至可以在染色体水平上检测到（图 2-3）。如果在编码序列中插入／缺失 1 个或几个（非 3 的整数倍）碱基，则改变了自突变位点到开放阅读框终止密码子间的全部序列，该突变称为移码突变（frameshift mutation）。移码突变通常会导致其蛋白产物完全丧失功能。如果插入／缺失 3 的整数倍，则在蛋白质产物相应的序列中插入／缺失编码的氨基酸。大片段的插入／缺失并不常见，尤其是大片段的插入突变更为罕见。然而对于某些遗传病来说，大片段缺失是其主要的突变形式,如进行性假肥大性肌营养不良(Duchenne muscular dystrophy,DMD)和α地中海贫血。

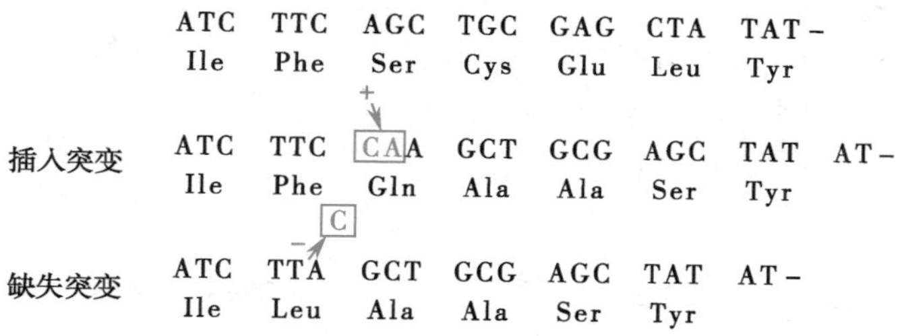

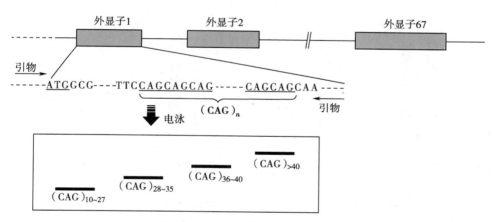

图 2-3 插入/缺失突变示意图

3. 动态突变 某些单基因遗传病的发生是由于 DNA 分子中某些短串联重复序列,尤其是基因编码序列或侧翼序列的三核苷酸重复(trinucleotide repeat)次数增加所引起。因为这种三核苷酸的重复次数可随着世代交替的传递而呈现逐代递增的累加突变效应,故而被称为动态突变(dynamic mutation)。如亨廷顿病(Huntington disease,HD),致病基因 *HTT* 位于 4p16.3,基因序列中包含一段以 CAG 为核心序列的三核苷酸重复(…CAGCAGCAG…)。当重复次数<28 次时为正常,在 28~35 次时风险大大增加;当>35 次时开始表现出症状,>40 次时表现出典型症状(图 2-4)。

图 2-4 HTT 基因动态突变示意图

(二)基于基因多态性的分子标志物

不同的个体之间,在基因组 DNA 序列上会存在差异。平均而言,一对同源染色体每 1 000 个碱基就会出现 1 个碱基的差异(基因组中蛋白质编码区大概是每 2 500 个碱基出现 1 个差异)。当某种变异相对常见,在群体中的频率高于 1% 时称为多态性(polymorphism)。频率低于 1% 的变异称为突变。一般而言,突变可导致遗传病,但有些突变并不致病,而某些多态性位点则是某些高发疾病的易感位点。人类基因组中的 DNA 多态性有多种形式,主要包括限制性片段长度多态性、小卫星和微卫星多态性、单核苷酸多态性以及拷贝数多态性等。

1. 限制性片段长度多态性 限制性片段长度多态性(restriction fragment length polymorphism,RFLP)是第一代 DNA 分子标志物,是限制性内切酶的切割位点发生碱基插入、缺失、重排或点突变,造成酶切位点减少或增加,导致限制性内切酶作用后产生不同长度和不同数量的酶切片段(图 2-5)。

2. 小卫星和微卫星多态性 小卫星和微卫星多态性(图 2-6)属于第二代 DNA 分子标

志物。小卫星具有高度多态性，被广泛用于 DNA 指纹分析和遗传连锁分析。小卫星主要分为高变小卫星（hypervariable minisatellite）和端粒小卫星（telomeric minisatellite），前者主要位于着丝粒区，核心单元为 9～24 个碱基，后者核心单元为 6 个碱基组成的 TTAGGG。微卫星 DNA 由核心序列和侧翼序列组成。其核心序列呈串联重复排列，侧翼序列位于核心序列的两端，是保守的特异单拷贝序列，可用于个体识别（图 2-7）。某些微卫星位点重复次数的变化与神经系统疾病和癌症密切相关。

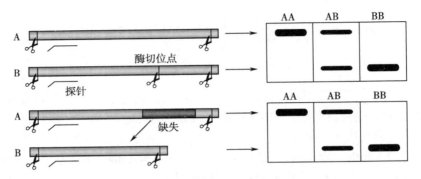

图 2-5　通过 Southern 杂交检测 RFLP

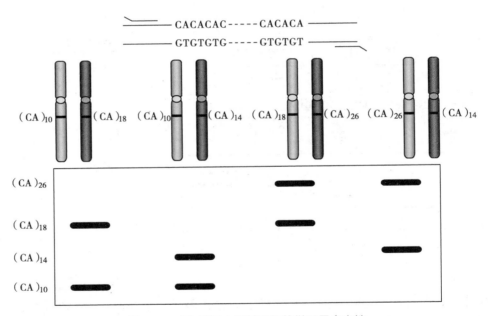

图 2-6　PCR 检测人类基因组的微卫星多态性

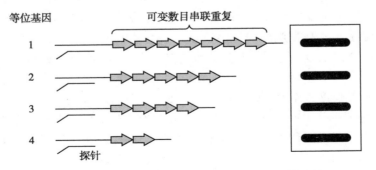

图 2-7　通过 Southern 杂交检测可变数目串联多态性

3. 单核苷酸多态性 单核苷酸多态性（single nucleotide polymorphism，SNP）是基因组水平上由单个核苷酸变异引起的 DNA 序列多态性，是人类可遗传变异中最简单、最常见的一种，约占 90%。RFLP 实际上是 SNP 的一部分，目前 SNP 分析已经取代了 RFLP 分析。已经确定的 SNP 有数百万个，预计总数可达 1 000 万以上。约 10% 常见的 SNP 作为单体型（haplotype）图谱的遗传标记（图 2-8）。通常 SNP 并不直接致病，而是对疾病的易感性产生影响。分析 SNP 的方法包括点杂交、PCR-RFLP、荧光 PCR、变性高效液相色谱法（DHPLC）、基因测序以及基因芯片分析等。通过全基因组关联分析（genome-wide association study，GWAS）已经发现了许多疾病的致病位点。在美国国家生物技术信息中心（National Center for Biotechnology Information，NCBI）的 SNP 数据库中可检索到已发现的 SNP。

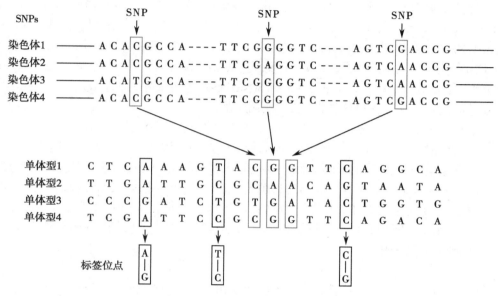

图 2-8 单体型图谱的遗传标记

4. 拷贝数多态性 拷贝数多态性（copy number polymorphism，CNP）是指基因组中较大的 DNA 片段（200bp～2Mb）发生拷贝数变化，可涉及一个基因或连续的几个基因，相当于染色体的某个区域发生了复制或缺失。例如，染色体某区域 DNA 片段的正常排列顺序为 A-B-C-D，发生变异后可成为 A-B-C-C-C-D（复制）或者 A-C-D（缺失），这种变异约占12%，可以遗传，也可以由新发突变造成。CNP 可通过荧光原位杂交、芯片比较基因组杂交、SNP 芯片和 NGS 分析。与其他基因变异类似，CNP 与某些疾病易感性存在密切的关系，如趋化因子 CCL3L1 基因拷贝数增加可降低 HIV 感染风险。

（三）基于线粒体 DNA 的分子标志物

线粒体 DNA 在各代之间通过母系遗传方式传递。每个细胞包含的线粒体数量依赖于各细胞类型对能量的需求，每个线粒体中存在多拷贝线粒体 DNA，某些细胞类型可能包含上千拷贝数的线粒体 DNA。当样品 DNA 有限时，例如犯罪现场调查，更倾向于使用线粒体 DNA 进行分子生物学检验。

线粒体 DNA 的突变率比核 DNA 突变率高 10～20 倍。线粒体基因组可遗传的生殖性突变通常可导致神经退行性疾病和/或肌病，例如 Leber 遗传性视神经病变。已发现多种线粒体 DNA 突变与疾病相关，线粒体 DNA 已成为相关疾病诊断的分子标志物。当对线粒体 DNA 进行基因分析时，必须注意与细胞核假基因相关的问题。细胞核假基因与线粒体基因组有显著的相似性，可能导致线粒体 DNA 检测的假阳性，需仔细评估线粒体 DNA 检测方法的特异性。

（四）基于循环 DNA 的分子标志物

血液循环中存在游离于细胞外的 DNA，即循环游离 DNA（circulating free DNA，cfDNA）。cfDNA 已成为常用的分子标志物。

1. 循环肿瘤 DNA 循环肿瘤 DNA（circulating tumor DNA，ctDNA）是肿瘤细胞经坏死、凋亡释放到血液循环中的游离 DNA 片段，携带肿瘤相关的特异性基因特征和表观遗传改变。ctDNA 是一种高敏感性、高特异性、具有广泛应用前景的分子标志物，适用于多种肿瘤的非侵入性检测、治疗监测和预后判断等。ctDNA 半衰期短，能准确反映肿瘤当前的情况。进入血流的 ctDNA 易受肿瘤部位、大小、转移灶、血管浸润和肿瘤状态分期等的影响，导致其检测结果差异较大。

2. 胎儿游离 DNA 胎儿游离 DNA（cell-free fetal DNA，cffDNA）存在于妊娠妇女的血浆中，主要来源于胎盘滋养细胞，小部分来源于胎儿造血细胞。最早在怀孕后第 4 周就可检测到 cffDNA，随着孕周增加，cffDNA 浓度逐渐增加并稳定存在。分娩后，cffDNA 快速清除，平均半清除期为 16 分钟。cffDNA 的发现为无创产前筛查（noninvasive prenatal testing，NIPT）奠定了基础，可采用高通量测序技术对 cffDNA 进行测序，筛查胎儿第 21 号、18 号、13 号染色体是否存在非整倍体异常，已广泛用于临床。

3. 循环 DNA 的其他应用 检测胎儿从父亲遗传来的特异性基因标志物，如男性胎儿的 Y 染色体标志物或者存在于父亲而不存在于母亲的基因改变，可用于性连锁遗传性疾病、Rh 血型系统中存在于红细胞表面的 D 抗原水平（RhD）、先天性肾上腺皮质增生症、软骨发育不全和 β 地中海贫血等。在器官移植受体血浆中也已经检测出被移植器官的 DNA。检测来源于移植供体的 DNA 可能为检测移植排斥反应提供无创检测方法。另外，血浆 DNA 和细胞死亡之间的联系也促进了研究者检测各种组织损伤时循环 DNA 的浓度，包括外伤、心肌梗死和脑卒中。

（五）病原体 DNA

病原微生物基因在人体中表达是感染性疾病的基本特征，病原体 DNA 是感染性疾病的分子标志物。可采用分子生物学技术检测病原体 DNA、耐药突变等，用于病原体感染的诊断、用药指导、疗效判断、治疗监测和耐药监测等。人类免疫缺陷病毒是 RNA 病毒，感染细胞后会逆转录成 cDNA，并整合到宿主细胞基因组中。整合到宿主细胞基因组中的 DNA 被称为前病毒 DNA，可检测前病毒 DNA 用于人类免疫缺陷病毒感染的诊断。

三、RNA 分子标志物

RNA 是基因表达的产物，也是基因表达调控的重要因子，是重要的分子标志物。

（一）基于基因突变的 RNA 分子标志物

RNA 加工突变是基于点突变的分子标志物。真核生物细胞中 RNA 转录后需要经过加帽、加尾和剪接才能成为成熟的 RNA。在 RNA 加工过程中发生的突变称为 RNA 加工突变（RNA processing mutation），包括：①在外显子 - 内含子结合点（5′ 给位）或内含子 - 外显子结合点（3′ 受位）发生的突变，会影响正常 RNA 在该位点的剪接；②内含子中的序列发生点突变，形成新的给位或受位，导致成熟的 mRNA 中增加一段额外的"外显子"，如发生在人类 β 珠蛋白基因第 2 内含子第 654 位的突变（IVS-II-654 C->T），导致 β 珠蛋白基因转录后增加一段 73bp 的额外外显子，导致编码产生的 β 珠蛋白异常，患者发生 β 地中海贫血。

（二）基于转录产物的 RNA 分子标志物

1. mRNA mRNA 作为分子标志物已得到广泛应用，并建立了成熟的检测技术。在药物基因组学中，mRNA 可用于药物的治疗效果预测。mRNA 基因表达分析也可用于区分疾病的类型或进展，如通过分析特定基因的表达对心脏病、肿瘤或神经精神疾病进行分型。

在大多数研究中发现许多基因的表达受到影响,因此 RNA 表达谱作为分子标志物比单个分子标志物更具优势。目前已建立了成熟的方法进行基因表达模式分析,如主成分分析或聚类分析,以有效区分处理不同个体或不同疾病。RNA 表达分析增强了对预后判断、对治疗反应以及肿瘤转移可能性的预测能力。

2. 异常剪接 RNA RNA 转录后需经加帽、加尾和剪接等过程才成为成熟 RNA。选择性剪接或受到内源其他 RNA 调节,可产生异常转录本,影响基因的正常功能。异常剪接 RNA 可作为相关疾病的分子标志物。

（三）基于循环 RNA 的分子标志物

循环肿瘤 RNA（circulating tumor RNA, ctRNA）是第一个检测到的循环游离 RNA,包括肿瘤相关病毒 RNA 和组织特异性 mRNA。后来,在不同肿瘤患者的血浆中鉴定了大量 RNA,包括端粒酶和多种上皮来源的 mRNA 转录本。血浆中 RNA 的稳定性是其可否作为分子标志物的关键因素。内源性血浆 RNA 相当稳定,在室温下即使放置较长时间,浓度也不会改变。

孕妇血浆中存在胎儿游离 RNA（cell-free fetal RNA, cffRNA）,主要来源于胎盘组织。胎盘特异性转录产物如人胎盘催乳素和 β 人绒毛膜促性腺激素的 mRNA 可以在孕妇血浆中检测到。通过表达谱芯片分析发现了上百种新的 cffRNA。孕妇血浆中胎盘 mRNA 的定量分析可用来诊断胎儿 21- 三体以及其他疾病,如妊娠高血压等。

（四）病原体 RNA

RNA 病毒感染人体后在体内复制,体内病毒 RNA 即可作为分子标志物,用于病毒感染的诊断、用药指导、疗效判断和耐药监测等。乙型肝炎病毒感染机体后,在肝细胞内形成共价闭合环状双链 DNA（covalently closed circular double-stranded DNA, cccDNA）,然后以 cccDNA 为模板转录出前基因组 RNA（pregenomic RNA, pgRNA）,pgRNA 可释放入外周血。HBV RNA 也是乙型肝炎病毒感染的分子标志物,血清 HBV RNA 水平可反映 cccDNA 的活性,并可能与患者病毒学应答和预后有关。

第二节 表观组与分子标志物

表观遗传（epigenetics）是指 DNA 序列不发生改变但基因表达却发生了可遗传的化学修饰,并且这种改变在机体的多项生命活动中能稳定遗传。由于表观遗传修饰改变具有稳定性、可逆性和可控性的特点,其可作为分子标志物在疾病早期诊断、靶向药物治疗和预防等方面发挥作用。

一、表观遗传

表观遗传的方式包括 DNA 甲基化修饰、RNA 甲基化修饰、组蛋白修饰以及非编码 RNA 调控等,它们能够对环境变化做出反应,并且不改变基因的序列特征,是调节基因表达的一种重要方式。

1. DNA 甲基化修饰 DNA 甲基化（DNA methylation）是指生物体在 DNA 甲基转移酶（DNA methyl-transferase, DNMT）的催化下,以 S- 腺苷甲硫氨酸（S-adenosyl-methionine, SAM）为甲基供体,将甲基转移到特定碱基上的过程。在哺乳动物及人类基因组中,大约 1% 的 DNA 碱基发生了甲基化。DNA 甲基化一般发生于 CpG 双核苷酸（CpG dinucleotide）中的胞嘧啶上,生成 5- 甲基胞嘧啶（5mC）。人类的 CpG 以两种形式存在,一种分散于 DNA 中,另一种是 CpG 结构高度聚集的 CpG 岛（CpG island）（图 2-9）。在正常组织中,70%～

90% 散在的 CpG 是被甲基修饰的，而 CpG 岛则是非甲基化的。DNA 的甲基化会产生基因突变并影响基因表达，在人的正常发育、X 染色体失活、衰老以及许多疾病的发生发展过程中发挥重要作用，已经成为表观遗传学的重要研究内容。

```
ACTTCCGGTGGAGGGCCGCCTCTGAGCGGGCGGCGGGCCGACGGCGAGCGCGGGCGGCGGCGGTGACGGA
GGCGCCGCTGCCAGGGGGCGTGCGGCAGCGCGGCGGCGGCGGCGGCGGCGGCGGCGGCGGAGGCGGCGGC
GGCGGCGGCGGCGGCGGCGGCTGGGCCTCGAGCGCCCGCAGCCCACCTCTCGGGGGCGGGCTCCCGGCGC
TAGCAGGGGCTGAAGAGAAGATGGAGGAGCTGGTGGTGGAAGTGCGGGGCTCCAATGGCGCTTTCTACAAG
GTACTTGGCTCTAGGGCAGGCCCCATCTTCGCCCTTCCTTCCCTCCCTTTTCTTCTTGGTGTCGGCGGGA
GGCAGGCCCGGGGCCCTCTTCCCGAGCACCGCGCCTGGGTGCCAGGGCACGCTCGGCGGGATGTTGTTGG
GAGGGAAGGACTGGACTTGGGGCCTGTTGGAAGCCCCTCTCCGACTCCGAGAGGCCCTAGCGCCTATCGA
AATGAGAGACCAGCGAGGAGAGGGTTCTCTTTCGGCGCCGAGCCCCGCCGGGGTGAGCTGGGATGGGCG
AGGGCCGGCGGCAGGTACTAGAGCCGGGCGGAAGGGCCGAAATCGGCGCTAAGTGACGGCGATGGCTTA
TTCCCCCTTTCCTAAACATCATCTCCCAGCGGGATCCGGGCCTGTCGTGTGGGTAGTTGTGGAGGAGCGG
GGGGCGCTTCAGCCGGGCCGCCTCCTGCAGCGCCAAGAGGGCTTCAGGTCTCCTTTGGCTTCTCTTTTCC
```

图 2-9 人类 *FMR1* 基因中的 CpG 岛

DNA 羟甲基化也是一种重要的表观遗传修饰，对基因的表达起调控作用，在神经分化和肿瘤中发挥重要作用。5- 羟甲基胞嘧啶修饰在哺乳动物细胞组织中广泛存在，可能在干细胞生物学和肿瘤中发挥重要作用。

2. RNA 甲基化修饰 RNA 甲基化（RNA methylation）是指在甲基转移酶的催化下，RNA 的甲基腺嘌呤被选择性地添加甲基基团的化学修饰现象。RNA 甲基化修饰类型包括 m^6A RNA 甲基化、 m^5C RNA 甲基化、 m^1A RNA 甲基化、m^7G RNA 甲基化等，其中 m^6A RNA 甲基化是真核生物 mRNA 最常见的一种转录后修饰，即在 RNA 分子腺嘌呤第 6 位的氮原子上插入一个甲基取代基，如图 2-10 所示。

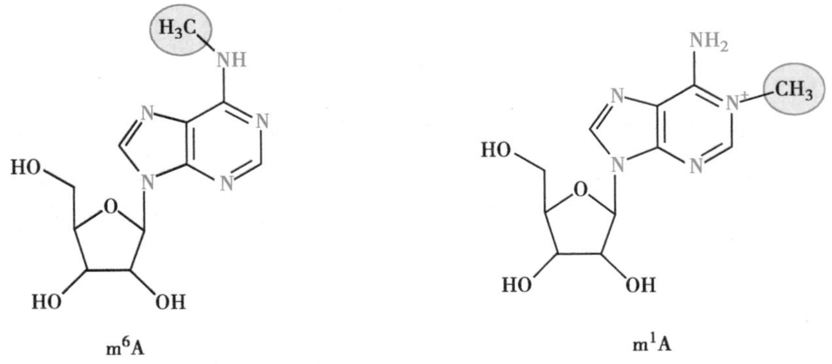

图 2-10 腺嘌呤的氮原子上的甲基化修饰

m^6A RNA 甲基化广泛存在于外显子、终止子密码区、RNA 的 3′ 末端非翻译区等。参与 m^6A 甲基化修饰的酶包括甲基化转移酶（writers）、去甲基化酶（erasers）和甲基化阅读蛋白（readers）等。一旦这些酶出现异常，将会引起一系列疾病，包括肿瘤、神经性疾病和胚胎发育迟缓等。

3. 组蛋白修饰 在真核生物中，组成核小体核心区域的组蛋白游离在外的 N 末端的氨基酸，在相关酶的作用下可发生不同的修饰。这种修饰是一种以共价方式进行的蛋白质翻译后修饰（post-translational modification，PTM），包括乙酰化、甲基化、磷酸化和泛素化等。

最常见的组蛋白修饰形式是组蛋白甲基化和乙酰化,它们能控制基因表达,影响各类疾病发生。组蛋白甲基化是通过组蛋白甲基转移酶(histone methyltransferase,HMT)将甲基转移至组蛋白突出的"尾巴"中,尤其是 N 末端的尾巴,通常可发生在精氨酸(R)、赖氨酸(K)和组氨酸(H)残基上。由于修饰的位置和状态不同,组蛋白甲基化修饰与基因的转录抑制以及转录激活都相关,如组蛋白 H3 第 4 位赖氨酸(histone H3 lysine 4,H3K4)的甲基化与转录激活相关,组蛋白 H4 第 20 位赖氨酸(histone H4 lysine 20,H4K20)的甲基化与转录沉默相关。

组蛋白乙酰化是通过组蛋白乙酰化转移酶(histone acetyltransferase,HAT)将乙酰辅酶A 的乙酰基转移到组蛋白 N 末端特定的赖氨酸残基上。组蛋白乙酰化主要通过中和组蛋白上赖氨酸的正电荷从而减弱 DNA 与组蛋白的相互作用,增加组蛋白末端的黏性,从而促进核小体变得松散,DNA 更容易与转录因子结合,使转录得以发生。通常组蛋白乙酰化与转录激活相关,去乙酰化则与转录抑制相关。

4. 非编码 RNA 调控 非编码 RNA(non-coding RNA,ncRNA)是指由基因组转录而成的不编码蛋白质的 RNA 分子。根据 RNA 的长度,ncRNA 主要分为短链非编码 RNA(small non-coding RNA,sncRNA)和长链非编码 RNA(long non-coding RNA,lncRNA)。sncRNA 和 lncRNA 的长度分别为 18~200nt 和 >200nt,两者又分别包括以下 ncRNA,如表 2-1 所示。

表 2-1 非编码 RNA 分类

sncRNA	lncRNA
微小 RNA(microRNA,miRNA)、小干扰 RNA(small interfering RNA,siRNA)、短发夹 RNA(short hairpin RNA,shRNA)、核内/仁小 RNA(small nuclear and nucleolar RNA,snRNA/snoRNA)、Piwi 相互作用的 RNA(Piwi-interacting RNA,piRNA)等	ncRNA 扩增重复序列(expansion repeats)、天然反义转录本(natural antisense transcripts)、增强子 RNA 基因间 ncRNA(enhancer RNA intergenic ncRNA)等

二、基于表观组的分子标志物

在表观遗传学中,DNA 甲基化修饰和非编码 RNA 调控是比较重要的机制。在大多数情况下,DNA 甲基化会妨碍转录因子和其他蛋白质与 DNA 的结合,从而阻止基因转录。非编码 RNA 通过与其他核酸和蛋白质的直接相互作用来调节染色体结构。它们在细胞和生物体中扮演多种角色,对健康、疾病和遗传性疾病的研究具有重要影响。

1. 基于 DNA 甲基化修饰的分子标志物 DNA 甲基化模式是可变异和可遗传的,在亲代等位基因 DNA 甲基化异常的情况下,可能会发生各种严重的疾病。基于 DNA 甲基化修饰的分子标志物可以用于疾病预后判断和监测治疗等。例如,人类白细胞抗原(human leucocyte antigen,HLA)Ⅱ类的 DNA 甲基化发生改变可增高患类风湿关节炎的遗传风险。

2. 非编码 RNA 随着高通量测序技术的发展,越来越多的非编码 RNA 被揭示与疾病密切相关。miRNA、lncRNA 和 circRNA 等常见的非编码 RNA 通过与目标基因相互作用,调控基因表达、染色质结构和基因稳定性等,进而影响生物体的生长发育、疾病发生和发展。非编码 RNA 已在多种疾病中被鉴定为疾病诊断标志物以及预后标志物。

(1)miRNA:miRNA 长度为 20~25 个核苷酸,比 mRNA 更稳定,在细胞内主要发挥基因转录后水平调控作用,参与胚胎发育、细胞增殖、细胞凋亡、病毒防御、脂肪代谢、肿瘤发生等一系列生命活动。已知大多数 miRNA 的表达具有生理特异性、组织特异性和疾病特异性。miRNA 可用于诊断特定类型的癌症,例如来源于胃肠道的癌组织可以通过分析特定的 miRNA 与非胃肠道癌组织进行区分。与 mRNA 分析相似,根据 miRNA 表达谱特征可以了解特定疾病的进展或疾病对治疗的反应。

miRNA 不仅存在于组织细胞中,也存在于细胞分泌的外泌体(exosome)中,随外泌体的分泌进入血液中。因此,在体液中也可以检测到 miRNA 的存在,这些循环 miRNA 是具有重要价值的分子标志物。如 miR-141 已被证明是前列腺癌的潜在分子标志物。

(2)lncRNA:lncRNA 是基因表达的重要调节因子,包括染色质修饰、印迹、RNA 剪接、与转录因子互作、翻译调控和核转运等。根据 lncRNA 的调节功能,已经发现了一些潜在的 lncRNA 分子标志物。H19 为最早被鉴定的 lncRNA 分子之一,是食管癌、肝癌、膀胱癌、结肠癌以及肝转移的分子标志物。另一个 lncRNA 标志物是 HOTAIR,可反映预后和肿瘤侵袭能力,与正常乳腺组织相比,在原发性和转移性乳腺癌组织中,其表达上调 2 000 倍。高水平的 HOTAIR 与肿瘤的转移以及低存活率相关。

(3)circRNA:环状 RNA(circular RNA,circRNA)是一类不具有 5′ 端帽子和 3′ 末端 poly(A)尾巴的单链闭合环状非编码 RNA。circRNA 具有对 miRNA 的海绵作用、调节转录和合成蛋白等功能,并且在疾病的发生和发展中发挥重要的调控作用。由于 circRNA 在体液中的高稳定性和可检测性,使其在疾病诊断、治疗和预防中成为新型的分子标志物。例如,人乳头瘤病毒衍生的 circE7 在宫颈癌和头颈癌中表现出致癌活性,并被转化为 E7 癌蛋白,可用作这两种癌症的分子标志物。

(4)snRNA:snRNA(U1～U7)是平均长度约为 150 个核苷酸,且具有高度保守特征的一类非编码小 RNA。snRNA 是功能性核内小核糖核蛋白的重要组分,其表达水平在各种生物因素下变化极大,它的变异能够调节可变剪接,从而驱动遗传、发育不良和癌症等疾病。snRNA 水平在癌症与健康个体之间存在差异,可作为癌症诊断的分子标志物。

(5)snoRNA:snoRNA 是在核仁发现的一类非编码小 RNA,长度介于 60～300 个核苷酸。snoRNA 可指导 rRNA、tRNA 和 snRNA 等其他 RNA 的化学修饰,也可参与 RNA 剪接、翻译过程的调控以及氧化应激反应。snoRNA 在遗传性疾病、代谢以及癌症的发生中具有重要作用。snoRNA 表达在肿瘤细胞、组织和体液中的显著变化使其成为肿瘤诊断中的分子标志物。例如,*SNORA71B* 在脑转移的乳腺癌患者组织中高表达是乳腺癌患者预后和诊断的分子标志物。

第三节 蛋白质与分子标志物

生物体内各类蛋白质参与基因表达的调节,催化生物化学反应等。蛋白质异常表达或发生修饰,可作为分子标志物用于疾病的诊断和治疗监测等。

一、蛋白质分子标志物的定义、分类和特点

蛋白质分子标志物是指在特定生理或病理状态下,生物体内蛋白质分子发生量或质的变化,可用于疾病的诊断、预测、疾病进展监测和治疗反应评估等。蛋白质分子标志物具有高特异性、高灵敏性、易测定、可追踪和生物学可解释性等特点,这使其成为疾病诊断和疗效评估的有力工具。

二、常用的蛋白质分子标志物

蛋白质分子标志物中除了蛋白表达量可作为标志物以外,蛋白质的磷酸化、甲基化、糖基化等修饰也能够作为标志物指示某种生物过程或疾病的进展情况。

蛋白质磷酸化（protein phosphorylation）是最普遍的翻译后修饰之一，生物体内蛋白质激酶能将磷酸基团稳定地连接到丝氨酸（Ser）、苏氨酸（Thr）和酪氨酸（Tyr）的氨基酸残基上，并可以改变蛋白质的功能、蛋白质之间的相互作用、细胞定位等。蛋白质磷酸化的失控或失调是多种疾病形成的主要原因之一，如 Tau 蛋白的过度磷酸化与阿尔茨海默病（Alzheimer disease，AD）认知障碍的发生和进展有密切关系，可作为 AD 诊断的分子标志物。

蛋白质磷酸化检测在疾病诊断和治疗监测方面具有重要作用。目前，基于抗体检测来分析特定的靶向磷酸化蛋白的传统技术已在一定程度上应用于临床实践，但具有灵敏度低、一次只能检测少数几种磷酸化蛋白等局限性。磷酸化蛋白质组学质谱分析可以客观和全面地描述完整的磷酸化蛋白质组。

蛋白质甲基化（protein methylation）是指将甲基酶促转移到蛋白质的某个残基上，通常是赖氨酸或精氨酸，也包括组氨酸、半胱氨酸和天冬酰胺等。蛋白质甲基化不会影响残基的总电荷，但会影响蛋白质之间的相互作用、蛋白质稳定性、亚细胞定位或酶活性等。许多转录因子的甲基化修饰可以影响基因表达。通常利用质谱技术检测蛋白是否发生甲基化，以及在哪个氨基酸位点发生何种甲基化。

第四节 其他分子标志物

随着高通量技术的发展和代谢组学、糖组学、脂质组学等在疾病研究中的运用，小分子代谢产物、多糖链和脂质分子等成为新型分子标志物，特别是通过多元统计分析和模式识别等分析工具，这些新型分子标志物对疾病和药物治疗等做出更准确的表征，补充了核酸、表观组和蛋白质分子标志物的不足。

一、细胞外囊泡

细胞外囊泡（extracellular vesicles，EVs）是一种由细胞释放到细胞外基质的膜性小囊泡，参与细胞通信、细胞迁移、细胞维持、细胞成熟、血管新生、与疾病发展和病理相关的先天性和适应性免疫应答以及肿瘤细胞生长等过程，广泛存在于各种体液和细胞上清中，并稳定携带一些重要的信号分子，在细胞间的通信与调节中发挥重要作用。与疾病病理过程有关的 EVs 中的生物分子如蛋白质、mRNA、miRNA、lncRNA、DNA、脂质和代谢物等，包含了丰富的诊断和预后信息，已被提出作为多种传染性、慢性和恶性疾病的候选分子标志物。

外泌体（exosome）是一类源于内体的细胞外囊泡，具有磷脂双分子层结构，通常直径为 30～150nm，是最小的细胞外囊泡类型。当外泌体被释放到细胞外环境中，外泌体中的蛋白质、脂质、mRNA、miRNA 和 DNA 等，能作为信号分子传递给其他细胞，从而改变其他细胞的功能。目前研究认为，外泌体在抗原提呈、肿瘤的生长与迁移、组织损伤的修复等生理病理过程中发挥重要作用。不同细胞分泌的外泌体具有不同的组成成分和功能，可作为疾病诊断的分子标志物。

二、代谢产物

代谢物是蛋白质翻译和基因转录的最终下游产物，它们在基因型和环境之间具有重要联系。代谢物作为信号分子、辅因子和能量产生储存的重要角色，可以触发调节过程。代谢异常导致的代谢途径功能障碍是疾病发生发展的典型特征，人类疾病中脂肪酸氧化、氨基酸代谢、脂质和能量代谢、糖酵解、磷脂代谢、三羧酸循环等多种代谢途径会发生改变。

异常代谢产物可作为评估诊断、监测治疗效果和预后的潜在分子标志物。通过发现和鉴定小分子代谢物或代谢通路的改变，可以帮助理解疾病的病理生理学，并确定治疗靶点。一些代谢物的靶向代谢谱分析已被认可应用于临床实践，用于疾病标志物和潜在靶点识别，以及诊断疾病和监测药物疗效等。因此代谢生物标志物的发现将改善患者的预处理和对治疗的反应。但是，在疾病的初始阶段利用特异性代谢物标签快速诊断疾病仍然是一个挑战。

三、多糖链

人体内单糖通过特定顺序及构向链接形成复杂多样的糖链，糖链通过糖基化分别与蛋白质、核酸、脂质共价结合后，参与到生命活动的所有过程中。细胞表面被聚糖、脂糖和蛋白糖链覆盖，其中糖链广泛参与细胞识别、细胞生长、分化、代谢、胚胎发育、细胞癌变、病毒感染、免疫应答等各项生命活动，是近年来现代医学关注的焦点。肿瘤的异常糖基化特征并不局限于癌细胞表面，癌细胞在自身活动或凋亡后同样会释放糖蛋白到血液中。人血清中超过 50% 的蛋白质都连接了糖链，血清糖链是肿瘤诊断良好的标志物。例如，岩藻糖基化水平在肝细胞癌中显著上升，肝细胞癌的传统肿瘤标志物是甲胎蛋白（alpha-fetoprotein，AFP）。当以岩藻糖基化形式的 AFP-L3 代替 AFP 作为肿瘤标志物时，对原发性肝细胞癌的检测灵敏度提高到近 50%。因此，AFP-L3 已成为原发性肝细胞癌的肿瘤标志物。

四、脂质

脂质是自然界中存在的一大类不溶于水而易溶于有机溶剂、在化学成分及结构上非均一的化合物，主要包括脂肪酸及其天然发生的衍生物（如酯或胺），以及与其生物合成和功能相关的化合物。脂质能够参与多种生物代谢，包括能量转换、物质运输、信息识别与传递、细胞发育和分化及细胞凋亡等。与蛋白质、核酸或糖类相比，脂质结构具有更多样化的特点，因此可以为各种疾病提供高度特异性的分子标志物。Barth 综合征合并心肌病时中心磷脂的浓度会降低以及组成会发生改变，因此，心磷脂可作为一种脂质分子标志物。血清甘油三酯和胆固醇被认为是脂毒性的潜在分子标志物，目前常使用血清脂质谱进行检测。但是，所有脂类都含有至少一条不溶于水的碳氢化合物链，使得它们很难在血液等水溶液中检测到，这在很大程度上限制了它们作为诊断靶标的应用。未来，脂质研究技术的不断革新以及发现新的脂质分子将在脂质类分子标志物的研究中具有重要意义。

第五节　分子标志物的挖掘与评价

临床上分子标志物的发现主要基于生理学、生物化学等生物学机制，因此每次检测只针对一个或几个标志物。随着新的分子生物技术的发展，高通量技术使得分子标志物的发现不再依赖于对疾病机制的详细了解，而可以一次性筛选大量的生物分子，大大加速了分子标志物的发现速度。从实验室分子标志物的发现到临床应用，需要对分子标志物进行评估和严格的临床试验。

一、高通量技术与分子标志物的发现

虽然通过一些分子标志物进行疾病的早期筛查和诊断（如子宫颈涂片检查和结肠镜检查）可以成功地降低死亡率，但是，疾病的早期检测领域仍存在过度诊断（如 PSA）、单个标志物特异性不足（如 CA125、CEA 和 AFP）、依从性低（如结肠镜检查）以及缺乏对新发现分子标志物的分析工具等问题。目前，可用的分子标志物仍远远不能满足临床需求，高通量

技术平台可以有效地从基因组、转录组、蛋白质组和 / 或代谢组等数据中挖掘疾病分子标志物，已成为筛选和鉴定候选分子标志物的最重要方法。

（一）基因组学

人类基因组计划完成以后，基因组学技术已经在疾病的分子诊断中得到广泛应用，并且日益重要。特别是第二代测序技术的出现，使得测序的速度大大加快，成本大大降低。第二代测序技术的核心思想是边合成边测序（sequencing by synthesis，SBS），即通过捕捉新合成的末端的标记来确定 DNA 序列。全基因组外显子测序是利用序列捕获技术将基因组外显子区域 DNA 捕捉并富集后进行高通量测序的分析方法，能发现外显子区绝大部分疾病相关变异，而且仅需要对 1% 的基因组区域进行测序等优点，促使全基因组外显子测序成为鉴定孟德尔病的致病基因最有效的策略，也被运用于复杂疾病易感基因的研究和临床诊断中。

全基因组关联分析（GWAS）是指在人类全基因组范围内识别序列变异，即单核苷酸多态性，从中筛选出与疾病相关的位点。将在患者全基因组范围内检测出的 SNP 位点与对照组进行比较，找出所有的变异等位基因频率，可避免像候选基因策略那样预先假设致病基因。GWAS 打开了一扇通往研究复杂疾病的大门，找到了许多未曾发现的基因以及染色体区域，为复杂疾病的发病机制研究提供了更多线索。

（二）转录组学

转录组学（transcriptomics）是指一个细胞所能转录出来的所有 RNA 的总和，包括 mRNA、tRNA、rRNA、microRNA 和 lncRNA 等多种不同类型的 RNA 分子。转录组学是研究细胞表型和功能的重要手段，可以提供特定条件下基因表达的信息，在全基因组水平上研究基因表达调控，并对所有基因的表达水平进行测定。通过这种基于基因表达谱的分子标签，不仅可以辨别细胞的表型归属，还可以用于疾病的诊断。与蛋白表达谱分析相比较，RNA 比蛋白质更容易分离、纯化、检测和定量。此外，蛋白质浓度可被认为是 mRNA 浓度的积分，基因表达在 mRNA 水平的变异通常大于在蛋白质水平的变化，另外，RNA 和蛋白表达测定相辅相成。

目前，用于转录组数据获得和分析的技术方法主要包括基于杂交技术的基因芯片技术、基于序列分析的基因表达系列分析（serial analysis of gene expression，SAGE）和基于第二代测序技术的 RNA 测序（RNA sequencing，RNA-seq）。

（三）蛋白质组学

蛋白质组（proteome）指一种基因组所表达的全套蛋白质，即包括一种细胞乃至一种生物所表达的全部蛋白质。蛋白质组学（proteomics）本质上指的是在大规模水平上研究蛋白质的特征，包括蛋白质的表达水平、翻译后的修饰、蛋白与蛋白相互作用等，由此获得蛋白质水平上的关于疾病发生和细胞代谢等过程的整体而全面的认识。蛋白质组的研究不仅能为生命活动规律提供物质基础，也能为众多疾病机制的阐明及治疗提供理论根据和解决途径。通过对正常个体（细胞）及病理个体（细胞）间的蛋白质组比较分析，可以找到某些"疾病特异性的蛋白质分子"，为疾病的诊断和分型提供分子标志物。蛋白质组学研究的关键技术包括质谱分析、X 射线晶体学、磁共振和凝胶电泳等。

（四）代谢组学

代谢组学（metabonomics）是继基因组学、转录组学和蛋白质组学之后兴起的系统生物学的一个新分支，它是通过考察生物体系受到刺激或扰动前后（如某个特定的基因突变或环境变化后）代谢产物图谱及其动态变化，研究生物体系代谢网络的一种技术，研究对象主要是分子量 1 000Da 以下的内源性小分子。与转录组学和蛋白质组学等其他组学相比，代谢组学具有以下优点：①基因和蛋白质表达的微小变化在代谢水平得到放大，当 mRNA 的表达数据和蛋白质组学的分析无法描述细胞体内的所有生理活动时，代谢物组的表征是个非常重要的补充；②代谢物的种类远远少于基因和蛋白质的数目。

二、分子标志物的特征和评估

通过高通量技术筛选的分子标志物，要具备一定的特征才能应用于临床，这些特征包括检测技术的可行性、灵敏度、特异性、预测能力和风险/效益比等。分子标志物的评估需要经过多个阶段和大规模、长时间的临床试验和验证。

（一）分子标志物的特征

用于临床的分子标志物应该具备 3 个主要特征：

1. 是否有可行的检测方法 该分子标志物能够被临床所检测，检测方法准确、可重复；检测前的问题（样本处理和稳定性）已被评估并可控制；检测方法通量高、速度快、费用合理。

2. 是否与疾病相关并被评价 该分子标志物经多项研究证实与疾病之间有较强的关联；在现有检测指标的基础上增加新的信息；参考值被一个以上研究验证；已在人群中进行过评价。

3. 是否有助于医生对患者的处理 对疾病的诊断优于现有检测指标；该分子标志物还具有危险分层、早期检出、诊断、治疗决策、监测疾病进展和治疗反应的用途。

（二）分子标志物的评估

用于临床的分子标志物应该具有一定的灵敏度（sensitivity）、特异性（specificity）和较高的预测值（predictive value）。在检测结果的基础上预测疾病的可能性（likelihood），比较合适的是阳性预测值（positive predictive values，PPV）和阴性预测值（negative predictive values，NPV）。

诊断比值比（diagnostic odds ratio，DOR）：计算公式为

$$DOR = \frac{灵敏度/(1-特异性)}{(1-灵敏度)/特异性}$$

反映诊断试验的结果与疾病的联系程度。取值 >1 时，其值越大说明该诊断试验的判别效果越好；取值 <1 时，正常人比患者更有可能被诊断试验判为阳性；取值 =1 时，表示该诊断试验无法判别正常人与患者。

似然比（likelihood ratio，LR）是反映真实性的指标，属于同时反映灵敏度和特异度的复合指标。即有病者中得出某一筛检试验结果的概率与无病者得出这一概率的比值。该指标全面反映筛检试验的诊断价值，且非常稳定。似然比的计算只涉及灵敏度与特异度，不受患病率的影响。

因检验结果有阳性与阴性之分，似然比可相应地区分为阳性似然比（positive likelihood ratio，PLR）和阴性似然比（negative likelihood ratio，NLR）。阳性似然比是筛检结果的真阳性率与假阳性率之比，说明筛检试验正确判断阳性的可能性是错误判断阳性可能性的倍数。比值越大，试验结果阳性时为真阳性的概率越大。阴性似然比是筛检结果的假阴性率与真阴性率之比，表示错误判断阴性的可能性是正确判断阴性可能性的倍数。其比值越小，试验结果阴性时为真阴性的可能性越大。

绝大多数分子标志物不是简单的存在或缺失，其值是一个分布范围，在正常人和患者之间有重叠。截断值（cut-off value）即判断标准，是判定试验阳性与阴性的界值，即确定某项指标的参考范围，以区分正常与异常。最常用的确定截断值的方法是受试者工作特征曲线（receiver operating characteristic curve，ROC）。

（三）分子标志物的发现与评价

2002 年，美国国家癌症研究所（National Cancer Institute，NCI）提出了"五阶段"方法来

系统指导分子标志物的发现和评价。分子标志物的发现应该是有序的过程,只有满足上一个阶段的标准和要求才能进入下一个阶段。

第一阶段,为临床前的探索性研究。如通过基于经验的基因筛选、基因表达谱或蛋白质组发现用于区分癌症和正常样本的分子标志物。筛选的标志物要具有诊断、预后或治疗(预测性的)价值,具有潜在的临床应用价值。这一阶段的分析通常以等级和筛选为特点,或者寻找合适的方法来组合分子标志物。这一阶段最理想的样本来源为资料完整的队列研究、组织样本库或者能够主动随访的临床试验。

第二阶段,包括两个重要部分。首先,在第一阶段按照要求完成的基础上,建立可以在临床应用的检测方法。针对不同的靶标,如蛋白质、RNA、DNA 或细胞等,建立酶联免疫吸附测定(ELISA)、蛋白指纹图谱、基因表达谱、基因微阵列、抗体微阵列或定量 PCR 等方法。其次,从临床应用角度,这些检测方法首先应该具有良好的重复性,测定仪器便携;检测的灵敏度和特异性等临床效能能达到特定临床应用的最低阈值要求。

第三阶段,针对临床上还未能进行检测的疾病进行试验,对分子标志物的灵敏度和特异性进行评价,这些试验用于检测已经在临床发现的疾病。评估阶段使用的样本在研究对象出现症状之前就开始采集,并主动随访直到疾病发生。这一阶段的研究要想获得高质量的样本,耗时耗费,因此这一阶段的研究如果可能,应该采用大规模的队列研究或者干预试验。这可能是大多数分子标志物在验证研究时终止的原因,而未能用于临床。

第四阶段,要在前瞻性队列研究中评估分子标志物的灵敏度和特异性。与第三阶段相比,最大的区别是在该阶段的阳性试验会进一步进行确定性诊断程序(通常是有创性检测)。因此在本阶段的研究中,可以评估被检测标志物的假阳性率,并且可以检测适宜的疾病特征及范围。对于罕见疾病而言,需要大规模的队列研究和长时间的随访,费用太高,较难进行。

第五阶段,主要是在筛选的人群中对新的诊断方法进行效益/风险评估,该阶段研究也需要大规模长时间的研究,需要相当高额的经费支持。

第四阶段和第五阶段的研究对于评估分子标志物筛选和检测的效益/风险比均是必需的。

本章小结

分子标志物在疾病管理的全过程中发挥作用,可用于疾病筛查、风险预测、诊断、分期、分级、指导治疗、疗效监测和预后判断等。分子标志物主要包括核酸类、基于表观组、蛋白质类和其他小分子类分子标志物。核酸类分子标志物在临床上应用广泛,包括 DNA 类和 RNA 类分子标志物,常用的有基因突变、拷贝数变异、单核苷酸多态性、线粒体 DNA、循环游离核酸、病原体核酸、mRNA 和异常剪接转录本等。DNA 甲基化和组蛋白修饰已成为表观遗传学的重要内容。在人类基因组中,CpG 二核苷酸是 DNA 甲基化的主要位点。组蛋白修饰最常见的修饰形式是组蛋白甲基化和乙酰化,能够控制基因表达,影响各类疾病发生。mRNA 分子标志物已得到广泛应用,并建立了成熟的检测方法。miRNA 是一类内源性的具有调控功能的非编码 RNA,是具有重要价值的分子标志物。在分子标志物研究中,lncRNA 正成为各类疾病研究中的焦点。circRNA 稳定性高且对核糖核酸酶具有抗性,在癌症诊断、治疗和预防中成为新型分子标志物。细胞外囊泡、代谢产物、多糖链和脂质分子等成为新的分子标志物。高通量技术在分子标志物的发现中起到核心作用,极大推动了个体化医学的发展,预期未来将有更多、更好的分子标志物用于临床。分子标志物应用于临床需具备一定的特征,如检测技术的可行性、灵敏度、特异性、预测能力和风险/效益比等。分子标志物在应用前需经过多阶段、大规模和长时间的临床试验及验证。

(黄 彬 陈 毓)

第三章 临床标本处理与分离纯化技术

通过本章学习,你将能够回答下列问题:

1. 分子生物学检验中常用的临床样本有哪些?
2. 临床样本的收集、运送和保存需要注意什么?
3. 常见临床样本如何提取、分离和纯化?
4. 如何提取核酸和蛋白质并进行分离纯化?

在分子生物学检验过程中,临床标本的收集、运送和保存,以及核酸、蛋白质的分离纯化对检验结果的准确性具有至关重要的影响。因此,临床标本的处理和分离纯化是分子生物学检验的关键步骤,也是保证检测质量的基础工作。常用的临床标本包括:全血、血清(浆)、组织、分泌物、痰、尿液及其他体液等,根据临床检测的项目不同,其样本处理方式和分离纯化方法也不尽相同。因而,对生物大分子 DNA、RNA 或蛋白质的分离纯化,需根据检测目的采用相应的策略,以期得到最佳质量,保证检测结果的准确可靠。

第一节 临床标本的处理

临床标本的处理,对分子生物学检验结果的影响具有决定性的作用。为保证得到准确、可靠的结果,必须建立规范的临床标本采集、运送、保存及处理方法等的操作程序。

一、临床标本处理的一般原则

临床分子生物学检验的标本来源广泛,不同临床样品的处理和保存也不尽相同。各类临床标本的采集都需制定详尽的标准操作程序,应涵盖选择适当的采集时机,正确使用抗凝剂或保存剂,保证足够的标本量等内容。

(一)标本采集的时机和注意事项

在感染性疾病的发生发展过程中,病原体数量会存在变化,以致在某个时间段会出现阴性的检测结果。如人体感染乙型肝炎病毒(HBV)后,在特异性抗体出现之前,血液中可出现一定浓度的 HBV;而抗体出现后,处于不同感染阶段患者的 HBV 拷贝数就会有所差别,甚至可能低于 PCR 的最低检测限,出现假阴性。

(二)标本的类型和数量

应根据疾病的类型、病程及检测方法等采集相应的临床标本,最大限度地保证检测结果的可靠性。如检测慢性粒细胞白血病患者的 BCR/ABL 融合基因时,一般采集外周血或骨髓 2～3ml,并保证其中单个核细胞数量不少于 2×10^6 个,若患者外周血白细胞计数过少时,则需适当增加标本采集量。

(三)标本采集部位的准备

在采集标本之前,通常需要对采集部位进行清洁消毒,但不能对目标检测物造成破坏或影响。采集静脉血液标本时,不同采血部位对结果影响不大;但有的检测样本来自不同采集部位,其结果就可能存在差异。例如用拭子采集手足口病患儿的病原体时,肛拭子的检测阳性率明显高于咽拭子。

（四）标本的运送

标本采集后应尽快送至实验室检测。DNA 样本可在室温条件下运送,建议采样后 8 小时内送达实验室。RNA 样本在室温条件下应在短时间内送达,若需要较长时间,则应保持样本处于冷藏状态。建议大多数的临床样本在采集后,尽可能都在 2～8℃低温条件下运送。

（五）标本的保存

由于核酸易受到核酸酶的水解作用迅速降解、蛋白质易变性,标本的保存温度对分子生物学检验的可靠性显得尤为重要。标本采集后应及时送检,对不能及时检测的样本,用于 DNA 检测,可置于 2～8℃保存 1 周。而用于 RNA 和蛋白质检测的样本,可短期冻存在 -20℃,长期保存需置于 -70℃以下或液氮中。

（六）标本处理中的生物安全问题

临床样本在采集、运送和保存过程中,必须严格遵循相关生物安全管理制度和操作程序,尤其要重视来自感染性疾病的样本。

二、常用临床标本的处理方法

为满足临床检测需求,需采集各种类型的标本,如血液、体液、组织标本及呼吸道和消化道拭子等。不同的标本类型及处理方式,直接关乎核酸或蛋白提取的得率和稳定性,也是影响分子生物学检测结果的重要因素。因此,对标本的规范处理是分析前质量控制的必要因素之一。

（一）血液标本

1. 全血标本 用于核酸检测的全血标本的采集、保存与用于常规检验血液标本的处理程序大体相同,对 PCR 结果无明显影响。可用乙二胺四乙酸（EDTA）、枸橼酸盐作为抗凝剂。由于肝素对 Taq DNA 聚合酶有较强抑制作用,在核酸提取过程中难以完全去除,应避免使用肝素抗凝。

2. 血清（浆）标本 对某些感染性疾病患者病原体的核酸检测,需采用血清（浆）标本,如 HBV 病毒 DNA 的检测,可采用血清提取 DNA。而 HCV、HIV 等 RNA 病毒的检测,则需要采用血浆提取 RNA。同样应避免使用肝素作为抗凝剂。

3. 外周血单个核细胞 常用 Ficoll 分离制备外周血或骨髓中单个核细胞,也可使用红细胞裂解液裂解全血中的红细胞,经生理盐水洗涤数次后,收集单个核细胞。

（二）拭子样本

拭子可用于采集呼吸道或消化道等部位的样品。将已采样的拭子置于等渗缓冲液中,充分振荡洗涤,室温下静置 5～10 分钟,待大块状物下沉后,取上清液离心,收集沉淀物用于核酸提取。

（三）体液标本

临床体液标本包括浆膜腔积液、脑脊液、尿液、关节腔积液等,通常先离心,弃上清液后收集沉淀,用于核酸提取。

（四）痰液标本

临床上通常用痰液进行结核分枝杆菌、肺炎支原体等呼吸道病原体核酸检测,因其是呼吸道分泌物,含有大量的黏蛋白和其他杂质,故在提取核酸前需要对标本进行初步处理:用于结核分枝杆菌 DNA 检测,可使用 1mol/L NaOH 或变性剂液化;若用于肺炎支原体 DNA 检测,可将痰液悬浮于生理盐水中充分振荡混匀,待大块黏性物沉淀后,取上清液离心,所获沉淀物即可用于核酸提取。

（五）支气管肺泡灌洗液标本

支气管肺泡灌洗液（bronchoalveolar lavage fluid，BALF）是诊断呼吸道疾病的重要检测标本类型之一，可用于支气管肺癌、间质性肺病（interstitial lung disease，ILD）、肺部感染、肺曲霉病等疾病的辅助诊断。通常情况下取支气管肺泡灌洗液 5ml，离心收集细胞提取 DNA。在室温条件下取样后，必须在 4 小时内送检。若不能及时送检，可置于 4℃冰箱保存 24 小时。如需长期保存应置于 -20℃。

（六）组织标本

组织标本主要包括新鲜组织和石蜡切片。通常将新鲜组织块置于液氮中碾磨捣碎使其彻底匀浆化，再用蛋白酶 K 消化后提取核酸。而石蜡切片则需要先用二甲苯脱蜡，然后将脱蜡后的切片浸泡在逐级降低浓度的乙醇溶液中复水。再用蛋白酶 K 消化，进行 DNA 的提取。因为组织被固定的原因，石蜡切片中的 DNA 链可能会断裂或相互交联。通常情况下，从中性甲醛或丙酮固定的石蜡切片中提取的 DNA 质量较高，片段长度可达 2～5kb。

（七）细胞标本

对于贴壁生长的细胞可先用胰酶消化，离心收集，重悬于 PBS 中漂洗，离心收集，即可进行后续核酸提取的操作。对于非贴壁生长细胞，则只需离心收集细胞，去除上清液，用 PBS 洗涤后，离心收集细胞，进行后续核酸提取。对于胚胎植入前诊断中涉及的单细胞 PCR 技术，则需要提取单细胞 DNA，因其模板数量极少，在样本的采集、提取各环节既要防止模板丢失或降解，又要防止外来 DNA 的污染，因而操作技术要求较高。

（八）粪便标本

粪便样本应尽量新鲜，采集排泄中后段内部的粪便作为样本，放入无菌保存管中，立刻放入 -80℃冰箱进行低温保存。用于宏基因组检测的样本如果无法实现低温保存，也可加入粪便微生物 DNA 常温保存液，可进行常温保存和运输。粪便样本应避免反复冻融，否则会导致 DNA 降解，造成提取得率下降。还须注意避免污染，样本中不可混有尿液等污物。

（九）产前诊断标本

用于产前诊断的标本主要有羊水、绒毛膜、脐血及胎儿分娩前获取的其他细胞样本等。

1. 羊水标本 羊水抽取过程中应注意防止母体血污染。抽出的羊水标本应立即送检，否则应置 4℃冰箱保存，但不能超过 24 小时。进行样品破碎提取 DNA 时，需要控制时间和强度，以免过度破碎导致 DNA 的降解。

2. 绒毛膜标本 绒毛膜取样的最佳时机是怀孕 8～12 周，标准采集量为 15mg，应储存在惰性培养基或者生理盐水中进行运送。在运送之前必须洗净以排除母体细胞的污染，尤其是母体子宫内膜脱落组织。在处理之前应以显微镜观察，如果没有母体细胞污染可以直接当天处理，否则应先人工尽量去除所有母体细胞。

3. 脐血标本 脐血标本的采集可在分娩过程中进行，一般在胎儿出生后，脐带尚未剪断时进行。采集时应避免污染，采集器具应保持无菌。采集后的脐血标本应在短时间内运送至实验室，做到及时送检；若不能及时检测，可置于 4℃冰箱内保存，但不宜超过 24 小时。

第二节 生物样本分离纯化与质量鉴定

随着分子生物学技术的广泛应用，核酸和蛋白质的分离与纯化技术得到了快速发展，在经典提取方法的基础上也衍生出许多新方法和技术，尤其是很多商品化的提取试剂盒面世，加速了临床分子生物学检验方法向规范化和标准化发展。

一、生物样本分离纯化策略

核酸分为 DNA 和 RNA,将其从临床标本中提纯出来,是进行分子生物学检验的前提。因此,分离纯化核酸应排除其他杂质的污染,并保证核酸结构的完整性。目前核酸的分离纯化主要包括 4 个步骤:①制备细胞及破碎细胞;②消化蛋白质,去除与核酸结合的蛋白质、多糖及脂类等生物大分子;③去除其他不需要的核酸分子;④沉淀核酸,去除盐类、有机溶剂等杂质。DNA 和 RNA 提取的基本思路相似,但由于不同标本类型及处理中的影响因素差异,在具体提取步骤或注意事项上不尽相同。

现有分离纯化蛋白质的各种方法都是基于蛋白质与糖类、核酸、脂类以及不同蛋白质之间各种特性差异而设计的,蛋白质本身的理化特征包括分子大小、性质、等电点(pI)、溶解度、与相应配体分子的特异性亲和力等,依据这些性质特征,目前已建立起多种分离纯化特定蛋白质的方法。

二、DNA 的分离纯化

分离和纯化 DNA 是分子生物学技术中最基本、最重要的操作。提取纯度高、完整性好的 DNA 样品,是进行基因检测的前提。理想的 DNA 样品应具备 3 个特点:①不含对酶活性有抑制作用的有机溶剂和高浓度的金属离子;②最大限度地避免蛋白质、多糖和脂类的污染;③排除 RNA 分子的污染与干扰。

（一）基因组 DNA 的纯化

酚 - 三氯甲烷抽提法是目前基因组 DNA 提取的经典方法。该法是利用核酸与蛋白质对酚和三氯甲烷变性作用的反应性不同而分离出核酸。具体步骤是将待提取 DNA 的组织、细胞和细菌等样品悬浮于含 EDTA、十二烷基硫酸钠(SDS)、蛋白酶 K 和 RNA 酶的抽提液中,进行 37℃水浴。在 SDS、蛋白酶 K 和 RNA 酶的共同作用下,消化破裂细胞膜和核膜,变性蛋白质并降解成小肽或氨基酸,使 DNA 从核蛋白中游离出来。利用饱和酚、三氯甲烷抽提使蛋白质和 DNA 分离开,在高盐存在下用乙醇沉淀收集 DNA。DNA 抽提液含有的 EDTA 能有效抑制 DNA 酶,易于使抽提液与酚分层,抽提液中加入 RNA 酶,可使 RNA 在抽提 DNA 过程中较早被消化,消除其污染(图 3-1)。

（二）吸附柱法提取 DNA

吸附柱法既可快速分离和纯化核酸,又克服了传统核酸纯化方法中使用到对人体有害的苯等有机试剂,也适合于临床检测中需要大量微量核酸分离纯化的特点。其操作主要包括 3 个步骤:①利用裂解液促使细胞破碎,使细胞内核酸释放出来;②释放的核酸特异性地吸附在特定的硅载体上;③将吸附在特定载体上的核酸洗脱下来,从而得到纯化的核酸(图 3-2)。吸附柱法采用不同的裂解液和吸附载体,还能用于分离纯化质粒 DNA、总 RNA、mRNA、miRNA 等各类核酸分子。

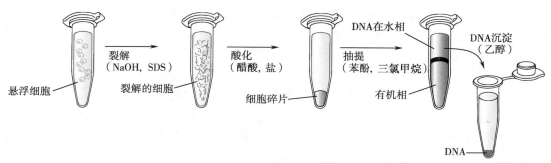

图 3-1　酚 - 三氯甲烷抽提法提取 DNA 流程图

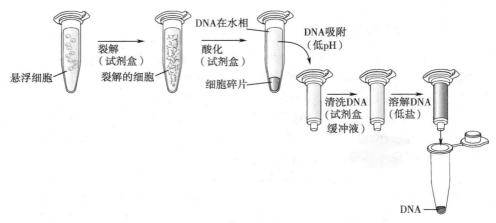

图 3-2 吸附柱法提取 DNA 流程图

（三）磁珠法提取 DNA

磁珠是直径 20～30nm 的氧化铁颗粒［如磁铁矿（Fe_3O_4）］，具有超顺磁性（superparamagnetism），在磁场中可以向一侧迅速移动，聚集在一起，而去除磁场后又能够迅速恢复到分散状态。用于核酸提取的磁珠表面经过包被处理（如包被硅基、氨基、羧基等），在高盐低 pH条件下能够将核酸吸附到表面，当改变条件又能将核酸释放下来。核酸与磁珠结合主要依靠静电作用、疏水作用和氢键等。

磁珠法提取 DNA，先通过裂解细胞，将游离出来的 DNA 特异地吸附到磁性颗粒表面，而蛋白质、多糖等杂质则留在溶液中。接下来在外加磁场的作用下，将磁珠吸引到容器管的外缘并静止不动。通过清洗步骤去除杂质及污染物，结合磁珠的 DNA 在洗涤过程中保持固定。然后加入洗脱缓冲液从磁珠上洗脱 DNA，即可得到纯化样本。最后关闭磁场释放磁珠（图 3-3）。这种方法不需要进行离心分离或使用真空泵处理，简化了 DNA 的提取。

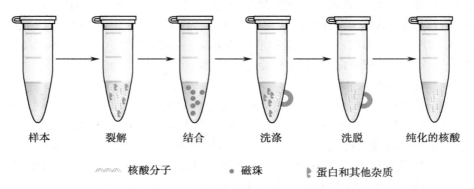

样本　　裂解　　结合　　洗涤　　洗脱　　纯化的核酸

〜〜〜〜 核酸分子　　● 磁珠　　▶ 蛋白和其他杂质

图 3-3 磁珠法提取 DNA 流程图

磁珠法提取 DNA 较传统酚 - 三氯甲烷抽提法和吸附柱法更能够实现自动化、大批量操作，如表 3-1 所示。使用磁珠法提取 DNA 时，还需注意磁珠使用不能过多，否则会吸附较多杂质，达不到纯化效果。

（四）线粒体 DNA 的分离纯化

线粒体基因病是线粒体基因组中发生基因突变，从而影响线粒体功能所导致的一类疾病，具有母系遗传特征。临床上诊断这类疾病，通常需分两步提取线粒体 DNA：①线粒体的提取，可使用研钵或匀浆捣碎将组织、细胞破碎，然后在低温条件下进行差速离心，逐级分离得到线粒体；② DNA 提取，可采用经典的 DNA 提取方法从已收集的线粒体中分离纯化 DNA。

表 3-1　DNA 的分离纯化

提取方法	优点	缺点
酚 - 三氯甲烷抽提法	经典方法，成本低廉，对实验条件要求不高	操作烦琐，需反复离心，吸样，难以实现自动化。苯酚、三氯甲烷等试剂有毒
吸附柱法	可快速分离和纯化核酸，无对人体有害的化学试剂；采用不同的裂解液和吸附载体，可用于分离纯化 DNA 及各类 RNA 分子	操作烦琐，难以实现自动化
磁珠法	能够实现自动化、标准化、大批量提取；操作简单、用时短；不使用传统方法中的苯、三氯甲烷等有毒试剂，安全无毒	容易出现磁珠结团，影响提取效率

三、RNA 的分离纯化

RNA 的提取条件较 DNA 的要求严格，主要是因为临床标本及实验室环境中存在大量 RNase，可降解 RNA。而 RNase 耐高温，不易失活，加之 RNA 是单链分子，很不稳定，在提取和分离过程中要特别注意防止 RNase 对 RNA 的降解。

（一）总 RNA 的制备

Trizol 试剂是苯酚和异硫氰酸胍混合的溶液，在细胞裂解和细胞成分溶解时，Trizol 试剂能使 RNA 保持完整性。在加入三氯甲烷离心后，溶液分层为水相和有机相，RNA 保留在水相中。将上清水相转移，加入异丙醇沉淀即可得到 RNA（图 3-4）。该法被广泛采用，目前已经试剂盒化。

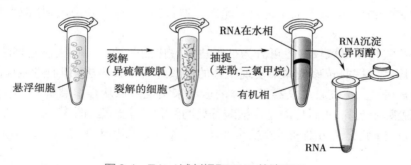

图 3-4　Trizol 试剂提取 RNA 的流程图

（二）mRNA 的制备

提取的总 RNA 绝大部分是 rRNA，需要进一步分离纯化出 mRNA。真核生物 mRNA 分子最显著的结构特征是 3′ 端的 Poly（A）尾，为其提取提供了极为方便的选择性标志，通常以寡聚（dT）- 纤维素柱层析或 PolyU 琼脂糖柱的亲和层析法最为常用。在 RNA 流经寡聚（dT）- 纤维素柱时，含有 Poly（A）的 mRNA 被特异性地结合在柱上，其他的 RNA 被洗脱掉，再将结合在柱上的 mRNA 洗脱纯化。

（三）非编码 RNA 的制备

非编码 RNA（ncRNA）可分为两种主要类型：基础结构型 ncRNA 和调控型 ncRNA。基础结构型 ncRNA 包括 rRNA、tRNA 和 snRNA 等；调控型 ncRNA 主要可分为小 ncRNA（small ncRNA，18～200nt）和长链非编码 RNA（lncRNA，>200nt），以及 microRNA（miRNA）、Piwi 相互作用 RNA（piRNA）、环形 RNA 分子（circularRNA，circRNA）以及小分子干扰 RNA（siRNA）等。除了不能被翻译成蛋白质外，其理化性质与 mRNA 并无区别，因而可采用常规 RNA 分离纯化方法进行提取。如表 3-2 所示。

表 3-2　RNA 的分离纯化

RNA 类型	总 RNA	mRNA	循环 miRNA	ncRNA
分离纯化方法	Trizol 试剂提取	利用 mRNA 分子 3′端的 Poly（A）尾进行分离纯化	商品化的 miRNA 提取试剂盒，并且在样品中加入适量 carrier RNA	包括 miRNA、piRNA、tRNA、lncRNA、circRNA 等，可采用常规 RNA 分离纯化方法进行提取，或选用商品化的提取纯化试剂盒

四、血浆中游离核酸的分离纯化

血浆游离 DNA 和 RNA 主要来源于肿瘤、胎儿（孕妇）、移植物供体和创伤组织等，可被用于产前诊断、肿瘤的伴随诊断（companion diagnostics）和器官移植监测等。现有商品化的游离 DNA 和 RNA 提取试剂盒，主要采用硅胶柱法和磁珠吸附法。因血浆游离核酸的含量极低，在提取时通常需加入 carrier RNA 以帮助提高回收效率。

五、自动化核酸提取系统

自动化核酸提取系统是一类能够自动完成样本核酸快速提取工作的仪器，广泛应用于分子生物学检测中。根据其提取原理，主要有以下两种类型。①离心柱法：主要采用离心机和自动移液装置相结合的方法，每次可处理 1～12 份样品，是用机器替代手工操作，并不能提高实际工作效率。②磁珠法：以磁珠为载体，利用磁珠在高盐低 pH 条件下吸附核酸，在低盐高 pH 下与核酸分离，只需通过移动磁珠或转移液体来实现核酸的整个提取纯化过程。由于其原理的独特性，可设计成平行操作、多种通量的提取模式。可一次性提取 96 份样品，甚至最多可达 384 份样品，完成一轮次提取仅需 30～45 分钟，操作简单快捷且成本低廉。

磁珠法核酸自动提取仪一般可分为抽吸法和磁棒法两种。抽吸法也叫移液法，就是通过操作系统控制机械臂转移液体来实现核酸的提取纯化。磁棒法，即通过磁珠的转移来实现核酸的分离纯化，一般通过仪器里磁棒的运动来实现磁珠从样本裂解液/结合液到洗涤液，再到洗脱液的转移，从而自动完成核酸分离与纯化的全过程（图 3-5）。自动化核酸提取系统具有高效、降低交叉污染和生物安全风险、一致性好等优点，已在临床广泛应用。

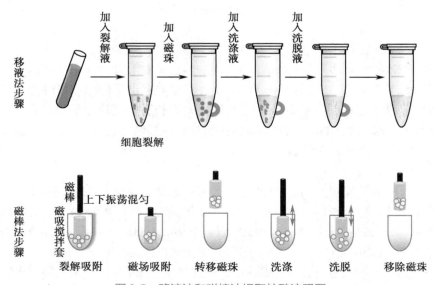

图 3-5　移液法和磁棒法提取核酸流程图

六、蛋白质的分离纯化

依据目的蛋白质的特性选择合适的分离纯化方法,以获得高纯度的蛋白质样品,满足后续临床检验的需求。

（一）蛋白质的性质与纯化原则

蛋白纯化要基于不同蛋白质内在的相似性与差异,利用各种蛋白间的相似性来去除非蛋白物质的污染,而利用各种蛋白质间的差异将目的蛋白从蛋白混合物中分离出来。每种蛋白质的分子大小、形状、所带电荷、疏水性、溶解度等都会有所差异,利用这些性质不同可将目的蛋白质进行分离。在蛋白质纯化过程中,需采用低温条件、合适的 pH 缓冲液、蛋白酶抑制剂以及操作时避免样品反复冻融和剧烈搅动,尽可能保持其生物学活性。

（二）从细胞或组织中提取蛋白的常用方法

1. 根据蛋白分子大小不同 采用透析、超滤、凝胶过滤层析（gel filtration chromatography）和离心等方法分离纯化。

2. 根据蛋白分子溶解度不同 采用等电点沉淀、蛋白质的盐溶和盐析、有机溶剂法等分离纯化。

3. 根据蛋白表面电荷差异 采用电泳和离子交换层析分离纯化。

4. 采用蛋白质与配体的特异性亲和力 如抗体与抗原、酶与底物、受体与配体等的识别结合和可逆性,可采用亲和层析法分离纯化。

七、细胞外囊泡的分离纯化

细胞外囊泡广泛存在于血液、唾液、尿液以及细胞外环境中,携带细胞来源的多种蛋白质、脂类、DNA、mRNA、miRNA 等,可用于分子检验、药物递送等。现有提取细胞外囊泡的主要方法有超速离心法、密度梯度离心法、沉淀法、超滤法、免疫吸附法等。

八、核酸和蛋白质的鉴定

获得高质量、高纯度的核酸或蛋白对后续分子检测的顺利进行至关重要,因此,对纯化后的核酸和蛋白进行鉴定,也是临床分子生物学检验必不可少的步骤。

（一）核酸的鉴定

1. 核酸含量测定 核酸分子中的碱基上均有共轭双键,在 260nm 波长处有一明显吸收峰,基于此性质可对溶液中的 DNA 和 RNA 含量进行测定。根据 A_{260} 值可估测样品中 DNA 和 RNA 的浓度,每 $1\mu g$ DNA 钠盐的吸光度值为 0.02,即在 1cm 光程下,$A_{260}=1$ 时,双链 DNA 的含量为 $50\mu g/ml$,单链 RNA 的含量为 $40\mu g/ml$。

2. 核酸纯度鉴定 核酸的最大吸收峰在 260nm 波长处,蛋白质的最大吸收峰在 280nm 处,盐和小分子的最大吸收峰在 230nm 处。可用 A_{260}/A_{280} 比值估计 DNA 和 RNA 的纯度,通常纯 DNA 溶液的 A_{260}/A_{280} 值为 1.8 ± 0.1,若比值较高说明 RNA 污染,比值较低提示蛋白质污染。纯 RNA 溶液的 A_{260}/A_{280} 值为 $1.8\sim2.0$。A_{230}/A_{260} 的比值应在 $0.4\sim0.5$,若比值较高则说明残余的盐分较多。

3. 核酸的完整性检测 在琼脂糖凝胶电泳中带负电荷的核酸分子,可由负极向正极泳动,迁移率大小与核酸分子量成反比。电泳后的核酸需经过染色才能显示带型,通常采用溴化乙锭（ethidium bromide,EB）或 SYBR green I 两种荧光染料显色。基因组 DNA 的相对分子量很大,电泳过程中迁移较慢,如有降解则会出现泳动较快的小分子 DNA 片段。使用琼脂糖电泳检测 RNA 的完整性时,未降解或很少降解的总 RNA 电泳后,可见 28s、18s 和 5.8s 三条特征性条带。通常情况下,28s RNA 的荧光强度是 18s RNA 的 2 倍,否则提示 RNA 有降解。

（二）蛋白质的鉴定

目前对于蛋白质浓度测定的常用方法有紫外吸收测定法、Folin-酚试剂法（Lowry法）、考马斯亮蓝法、双缩脲法、荧光法等。蛋白质的纯度通常是指蛋白样品中是否含有其他杂蛋白（不包括无机盐等成分）。通常鉴定蛋白纯度的方法有聚丙烯酰胺凝胶电泳（PAGE）、SDS-PAGE、毛细管电泳、等电聚焦电泳（IFE）、高效液相色谱（HPLC）等。

本章小结

在分子生物学检验过程中，临床标本的正确采集、运送、分离和纯化影响着检验结果的准确性。临床标本的处理需注意采集时机、采集部位、标本类型和数量、运送、保存以及生物安全等。分离纯化核酸应排除其他分子的污染，并保证核酸结构的完整性。DNA的分离方法主要有酚-三氯甲烷抽提法、吸附柱法、磁珠法等。除基因组DNA外，还可对线粒体DNA和血浆中游离DNA进行分离纯化。RNA提取过程中应特别注意防止RNase对RNA的降解。随着磁珠法提取核酸技术的不断完善与进步，配套的全自动核酸提取仪同样也得到快速推广应用。

蛋白纯化的原理主要是通过利用各种蛋白间的相似性来去除非蛋白物质，再依据各种蛋白质的特性差异将目的蛋白从蛋白混合物中分离出来。在蛋白质纯化过程中应尽可能保持其生物学活性。此外，随着研究的不断深入，细胞外囊泡在医学检验应用中也展现出了巨大的潜力，其提取方法主要有超速离心法、蔗糖密度梯度离心法、沉淀法、超滤法等。

（黄 海）

第四章 核酸分子杂交与基因芯片技术

通过本章学习,你将能够回答下列问题:

1. 什么是核酸分子杂交技术?
2. 核酸探针包括哪些类型?
3. 核酸分子杂交技术有哪些分类?
4. 什么是基因芯片技术?
5. DNA芯片和RNA芯片的原理是什么?
6. 影响核酸分子杂交信号检测的因素有哪些?
7. 这两种技术在未来的基因组学研究和临床应用中会有哪些新的发展和创新?

单链的核酸分子在合适的条件下,与具有碱基互补序列的异源核酸形成双链杂交体的过程称作核酸分子杂交。不同来源的DNA或RNA单链在一定条件下重新组成新的双链分子——杂交分子。利用核酸分子杂交检测靶序列的一类技术称为核酸分子杂交技术。核酸分子杂交技术目前广泛应用于分子生物学、生物化学、病毒检测、疾病诊断、基因工程等学科领域中,是定性或定量检测特异DNA或RNA序列片段的有力工具。

第一节 核酸分子杂交技术

一、核酸分子杂交技术原理

核酸分子杂交(molecular hybridization of nucleic acid)技术是目前临床分子生物学检验研究中应用最广泛的技术之一。核酸分子杂交是指具有互补序列的两条核酸单链在一定条件下按碱基配对原则形成双链的过程。杂交的双方分别称为探针与待测核酸,杂交后形成的异源双链分子称为杂交分子。核酸分子杂交可在DNA与DNA、DNA与RNA或RNA与RNA的两条单链之间进行。杂交过程是高度特异的,可以根据所使用的探针序列进行特异性的靶序列检测。

二、核酸探针

在核酸分子杂交实验中,杂交体必须和单链核酸分子区分开来,为此需要对参与杂交反应的核酸分子进行标记,这一段被标记的核酸分子就是探针(probe)。广义的探针是指所有能与特定的靶分子发生特异性相互作用,并可以被检测的分子。核酸探针即基因探针,特指能与目的基因互补的带检测标记的核酸序列。探针的设计与标记要基于实验的具体需要,不应局限于某一种方法。

（一）核酸探针的种类

1. DNA探针 DNA探针是最常用的核酸探针,是长度在几百个碱基对以上的双链DNA或单链DNA片段。单链cDNA(complementary DNA)探针是与mRNA互补的DNA

分子，是由 RNA 经过逆转录酶催化产生的逆转录产物。形成 cDNA 单链后，用 RNase H 将 mRNA 消化，加入大肠埃希菌 DNA 聚合酶 I 催化合成另一条 DNA 链，从而完成双链 DNA 的逆转录过程。

2. RNA 探针 RNA 探针常常是重组质粒在 RNA 聚合酶作用下的转录产物。由于 RNA 是单链，复杂性低，也不存在竞争性的自身复性，所以它与靶序列的杂交反应效率极高，只要在底物中加入适量的放射性核素或生物素标记的 dUTP，所合成的 RNA 就可以获得高效标记。在多克隆位点接头中插入外源 DNA 片段，则可以 DNA 两条链中的任意一条为模板转录生成 RNA。该方法能有效地控制探针的长度，并具有较高的标记分子利用率。其优点是杂交效率高，稳定性高，非特异性杂交较少，未杂交探针可用 RNase 降解，减少本底的干扰；缺点是易降解，标记方法复杂。

3. 寡核苷酸探针 寡核苷酸探针一般由 17～50nt 组成，它们可以是寡聚脱氧核糖核酸、寡聚核糖核酸，也可以是修饰后的肽核酸。多聚脱氧核糖核酸是常用的寡核苷酸探针，易于大批量生产和标记。寡核苷酸探针的最大优势是可以区分仅仅一个碱基差别的靶序列，最大的缺陷是寡核苷酸不如长的杂化核酸分子稳定，需优化杂交和洗脱条件以保证寡核苷酸探针杂交的特异性。

（二）探针的长度

1. DNA 探针 DNA 探针通常为 400～500bp，探针长度超过 1 500bp 会提高杂交本底。在缺口平移标记中通过改变酶与底物量的比例，在随机引物标记中通过改变引物与 DNA 模板量的比例，均可以对 DNA 探针的长度进行调整。

2. RNA 探针 RNA 探针的长度相对于 DNA 探针而言就不那么容易控制。在 RNA 探针标记过程中，RNA 探针的长度实际上取决于将重组 DNA 分子线性化的限制性内切酶的酶切位点。

3. 寡核苷酸探针 寡核苷酸探针必须有足够的长度以便和靶序列特异性杂交。如果探针太短，就会和靶序列中的多个位点杂交，降低其特异性。探针的最小长度取决于其靶序列的复杂性。哺乳动物的基因组大约有 3×10^9bp，探针的长度就不能小于 17nt；mRNA 和 cDNA 的复杂性相对基因组 DNA 来说都比较低，针对 cDNA 库靶序列检测的探针可以短一些。

（三）核酸探针的标记

1. 探针标记物的选择

（1）放射性标记：^{32}P 标记的放射性探针敏感而可靠，可以检测到含量极微的核酸分子（1μg DNA 中可以检测出单一拷贝的 DNA 靶序列），而且不会妨碍核酸分子间的杂交，是常用的探针标记方法。放射性探针可以在任何一种固相介质上使用，且易于去除，便于介质上靶序列再度与其他探针杂交。放射性探针最大的缺点是需要防护，并且有些核素半衰期较短，探针需重复制备。

（2）非放射性标记：非同位素探针多由生物素、地高辛或荧光素标记。报告基团常为碱性磷酸酶（alkaline phosphatase，ALP）和辣根过氧化物酶（horseradish peroxidase，HRP）。利用光化学法将生物素和地高辛交联到核酸上产生全程标记探针；采用预先标记好的引物扩增核酸，制备末端标记的探针，如 5′ 末端标记 Cy3 荧光素或 FITC。优点：无环境污染，可较长时间贮存。表 4-1 显示的是不同标记类型探针的比较。

2. 探针标记方法的选择 制备探针通常分为标记、清除未标记的核酸探针及检测标记效率 3 个步骤。采用酶反应或化学反应引入报告基团，对探针进行全程标记，或进行探针的 3′ 或 5′ 末端标记。全程标记包括随机引物标记、DNA 缺口平移标记、全程 RNA 探针标记和化学法全程标记。

表 4-1　放射性和非放射性探针的比较

探针类型	优点	缺点
放射性探针	易于除去旧探针，重新杂交新探针；可以准确定量；灵敏度高；本底低	短半衰期的探针需临用前制备；放射性递减使探针降解；放射性物质对人体有害；费用较高
非放射性探针	对人体危害小；稳定，可供长时间内持续使用；可同时进行不同标记探针的杂交；检测过程快，本底低	灵敏度不如放射性探针；杂交条件受报告基团的限制；重新杂交新探针比较困难

（1）随机引物标记（random priming labeling）：是最常用的 DNA 探针标记方法。DNA 样品经过变性与随机序列的短引物杂交，在标记 dNTP 存在的条件下，DNA 聚合酶 I 的 Klenow 片段催化引物延伸产生标记产物（图 4-1）。探针的放射活性取决于未标记和标记 dNTP 的比例和标记时间。探针的长度受引物和 DNA 聚合酶 I 的 Klenow 片段比例的影响。

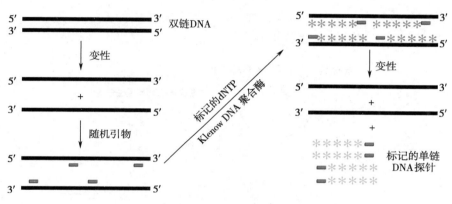

图 4-1　随机引物标记

随机引物法的原理是使被称为随机引物的长 6 个核苷酸的寡核苷酸片段与单链 DNA 或变性的双链 DNA 随机互补结合（退火），以提供 3′- 羟基端，在无 5′→3′ 外切酶活性的 DNA 聚合酶大片段（如 Klenow 片段）作用下，在引物的 3′- 羟基末端逐个加上核苷酸直至下一个引物。当反应液中含有标记的核苷酸时，即形成标记的 DNA 探针。6 个核苷酸混合物出现所有可能结合序列，引物与模板的结合以一种随机的方式发生，标记均匀跨越 DNA 全长。当以 RNA 为模板时，必须使用逆转录酶，得到的产物是标记的单链 cDNA 探针。随机引物法标记的探针活性高，但标记探针的产量比缺口平移法低。

（2）DNA 缺口平移标记（nick translation）：缺口平移法全程标记 DNA 的过程依赖于 DNase I 和大肠埃希菌 DNA 聚合酶 I 的协同作用。DNase I 在双链 DNA 分子的一条链上随机切开若干个缺口（图 4-2），从缺口处开始，利用大肠埃希菌 DNA 聚合酶 I 的 5′→3′ 外切酶活性从新产生的 5′ 末端切除核苷酸，同时利用 DNA 聚合酶 I 的 5′→3′ 聚合酶活性在 3′ 末端加上与模板互补的核苷酸，结果是缺口由 5′ 到 3′ 方向的平移。只要标记一种 dNTP，就可以对 DNA 进行全程标记。探针的长度取决于 DNase I 与 DNA 聚合酶 I 的比例。该方法能较好地控制探针长度，但是随机引物法比缺口平移法制备的探针放射活性强。

（3）全程 RNA 探针标记：有多种载体可以用于制备 RNA 探针，最受欢迎的是含两种不同启动子的载体，这两种启动子的转录方向是相反的，而且彼此被多个克隆位点分开，DNA 可以被克隆到两个启动子之间，这使得从同一质粒中同时获取正义或反义的 RNA 探针成为可能，也使 DNA 片段的双向插入成为可能（图 4-3）。

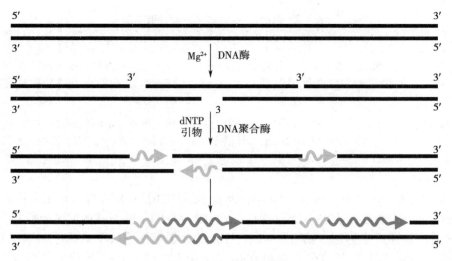

图 4-2　缺口平移标记

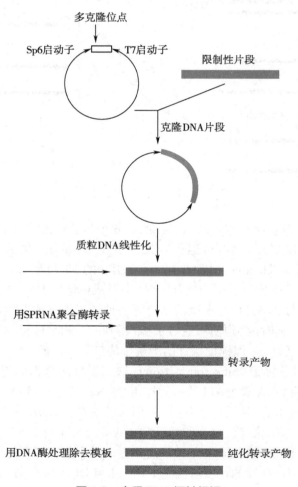

图 4-3　全程 RNA 探针标记

　　（4）化学法全程标记：用化学反应将酶连接到探针上，这一方法简单高效，光激活的生物素和地高辛均可以被用于 DNA 和 RNA 的全程标记（图 4-4）。引入的报告基团可以耐受碱性 pH 和高温甚至紫外线的照射。和前述方法不同的是，核酸片段的大小在标记过程中是不可以改变的,所以探针的大小在标记前就固定了。

(5)3′末端标记:末端转移酶(terminal transferase)可以催化标记核苷酸与核酸分子3′末端游离羟基反应,完成3′末端标记。该方法是将此酶和含标记报告基团的dNTP(常为dATP)与待标记的DNA一起孵育,可以得到标记的均一多聚核苷酸尾巴,这种方法叫作DNA加尾(DNA tailing)标记。通过加入ddNTP可以限制探针的延长,因为双脱氧核苷酸缺少2′与3′位游离羟基,无法再结合碱基。加尾标记法的好处是在每一个DNA或寡核苷酸分子中掺入了数个报告分子,这使得检测的灵敏度比只掺入一个报告分子要高。然而要注意附加的腺苷酸不可太长,如果长度超过了寡核苷酸本身,会改变探针的杂交特性。

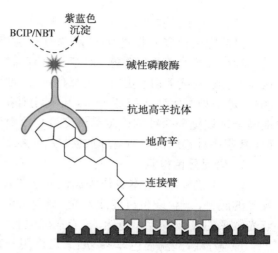

图4-4　地高辛的酶标记

(6)5′末端标记:DNA和RNA均可以在T4多核苷酸激酶作用下水解[γ-^{32}P]dATP中的γ磷酸基团,使之与核酸5′末端的游离羟基结合。化学合成的寡核苷酸本身就具备游离的5′-羟基,放射性的磷酸基团可以直接和核苷酸相连。这一反应的效率高,可以得到大约10^9cpm/μg的放射性寡核苷酸探针。

三、分子杂交信号检测

杂交后信号的检测有多种方法,不同杂交反应需要采用不同的检测手段。放射性标记探针与非放射性标记探针的杂交检测是截然不同的。

(一)放射性标记探针检测

放射性标记探针检测包括放射自显影及液体闪烁计数法。

1. 放射自显影　最常用^{32}P标记,其是基于放射性核素释放的能量将胶片感光的原理。放射自显影分为直接放射自显影和间接放射自显影。

(1)直接放射自显影:在暗室中将含放射性杂化分子的薄膜与X线胶片紧密地贴在一起,放入暗盒。放射性核素衰减会释放β射线感光胶片上的银颗粒,产生稳定的潜影,胶片经冲洗后产生可见的图像。图像的位置与薄膜上杂化分子的位置一致,图像的深浅反映了杂化分子的含量。

(2)间接放射自显影:为增加^{32}P的检测敏感性,X线胶片被夹在增感屏和薄膜之间,增感屏是一种有弹性的塑料片,由闪烁物如钨酸钙覆盖,这种物质在受到激发时可以发光。^{32}P的射线穿透X线胶片照射到增感屏上,激发增感屏上的物质发光,其光线可以使X线胶片感光产生潜影。这一措施使^{32}P检测的效率增加了10倍。如果在另一边也放置一个增感屏就可以产生二次反射光,检测的效率可进一步加强。由于反射光产生的潜影在低温条件下比较稳定,因此在使用增感屏时,习惯将放射自显影的暗盒放在-70℃。

2. 液体闪烁计数法　其工作原理是被测样品发出的辐射能经溶剂分子传递给闪烁剂分子,当被激发的闪烁剂分子从激发态退激为稳态时,以荧光光子的形式辐射能量,经光电倍增管放大并被测量,从而实现对放射性核素的测定。液体闪烁计数法具有较高的灵敏度,与利用薄膜源等固体源的测量方法比较,该方法简化了测量过程,避免了放射性粒子在传输过程中的源自吸收和源衬托物(膜)吸收的修正。

（二）非放射性标记探针的杂交检测

目前应用较多的非放射性标记物是生物素和地高辛，两者都是半抗原。生物素（biotin）是一种小分子水溶性维生素，对亲和素有独特的亲和力，两者能形成稳定的复合物，通过连接在亲和素或抗生物素蛋白上的显色物质（如酶、荧光素等）进行检测。地高辛（digoxigenin，DIG）是一种类固醇半抗原分子，可利用其抗体进行免疫检测，原理类似于生物素的检测。地高辛标记核酸探针的检测灵敏度可与放射性同位素标记的相当，而特异性优于生物素标记，其应用日趋广泛。所有非放射性标记探针的杂交检测方法均涉及酶学反应。

1. 酶促显色检测

（1）直接检测：酶本身作为标记分子掺入核酸中去，在洗脱后酶直接作用于显色或化学发光的底物，产生颜色沉淀或发光，显色沉淀可以用肉眼检测，而发光的检测则要依赖于对蓝光敏感的 X 线胶片。当然，荧光素标记的探针杂交后也可以直接检测。

1）碱性磷酸酶显色体系：ALP 可作用于其底物 5- 溴 -4- 氯 -3- 吲哚磷酸盐（5-bromo-4-chloro-3-indolyl phosphate，BCIP），使其脱磷并聚合，在此过程中释放出 H^+ 使氯化硝基四氮唑蓝（nitroblue tetrazolium，NBT）还原而形成不溶性紫色化合物二甲臜，从而使与标记探针杂交的靶点可见。

2）辣根过氧化物酶显色体系：在 HRP 的催化作用下，$AH_2 + H_2O_2 \rightarrow 2H_2O + A$。通常用作 HRP 的显色底物有二氨基联苯胺（3,3′-diaminobenzidine，DAB）、四甲基联苯胺（3,3′,5,5′-tetramethylbenzidine，TMB）等。DAB 经 HRP 催化反应后，在杂交部位形成红棕色沉淀物。TMB 的反应产物为蓝色，较之红棕色的 DAB 产物更易于观察。TMB 的另一个优点是没有致癌性，而 DAB 是一种致癌物质。

（2）间接检测：检测含地高辛、荧光素或生物素标记的探针时，要增加一个将酶连接到杂化核酸分子上的步骤。杂化分子中的生物素可以通过链霉抗生素与酶结合，有多种以链霉抗生素为基础的方法。最简单的一种就是将链霉抗生素与 HRP 同时加入以便在生物素化的杂化分子与酶之间形成一个连接，随后加入适当的底物。间接检测方法比直接检测方法应用更广泛，因为它也适用于苛刻的杂交条件（图 4-5）。

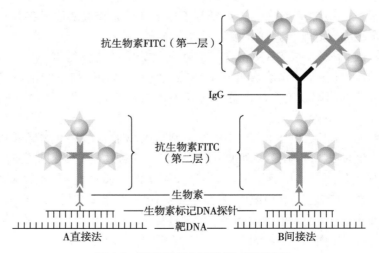

图 4-5 酶促显色直接检测、间接检测

2. 荧光检测 荧光素是一类能在激发光作用下发射出荧光的物质，包括异硫氰酸荧光素、羟基香豆素、罗达明等。荧光素与核苷酸结合后即可作为探针标记物，主要用于原位杂交检测。对于生物素或地高辛等标志物的检测，可以通过连接抗体或亲和素上的荧光间接检测。荧光素标记探针可通过荧光显微镜观察检出，或通过免疫组织化学法来检测。

3. 化学发光检测 针对 HRP 发光底物研究的进展极大地提高了杂化分子检测的敏感性。化学发光是指化学反应中释放的能量以光的形式发射出来，某些底物在被碱性磷酸酶水解时会发光从而形成检测信号。发射光线的强度反映了酶的活性，而这又进一步反映了杂化分子的量。尼龙膜与硝酸纤维素薄膜均可以用于化学发光检测。辣根过氧化物酶水解发光氨为 3- 氨基 - 邻苯二甲酸盐，并在 428nm 处发射荧光，但如果在这种情况下存在一种特殊的化合物，发射光的强度就会增加 1 000 倍，使其发出的光线更易于被检测，也使反应的敏感性增加，这一过程被称作增强化学发光（enhanced chemiluminescence，ECL）。ECL 的操作简单、敏感，在 Southern 和 Northern 杂交中可以检测 0.5pg 的核酸，而且已有商品化试剂盒。化学发光检测灵敏度高，高于显色反应的 10～100 倍，并具备定量检测的优点。其他优点还有去除薄膜上的探针和颜色沉淀的操作比较容易，便于同一薄膜重复使用，但在显色反应检测法中，若薄膜经 UV 照射（使探针紧紧固定于薄膜），则往往不易被除去。

4. 多探针检测 多探针检测是指采用多种探针，每种探针分别用不同的报告基团如生物素、荧光素和地高辛标记并同时与固定在薄膜上的核酸分子杂交。用不同的链霉抗生素或抗体 - 酶和相应底物的组合（如链霉抗生素 - 碱性磷酸酶、抗荧光素抗体 - 碱性磷酸酶和抗 -DIG- 抗体 - 碱性磷酸酶以及三种不同的萘酚 -AS- 磷酸 / 重盐底物）使不同的杂化分子显色。在每次检测反应之前，薄膜均在高温（85℃）下经 EDTA 处理以灭活上一次使用的酶。对薄膜进行高温处理时必须小心，以保证高温仅仅灭活了碱性磷酸酶而不至于使杂化分子从薄膜上解离。因此在洗脱步骤后、杂交检测前，杂化分子应经 UV 光照射下再度固定，所以最好不要使用硝酸纤维素薄膜。在最后的反应中，薄膜会在不同探针的杂交位点显现如红色、蓝色和绿色信号。如果靶序列同时与两种探针杂交，那么在这一位点就会表现出一种混合色。

四、核酸分子杂交技术分类

（一）固相杂交

固相杂交（solid-phase hybridization）是指先将变性 DNA 固定到支持物（常用的有硝酸纤维素滤膜、尼龙膜、化学活化膜等）上，然后再与溶液中标记探针进行杂交。固相杂交具有高度特异性、高灵敏度、可靠性和稳定性、高通量性以及多样性和灵活性的特点，故最为常用。

1. 反向点杂交 反向点杂交（reverse dot blot，RDB）是将多种探针固定在同一膜上，同时参与检测的样品 DNA 互不干扰，故能一次性筛查出多种不同的序列，而不是像传统的杂交法，一次仅能检测一个未知序列。

2. Southern 印迹杂交 Southern 印迹杂交（Southern blot hybridization）技术包括两个主要过程：一是将待测定的核酸分子通过一定的方法转移并结合到一定的固相支持物（硝酸纤维素膜或尼龙膜）上，即印迹（blotting）；二是固定于膜上的核酸与同位素标记的探针在一定的温度和离子强度杂交液中退火，即分子杂交过程（图 4-6）。

3. Northern 印迹杂交 Northern 印迹杂交（Northern blot hybridization）和 Southern 印迹杂交的过程基本相同，区别在于靶核酸是 RNA 而非 DNA。RNA 变性后转印至硝酸纤维素膜上，在含有高盐浓度和低温的缓冲液中将 DNA 探针与固定在膜上的 RNA 进行杂交，洗涤以去除非特异性结合的 DNA 探针。最后，通过放射自显影、荧光探测或化学检测等方法检测和测量 DNA 探针与目标 RNA 的杂交信号（图 4-7）。

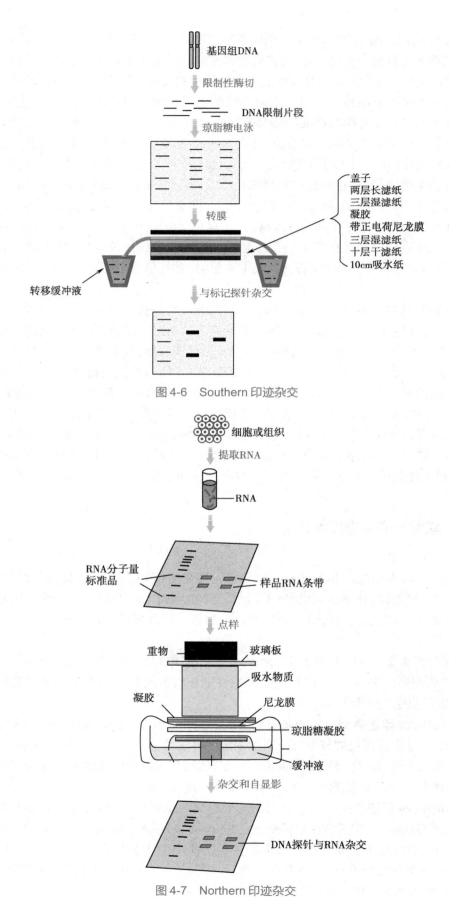

基因组DNA

限制性酶切

DNA限制片段

琼脂糖电泳

转膜

盖子
两层长滤纸
三层湿滤纸
凝胶
带正电荷尼龙膜
三层湿滤纸
十层干滤纸
10cm吸水纸

转移缓冲液

与标记探针杂交

图 4-6 Southern 印迹杂交

细胞或组织

提取RNA

RNA

RNA分子量
标准品

样品RNA条带

点样

重物

玻璃板

吸水物质

凝胶

尼龙膜

琼脂糖凝胶

缓冲液

杂交和自显影

DNA探针与RNA杂交

图 4-7 Northern 印迹杂交

（二）液相杂交

液相杂交（solution hybridization）是指待测核酸和探针都存在于杂交液中，探针与待测核酸在液体环境中按照碱基互补配对形成杂交分子的过程。液相杂交是研究最早且操作简便的杂交类型。液相杂交的特点：不需要支持物，待测核酸分子不用固定在支持物上。其弊端是由于杂交后过量的未杂交探针存在于溶液中，在已有杂交结合物检测水平条件下检测误差较高，故液相杂交在过去较少应用。

（三）原位杂交

原位杂交（in situ hybridization）是应用核酸探针与组织或细胞中的核酸按碱基互补配对原则进行特异性结合形成杂交体，然后应用组织化学或免疫组织化学方法在显微镜下进行细胞内定位的检测技术。

第二节 基因芯片技术

作为新一代基因诊断技术，DNA 芯片具有快速、高效、敏感、经济及自动化等特点，与传统基因诊断技术相比，DNA 芯片技术具有明显的优势：①基因诊断的速度显著加快，一般可于 30 分钟内完成；②检测效率高，每次可同时检测成百上千个基因序列，使检测过程平行化；③芯片的自动化程度显著提高，通过显微加工技术，将核酸样品的分离、扩增、标记及杂交检测等过程显微安排在同一块芯片内部，构建成缩微芯片实验室；④基因诊断的成本降低；⑤实验全封闭，避免了交叉感染，且通过控制分子杂交的严谨度，使基因诊断的假阳性率、假阴性率显著降低。

一、基因芯片的定义

DNA 芯片（DNA chip）又称为基因芯片、cDNA 芯片、寡核苷酸阵列，是通过微阵列技术将大量已知序列的寡核苷酸片段或基因片段作为探针，有序地、高密度地排列固定于支持物上，然后与荧光标记的待测生物样品中的靶核酸分子根据碱基配对的原则进行杂交，通过检测分析杂交信号的强度及分布，对基因序列及功能进行大规模、高通量的研究。

二、基因芯片的原理、分类及特点

根据 Watson 和 Crick 提出的 DNA 碱基互补配对原则，DNA 芯片以鉴别核酸序列特征为手段来说明核酸所代表基因的某些特征，包括表达量的变化以及特定碱基位点的突变等。

三、DNA 芯片

DNA 芯片技术包括以下主要步骤：芯片制备、样品制备、杂交反应和信号检测以及结果分析。

（一）芯片制备

DNA 芯片制备主要包括探针的设计和探针在芯片上的布局两方面。探针的设计是指根据应用目的不同，设计不同的固定于芯片上的探针。探针在芯片上的布局是指选择合适的方式将探针排布在芯片上。

1. 探针的设计 DNA 芯片主要用于基因表达和转录图谱分析及靶序列中单核苷酸多态性（single nucleotide polymorphism，SNP）。根据芯片的应用目的不同，其探针设计也不同。

（1）表达谱芯片探针的设计：表达谱芯片的目的是对多个不同状态样品（不同组织或不同发育阶段、不同药物刺激等）中数千基因的表达差异进行检测。探针设计时不需要知道待测样品中靶基因的精确细节，只需设计出针对基因中特定区域的多套寡核苷酸探针或采用 cDNA 作为探针，序列一般来自已知基因的 cDNA 或表达序列标签（expressed sequence tag，EST）库（图 4-8）。

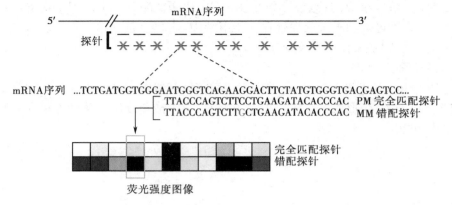

图 4-8　表达谱芯片探针的设计

（2）单核苷酸多态性检测芯片探针的设计：单核苷酸多态性是基因组中散在的单个核苷酸的变异，最多的表现形式是单个碱基的替换，如 C→T 或 A→G。单核苷酸多态性检测的芯片探针一般采用等长移位设计法，即按靶序列从头到尾依次取一定长度（如 16～25 个碱基）的互补核苷酸序列形成一个探针组合。这组探针是与靶序列完全匹配的野生型探针，然后对于每一野生型探针，将其中间位置的某一碱基分别用其他 3 种碱基替换，形成 3 种不同的单碱基变化的核苷酸探针。样品中的靶序列与探针杂交，完全匹配的杂交点显示较强的荧光信号。这种设计可以对某一段核酸序列所有可能的 SNPs 位点进行扫描（图 4-9）。

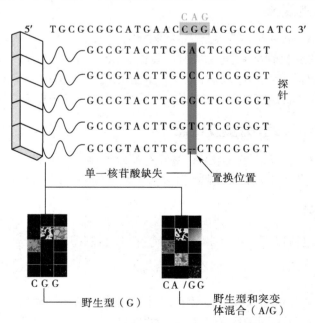

图 4-9　单核苷酸多态性检测芯片探针的设计

（3）特定突变位点探针的设计：根据杂交的单碱基错配辨别能力，当错配出现在探针中心时，辨别能力强；而当错配出现在探针两端时，辨别能力弱。故在设计检测 DNA 序列突变的探针时，检测变化点应该位于探针的中心，以得到最大分辨率。基因突变检测探针的设计可采用叠瓦式策略（图 4-10）。

```
靶分子 ------ C G C A A A C G A G T C A A A A G T C C G ------
           ┌ T T T G C T C A G T T T T C A
           │ T T T G C T C C G T T T T C A
           │ T T T G C T C G G T T T T C A
     探针   │ T T T G C T C T G T T T T C A
           │ T T G C T C A G T T T T C A G
           │ T T G C T C A A T T T T C A G
           │ T T G C T C A T T T T T C A G
           └ T T G C T C A C T T T T C A G
```

图 4-10 特定突变位点探针的设计

2. 载体选择与预处理 芯片是在有限的固相表面上刻印大量的生物分子（DNA/蛋白质）点阵，故把用于连接、吸附或包埋各种生物分子并使其以固相化的状态进行反应的固相材料统称为载体或片基。为了使探针能稳定地固定在片基表面，需对片基表面进行化学预处理（即活化）。载体表面的活化主要是涂布多聚赖氨酸或者包被氨基硅烷偶联剂。

3. DNA 芯片制备 芯片的种类不同，制备方法也不尽相同。常见的芯片制备方法可分为原位合成（也称为在片合成）和直接点样（也称为离片合成）两大类。

（1）原位合成：指直接在芯片上用 4 种核苷酸合成所需探针的 DNA 芯片制备技术。适用于制备寡核苷酸芯片和制作大规模 DNA 探针芯片，实现高密度芯片的标准化和规模化生产。

（2）直接点样法：指将预先合成好的寡核苷酸、cDNA 或基因组 DNA 片段通过特定的高速点样机直接点在芯片片基上，并通过理化方法使之固定。该方法技术较成熟、灵活性大、成本低、速度快，但是构成方阵的寡核苷酸或 cDNA 片段需要事先纯化。多用于大片段 DNA（有时也用于寡核苷酸甚至 mRNA）探针的芯片制备。

（二）样品制备

核酸分子杂交和基因芯片检测的样品制备过程包括：纯化样品中的核酸分子；对目标核酸进行扩增；采用标记探针或标签技术对目标核酸进行标记。对于基因表达分析，通常需要提取总 RNA 或 mRNA，并进行 RT-PCR 扩增和标记；对于 SNP 或突变检测，则需要提取基因组 DNA，进行 PCR 扩增和标记。

目前可以使用荧光标记的引物或荧光标记的三磷酸脱氧核糖核苷酸对样品进行标记。常用的荧光物质有异硫氰酸荧光素、罗丹明 B200、六氯 -6- 甲基荧光素、四甲基罗丹明、羧基荧光素等。也可用生物素残基对引物进行标记，将生物素标记的扩增产物与芯片杂交，洗涤后加入荧光物质标记的亲和素，通过生物素与亲和素的结合及靶序列与探针的结合使荧光物质位于杂交部位，然后利用荧光检测系统对荧光信号进行检测。标记后的样品通常还需要进行纯化才能用于杂交，否则会造成检测时荧光背景高而影响检测结果。

四、RNA 芯片

RNA 芯片是利用 DNA 探针与 RNA 分子之间的碱基互补配对原理和荧光探针检测技术来检测与分析 RNA 分子表达的微阵列芯片。芯片上固定有大量由已知 RNA 序列设计的 DNA 探针，每个探针对应一个特定 RNA。待检测 RNA 样本需先转录成 cDNA 并标记荧光，然后与芯片探针杂交。经扫描后，荧光强度反映目标 RNA 在样本中的相对表达水平。

五、微流控芯片

微流控芯片（microfluidic chip）技术是把样品前处理、核酸富集纯化和扩增检测等多个独立步骤集成到一张微型芯片上，通过精密的微流体控制技术实现全程自动化。微流控芯片集成性和自动化的特点,显著提高了分析效率和灵敏度,缩短分析时间,减少样品和试剂消耗,避免人为误差,确保结果的稳定和可靠。

六、基因芯片检测数据分析

1. 杂交反应 在 DNA 芯片技术中的杂交反应与传统的杂交方法类似,属固 - 液相杂交范畴。杂交条件的控制要根据芯片中 DNA 片段的长短、类型和芯片本身的用途来选择。如果要检测表达情况,杂交时需要高盐浓度、低温和长时间,但严谨性要求则比较低。如果要检测是否有突变,因涉及单个碱基的错配,故需要在短时间内、低盐、高温条件下的高严谨性杂交。杂交反应受很多因素的影响,而杂交反应的质量和效率直接关系到检测结果的准确性。

2. 杂交信号的检测 荧光法是最常用于检测靶 DNA 与探针杂交信号的方法,主要手段有两种:激光共聚焦芯片扫描仪和电荷耦合器件(charge coupled device,CCD)芯片扫描仪检测。前者检测的灵敏度、分辨率均较高,但扫描时间长;后者扫描时间短,但灵敏度和分辨率不如前者。当探针与样品完全正确配对时,产生的荧光信号强度比单个或两个碱基错配时强得多,因此对荧光信号强度的精确测定是实现检测特异性的基础。

3. 数据分析 芯片杂交图谱的处理与存储由专门设计的软件来完成。一个完整的生物芯片配套软件包括生物芯片扫描仪的硬件控制软件、生物芯片的图像处理软件、数据提取或统计分析软件。

第三节 影响杂交信号检测的因素和质量控制

一、影响杂交信号检测的因素

1. 探针的选择 根据检测目的选择不同的核酸探针:①检测单碱基改变,应选用寡核苷酸探针;②检测单链靶序列,应选用与其互补的 DNA 单链探针[通过克隆人 M13 噬菌体 DNA 获得或者用寡聚(dT)为引物合成]或 RNA 探针,寡核苷酸探针也可;③检测复杂靶序列和病原体,应选用特异性较强的长的双链 DNA 探针;④组织原位杂交,应选用易透过细胞膜的寡核苷酸探针和短的 PCR 标记探针(80~150bp);⑤检测基因的表达水平,应选用长度 300bp 的核酸探针。

2. 探针的标记方法 因不依赖于所采用的标记方法,放射性探针比非放射性探针的灵敏度高。在检测单拷贝基因序列时,应选用标记效率高、显示灵敏的探针标记方法。在对灵敏要求不高时,可采用保存时间长的生物素探针技术和比较稳定的碱性磷酸酶显示系统。放射性同位素中,^3H 和 ^{35}S 最为常用。

3. 探针的浓度 在较窄的范围内,随探针浓度增加,杂交率和敏感性也增加。探针浓度过低会降低杂交的灵敏度,过高又会增加背景的染色。一般认为,最佳原则是应用与靶核苷酸探针达到最大结合度的最低探针浓度。要获得较满意的敏感性,膜杂交中 ^{32}P 标记探针与非放射性标记探针的用量分别为 5~10ng/ml 和 25~1 000ng/ml,而原位杂交中,探针用量均为 0.5~5.0μg/ml。探针的任何内在物理特性均不影响其使用浓度,但受不同类型标记物的固相支持物的非特异结合特性的影响。

4. 杂交率 传统杂交率分析主要用于 DNA 复性研究,这种情况下,探针和靶链在溶液中的浓度相同。现代杂交实验无论液相杂交还是固相杂交均在探针过剩的条件下进行,此外,固相杂交中靶序列不在液相,所以其浓度不能精确计算。

5. 杂交温度 杂交技术最重要的因素之一是选择最适的杂交反应温度。温度越高则杂交的速率也越快，当反应温度增加到低于熔点温度（T_m）的 20～30℃时，已达到杂交温度上限。在这种情况下，杂交速率会随着杂交温度向 T_m 值的逼近而降低。理想的情况是在杂交速率最大的温度条件下进行杂交反应，对 RNA-DNA 杂交来说，最大速率的产生点为 T_m 值下 10～15℃；在 DNA-DNA 杂交中选择低于 T_m 值 20～25℃的杂交温度。

6. 杂交严谨性 杂交严谨性（hybridization stringency）是指杂交体系避免非同源性或部分同源性的核酸序列形成杂交复合物的严格程度。影响杂交体稳定性的因素决定着杂交条件的严谨性。一般认为，在低于杂交体 T_m 值 25℃时杂交最佳，所以首先要根据公式计算杂交体 T_m 值。通过调节盐浓度、甲酰胺浓度和杂交温度来控制所需的严格性。

7. 杂交反应时间 $C_0t_{1/2}$ 是杂交反应进行一半时杂化分子的浓度，$C_0t_{1/2}$ 越大反应越快。具有 5kb 复杂性的 1μg 变性双链 DNA 在 10ml 的杂交溶液中反应 2 小时达到 $C_0t_{1/2}$。复杂性（complexity）是指在 DNA 或 RNA 样品中，如果有机体中不存在重复序列，DNA 的复杂性与其基因组长度相当。重复序列的复杂性与其单一拷贝的复杂性相当，和其重复次数无关。达到 $C_0t_{1/2}$ 时间的计算公式：$H = (1/X) \times (N/5) \times (Z/10) \times (2/1)$。这里 X 是加入的探针量（μg），N 是探针的复杂性，而 Z 是杂交反应的体积（ml）。如在杂交溶液含 20% 甲醛的情况下，反应速率会降低 2/3，故要耗费 3 倍时间才能达到 $C_0t_{1/2}$。

8. 杂交促进剂 惰性多聚体可用来促进 250bp 以上探针的杂交率。对单链探针可增加 3 倍，而对双链探针、随机剪切或随机引物标记的探针可增加高达 100 倍。而短探针不需用促进剂，因其复杂度低和分子量小，短探针本身的杂交率就高。在 DNA 或 RNA 探针溶液中加入惰性多聚体，如 10% 硫酸右旋糖酐或 10% 乙烯乙二醇，将增加杂交的速率。

二、质量控制

为确保核酸分子杂交所得到的信号准确、可靠和可重复，质量控制必须贯穿实验始终。实验前验证所用探针的纯度、浓度和特异性；对样品进行提取和纯化，确保核酸完整性和纯度；每次实验都设置阳性和阴性对照，阳性对照样品应包含目标序列，以确保分子杂交反应可以检测到预期的信号；阴性对照样品应不含目标序列，以验证杂交信号的特异性。

除上述提到的质量控制措施外，还要注意样品预处理、仪器校准和标定、杂交温度和时间的优化、杂交缓冲液的优化（包括盐浓度、pH、缓冲剂类型等）以及合理设计和优化探针序列（避免反向互补序列和高度重复序列）。通过这些质量控制措施，可以确保分子杂交实验的信号质量和结果的可靠性，从而提高实验的准确性和可重复性。

本章小结

核酸分子杂交技术是利用互补核酸序列形成双链的原理进行检测和分析的重要生物技术。根据形式的不同，可以分为液相杂交、固相杂交、原位杂交。基因芯片技术利用微阵列的原理，将大量探针固定在芯片表面，从而实现高通量的基因检测和分析。影响核酸分子杂交和基因芯片检测结果的因素有很多，在实际应用中需要对这些参数进行严格的质量控制。综上所述，核酸分子杂交技术和基因芯片技术在生命科学研究、临床诊断等领域广泛应用，是现代分子生物学研究的重要技术手段。这两种技术的发展为生物医学研究和临床实践带来了新的可能性。

（章 迪）

第五章　核酸扩增技术

通过本章学习，你将能够回答下列问题：

1. 什么是 PCR 技术？其基本过程是什么？
2. PCR 技术的反应体系包括哪些？
3. PCR 设计引物应遵循哪些原则？
4. PCR 常用的衍生技术有哪些？
5. 什么是荧光定量 PCR？与传统 PCR 技术相比，优点是什么？
6. 荧光定量 PCR 中常用的概念有哪些？
7. 荧光定量 PCR 测定的数据怎么分析？
8. 什么是等温扩增技术，原理是什么，如何分类？
9. 数字 PCR 技术的原理是什么，有什么特点？
10. 核酸扩增技术的质量控制包括哪些？

自从 1953 年 Watson 和 Crick 发现了 DNA 双螺旋结构以来，人们对核酸的研究逐步深入。早期核酸分析着重于基因的体外分离技术，但原料来源的问题制约了核酸研究。1985 年，K. Mullis 等建立了体外 DNA 扩增技术——聚合酶链反应（polymerase chain reaction，PCR）技术。该技术模拟体内核酸合成过程，能够快速、方便地获得大量特异拷贝的核酸片段，突破了核酸的原料限制，使生命科学领域的研究手段发生了革命性的变化。该技术目前已成为生物学和医学研究乃至临床疾病诊断不可或缺的工具，随后，核酸扩增技术飞速发展，新技术层出不穷，除了对靶核酸进行定性检测外，还可以对起始靶核酸的数量进行检测；除了直接扩增靶序列外，还可以通过扩增或放大与靶序列结合的探针序列或信号达到检测靶核酸的目的。

第一节　聚合酶链反应技术

靶序列扩增（target amplification）指直接扩增靶核酸，使靶序列的拷贝数增加百万倍，以达到体外对靶序列进行检测的目的。PCR 是首个建立的基本的靶核酸扩增技术，在此基础上又发展出许多其他相关核酸扩增技术。探针扩增技术是利用核酸分子杂交的特性，将杂交链中的一条用某种可检测的物质进行标记制成探针，从而实现对另一条互补链的识别和检测。信号扩增（signal amplification）指通过增加标记探针的数量或增强标记物的信号强度提高检测的灵敏度，无须对靶分子进行直接扩增，常见的技术包括滚环扩增技术、快速等温检测放大技术等。

一、聚合酶链反应技术原理和反应体系

PCR 技术可将极微量生物标本中的靶核酸在短时间内大量复制扩增至可检测范围，具有高效、敏感、操作简单的特点，自建立以来，在医学、分子生物学和遗传学等领域得到广泛

应用,是临床诊断遗传性、感染性等疾病的重要技术。

(一)PCR 技术原理及基本过程

PCR 是模拟生物体内 DNA 的复制过程,在体外(试管内)通过酶促反应合成特异 DNA 片段的方法。其基本原理和过程与细胞内 DNA 的复制相似,由变性(denaturation)、退火(annealing)和延伸(extension)3 个步骤构成。①变性:待扩增的靶 DNA 片段在高于其熔点温度(T_m)的条件下(94~95℃),DNA 双螺旋结构中的氢键断裂而解螺旋,形成两条单链分子,这两条单链分子即为扩增反应的模板;②退火:将温度降低至寡核苷酸引物的熔点温度以下(40~70℃),则引物与互补的单链 DNA 模板互补结合,形成杂交链;③延伸:将温度升至 72℃,根据碱基互补配对的原则,dNTP 按照模板链的序列加至引物的 3′端,在 DNA 聚合酶存在的条件下,杂交链不断延伸,形成新的 DNA 双链。变性、退火和延伸构成 PCR 的一个循环,每一个循环完成后,1 个分子的模板双链 DNA 被复制为 2 个分子。每个循环所产生的 DNA 片段又成为下一个循环的模板。每一次循环都使靶 DNA 的拷贝数扩增 1 倍,PCR 产物以 2^n 的指数形式增长(n 为循环次数)(图 5-1)。

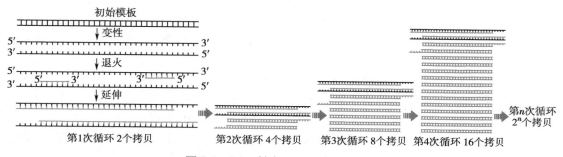

图 5-1 PCR 基本原理及过程示意图

(二)PCR 反应体系及扩增参数

1. 反应体系 PCR 反应体系主要包括模板、引物、dNTP、Taq DNA 聚合酶和缓冲液等成分。

(1)模板:模板(template)为要复制的核酸片段(靶核酸),其来源可以是基因组 DNA、RNA、质粒 DNA 或线粒体 DNA 等。如果模板是 RNA,需要先逆转录成 cDNA,然后以 cDNA 作为扩增的模板。模板 DNA 的纯度、结构和数量是影响 PCR 的重要因素。RNA 污染严重会造成 RNA 与模板 DNA 杂交或引物杂交,使特异性扩增产物减少而非特异性扩增产物增多;蛋白质或其他杂质的存在也会影响扩增效果。模板含有较高 GC 或形成二级结构将不利于扩增。临床常规 PCR 的模板 DNA 量一般仅需 50~100ng/100μl 体系,实时荧光定量 PCR 则可降低至 50ng 以下,经过纯化的 DNA 模板用量更少。反应体系中较低量的模板有利于提高扩增产量和减少非特异性扩增。

(2)引物:引物(primer)为化学合成的两条寡核苷酸(oligonucleotide),决定 PCR 产物的特异性。引物的设计是获得良好扩增反应的先决条件和重要步骤。设计引物时应遵循以下相关原则。

1)位置:两条引物分别设在被扩增目的片段的两端,并分别与模板正负链碱基序列互补。PCR 扩增产物的片段长度即为包括两端引物在内的双链 DNA 片段的碱基数。PCR 扩增产物的长度由引物所在位置决定,根据扩增目的不同而差异较大,数百至数千碱基均可,一般为 200~500bp,实时荧光 PCR 的扩增长度相对较短,大多为 100~150bp。对于以 mRNA 为模板的扩增,引物设计时应注意两条引物不要同时位于某一个外显子的序列内,以免引物与基因组 DNA 结合引发扩增而导致错误结果。

2）长度：引物的长度一般可以在 16～40 个核苷酸（16～40mer）范围内，以 18～24mer 为最佳。过长容易形成寡核苷酸链内互补，形成发夹状结构等复杂二级结构，影响引物和模板之间的结合，进而导致扩增效率降低或者失败；同时引物过长还使退火温度升高，甚至超过延伸温度，影响产物生成。引物过短则会降低扩增的特异性，一般每增加 1 个核苷酸，引物的特异性可以提高 4 倍。

3）碱基分布和 T_m 值：引物的 4 种碱基应随机分布、组成平衡，避免出现嘌呤、嘧啶碱基堆积。两条引物的 T_m 值不能差别太大。PCR 扩增中的退火温度是根据引物的 T_m 值来决定的，因此两条引物的 T_m 值之差应控制在 2～5℃。C＋G 碱基含量在引物中的比例一般为 40%～60%，以维持 T_m 值在合适温度范围内，引物 T_m 值的计算公式为：$T_m = 2(A+T) + 4(C+G)$。在此范围内，PCR 反应既可以保持有效的退火，又维持了良好的特异性。

4）末端修饰：延伸始自引物的 3′ 端，因此引物 3′ 端的几个碱基应与模板严格配对，不能进行任何化学修饰；同时由于密码子的简并性，引物 3′ 端最后一个碱基最好不落在密码子的第三个碱基；引物的 3′ 端还应尽可能选择 A 或 T 而非 G 或 C，因为 3′ 端的 A 或 T 碱基错配形成的低稳定性结构难以有效引发引物延伸，而 G 或 C 错配则容易形成假引发。在 PCR 反应中的一对引物之间不应存在互补序列，特别是 3′ 端应尽量避免互补，以免形成"引物二聚体"而造成引物的浪费和非特异性扩增。引物的 5′ 端可加修饰成分，如酶切位点、突变位点、启动子序列以及生物素、荧光素、地高辛等标记物。

目前已有许多可综合考虑上述各因素的计算机软件用于引物设计，常用的有：Primer Premier、Oligo 等，在线引物设计工具如 Primer3Plus 等。引物设计完成后通常应进行确认，以保证与非靶序列无同源性。

反应体系中引物的浓度一般在 0.1～0.2μmol/L，浓度过高容易生成引物二聚体或非特异性产物。

（3）脱氧核苷三磷酸：脱氧核苷三磷酸（dNTPs）为 dATP、dCTP、dGTP 和 dTTP 四种脱氧核苷三磷酸的混合物。反应体系中四种核苷酸的浓度必须一致，以免增加反应错配率。

反应体系中 dNTPs 的浓度一般为 20～200μmol/L。浓度过高可使非特异性扩增增加，降低 dNTPs 浓度可提高反应特异性。当每种 dNTP 各为 20μmol/L 时，理论上推算可扩增出 2.6μg 长度为 400bp 的 DNA 片段。

（4）DNA 聚合酶：目前最常用的 DNA 聚合酶为 Taq DNA 聚合酶（Taq DNA polymerase），是一种耐热 DNA 聚合酶，天然的 Taq 酶是从水生栖热菌（*Thermus aquaticus*）中分离出来的，故被命名为 Taq 酶。此酶具有很高的热稳定性，它的发现是 PCR 实现自动化的关键。

Taq DNA 聚合酶活性有明显的温度依赖性，最适温度为 75～80℃，此时每个酶分子的延伸速度达 150nt/s，70℃时其延伸速度 ＞60nt/s，55℃时其延伸速度为 24nt/s。温度过低，酶活性明显降低；温度过高，酶易变性失活。Taq DNA 聚合酶在 PCR 缓冲液中的半衰期在 95℃和 97.5℃时分别为 40～50 分钟和 9 分钟。50～100μl 的 PCR 扩增体系一般需 1～2.5U 的 Taq DNA 聚合酶，酶量过多不仅浪费，而且使非特异性扩增增加。

Taq DNA 聚合酶缺乏 3′→5′ 核酸外切酶活性，因此无校正功能，在复制新链的过程中会发生碱基错配，使 PCR 产物的序列发生错误。错配碱基的数量与退火温度、Mg^{2+} 浓度和循环次数有关。一般认为，Taq DNA 聚合酶在每一次循环中产生的移码突变率为 1/30 000，碱基替换率为 1/8 000。因此，扩增的 DNA 片段越长，碱基错配率就越高。用较低浓度的 dNTPs、1.5μmol/L 的 Mg^{2+} 浓度和高于 55℃的退火温度，可降低 Taq DNA 聚合酶碱基错配的发生率。

其他常用的耐热 DNA 聚合酶有 Pwo DNA 聚合酶、Pfu DNA 聚合酶、Vent DNA 聚合酶等。这些酶与 Taq DNA 聚合酶相比，不仅具有较高的热稳定性，还具有 3′→5′ 核酸外切酶活性，能在新链延长的过程中将错配的碱基从其 3′ 端水解下来，使 PCR 的碱基错配率降低到原来的 1/10 到 1/2，用于高保真 PCR 等。

（5）缓冲液：为 PCR 提供最适反应条件。氯化钾、硫酸铵或其他一价阳离子是缓冲液的重要成分。这些盐离子影响 DNA 的变性和退火温度以及酶活性。二价阳离子如镁离子（Mg^{2+}）对退火温度也有影响，并且是 Taq DNA 聚合酶不可或缺的辅助因子，对于稳定核苷酸和扩增体系、提高 Taq DNA 聚合酶的活性十分重要。Mg^{2+} 浓度过低使酶活力降低，浓度过高又使酶催化非特异性扩增，因此 Mg^{2+} 浓度在 PCR 扩增反应中是一个至关重要的因素。反应体系中的其他成分会影响 Mg^{2+} 的浓度，如反应体系中 dNTPs、引物和模板 DNA 等分子中的磷酸基团及螯合剂（如 EDTA，可抑制 DNA 酶活性）等均可与 Mg^{2+} 结合而降低游离 Mg^{2+} 的浓度。因此，扩增体系中游离 Mg^{2+} 浓度难以确定，只能通过优化 PCR 扩增条件寻找 Mg^{2+} 的最佳反应浓度。

一个标准的 PCR 扩增体系中，当 dNTP 的浓度为 200μmol/L 时，$MgCl_2$ 浓度一般以 1.5mmol/L 较宜。

PCR 扩增体系的 pH 应保持稳定，并与酶促反应所需的最适 pH 一致。一般用 10～50mmol/L Tris-HCl 将 Taq DNA 聚合酶缓冲液的 pH 调至 8.3～8.8。在扩增过程中，当温度升至 72℃ 时，反应体系的 pH 保持在 7.2 左右，从而使 Taq DNA 聚合酶具有较高的催化活性。

缓冲液中还可加入小牛血清白蛋白（100μg/L）或明胶（0.1g/L）或吐温 20（0.5～1.0g/L）或二硫苏糖醇（5mmol/L）等，以保护酶的活性。

2. 扩增参数 包括温度、时间和循环次数的设置。

（1）温度：PCR 扩增过程中 3 个步骤的温度不同。变性温度一般为 95℃，以使模板 DNA 双链完全打开。DNA 分子中含有较多 GC 碱基时，变性温度可相应提高，但变性温度太高会使 Taq DNA 聚合酶变性失活而影响扩增的效率。退火温度是保证 PCR 扩增特异性的前提。退火温度的设定取决于引物的 T_m 值，通常低于引物 T_m 值 5℃ 左右，在此基础上再通过实验选择合适的退火温度以达到最佳扩增效果。退火温度过低容易产生非特异性扩增，提高退火温度虽然可以提高扩增的特异性，但会降低扩增的效率。延伸温度一般为 72℃，在这个温度条件下 Taq DNA 聚合酶具有较高的催化活性，有利于 DNA 的复制。温度过低，其延伸速度明显降低；另一方面，当延伸温度过高时，则不利于引物与模板结合，同时易使酶变性失活。

在某些特殊情况下，如引物序列中有较多 GC 碱基或引物片段较长时，引物的 T_m 值会接近甚至高于延伸温度，此时可将 PCR 设为变性和退火 - 延伸两个步骤，即 95℃ 变性，然后设置一个 72℃ 与引物 T_m 值间的合适温度作为退火 - 延伸温度。但是两个步骤为一循环的 PCR 往往不易获得满意的扩增效果，应设定合适的时间，并增加 Taq DNA 聚合酶的用量。

（2）时间：PCR 循环中每个步骤所需的时间主要取决于扩增片段的长度。在第一次变性时应给予足够长的时间以便模板彻底变性。进入循环后的变性时间一般为 30～60 秒，GC 含量过高的模板可适当延长变性时间。退火时间与引物长度有关，一般为 30 秒。而延伸时间取决于扩增产物的长度，一般以每秒 1 000 个碱基的速度延伸。以模板长度为 200～1 000bp 为例，循环中变性、退火和延伸三个步骤的持续时间一般均为 30～60 秒。若扩增片段的长度 >2kb，应适当延长每个步骤的持续时间，特别是延伸时间。

（3）循环次数：一般为 20～40 个循环。从图 5-1 可以看出，目的片段在第三个循环才第一次出现，产物从这点开始按照公式 $Y = A(1 + E)^n$ 呈指数增长。式中 Y 为扩增产物的量，A 为最初靶 DNA 的数量，E 为 PCR 的扩增效率，n 为循环次数。其中扩增效率对产物量的影响最大。在 PCR 初期，扩增效率可达 100%，扩增产物呈指数形式增加；随着反应的进行，反应成分被消耗，反应速度降低，扩增产物不再呈指数增加，而进入线性增长期；在扩增 20～

25个循环后,产物增加出现"停滞效应",进入"平台期"。因此,PCR扩增效率呈S形曲线状。平台效应的产生与许多因素有关:引物二聚体和反应亚产物的产生抑制了扩增反应、反应体系中各组分的消耗和变性、引物和产物间的竞争等。平台期出现的时间与模板的初始量有关,体系中模板初始量越多,平台期出现得越早。

（三）扩增产物分析

PCR结束后,必须对扩增产物进行分析才能达到最终检测目的。PCR产物的分析包括判断PCR扩增的有效性和正确性、对产物进行定量分析以及对PCR产物进行序列分析。PCR扩增的有效性和正确性可通过对PCR产物进行电泳分离,观察扩增条带的有无、深浅和扩增片段的分子量大小而进行初步判断。要进一步判断扩增产物的序列是否正确,最根本的方法是进行序列测定。

1. 凝胶电泳分析 琼脂糖凝胶电泳和聚丙烯酰胺凝胶电泳是检测PCR产物常用和最简便的方法,能判断产物的大小,有助于产物的鉴定。琼脂糖凝胶电泳常用于检测较短的DNA片段,而聚丙烯酰胺凝胶电泳则用于检测长的DNA片段。

琼脂糖凝胶电泳是用琼脂糖作支持介质的一种电泳方法。普通琼脂糖凝胶分离DNA的范围为0.5～10kb,可按所分离DNA分子的大小范围选择琼脂糖的浓度。对于分子量较大的样品,一般可采用低浓度的琼脂糖凝胶进行电泳分离,如果PCR产物分子量较小,可以采用浓度比较高（如2%）的琼脂糖凝胶。琼脂糖凝胶电泳操作简单,电泳速度快,样品不需要事先处理就可以进行电泳。电泳后,用溴化乙锭（EB）染色可以直接在紫外线灯下观察到DNA条带;用凝胶扫描仪或紫外检测仪可观察、拍照并分析结果。琼脂糖凝胶电泳法一般无法进行精确定量。虽然电泳的同时通过添加DNA分子量标准品（DNA marker）作对照,可以预知PCR扩增产物的长度,但条带并不能显示更多信息,所以是非特异性的方法。

聚丙烯酰胺凝胶电泳是电泳分析PCR扩增产物的另一种方法。与琼脂糖凝胶电泳不同,聚丙烯酰胺凝胶是一种合成的聚合物,其孔隙大小可以根据所需精度而调节。它还具有耐久性,重复使用方便。使用聚丙烯酰胺凝胶电泳,样品的迁移距离与琼脂糖凝胶电泳相同,通过荧光染料检测到PCR扩增产物。

2. 测序分析 核酸序列分析亦称核酸测序技术,简称测序。最初,人们用部分酶解等方法仅能测定RNA的序列,且相当费时费力。而随着双脱氧测序法和化学降解法这两种DNA测序方法的建立,使DNA测序技术实现了第一次飞跃。DNA序列自动测定仪问世,它是双脱氧测序法、荧光标记法和激光检测法三者结合的结果,其标志着DNA测序技术的又一次飞跃。如今,DNA测序技术发展迅速,已从第一代（自动激光荧光）发展到第二代（循环芯片）和第三代（单分子）测序法。其测序速度更快,通量更大,并有望进一步降低测序成本,从而应用于临床。

二、PCR衍生技术

随着PCR技术的发展和在临床及科研领域的广泛应用,为适应不同的检验目的,已衍生出多种以PCR为基础的相关技术。

（一）多重PCR

多重PCR（multiplex PCR）是在同一反应体系中加入多对引物,同时扩增一份DNA样品中同一靶DNA或不同靶DNA的多个不同序列片段。临床上常用于分型或鉴定,如个体识别、病原体分型或法学鉴定。

进行多重PCR时应保持各对引物之间的扩增效率基本一致,否则它们之间将发生竞争,影响最终扩增结果。由于一般很难预知扩增效率,因此常采用将反应条件较为接近的引物组合在一起。此外，还应注意引物的设计应使各扩增产物片段的大小不同，以便通过电泳检测时能将各片段充分分离。

（二）序列特异 PCR

序列特异 PCR（sequence-specific PCR）是指引物设计时使引物 3′ 端碱基与突变序列互补，只有当引物 3′ 端与模板精确互补时才能实现 PCR 扩增，因此可用于鉴定靶 DNA 单个碱基的改变。该技术主要用于 HLA 基因型的检测。由于其假阳性率较高，临床应用较少。

（三）逆转录 PCR

逆转录 PCR（reverse transcription PCR，RT-PCR）是以细胞内总 RNA 或 mRNA 为材料进行核酸扩增的技术。由于耐热 DNA 聚合酶不能以 RNA 作为模板，因此必须首先在逆转录酶的作用下，将 RNA 进行逆转录反应生成 cDNA，然后再以 cDNA 作为模板进行 PCR 扩增，得到所需的目的基因片段。RT-PCR 在临床上主要用于 RNA 病毒的检测，此外还被广泛用于 cDNA 克隆、cDNA 探针合成及基因表达分析等。

（四）巢式 PCR

巢式 PCR（nested PCR）是对靶 DNA 进行二次扩增，第二次扩增所用的模板为第一次扩增的产物。巢式 PCR 可提高反应的灵敏度和特异性，适用于因靶基因的质 / 量较低或其他原因导致常规 PCR 无法获得理想的扩增产物的情况。巢式 PCR 通常设计两对引物，第二对引物（第二次扩增所用引物）在靶序列上的位置应设计在第一对引物的内侧。进行巢式 PCR 时先用第一对引物扩增出相对较大的片段，然后再用第二对引物进行第二次扩增，得到实际需要的片段。

（五）降落 PCR

降落 PCR（touchdown PCR）是通过对反应体系中退火温度进行优化来提高反应的特异性。其基本原理为：根据引物的 T_m 值，设置一系列从高到低的退火温度，随着循环的进行，退火温度逐渐降低至 T_m 值以下，最后以此退火温度进行 10 个左右的循环。降落 PCR 一开始先用高温扩增，保证扩增的特异性，待目的基因的丰度上升后再降低扩增的温度，提高扩增的效率。当退火温度降到非特异扩增发生的水平时，特异产物会有一个几何级数的起始优势，在剩余反应中非特异的位点由于丰度低而无法和特异位点竞争，从而产生单一的占主导地位的特异扩增产物。

（六）随机引物 PCR

随机引物 PCR（arbitrarily primed PCR）也称为随机扩增多态性 DNA（randomly amplified polymorphic DNA，RAPD），是一种可随机扩增整个基因组 DNA 任意区域、获得长度不等的 DNA 片段的技术。

与常规 PCR 相比，RAPD 的特点是用一系列随机序列的引物与模板 DNA 序列进行随机互补，随机引物与模板 DNA 互补后，只有在间距足够近（200～2 000bp）的两个方向相对的引物之间的靶序列才能进行扩增（图 5-2）。

当不同个体 DNA 序列之间存在差异或发生片段性突变时，扩增产物的片段长度会有所不同，经电泳分离可鉴别该差异，从而了解和比较两个生物体基因组 DNA 的结构等信息。

（七）跨越断裂点 PCR

跨越断裂点 PCR（Gap-PCR）利用 PCR 扩增技术，结合分子标记和特定引物设计原则，可以有效地检测某一基因的重排或缺失。跨越断裂点 PCR 的原理是，首先需要设计一对引物，分别位于目标基因的上下游。在正常 DNA 序列中，上下游引物间相距很远，扩增片段很长或超出有效扩增范围而不能生成扩增产物，由于缺失的存在，使两引物之间的距离靠近，因而可以扩增出特定长度的片段。最后通过分析扩增产物的大小和序列，可以确定目标基因是否发生缺失或重排。

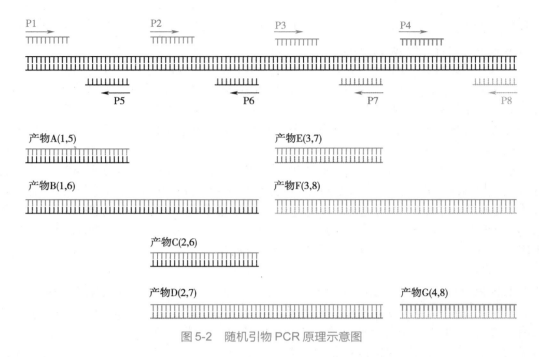

图 5-2 随机引物 PCR 原理示意图

（八）甲基化特异 PCR

甲基化特异 PCR（methylation specific PCR，MSP）的基本原理是重亚硫酸盐（或者亚硫酸氢盐）使 DNA 中未发生甲基化的胞嘧啶脱氨基转变成尿嘧啶，而甲基化的胞嘧啶保持不变，用 PCR 扩增所需片段，则尿嘧啶全部转化成胸腺嘧啶；最后，对 PCR 产物进行测序并且与未经处理的序列比较，判断 CpG 位点是否发生甲基化。此方法结果可靠、精度较高，能明确目的片段中每一个 CpG 位点的甲基化状态，但需要对大量的 PCR 产物进行测序，过程较为烦琐、昂贵。

（九）低变性温度共扩增 PCR

低变性温度共扩增 PCR（co-amplification at lower denaturation temperature-PCR，COLD-PCR）是基于杂合 DNA 双链存在碱基不匹配导致其稳定性下降的原理，在关键变性温度（T_c）下能选择性扩增含有突变的杂合 DNA 双链，而抑制纯野生型 DNA 双链的扩增。COLD-PCR 具有灵敏度高、特异性强、重复性好等优点，能够优先富集高野生背景下已知或未知的少量突变，且对突变类型和突变位置无特殊要求。相对传统 PCR 而言，COLD-PCR 仅需调整循环条件和变性温度即可极大提高检测的灵敏度，因此具有广泛的临床应用前景。

（十）长片段 PCR

常规 PCR 通常只能扩增 2～3kb 以内的片段，为满足扩增长片段 DNA 的需要，长片段 PCR（long PCR，long distance PCR）应运而生。长片段 PCR 扩增的片段长度可达 5kb 以上，已成功用于扩增人类球蛋白基因簇 DNA 片段（22kb）、噬菌体基因组片段（42kb）和人类线粒体基因组片段（16.3kb）。长片段 PCR 通过采用高质量完整的模板、较长的引物及较高的 T_m 值、双聚合酶系统、具有较高缓冲能力及高 pH 的缓冲液、热启动及双温度循环等，克服了常规 PCR 扩增片段长度受限的问题，实现了长片段 DNA 的扩增。

（十一）乳液 PCR

乳液 PCR（emulsion PCR）是一种在乳化溶液中进行的高通量 PCR 技术。该技术在一个反应管内同时扩增成千上万个特定模板，可用于高效扩增基因组文库。首先将基因组模板片段化，在其末端链接上通用引物序列后，和 PCR 的其他成分组成水相混合物一起加入油性表面活性剂混合物中，通过搅拌形成含千百万个液滴的微乳粒，每个液滴中只含有一条特定模板，每个液滴都可作为一个独立的 PCR 的"反应器"，千百万个液滴同时进行平行独立的 PCR，使序列不同的碎片化的基因组模板同时扩增。反应结束后将微乳粒打破，将 PCR 产物变性，只有新合成的 DNA 链能够通过引物和微球结合，经过洗涤后，只有结合到微球上的单链 DNA 被留下。这些单链产物可用于第三代测序技术和其他高通量技术。

（十二）桥式 PCR

桥式 PCR（bridge PCR），也称锚定扩增（surface amplification），为等温扩增技术，常用于高通量测序。该技术将两条引物共价结合到流动池中的固体支持物上，模板变性后与固相化的引物在非变性缓冲液中退火、延伸。反应完成后，通过改变反应体系的化学组分使 DNA 变性，洗去模板链后，重建非变性退火体系，则连接于固定支持物的 DNA 链与另一条引物互补结合，经过延伸形成位于两条固化引物之间的桥梁。经过 35 个循环，模板被扩增大约 1 000 倍。扩增结束后，通过变性使双链桥梁形成单链互补核酸分子"克隆"。为避免再退火，其中一条引物在设计时加入了酶切位点，可通过酶切将含该引物的链切除，另一条链可用于序列测定（图 5-3）。

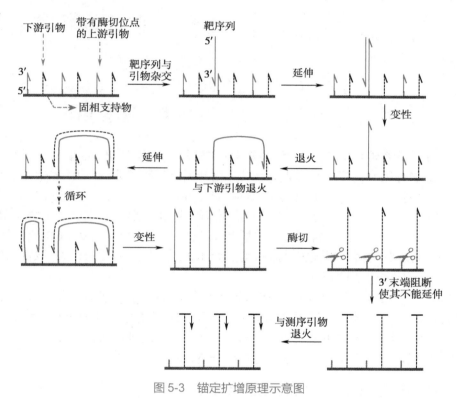

图 5-3　锚定扩增原理示意图

（十三）全基因组扩增

全基因组扩增（whole genome amplification，WGA）是一种针对基因组全部序列进行非选择性扩增的技术，可以在没有序列偏向性的前提下大大增加 DNA 总量。全基因组扩增的特点是采用随机引物与基因组 DNA 的任意序列退火而使整个基因组序列得以扩增。

WGA 技术目前常采用多重置换扩增（MDA）方法，即利用随机 6 碱基引物在多个位点与模板基因组 DNA 退火，然后在高扩增效率和高保真性 DNA 聚合酶的作用下在多个位点同时延伸，同时取代模板的互补链。被置换的互补链又成为新的模板来进行扩增（图 5-4）。

WGA 可以在基因组序列未知的情况下，将极少量的模板大幅度扩增用于后续研究，从而获取大量模板信息。利用 WGA 技术，可以对一个生物体内全部基因或转录本进行扩增，可用于微生物分型或特定遗传缺陷筛选。

（十四）多重连接依赖性探针扩增技术

多重连接依赖性探针扩增（multiplex ligation-dependent probe amplification，MLPA）是一项中等通量的检测多个 DNA 位点的分子生物学技术，反应过程中，扩增的并不是靶序列，而是那些与靶序列复性杂交并被连接的探针。MLPA 针对每一个靶序列设计一对寡核苷酸探针，分别称为左、右探针，只有当相应的左、右探针都正确杂交到相应的靶序列区时，左、右探针才能被连接，进而在后续 PCR 中经通用引物扩增。不同的探针对总长各不相同，这样在后续的毛细管电泳中能根据长度不同对靶序列进行分离；同时根据电泳结果中不同条带的片段长度与峰值，可以判断出相应靶序列的拷贝数变化。

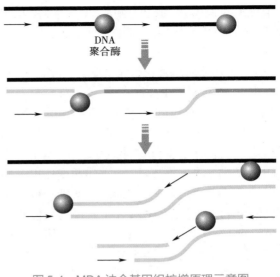

图 5-4　MDA 法全基因组扩增原理示意图

第二节　荧光定量 PCR 技术的基本原理

从理论上讲，常规 PCR 技术应该能够对样本中的目的基因进行定量分析，但实际工作中，由于受到多种因素的影响和限制，难以对靶基因进行精确定量。因此就实际来说，常规 PCR 是一个定性反应，用它对目的基因进行定量并不合适。此外，常规 PCR 由于在产物分析时需要开盖操作，容易引起交叉污染，导致假阳性，也限制了它在临床上的应用。1996 年，荧光定量 PCR 技术问世，所谓荧光定量 PCR 技术（Q-PCR）是指在 PCR 反应体系中加入荧光基团，利用荧光信号累积实时监测整个 PCR 反应进程，最后通过相关数据分析方法对目的基因进行定量分析的技术。

与常规 PCR 相比，荧光定量 PCR 技术的优点在于：①操作方便、快速、高效，具有很高的敏感性、重复性和特异性；②在全封闭的体系中完成扩增并进行实时分析，大大降低了实验室"污染"的可能性，并且不需要扩增后处理步骤；③它还可以通过设计不同的引物在同一反应体系中同时对多个靶基因分子进行扩增分析，即多重扩增。

一、荧光定量 PCR 技术原理和常用概念

目前，随着医学的发展，荧光定量 PCR 技术被广泛地应用于临床，如病原体感染的监测、单核苷酸多态性的分析以及肿瘤耐药基因表达的研究等。

（一）荧光定量 PCR 技术原理

荧光定量 PCR 依靠荧光标记物和自动化仪器，每次循环都可读出荧光强度，实时监测反应进程中的 PCR 产物，从而更精确地实现了对模板样品的定量及定性分析。荧光定量 PCR 的基础在于反应起始的模板 DNA 量与循环过程的指数期扩增产物量之间存在着定量关系，利用荧光信号的实时监测和计算，可以反映出这种定量关系。在 PCR 反应早期，产生荧光的水平不能与背景明显地区别，而后荧光的产生进入指数期、线性期和最终的平台期，因此可以在 PCR 反应处于指数期的某一点上来检测 PCR 产物的量，并且由此来推断模板的初始含量。

（二）荧光定量 PCR 中常用的概念

1. 扩增曲线   扩增曲线（amplification curve）是指在荧光定量 PCR 扩增过程中，对整个 PCR 反应扩增过程进行了实时监测和连续分析扩增相关的荧光信号，随着反应时间的进行，监测到的荧光信号变化可以绘制成一条以循环数为横坐标，以 PCR 反应过程中荧光强度为纵坐标所做的曲线（图5-5）。

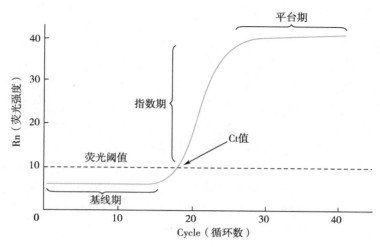

图 5-5　荧光定量 PCR 扩增曲线

2. 荧光阈值   荧光阈值（threshold）是指在荧光定量 PCR 扩增曲线上人为设定的一个值，它可以设定在指数扩增阶段的任意位置上。一般来说，将 PCR 反应前 15 个循环的荧光信号作为荧光本底信号，因此荧光阈值一般设置为 3～15 个循环的荧光信号标准差的 10 倍，但在实际应用时需结合 PCR 反应扩增效率、线性回归系数等参数来综合考虑（图5-5）。

3. 循环数   循环数（cycle threshold value，Ct 值）即 PCR 扩增过程中扩增产物的荧光信号达到设定的荧光阈值所经过的循环次数，每个模板的 Ct 值与该模板的起始拷贝数成反比，起始模板量越高，Ct 值越低，反之则 Ct 值越大，因此 Ct 值可以用来相对地判断起始模板量（图5-5）。

4. 扩增效率   扩增效率（amplification efficiency，E）是指 PCR 反应一个循环后的产物增加量与这个循环的模板量的比值，其值在 0～1。一般情况下，在 PCR 反应的前 20 或 30 个循环中，E 值比较稳定，为指数扩增期，之后随着 PCR 反应的进行，E 值逐渐下降，直至为 0，此时 PCR 进入平台期，不再扩增。

二、荧光定量 PCR 方法

目前根据荧光定量 PCR 反应中所采用荧光物质的不同，荧光定量 PCR 方法主要可以分为两类：荧光染料法和荧光探针法。荧光染料法是一种非特异的检测方法，是荧光定量 PCR 反应最早应用的方法。荧光探针法是基于荧光共振能量转移（fluorescence resonance energy transfer，FRET）原理建立的荧光定量 PCR 方法。所谓的 FRET 原理，就是当一个荧光基团与一个淬灭基团的距离接近到一定的范围，就会发生荧光能量的转移，淬灭基团能够吸收荧光基团在激发因素作用下所产生的激发荧光，从而使其发不出荧光；但如果荧光基团一旦与淬灭基团分离，淬灭作用即消失，产生荧光。因此利用 FRET 原理，选择合适的荧光基团和淬灭基团对核酸探针进行标记，再利用核酸的杂交或水解所致荧光基团与淬灭基团结合或分开的原理，建立各种荧光定量 PCR 方法。目前，荧光探针法又可分为水解探针技术、双杂交探针技术和分子信标技术等。

（一）荧光染料法

荧光染料技术也称为 DNA 交联荧光染料技术。目前主要应用的染料分子是 SYBR Green I，这是一种可以非特异地结合双链 DNA 小沟的荧光染料，它嵌合进 DNA 双链，但不结合单链。在 PCR 反应体系中加入过量 SYBR Green I 染料，游离的过量 SYBR Green I 染料几乎没有荧光信号，但当该染料选择性地掺入双链 DNA 分子中，将会产生很强的荧光信号。在 PCR 扩增过程中，由于新合成的双链 DNA 不断增加，染料结合到双链 DNA 分子中也增加，因此 PCR 扩增的产物越多，SYBR Green I 则结合得越多，荧光信号就越强（图 5-6）。荧光信号的检测在每一个循环的延伸期完成后进行。

该技术的优点在于荧光染料的成本低，且不需要对引物或探针进行预先特殊的荧光标记，适用于任何反应体系，操作亦比较简单，因此在科学研究中该技术应用得更为广泛。然而，由于 SYBR Green I 染料能与任何双链 DNA 结合，因此它也会结合到非特异性扩增产生的双链分子或引物二聚体中，使实验产生假阳性信号。非特异性扩增产生的双链分子和引物二聚体所致的非特异荧光信号目前可以通过熔解曲线（melting curve）来区分特异性和非特异性扩增；此外，通过选择合适的引物和优化反应体系也有助于减少非特异的荧光信号。

由于 SYBR Green I 染料对 PCR 反应具有一定的抑制效应，同时其荧光强度较低，稳定性差，近来一些试剂公司针对 SYBR Green I 染料存在的这些缺点开发出一些性能更好的染料，如 SYBR Green ER、POWER SYBR Green、Eva Green 等。

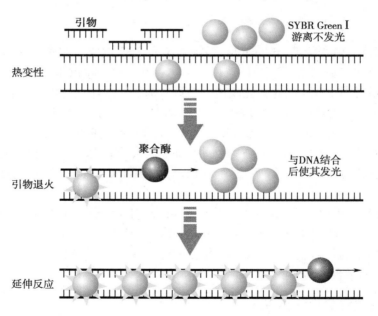

图 5-6　SYBR Green I 荧光染料技术原理

（二）荧光探针法

1. 水解探针技术　水解探针（hydrolization probe）以 TaqMan 探针为代表，因此又称 TaqMan 探针技术，反应体系中除了有一对引物外，还需要一条荧光素标记的探针。探针的 5′ 端标记荧光报告基团 R（report group），如 6- 羧基荧光素（6-carboxyfluorescein，FAM）、四氯 -6- 羧基荧光素（tetrachloro-6-carboxyfluorescein，TET）、六氯 -6- 羧基荧光素（hexachloro-6-carboxyfluorescein，HEX）等。探针的 3′ 端标记荧光淬灭基团 Q（quencher group），如 6- 羧基 - 四甲基罗丹明（6-carboxy-tetramethylrhodamine，TAMRA）。根据 FRET 原理，当完整探针因 R 基团与 Q 基团分别位于探针的两端，距离很近而使 R 基团发射的荧光被 Q 基团淬灭，导致没有荧光发射。在扩增过程中，Taq DNA 聚合酶沿着模板移动合成新链，当移动到与模板互补的探针处时,Taq DNA 聚合酶同时还发挥其 5'-3' 核酸外切酶活性,从探针的 5' 端逐个水解脱氧核苷三磷酸,R 基团与 Q 基团随之分离,破坏了 R 基团与 Q 基团之间的 FRET,此时 R 基团不再受 Q 基团的抑制而发射出荧光,仪器的检测系统便可检测得到荧光信号(图 5-7)。R 基团信号的强弱程度与 PCR 反应产物的拷贝数成正比,仪器的计算机软件系统根据标准曲线和反应产物的量计算出初始模板的拷贝数。由于探针的水解发生在新链延长的过程中,因此荧光信号的检测在每一个循环的延伸过程中进行。水解探针技术是目前病原体核酸检测商品化试剂中比较常用的技术,如用于 HBV DNA 检测等。

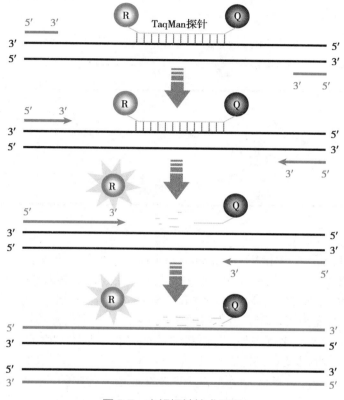

图 5-7 水解探针技术原理

　　TaqMan 探针技术解决了荧光染料技术非特异的缺点,反应结束后不需要进行寡核苷酸熔解曲线分析,减少了实验时间。但是,TaqMan 探针只适合一个特定的目标靶基因。此外,由于 TaqMan 探针两侧 R 基团与 Q 基团相距较远,淬灭不彻底,本底较高,而且本技术还容易受到 Taq DNA 聚合酶 5'-3' 核酸外切酶活性的影响。

　　针对 TaqMan 探针荧光淬灭不彻底的缺点,在 TaqMan 探针的基础上进一步开发出 MGB TaqMan(minor groove binding TaqMan)探针,在它的 3' 端连接的不是通常的 TAMRA 淬灭基团,而是一种非荧光淬灭基团(non-fluorescent quencher,NFQ),吸收报告基团的能量后并不发光,大大降低了测定中的本底值。MGB TaqMan 探针的 3' 端还连接一个小沟结合分子,可以极大增强探针与模板的杂交,提高探针的 T_m 值,使较短的探针同样达到较高的 T_m 值,从而使报告基团与淬灭基团的距离更加接近,有利于提高淬灭效率。常用的报告基团有 FAM、JOE、HEX、TET、VIC 等,淬灭基团有 TAMRA、Eclipse 等。

　　2. 双杂交探针技术 双杂交探针(hybridization probe)技术的 PCR 体系中除了含有一对引物以外,还需要设计两条荧光标记的探针:第一条探针是探针的 3' 端标记供体荧光基团;第二条探针的 5' 端标记受体荧光基团,并且此探针的 3' 端必须被封闭,以避免 DNA 聚合酶以其作为引物启动 DNA 合成。这两个探针与靶序列互补时的位置应头尾排列,并且两者相距仅间隔 1～5 个碱基。在 PCR 扩增过程中,两条探针与目的基因同时杂交时,供体荧光基团与受体荧光基团相互靠近,根据 FRET 原理,外来光源首先刺激供体荧光基团,供体荧光基团便发光刺激附近的受体荧光基团,使后者再发射出另一种波长的信号而被检测系统接收(图 5-8)。荧光信号的强度和扩增产物量成正比,检测系统通过检测此信号而达到定量分析的目的。由于受体荧光染料只有在两个探针都与模板杂交时才会被激发而发射荧光信号,所以对信号的检测是在退火后进行。该方法的特点是由于两个探针都必须结合到正确的目的序列时才能检测到荧光,因而该方法特异性增强。但需要合成两条探针,成本较高。

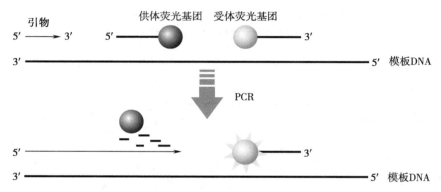

图 5-8 双杂交探针技术原理

3. 分子信标技术 分子信标(molecular beacon)技术是一种基于 FRET 原理和碱基互补原则而建立的技术。分子信标实际上是一段荧光素标记的寡核苷酸,由于序列的特殊性,使其结构由环状区(15～30 个核苷酸)和柄区(5～8 个核苷酸)组成,5′ 末端标记荧光报告基团,3′ 末端标记荧光淬灭基团。当无目的序列存在时,分子信标的结构呈茎环结构,此时由于两端的基团相距非常接近,即可发生 FRET;荧光报告基团发出的荧光被淬灭基团吸收并以热的形式散发,此时没有荧光信号,因而荧光本底极低。当有目的序列存在时,分子信标与靶序列特异性结合,环状区单链与靶序列杂交而形成稳定的、比柄区更长的双链,分子信标的构型发生变化,从而使荧光基团与淬灭基团分开,此时荧光基团发射荧光不能被淬灭,可检测到荧光。由于荧光信号的强度随反应产物的增加而增加,因此可以对靶片段进行定量(图 5-9)。

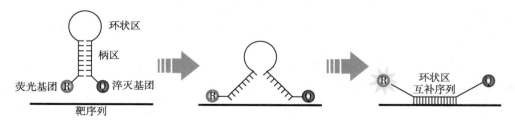

图 5-9 分子信标技术原理

分子信标技术由于具有背景信号低、灵敏度高、特异性强、操作简便等优点,已经广泛地用于基因突变的分析、活细胞内核酸的动态检测、DNA/RNA 杂交的动力学研究和 DNA/蛋白质相互作用的研究。但该项技术也存在一些缺点,茎环结构在 PCR 反应变性时有时不能完全打开,探针不能完全与靶基因结合,影响实验结果的稳定性。另外,分子信标设计较难,标记也较复杂,因此其成本较高。

4. 复合探针 复合探针（complex probe）定量 PCR 技术综合了分子信标和双杂交探针两种技术的优点。该技术的基本原理是设计合成两个探针，一个是荧光探针，长度在 25bp 左右，其 5′ 端标以荧光报告基团；另一个是淬灭探针，长度在 15bp 左右，其 3′ 端标以荧光淬灭基团，并能与荧光探针 5′ 端杂交，此时因荧光报告基团与淬灭基团靠近，使其荧光信号被后者吸收。因此，当反应体系中没有特异性模板时，两探针就会特异结合，故检测不到荧光信号。反之，当有特异性模板存在时，在较高温度下荧光探针优先与模板结合，以致两探针分离，报告基团的荧光信号可被释出，其强度与被扩增的模板数量成正比，因而可进行 PCR 定量。在上述荧光定量 PCR 过程中，淬灭基团的荧光信号变化轻微，实际上起到一个内参照的作用，有助于进一步校正报告基团的荧光信号。复合探针的优点：①采用非荧光淬灭剂，本底低；②对扩增效率影响小；③探针设计、合成、标记以及纯化方便。以该技术为基础建立的基因突变检测技术与目前最常用的分析方法（主要是基因测序）相比，具有高效、快速、特异和成本低等特点。

5. 蝎形探针 蝎形探针（scorpion probe）又叫蝎形引物，因形状类似蝎子而得名，是另一种专为 PCR 产物的特异性检测而开发的荧光检测方法。与分子信标类似，由于探针 5′ 和 3′ 端存在互补的茎序列，蝎形探针采用茎环结构，荧光基团连接到探针的 5′ 端，淬灭基团连接到探针的 3′ 端，特定探针序列保留在发夹环内，通过 PCR 终止子的不可扩增单体连接到 PCR 引物序列的 5′ 末端。与分子信标不同的是，蝎形探针 3′ 端带有一段 PCR 特异性引物，可与相应的靶核酸结合，所带探针部分正好可以与延伸端的特异产物中互补序列杂交结合，茎环结构打开，荧光基团不再被淬灭而被发射出来，荧光强度与扩增产物的含量成正比。由于蝎形探针的尾和扩增子在同一条 DNA 链上，因此相互杂交是一种分子内的相互作用。其优点是反应迅速，荧光信号更强，而且具有更好的区分性和特异性，目前已用于病原体核酸检测、等位基因区分、单核苷酸多态性和突变检测。

三、多重荧光定量 PCR

多重荧光定量 PCR 是一种常用的分子生物学技术，用于同时检测多个基因或目标序列的扩增和定量。其原理基于荧光定量 PCR 技术，结合使用多个荧光染料和特定的探针，可以在同一反应中同时检测多个目标序列的扩增情况。

多重荧光定量 PCR 的关键在于设计特异性的荧光探针。每个目标序列都配有一个特定的探针，该探针由一个与目标序列互补的引物及一个含有荧光染料的探针分子组成。这些荧光探针通常被设计成与较短的序列匹配，以确保其在 PCR 反应中被扩增。

为了区分不同的目标序列，每个荧光探针所使用的荧光染料也各不相同。PCR 仪通过使用特定的光源和滤光片组合，可以分辨出不同染料所发出的荧光信号。因此，即使在同一反应中使用了多个不同的荧光探针，PCR 仪也能够准确地识别和定量每个目标序列的扩增情况。

多重荧光定量 PCR 技术在许多领域都有广泛的应用，包括疾病诊断、基因表达分析、肿瘤标志物检测等。通过同时检测多个目标序列，多重荧光 PCR 可以提高实验效率，并且减少样本量的消耗。因此，它已成为现代分子生物学研究中不可或缺的一项技术。

四、荧光定量 PCR 引物和探针的设计

进行荧光定量 PCR 实验时，必须设计好引物和探针，除了能获得高的扩增效率外，对 PCR 扩增的特异性、消除基因组 DNA 的扩增及提高扩增的灵敏度都有很大的影响。

（一）引物设计的基本原则

荧光定量 PCR 引物的设计原则与普通 PCR 引物的设计原则类似，但也有一些特殊之处。

1. 在荧光定量 PCR 中, 单链引物的最适长度为 15～20bp, GC 含量在 20%～80%(45%～55% 最佳)。

2. TaqMan 引物的 T_m 值最好应在 68～70℃, 分子信标和杂交探针相关引物的 T_m 值变化区间可大一些, 但对于同一对引物而言, 其 T_m 值应接近, 差异不要超过 2℃。

3. 为了尽量减少在 PCR 反应过程中的非特异扩增, 引物的 3′ 端最好不为 G 和 / 或 C。引物 3′ 端的 5 个碱基不应出现 2 个 G 和 / 或 C。如果用 SYBR Green I 方法, 所用的 PCR 引物应尽量避免形成明显的引物二聚体。

4. 扩增片段的长度根据所采用的技术不同有所区别: SYBR Green I 技术通常要求扩增片段不大于 300bp, TaqMan 探针技术要求扩增片段应在 50～150bp, 不能超过 400bp。短的扩增片段有利于 PCR 反应获得较高的扩增效率, 这是因为短的扩增片段在 PCR 的 92～95℃ 的模板变性温度时更易变性, 使引物和探针在退火阶段更有效地与其互补序列相结合, 缩短了扩增时间。

（二）探针设计的基本原则

1. 探针要绝对的保守, 有时分型就仅仅依靠探针来决定。理论上有一个碱基不配对, 就可能检测不出来。

2. TaqMan 探针的长度最好在 20～40bp, 确保探针的 T_m 值要比引物的 T_m 值高 5～10℃, 这样可保证引物延伸时探针完全与模板片段结合。同时, T_m 值在 65～72℃ 时 Taq 酶具有较强的外切酶活性。

3. 探针的 5′ 端不能含有 G, 因为即使探针被酶降解, 5′ 端所含的单个 G 碱基与 FAM 荧光报告基团相连时, 也可以淬灭 FAM 基团所发出的荧光信号, 从而导致假阴性的出现。

4. 探针的 3′ 端必须进行封闭, 避免在 PCR 反应过程中起引物的作用而进行延伸。

5. 避免探针中多个重复的碱基出现, 尤其是要避免 4 个或超过 4 个的 G 碱基; 探针中的 G 不能多于 C。

6. TaqMan 探针应尽可能靠近上游引物, 即 TaqMan 探针应靠近与其在同一条链上的上游引物, 同时又没有重叠, 两者的距离最好是探针的 5′ 端离上游引物的 3′ 有一个碱基。

7. 避免探针与引物之间形成二聚体。引物 - 探针二聚体的形成, 主要是因为探针与引物的 3′ 末端杂交以后会导致二聚体扩增, 从而同靶基因竞争反应的原料, 导致扩增效率下降。探针本身能同靶基因相结合, 且解链温度高于引物, 所以它可能作为引物而引发延伸反应。为了防止发生这种现象, 通常是将其 3′ 末端完全磷酸化, 使之不能延伸, 若此磷酸化不完全或是没有磷酸化, 就会产生目的基因的副产品, 从而干扰实验结果。

8. 用杂交探针做 mRNA 表达分析时, 探针序列应尽可能包括外含子或外含子边界。如果 TaqMan 探针用于检测等位基因差异或突变位点时, 错配的核苷酸应放置在探针中间, 不能放在末端。探针应尽可能短, 使其具有最大的检测能力。

五、荧光定量 PCR 反应体系和条件的优化

在进行荧光定量 PCR 实验的过程中, PCR 的扩增效率是一个非常重要的影响因素, 高的扩增效率才能保证荧光定量 PCR 结果的精确性及重复性。与普通 PCR 相比, 荧光定量 PCR 在反应体系中加入了荧光物质, 用于实时监控 PCR 反应的过程, 这些荧光物质都能影响 Taq 酶的活性, 从而对 PCR 的扩增效率产生影响。因此在进行正式实验之前, 需对荧光定量 PCR 反应的体系和条件进行优化。

（一）反应体系的优化

1. 模板的质量和浓度 模板的质量可影响 PCR 的扩增效率。模板应放置在 -20℃ 中低温保存, 避免反复冻融。模板的浓度一般可根据 Ct 值来选择。一般而言, 使 Ct 值位于

15～30 个循环比较合适。如果 Ct 值 < 15 则应降低所使用的模板浓度，而 Ct 值 > 30 则应提高所使用的模板浓度。若不能提高模板浓度，可使用复孔，以提高检测结果的可靠性。

2. 引物和探针的浓度　引物和探针的浓度是影响荧光定量 PCR 反应的关键因素之一。若引物浓度太低，会导致 PCR 反应不完全；若引物浓度太高，则会大大增加发生错配以及产生非特异产物的可能性。对于大多数 PCR 反应，0.5μmol/L 是个合适的浓度；若初次选用这个浓度不理想，可在 0.3～1.0μmol/L 进行选择，直至达到满意的结果。杂交探针的浓度：初次实验选用 0.2μmol/L，若荧光信号强度不能满足要求，可以增加至 0.4μmol/L。

（二）反应条件的优化

1. 退火温度　首次实验设置的退火温度应比计算得出的 T_m 值低 5℃（如果两个引物 T_m 不同，将退火温度设定为比最低的 T_m 低 5℃），然后在 1～2℃内进行优化。

2. 循环数　通常情况下，荧光定量 PCR 反应只需 25～30 个循环即可获得满意的结果；而对于一些极微量的待测样本而言，适当增加循环数可以提高荧光定量 PCR 反应的检出低限。但是并非循环数越多，荧光定量 PCR 反应敏感性就越高。在实际工作中，当循环数达到一定数值时，荧光定量 PCR 反应的敏感性将不再升高。

六、荧光定量 PCR 测定的数据分析

在荧光定量 PCR 中，对模板定量分析有两种方法：绝对定量和相对定量。绝对定量是指用已知的标准曲线来推算未知的样本的量；相对定量是指在一定样本中目的基因相对于另一参照样本的量的变化。

（一）绝对定量

在荧光定量 PCR 中，每个模板的 Ct 值与该模板的起始拷贝数的对数存在线性关系，模板的起始拷贝数越大，Ct 值就越小。因此，该方法将预先已知含量的标准品稀释成不同浓度的样品（一般至少稀释成 4 个浓度梯度，如 10^7、10^6、10^5、10^4），并作为模板与待测样本同时在荧光定量 PCR 仪进行扩增，所得结果根据经系列稀释的并且已知含量的标准品经扩增后得出的标准曲线（横坐标为 Ct 值，纵坐标为标准品起始拷贝数的对数）对比。对待测样本进行定量时，根据待测样本的 Ct 值，即可以从标准曲线方程中计算出待测样本的起始拷贝数（图 5-10）。对于绝对定量而言，选择合适的标准品至关重要：一方面，所选择的标准品需与待测的靶基因保持较高的同源性，二者应具有一致的扩增效率；另一方面，标准品的定量必须准确。绝对定量标准品除了可以将靶基因扩增片段转入质粒构建质粒标准品以外，还可以直接将靶基因的扩增产物经纯化后作为标准品；在以组织或细胞 RNA 作为检测样本时，可以用经逆转录的 cDNA 作为标准品；在对样本中的病毒进行定量检查时，还可以直接用病毒颗粒制备成标准品。相比之下，质粒标准品比较稳定，所受干扰因素较少。

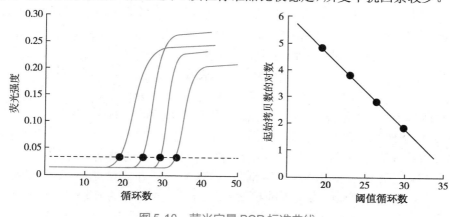

图 5-10　荧光定量 PCR 标准曲线

虽然通过设置标准曲线可以达到对被检样本的靶基因进行定量分析的目的,但是这种方法仍有不足之处:①标准曲线的检测范围在许多情况下难以覆盖检测样品中可能出现更宽的浓度范围,也即样品曲线的线性范围往往难以满足所有待测样本的检测需要;②无法控制标准与被检样品之间扩增效率的差异,因此如果进行比较精确的定量,必须对二者间扩增效率的差异进行校正。

（二）相对定量

相对定量是一种更简单、更方便的方法。在一些情况下不需要对靶基因含量进行绝对定量,只需分析目的基因的相对表达差异,如某种靶基因经过某种处理后其表达量是升高还是下降,这时只需用相对定量的方法就可以满足实验的要求。相对定量就是通过检测靶基因相对于内参基因的表达变化来实现的。内参基因是指在机体的各组织和细胞中,一些基因表达相对恒定,在检测其他基因的表达水平变化时常用它来做内部参照物,简称内参基因。选择正确的内参可以校正样本质与量的误差,以及扩增效率的误差,保证实验结果的准确性。内参基因须满足以下条件:①在待测样本中的表达是稳定的;②实验中的干预因素对内参基因表达没有影响;③能与待测靶基因同时进行相同的 PCR 扩增。通常选用内源性的管家基因作为内参基因,如 GAPDH、β-actin 和 rRNA 等。并非任何管家基因都适合任何实验,在选择内参基因时应充分考虑各种因素。

1. 标准曲线法的相对定量　标准曲线法的相对定量又称为双标准曲线法的相对定量。此方法与标准曲线的绝对定量方法基本类似,不同之处在于绝对定量中只需构建靶基因的标准曲线,且用于构建标准曲线的标准品的量是已知的。而相对定量中需要同时构建靶基因和内参基因两条标准曲线,且所用的标准品的量未知,只知其相对稀释度。在标准曲线法的相对定量实验中,需将标准品稀释成不同浓度（一般为 10 倍的倍比稀释）,作为模板进行荧光定量 PCR 反应,扩增靶基因和内参基因并做标准曲线,同时扩增待测样本中靶基因和内参基因,然后根据各自标准曲线计算待测样本中初始表达量,通过公式:F=（待测样本靶基因浓度/待测样本内参基因浓度）/（对照样本靶基因浓度/对照样本内参基因浓度）,即可计算出不同样本中目的基因的表达量差异。由于在此方法中待测样本靶基因的表达量是相对于某个对照物的量而言的,因此相对定量的标准曲线就比较容易制备,对于所用的标准品只要知道其相对稀释度即可。当标准品内参基因与目的基因的扩增效率不同时,可用该方法进行相对定量。双标准曲线法做相对定量分析的最大特点是,应用简便,不需要像比较 Ct 法那样对实验进行严格的优化。

2. 比较 Ct 法的相对定量　比较 Ct 法与标准曲线法的相对定量的不同之处在于其运用了数学公式来计算相对量。用比较 Ct 相对定量法进行基因表达定量时,样本的靶基因和内参基因均需进行荧光定量 PCR 反应,定量的结果是通过目的基因与内参基因 Ct 之间的差值（ΔCt）来反映。具体来说,在进行比较 Ct 法相对定量实验时,实验体系中必须包含有实验组和对照组、目的基因和内参基因。比较 Ct 法的相对定量所采用的公式如下:

$$\Delta Ct\ 目的基因 = Ct（目的基因）- Ct（同一样本的内参基因）$$
$$\Delta\Delta Ct\ 目的基因 = 实验组\ \Delta Ct\ 目的基因 - 对照组\ \Delta Ct\ 目的基因$$
$$相对表达量（实验组/对照组）= 2^{-\Delta\Delta Ct}\ 目的基因$$

该方法的优点是:①不需要再对管家基因和靶基因做标准曲线,而只需对待测样品分别进行 PCR 扩增即可;②由于使用了参照样品,比较 Ct 法的相对定量使机体的不同组织,以及不同实验处理组之间基因表达的变化具有可比性。但此方法的缺点是:①该方法以靶基因和内参基因的扩增效率基本一致为前提,效率的偏移将影响实际拷贝数的估计,而真实扩增情况下,目的基因和内参基因的扩增效率总会存在一定的偏差,因此实验条件需要严格优化;②该方法没有考虑 PCR 扩增效率对定量结果的影响,将 PCR 扩增效率假定为

100%，在实际扩增工作中由于产物增多，引物和底物减少，DNA 聚合酶的活性降低，扩增效率很难达到 100%，从而导致计算结果的不准确。

综上所述，不同类型的定量方法各有其优势和缺陷，在实际应用时应根据实验目的和研究条件合理选择。

第三节　等温扩增技术

一、等温扩增技术定义及特点

等温扩增技术（isothermal amplification technology，ITA）是指在某一特定温度下，增加特定 DNA 或 RNA 片段拷贝数的一类分子生物学技术的统称。传统的 PCR 技术需要经过高温变性打开双链，温度的反复改变会影响酶及各种试剂的活性，而等温扩增利用不同活性的酶和特异性引物在等温条件下快速扩增核酸，不需要进行高温变性、低温退火等步骤，且在单一温度下的扩增无需热循环设备。

等温扩增技术具有以下特点。①恒温：等温扩增技术不需要周期性的变温步骤，只需在恒定温度下进行反应，简化了实验步骤和设备要求；②适用性广：相比 PCR 对温度的特定要求，等温扩增技术无需复杂的实验条件，能够在简易的设备上进行；③特异性高：等温扩增技术在恒定温度下使用 DNA 引物和 DNA 聚合酶，可实现对特定 DNA 序列的高度特异性扩增；④快速：传统 PCR 需要较长时间的温度循环，等温扩增技术通常能够更快速地完成 DNA 扩增反应；⑤成本低：由于不需要特殊温控设备，等温扩增技术的实验成本相对较低，更适合简单、快速的 DNA 扩增应用。

二、等温扩增技术分类及原理

（一）基于转录的扩增技术

1. 核酸序列依赖性扩增　核酸序列依赖性扩增（nucleic acid sequence-based amplification，NASBA）是基于转录依赖扩增系统建立的等温扩增技术。NASBA 是依据逆转录病毒的复制方式而建立的单股 RNA 序列的扩增技术。其原理是反义引物与 RNA 模板结合后，利用逆转录酶的 RNA 依赖型 DNA 聚合酶活性生成 RNA-DNA 复合体，随后复合体中的 RNA 链被核糖核酸酶 H（RNase H）降解；含 T7 启动子的特异引物（oligdNTP）结合到新生成的 DNA 单链，进一步在逆转录酶的 DNA 依赖型 DNA 聚合酶活性作用下，形成含 T7 启动子的双链 DNA，该结构可作为随后循环扩增的模板。T7 RNA 聚合酶能够利用含有 T7 启动子的 DNA 链作为模板，合成与原来 RNA 链序列类似的新 RNA 链。

NASBA 的反应温度一般在 41℃，经过 90～120 分钟的扩增可将模板 RNA 放大 10^9 倍，且与 RT-PCR 的灵敏度无明显差异。该方法的优势在于其扩增产物是 RNA 单链，不易造成实验室环境污染；其次，该方法中扩增和逆转录是一步完成，因而适用于 RNA 样品的分析。其缺点是 RNA 容易降解，在反应过程中需加入足量的 RNA 酶抑制剂。临床应用上，NASBA 可用于病原体（尤其是 RNA 病毒）的检测。

2. 转录介导扩增　转录介导扩增（transcription-mediated amplification，TMA）是利用逆转录酶 M-MLV 和 RNA 聚合酶的共同作用，在恒温条件下进行扩增。M-MLV 逆转录酶同时具有逆转录酶和 RNase H 活性。其基本原理是在逆转录酶的作用下，模板序列特异性地与引物序列结合，通过逆转录产生杂合双链，杂合双链上的 RNA 链在 RNase H 的作用下被降解，在 DNA 聚合酶参与下合成双链 DNA。最后，在 RNA 聚合酶的作用下转录出数万个目标 RNA 序列，并将新合成的单链 RNA 作为模板序列进入下一个扩增周期，循环往复，使 RNA 在短时间内呈指数级扩增。TMA 技术具有操作简便、灵敏度高、检测速度快等优点，在基因分型检测中具有一定的应用价值。

3. 实时荧光恒温扩增技术　实时荧光恒温扩增（simultaneous amplification and testing，SAT）技术属于 RNA 扩增技术，是以 RNA 为模板扩增 RNA 产物，利用 RNA 探针实时检测的恒温扩增技术，具有灵敏度高、检测时间短、产物不易发生污染等优点，在临床上已得到广泛应用。

SAT 整个扩增过程在 42℃条件下进行。以 RNA 作为扩增模板，首先，带有 T7 启动子的引物与目标 RNA 相结合，在 M-MLV 逆转录酶作用下生成 cDNA，形成一条 RNA-cDNA 双链。M-MLV 酶的 RNase H 活性使得靶标 RNA 链被降解，另一条引物与 cDNA 单链相结合，在 M-MLV 酶的 DNA 聚合酶活性作用下产生一条带有 T7 启动子的双链 cDNA。然后，在 T7 RNA 聚合酶作用下，以单条 DNA 双链为模板转录出多个 RNA 拷贝，这些 RNA 拷贝经逆转录进入下一个扩增周期。同时，扩增反应体系中的荧光标记探针特异性地与这些 RNA 产物结合产生荧光。荧光检测器可以实时捕获荧光信号，直接反映扩增周期。

（二）环介导等温扩增技术

环介导等温扩增（loop-mediated isothermal amplification，LAMP）技术的扩增原理是基于双链 DNA 在 65℃左右处于一个动态平衡的状态，当其中一条引物与双链 DNA 的互补片段结合后进行碱基配对延伸时，另一条 DNA 链就会随即解离成单链。在此前提下，设计 4 种不同的特异性引物识别靶基因的 6 个特定区域，在具有链置换功能的 DNA 聚合酶的作用下，从外侧引物区段的 3′末端开始，与模板 DNA 互补序列进行配对，从而启动链置换 DNA 合成（图 5-11）。

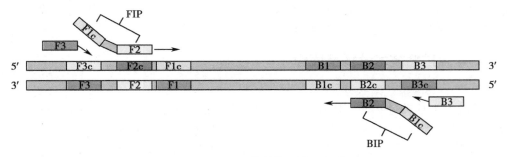

图 5-11　LAMP 的引物设计示意图

FIP, forward inner primer, 正向内部引物；BIP, backward inner primer, 反向内部引物。

LAMP 反应过程包括合成哑铃状模板阶段、循环扩增阶段、伸长和再循环阶段。LAMP 具有灵敏高、特异性强、费用低等优点，且不需要进行双链 DNA 的预变性，在一管内即可以完成全部扩增检测，操作非常简便。

（三）滚环扩增技术

滚环扩增（rolling circle amplification，RCA）技术是 20 世纪末建立的通过聚合酶催化环状 DNA 分子进行滚环式复制而实现的恒温核酸扩增及信号放大技术。典型的 RCA 反应需要 4 种成分：DNA 聚合酶、短的 DNA 或 RNA 引物、环状 DNA 模板和 dNTPs。RCA 基本原理是利用独特的 DNA 和 RNA 聚合酶（如 Phi29、Bst 和 Vent DNA 聚合酶和 T7 RNA 聚合酶）生成长单链 DNA 和 RNA。在 RCA 反应过程中，聚合酶不断地将核苷酸添加到与环状模板杂交的引物上，从而在短时间内产生大量与模板链互补配对、含数百至数千个重复单元的长单链 DNA。

RCA 反应通常包括 3 个步骤。①环状模板合成：环状 DNA 模板可利用酶或化学合成将磷酸和羟基末端连接产生。例如，通过模板介导的 T4 DNA 连接酶或使用不依赖模板的特殊 DNA 连接酶，如单链 DNA 连接酶。②聚合酶诱导下引物的延伸：一个引物和一个环状模板杂交,也可使用多个引物与同一个环状模板杂交,杂交之后引物在 Phi29 DNA 聚合酶作用下,沿着环状模板扩增,当 DNA 链延伸到一个完整的模板环时,Phi29 DNA 聚合酶具有链置换能力,可顶开之前的产物链,单链 DNA 沿着环状模板继续扩增,游离于环状模板外的单链产物越来越多,并且产物序列呈现周期性相同的模式,得到串联重复的 ssDNA 产物。③扩增产物检测和可视化:凝胶电泳是分析 RCA 产物最常用的方法。此外,利用荧光基团共轭的 dNTP 将荧光染料掺入 RCA 产物中,产物与荧光团标记的互补链杂交后进行荧光检测,也可反映扩增产物的含量。RCA 具有灵敏度高、扩增快速、模板序列可设计以及保真度高等优点。

（四）单引物等温扩增技术

单引物等温扩增(single primer isothermal amplification,SPIA)技术的原理是在 DNA 聚合酶的作用下,杂交引物与目标 DNA 特异性结合后开始延伸。随着引物延伸,RNase H 选择性地降解杂交引物(RNA-DNA 引物)5′ 端的 RNA 片段,从而使部分靶 DNA 序列上的结合位点暴露,新的嵌合引物与之前引物延伸的产物竞争结合到互补 DNA 的靶序列上,并替换延伸的 5′ 端产物。因此,经过 RNA 降解、新引物结合、链置换的循环往复过程,使得模板互补序列得到快速扩增。

SPIA 具有高保真度的优势,而且可将每个 RNA 原始转录本放大高达 1×10^5 倍。它是首个用于基因组 DNA 的恒温扩增方法,也可用于特定基因组序列和合成 DNA 序列的扩增。因此,SPIA 在临床研究中具有广泛应用。

（五）链置换扩增技术

链置换扩增(strand displacement amplification,SDA)技术是一种基于酶促反应的 DNA 体外等温扩增技术。SDA 的基本体系包括限制性核酸内切酶、具有链置换活性的 DNA 聚合酶、两对引物、dNTP 以及钙、镁离子和缓冲系统。整个 SDA 反应过程包括单链 DNA 模板制备、两端带酶切位点的目的 DNA 片段生成、SDA 循环扩增 3 个步骤。首先带有 nickase 酶切位点的引物结合到单链 DNA 模板,延伸后被内切酶酶切生成 3′ 端 nickase 缺口。另一组引物会在此缺口处发生新链的聚合反应,产生新 DNA 链的同时置换出旧模板 DNA 链,旧链重新进入 SDA 循环不断重复,最终使得目标基因大量扩增。当前 SDA 技术主要用于传染病病原体的定性检测,可用于扩增 DNA 或 RNA 病毒。

（六）解旋酶依赖性扩增技术

解旋酶依赖性扩增(helicase-dependent amplification,HDA)技术是一种模拟动物体内 DNA 复制的新技术。HDA 的反应过程有 5 个阶段。①解链:解螺旋使得 DNA 双链变为游离单链;②结合:结合蛋白结合到解旋后的 DNA 单链上,避免互补链再结合;③生成双链 DNA:2 条特异性引物和目标 DNA 单链杂交结合,经过退火延伸形成双链 DNA;④再循环:新生成的双链 DNA 作为 DNA 解旋酶的底物,重复上述过程从而实现产物的大量扩增;⑤检测:扩增结束后,通过多种方法进行产物检测。

HDA 技术引物设计相对简单,但反应体系较为复杂,方法优化会受体系限制,且反应过程大部分是在 2 个不同温度条件下分两步完成的,总的扩增反应需要 1～2 小时。该方法主要用于环状 DNA 的扩增,其扩增产物均一,产物能直接用于后续的测序,并且基因扩增和基因筛选能够同时实现。但反应体系中解旋酶的解旋速度限制了其在长序列扩增中的应用。由于上述因素的影响,该技术主要运用于一些动物的病原检测。

（七）快速等温检测放大技术

快速等温检测放大(rapid isothermal detection and amplification,RIDA)技术是指在待检测的样品核酸中加入切刻内切酶以及相应识别位点的单链检测探针,当检测探针与目标基因序列杂交后随即形成切刻内切酶识别位点,该位点仅可使切刻内切酶在检测探针链时切割,形成两个小片段,当小片段从目标序列脱落后,另一探针再与目标序列结合形成新的小片段，如此循环往复达到扩增放大的目的。

（八）切刻内切酶恒温扩增技术

切刻内切酶恒温扩增（nicking enzyme-assisted reaction，NEAR）技术是目前研究最少的一种链置换放大技术。反应过程需要两种酶：缺口内切酶和 DNA 聚合酶。NEAR 反应发生在 60℃，其原理是在核酸内切酶切刻形成的裂口处，以 dNTPs 为原料并通过聚合酶的作用从裂口处的 3′ 端聚合延伸，置换出等位的 DNA 链，由此又形成了新的完整的含有内切酶识别位点的 DNA 序列。这条双链再次被核酸内切酶识别切割，进而开始"聚合 - 切刻"的循环，产生大量被置换下来的 DNA 单链，形成扩增产物。

（九）重组酶聚合酶扩增技术

重组酶聚合酶扩增（recombinase polymerase amplification，RPA）技术使用的重组酶与引物结合形成的复合物能在模板上寻找同源序列，定位后引发链交换反应并启动 DNA 合成，对模板上的目标区域进行扩增。

RPA 技术主要依赖于 3 种酶：能结合单链核酸的重组酶、单链 DNA 结合蛋白和链置换 DNA 聚合酶。反应过程中重组酶与引物配对形成重组酶 - 引物复合物，其在双链 DNA 中寻找同源序列，确定同源序列后，在重组酶的作用下引物与同源序列配对，DNA 双链解离为单链，T4 Gp32 结合在解离的单链 DNA 上，防止 DNA 单链再次复性为双链，随后重组酶从引物上解离，Bsu 聚合酶结合到引物的 3′ 末端启动新的 DNA 链合成，整个过程反复进行，实现目的 DNA 序列的指数级扩增。

第四节 数字 PCR 技术

一、数字 PCR 技术原理

数字 PCR（digital PCR，dPCR）也称单分子 PCR，一般包括 3 个主要步骤：有限稀释、PCR 扩增和荧光信号分析。本实验原理是将单个 DNA 分子置于独立反应室中进行 PCR 扩增，利用 TaqMan 化学试剂以及染料标记探针检测特定靶序列，统计分析呈现两种信号类型的反应单元比例和数目。PCR 扩增结束后，dPCR 会采集每个反应单元的荧光信号，有荧光信号（产物）判为"1"，无荧光信号（产物）判为"0"，有荧光信号的反应单元中至少包含 1 个拷贝。理论上当样品中目标 DNA 浓度极低时，有荧光信号的反应单元数即为目标 DNA 分子的拷贝数。然而每个反应单元中可能包含 2 个甚至 2 个以上的目标分子，此时需要使用泊松概率分布函数（如下）进行计算：

$$p = \frac{\lambda^k}{k!}(e^{-\lambda})$$

上式（泊松概率分布函数）中，λ 为每个反应单元中包含待检测目标基因分子的平均拷贝数（浓度），p 是在一定的 λ 条件下，每个反应单元中包含 k 拷贝目标基因分子的概率。λ 由样品溶液的稀释系数 m 决定，有 $\lambda = cm$，其中 c 为样品的原始拷贝数（浓度）。最后，根据反应单元总数、有荧光信号的单元数以及样品的稀释系数，就可以得到样本的最初拷贝数，从而实现对最初反应体系中核酸靶分子数的绝对定量。

二、数字 PCR 技术分类

（一）芯片式数字 PCR 技术

数字 PCR 技术的检测灵敏度取决于反应单元的总数，反应单元数越多越有利于提高分析的灵敏度和准确度。芯片式 dPCR 是采用微流控芯片,将芯片分割成几万个 PCR 反应单元,将 PCR 反应液注入到芯片中,DNA 模板分散到 PCR 反应单元中,尽量使反应单元格内只含有 1 个 DNA 模板。传统的 96/384 孔板无法满足数字 PCR 对反应单元数的要求。在 96/384 孔板中进行的 PCR 反应体系的体积通常在微升级,试剂消耗造成的高成本和工作量的成倍增加也限制了反应单元数量的提升。微加工技术的发明实现了在平面基材上通过加工高密度微孔阵列的方法来进行高通量的纳升级或皮升级数字 PCR 反应,同时兼顾高精度、高准确度和宽动态检测范围以及对样本进行定量分析的能力。芯片式 dPCR 体积均一,具有较高的稳定性,反应单元之间影响较小。其不足之处在于操作过程较复杂,由于芯片体积的限制,通量有限,且芯片为一次性使用的耗材,实验成本较高。

（二）微滴式数字 PCR 技术

微滴式数字 PCR（droplet digital PCR,ddPCR）技术能把不同 DNA 模板分隔在不同的油包水小水滴中,有效避免反应过程中不同引物间、产物间的相互杂交以及不同产物之间的竞争抑制,最终得到较好的扩增效率,同时也可实现不同模板的同时扩增。ddPCR 体系所需样本量低,适合珍贵样本或核酸易降解样本的扩增。该方法的定量结果可给出靶序列的起始拷贝数浓度,不再仅依赖于 Ct 值,从而实现真正意义上的绝对定量。该方法无需阳性对照便可得出结果,避免了实验中阳性对照的污染。由于 ddPCR 采取终点法判读,降低了对反应扩增效率的要求,可以很好地胜任稀有变异的检测工作。ddPCR 采用一种全新的方式对核酸分子进行定量,与传统 PCR、定量 PCR 相比,其结果的精确度、准确性和灵敏度更佳,系统更简单,成本更低,因此成为理想的数字 PCR 技术平台。

（三）微滴芯片式数字 PCR 技术

微滴芯片式数字 PCR 采用微流控的芯片,将 PCR 反应液分割成数量众多且体积相等的反应单元,通过检测扩增后荧光信号呈阳性的反应单元的数量定量核酸模板,具有可绝对定量,成本低,灵敏度高,体积小和通量高等优点。目前已有商品化的产品。

三、数字 PCR 技术特点

数字 PCR 是一种核酸分子绝对定量技术。当前核酸分子定量主要有 3 种方法。①光度法:基于核酸分子的吸光度定量;②荧光定量 PCR 法:基于 Ct 值,即荧光值对应的循环数;③数字 PCR:为最新的定量技术,基于单分子 PCR 法来进行计数的核酸定量,是一种绝对定量方法。采用当前分析化学热门研究领域的微流控或微滴化方法,将大量稀释后的核酸溶液分散至芯片的微反应器或微滴中,每个反应器的核酸模板数少于或者等于 1 个。经过 PCR 循环之后,有一个核酸分子模板的反应器会给出荧光信号,没有模板的反应器则没有荧光信号。根据相对比例和反应器的体积,即可推算出原始溶液的核酸浓度。与常规 PCR 的方法相比,dPCR 有很好的优势,具有绝对定量、低样品需求量、高灵敏度、高耐受性等特点。dPCR 在临床医学上应用广泛,主要包括:病原微生物检测,产前诊断,肿瘤相关基因检测,疾病的诊断,治疗疗效评估以及预后评价等。与此同时,dPCR 也存在成本高、通量有限、操作烦琐等不足。

第五节　自动化核酸检测系统

随着现代分子生物学技术的发展,以往的手工提取核酸以及扩增的方法已经不能满足现有的工作需要,核酸自动化检测系统的诞生则为大量检测核酸提供了便利。自动化核酸检测系统主要包括自动样本处理系统、核酸自动化提取系统和 PCR 扩增仪、全自动核酸检测一体机等。

自动样本处理系统主要由自动进样模块和样本预处理模块组成。自动进样模块用于自动加载和处理待检测的核酸样本；样本预处理模块完成样本的检测前处理，例如使用离心机、分液器等，用于样本的稀释、混合等预处理操作。

核酸的提取是临床分子生物学检验中的基本技术，核酸提取的质量与速度直接影响检验结果的质量与速度，尤其是工作量较大的实验室，更需要质量高、速度快的核酸提取方法。自动化核酸提取系统能够快速、准确地提取核酸，且具有高通量特性，是临床分子生物学检验中的重要仪器设备（详见第三章 临床标本处理与分离纯化技术）。

PCR 反应过程包括模板的变性（高温变性）、引物与模板的特异性结合（低温退火）和DNA 片段的复制延伸（适温延伸）。PCR 扩增仪就是能够完成上述三个温度循环的仪器设备，因此又称为热循环仪。PCR 扩增仪主要分为普通 PCR 扩增仪和荧光定量 PCR 扩增仪两大类。因实验目的的不同，在普通 PCR 扩增仪的基础上又衍生出梯度 PCR 扩增仪和原位 PCR 扩增仪。根据变温方式不同，普通 PCR 扩增仪又分为水浴式 PCR 扩增仪、变温金属块式PCR 扩增仪和变温气流式 PCR 扩增仪；定量 PCR 扩增仪又分为变温金属块式 PCR 扩增仪和变温气流式 PCR 扩增仪，水浴式 PCR 扩增仪目前已不再使用。虽然不同类型 PCR 扩增仪的基本原理有相似之处，但在结构和配件等方面却存在差异。普通 PCR 扩增仪的结构主要围绕 3 个温度循环而设计；荧光定量 PCR 扩增仪是在普通 PCR 扩增仪的基础上增加了荧光激发与荧光检测系统，同时也增加了独立的计算机系统，软件设计与功能相对复杂。变温金属块加热模式的 PCR 仪都有一个共同的结构，即加热盖，加热的温度通常设定为 105℃，高于 PCR 反应的变性温度（通常为 94℃）。这样的设计保证了 PCR 管盖的内壁不会因反应过程中温度的变化而凝结水蒸气，因此不会导致 PCR 反应体系水分的蒸发。另外，加热盖的高度可根据需要调节或者具有弹性，以适合不同高度的 PCR 管，保证其与加热盖的紧密接触。

全自动核酸检测一体机是一种可以自动化地完成核酸检测全部过程的仪器，包括样本处理、核酸提取、扩增和结果分析。全自动核酸检测一体机的工作流程大致如下：首先，将待检测的样本放入设备中，然后设备自动进行样本处理，包括裂解细胞、释放核酸等步骤。接下来，设备对已经处理结束的样本自动进行核酸提取和纯化，将样本中的核酸分离出来。然后，设备对提取好的核酸点样并完成核酸扩增，通过 PCR 等技术将核酸扩增到足够的数量，以便进行结果分析。最后，在数据分析模块自动进行结果分析，将检测结果输出到设备屏幕上，或者通过其他方式传输给实验室工作人员进行审核。

自动化核酸检测系统的主要优势在于自动化程度高，能够大大提高核酸检测的速度和效率，减少人工操作，减少了人为因素对检测结果的影响，降低交叉感染的风险，并且能够在短时间内处理大量的样本，结果准确可靠，操作简便。但是，它也存在一些缺点，例如设备成本较高，需要专业的维护和保养，以及在使用过程中需要消耗大量的试剂和耗材等。总的来说，自动化核酸检测系统是一种高效、准确、安全的医疗设备，适用于大规模的检测任务。未来随着技术的不断发展和改进，将会得到更广泛的应用。

第六节　质量控制

建立完善的质量控制体系，是保证临床分子生物学检验结果准确可靠的重要前提和必备条件。核酸扩增技术的质量控制包括实验室设施与环境、人员、检验方法、仪器、外部供应品、质量体系文件、检测方法性能的建立和确认、仪器和检测系统的维护与功能检查、校准和校准后验证、室内质量控制和室间质量评价等诸多要素。

一、实验室设置与人员资质要求

为了规范临床基因扩增检验实验室的管理,保证临床基因扩增检验的质量,卫生部于2010年12月颁发了《医疗机构临床基因扩增检验实验室管理办法》(卫办医政发〔2010〕194号)。根据文件的规定,医疗机构应规范设置临床基因扩增检验实验室,其设计原则主要包括分区设置和控制空气流向。涉及基因扩增检验的实验室原则上分4个独立的工作区域:试剂贮存和准备区;样品制备区;扩增区;扩增产物分析区。各工作区域必须相互独立,有各自独立的通风系统,同时严格控制工作区域的空气流向,以防止扩增产物顺空气气流进入扩增前区域。空气流向可按照从试剂储存和准备区→标本制备区→扩增区→产物分析区以空气压力递减的方式进行,通过安装新风进气系统(实验室相对正压)或负压排风装置(实验室相对负压)达到目的。

从事临床基因扩增检验的技术人员应参加国家或地方临床检验中心或卫生行政部门委托的机构组织的临床基因扩增检验理论知识和技能培训,并获得培训合格证书。此外,实验室应有自己的年度培训计划,保证实验室人员不断地得到相应培训。

二、质量体系文件

编制质量体系文件是建立实验室质量管理体系的一项重要工作。质量管理体系文件具有法规性、唯一性和适用性三大特性,包括四个层次的文件,即质量手册、程序文件、标准操作程序(standard operation procedure,SOP)、表格和记录。

临床分子生物学实验室SOP的基本内容包括该SOP的目的、适用范围、责任人、操作步骤和SOP的变动程序,其主要内容涵盖以下方面:①实验室人员要求;②生物安全防护;③仪器设备的操作;④仪器设备的维护和校准;⑤临床标本的采集、运送、接收和保存;⑥试剂盒和耗材的质量检验;⑦项目检测、结果判断和报告;⑧实验记录及其管理;⑨室内、室间质量控制;⑩投诉处理等方面。考虑周全、具有实际可操作性的SOP是实验室日常工作的指南,是保证实验结果可重复、准确可靠的重要因素,也有助于新员工培训。

三、全过程质量控制

与其他临床检验一样,临床分子生物学检验的全过程质量控制包括分析前、分析中和分析后质量控制。

(一)分析前质量控制

分析前质量控制(preanalytical quality control)是保证检测结果准确可靠的先决条件,是临床检验质量控制的薄弱环节,对检验结果的准确性产生重要影响。

对于临床分子生物学检验来说,其分析前质量控制主要包括以下内容:①实验室环境条件控制在要求范围内,实验室严格分区,空气流向符合要求,有良好的照明等;②定期进行仪器设备的功能检查、维护和校准,仪器处于良好的工作状态;③实验室工作人员具有从事临床基因扩增检验工作的资质,有一定的工作经验;④所用试剂和耗材的质量符合要求;⑤有完整、具可操作性的SOP文件;⑥临床医生根据检验目的和要求合理选择检验项目,填写纸质或电子检验申请单,申请单上应有患者的基本信息;如果进行产前基因诊断,应提供胎儿父母相关的基因检测结果;⑦临床标本的采集、运送和保存符合要求,确保临床样本采集的方法、样本类型、采集时间、采集量和所用采集管正确,每个标本有唯一性标识,最好使用条形码;标本采集后尽快送检;⑧按SOP文件对实验室进行清洁,避免实验室污染的发生。

（二）分析中质量控制

分析中质量控制（analytical quality control）包括标本处理、核酸提取、核酸检测、产物分析等过程。

1. 标本处理 临床分子生物学检验的标本应在实验室工作区域外接收，以减少因实验室工作人员频繁出入工作区域而可能导致的实验室污染。应制定严格的标本签收制度和不合格标本的拒收制度。

2. 核酸的提取、纯化、扩增

（1）核酸提取的有效性评价：核酸的提取和纯化是决定临床分子生物学检验成败的关键，应对核酸提取的有效性进行评价。

1）核酸浓度和纯度检测：核酸的最大吸收波长为260nm，蛋白质为280nm。A_{260} 为 1 时相当于双链 DNA 浓度为 50μg/ml，单链寡核苷酸浓度为 30μg/ml。可根据 A_{260} 计算核酸浓度，根据 A_{260}/A_{280} 估计核酸纯度。纯净 DNA 的 A_{260}/A_{280} 值为 1.8±0.1，RNA 为 1.8～2.0（详见第三章 临床标本处理与分离纯化技术）。

2）核酸完整性检测：常用琼脂糖凝胶电泳检测所提取 DNA 的完整性。用常规的手工法提取的 DNA 分子，平均长度一般为 100kb，商品化试剂盒提取的 DNA 分子平均长度为 30～40kb。明显降解的 DNA（1～10kb）会影响基因扩增的结果。常用变性琼脂糖凝胶电泳检测所提取总 RNA 的完整性。理想情况下，28S、18S RNA 的比值约为 2∶1（详见第三章 临床标本处理与分离纯化技术）。

（2）标本性状对检测影响的评价：对于临床上常用的血清或血浆标本，应评价标本出现溶血、高脂血症和黄疸等情况下，标本处理方法对核酸扩增的影响，避免因标本处理不当导致的假阴性结果。

（3）标本中可能存在抑制物或干扰物的质控措施：临床标本中有多种成分如血红蛋白及其代谢产物、EDTA、SDS、异硫氰酸胍和盐酸胍等通过抑制 Taq 酶活性而抑制 PCR 扩增。为了观察制备的核酸样本中是否存在抑制物或干扰物，可在核酸检测体系中加入内质控（internal control，IC），常称为内标。也可在标本制备时将内标加到样本中同时进行核酸提取（DNA、RNA）和逆转录（RNA），因此内标同时也作为核酸提取和逆转录过程的质控措施。

（4）核酸提取与扩增有效性的质控措施：在核酸提取中应至少提供已知弱阳性和阴性质控品各 1 份，质控品基质与待测样本相同。为了判断靶核酸扩增（或逆转录）的有效性，可同时扩增（或逆转录）1 份制备好的弱阳性核酸质控品。

3. 检验系统的性能评价 实验室必须采用能保证检测结果准确可靠的检测方法，并对检测方法的性能进行评价，包括精密度、准确度、灵敏度、特异性、检测限和可报告范围等。

4. 试剂盒和耗材的质量检验 实验室每收到一批试剂盒和耗材，都应进行质量检验，以保证其质量可靠。主要有试剂盒及常用耗材的质量检验。

（1）试剂盒的质量检验：影响试剂盒质量的因素主要分为内在因素和外在因素。内在因素包括标本处理方法、方法学设计和试剂原材料等；外在因素包括试剂盒出厂后的运输和贮存等。试剂盒的质量检验包括试剂盒内外包装的检查，如包装是否完好、试剂瓶是否破损、试剂是否齐全、有无试剂和外包装不符的情况、是否有说明书和试剂是否在有效期范围内等。还需进行试剂盒检测性能的检验，可采用"血清盘"检验试剂盒质量。血清盘样本总数可为 20。根据试剂盒的检测结果计算试剂盒的灵敏度、特异性和符合率。

（2）耗材的质量检验

1）离心管的质量检验：①抑制物检验：随机抽取 6～10 支离心管，用已知高、中、低浓度的阳性样本进行 PCR 检测。每个浓度平行检测，同时使用已知无 PCR 抑制物或无 DNase 和 RNase 的离心管作对照。在保证试剂和所用的其他耗材质量可靠的前提下，如果检测结果与对照或预期结果偏低 1~2 个数量级或为阴性,提示存在 PCR 抑制物。②密封性检验:随机抽取 6~10 支离心管,每管准确加入一定量的水,在分析天平上称重并记录结果。然后 100℃煮沸 10 分钟或按某检测项目的检测程序在 PCR 仪上进行扩增,然后再在天平上称重并记录结果。如果检测前后离心管的重量明显降低,提示密封性不好。

2)带滤芯吸头的质量检验:①抑制物检验:随机抽取若干只吸头,用吸头对一份已知强阳性样本来回吸取 10 次,将最后一次的液体加入一个扩增反应管中。换吸头后,连续吸取 10 份已知阴性样本至 10 个扩增反应管中。重复上述步骤 3~5 次,然后将所有扩增反应管进行扩增检测。在保证试剂和所用的其他耗材质量可靠的前提下,如果强阳性样本的结果降低 1~2 个数量级或以上,甚至为阴性,提示吸头含有扩增抑制物。如果阴性样本出现阳性结果,提示吸头不能有效防止气溶胶对移液器的污染。②密封性检验:制备含 1%~2% 甘油和色素如甲基橙的水溶液,如果吸头的最大体积为 50μl,则将移液器的吸取体积调至 55~60μl,再套上吸头吸取上述液体。如果有色液体出现在滤芯上面,提示滤芯密封性不好。

(三)分析后质量控制

分析后质量控制(postanalytical quality control)是指在完成检测后,为使检验数据准确、真实并转化为临床直接采用的诊疗信息而采取的质量控制措施和方法,主要包括检验结果的评价与报告、临床咨询服务。

1. 检验结果的评价与报告 检验结果应及时、准确、有效、完整地报告给临床,常以纸质检验报告单的形式或通过信息系统以电子报告单的形式报给临床。应建立严格的报告单签发、审核制度。检验报告的内容除了常规检验报告应提供的基本信息外,还应提供本次检测所采用的技术名称及其局限性等,使临床医生和患者全面了解检验结果的临床意义、影响因素、技术限制、检测的局限性和由此造成的检测结果的不确定性。

2. 临床咨询 临床咨询的内容主要包括检验项目的选择、临床标本的采集、标本类型的选择和检测结果的解释等。

四、室内质量控制

室内质量控制(internal quality control,IQC)是指在实验室内部由实验室工作人员对影响质量的每一个环节进行系统控制,评价本实验室工作的可靠性程度,监测和控制本实验室工作的精密度,提高常规工作中批内、批间检验结果的一致性,以确定检测结果是否可靠、有效,能否发出报告的一项工作。

(一)质控品均值和标准差的设定

在开始室内质控时,首先要设定质控品的均值和标准差。实验室应用现行检测方法自行设定新批号质控品的均值和标准差,定值质控品的标定值仅供参考。

(二)质控方法的选择

统计学质量控制是 IQC 的核心。常用的统计学分析方法和质控规则有 Levey-Jennings 质控图方法、Westgard 多规则质控方法、即刻法质控方法。

(三)室内质量控制数据的评价

除了 IQC 的实际测定者外,还应由另外一人对测定数据进行质检。当发现一次测定未达到质量标准时,应探查失控原因。除了将 IQC 数据作为日常质控外,还应定期比较室内质控数据的均值、标准差和变异系数与设定均值、标准差和变异系数的差异,如果发现均值和标准差有显著性变化,就要对质控图的均值和标准差进行修改,并重新设计质控方法。

(四)室内质量控制的局限性

IQC 主要反映每次检测的质控品的值与既定质量目标的一致性,不能保证单个检测样本不出现误差,如样本鉴别错误、样本吸取错误和结果记录错误等。此类误差的发生率在不同的实验室有所不同。

五、室间质量评价

室间质量评价(external quality assessment, EQA)是由外部独立机构采取一定的方法,连续、客观地评价多间实验室检测结果的准确性,发现误差并校正结果,使各实验室间的结果具有可比性。EQA 是对实验室操作和实验方法的回顾性评价,不是用来决定实时检测结果的可接受性。在质量保证中,EQA 对 IQC 起一定的补充作用。然而,EQA 对参评实验室检测水平的评价也存在一定的局限性,比如参评实验室没有同等对待 EQA 样本和临床样本,质评结果不能反映参评实验室的真实检测水平等,需引起注意。

本章小结

PCR 的基本工作原理是以扩增的 DNA 分子为模板,以一对分别与两条模板链互补的寡核苷酸片段为引物,在 DNA 聚合酶的作用下,按照半保留复制的机制沿着模板链延伸直至完成新的 DNA 合成。PCR 反应体系主要包括模板、引物、dNTP、Taq DNA 聚合酶和缓冲液等成分。为适应不同的检验目的,已衍生出多种以 PCR 为基础的相关技术。

荧光定量 PCR 技术具有定量、特异、灵敏和快速等特点,是目前检测目的核酸拷贝数的可靠方法。现今,定量 PCR 技术具有以下发展趋势:定量水平从粗略定量半定量到精确定量、绝对定量;定量过程中参照物的选择从单纯外参照非竞争性定量到多种参照定量;检测手段从扩增样本终点一次检测到扩增过程中动态连续检测进行定量;检测方法由手工检测、半自动检测发展到成套设备检测,且检测效率及自动化程度越来越高。

等温扩增技术是指在某一特定温度下,增加特定 DNA 或 RNA 片段拷贝数的一类分子生物学技术的统称。其最大的特点是温度要求单一,反应在恒温仪器中进行,彻底抛弃常规 PCR 等技术需要的变温装置,大大简化了现场检测的操作步骤。其优点包括:快速、高效、简便易操作、灵敏度高、特异性强等。

数字 PCR 具有独特的技术优势,实现了单分子 DNA 绝对定量,未来如果能有效解决耗材成本高、实验通量少等问题和实现操作智能化,将在临床诊断与治疗、微生物检测和食品安全检测等方面拥有更广阔的应用前景。

自动化核酸检测分析系统是高度自动化的核酸检测设备,能够大大提高检测效率,减少人为因素的影响,减少误差。此外,全自动核酸检测系统经过更严格的测试和验证,通常更加可靠,也更昂贵,需要更多的技术支持和维护。未来随着技术的不断发展和改进,自动化核酸检测系统必将得到更广泛的应用。

实验室质量控制是质量保证的一个重要环节,是保证测试数据可靠的实验室控制方法。核酸扩增技术的质量控制包括实验室设施与环境、人员、检验方法、仪器、外部供应品、质量体系文件、检测方法性能的建立和确认、仪器和检测系统的维护与功能检查、校准和校准后验证、室内质量控制和室间质量评价等诸多要素。

(曹颖平 胡波 姜艳)

第六章　核酸测序技术

1. 什么是核酸测序技术？
2. 核酸测序的策略有哪些？
3. NGS 技术的方法和原理是什么？有哪些应用？
4. 第三代测序技术的原理和方法是什么？
5. 核酸测序生物信息学分析数据库有哪些？
6. 核酸测序生物信息学分析流程是什么？
7. 测序技术的质量控制有哪些重要环节？

核酸测序技术（nucleic acid sequencing technology），简称测序（sequencing），最初是由 RNA 序列测定发展而来的。1965 年，Holley 等历时 7 年时间完成了酵母丙氨酸转运 RNA 的 76 个 RNA 序列测定。同期 Sanger 等发明了 RNA 的小片段序列测定法，并完成了大肠埃希菌 5S rRNA 的 120 个核苷酸的序列测定。DNA 测序技术（DNA sequencing technology）出现得较晚，1975 年 Sanger 和 Coulson 建立了测定 DNA 序列的"加减法"，又于 1977 年在引入双脱氧核苷三磷酸（ddNTP）后，形成了双脱氧链终止法，使得 DNA 序列测定的效率和准确性大大提高。Maxam 和 Gilbert 也在 1977 年设计出了在特定碱基间对 DNA 进行选择性化学剪切的化学降解法。

最初的 DNA 序列分析是采用双脱氧链终止法或化学降解法来进行手工测序。20 世纪 80 年代末出现的基于双脱氧链终止法原理和荧光标记的荧光自动测序技术，将 DNA 测序带入自动化测序的时代。最近发展起来的新一代测序技术则使得 DNA 测序进入了高通量、大规模、低成本时代。目前，基于单分子读取技术的第三代测序技术已经出现，该技术测定 DNA 序列更快，并有望进一步降低测序成本，应用于临床。

第一节　双脱氧链终止法测序技术

自 Sanger 的双脱氧链终止法发明以来，DNA 测序方法一直都在改进，且该方法成为后来众多测序技术的基石，这些技术统称为第一代 DNA 测序技术，目前仍被广泛应用。

一、双脱氧链终止法测序原理

DNA 合成利用 DNA 聚合酶，以单链 DNA 为模板，并以与模板结合的寡聚核苷酸为引物，根据碱基配对原则将脱氧核苷三磷酸（dNTP）底物的 5'- 磷酸基团与引物的 3'-OH 末端生成 3',5'- 磷酸二酯键，新的互补 DNA 单链得以从 5'→3' 延伸。Sanger 引入了双脱氧核苷三磷酸（ddNTP）作为链终止物。ddNTP 比普通的 dNTP 在 3' 位置缺少一个羟基（2',3'-ddNTP），可以通过其 5' 三磷酸基团掺入到正在增长的 DNA 链中，但由于缺少 3'-OH，不能同后续的 dNTP 形成 3',5'- 磷酸二酯键，导致这条链的延伸终止（图 6-1）。基于这一原理,在 4 组独立的酶反应体系中分别加入 4 种 ddNTP 中的一种后,链的持续延伸将在掺入 ddNTP 的位置链延伸终止。结果产生 4 组分别终止于模板链的每一个 A、每一个 C、每一个 G 和每一个 T 位置上的一系列长度的核苷酸链。

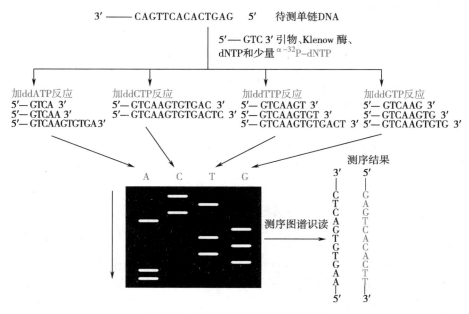

图 6-1　双脱氧链终止法测序原理

DNA 双脱氧链终止法测序的反应产物被不同荧光染料标记,当他们通过电泳胶道时被激光照射而激发荧光可被探测装置搜集,由此得到信号并生成与 DNA 序列相对应的带型或轨迹模式,从而实现 DNA 序列分析的自动化。自动化分析可以一次性读取 1 000bp 序列,但以靠近引物的 500bp 序列最为精准。

二、测序反应体系

DNA 自动分析技术的测序反应体系主要包括:DNA 模板、测序引物、DNA 聚合酶和荧光标记等。

（一）DNA 模板

在 Sanger 双脱氧链终止法测序反应中,单链 DNA 和双链 DNA 均可作为 Sanger 法测序的模板。

（二）测序引物

酶法测序反应中都有一个与模板链特定序列互补的合成的寡核苷酸作为 DNA 测序的引物。测序引物可以是 PCR 扩增反应的特异性引物（上游引物或者下游引物）,也可以是载体的通用引物（universal primer）。

（三）DNA 聚合酶

选用合适的 DNA 聚合酶进行测序反应也是保证测序质量的重要因素之一。有几种不同的酶常用于双脱氧末端终止法测序:①大肠埃希菌 DNA 聚合酶 I 大片段（Klenow 片段）;②测序酶（sequenase）;③耐热 DNA 聚合酶。其中耐热 DNA 聚合酶已广泛应用于以 Sanger 双脱氧链终止法为基础的自动化 DNA 测序技术。

（四）荧光标记

常用的荧光染料有 IRDye41、IRDye40、IRDye700、Cy5、Cy5.5、FOM、JEO、TAMRA、

ROX、R110 和 R6G 等。荧光标记 DNA 测序反应产物有 3 种方案：①染料标记引物测序，荧光染料与寡核苷酸引物的 5′ 相连；②染料标记终止物测序，荧光基因与双脱氧核苷酸终止物相连，荧光标记位于 DNA 的 3′ 末端；③内部标记测序，荧光染料标记的核苷酸掺入到新合成的 DNA 链中。

三、测序策略

尽管核酸序列测定方法越来越成熟、简便且自动化，但事实上，对于一个片段较长、序列未知的待测核酸而言，仍然是一件耗时且烦琐的工作。对于一个待测 DNA 分子，要制订一个简洁、准确的测定方案，一般需从以下方面考虑① DNA 片段大小：单套测序反应所能准确测定的 DNA 序列长度一般 <1kb；②背景资料：是否清楚 DNA 限制性酶切图谱，是否有一段已知序列，是否具有重复序列等；③测序目的：确证性测序或未知序列测序。

（一）确证性测序策略

确证性测序包括：①确定重组 DNA 的方向与结构；②对突变（如点突变）进行定位和鉴定；③比较性研究，如比较同种病毒不同株系之间的基因差异。对于长度 <1kb 的 DNA 片段，通常只需直接克隆到 M13mp 或者质粒载体中，进行单链或双链模板测序；对于一个稍大的 DNA 片段，可以利用载体通用引物分别从两端开始双向测序，再通过中间重叠部分拼出全序列；对于更大的 DNA 序列，可以在序列适当区段增加一个或数个测序引物，分别测序再拼出全序列。

（二）未知 DNA 序列测序策略

未知 DNA 序列的测定是指确定一个未知序列的准确长度及核苷酸排列顺序。目前发展得到了一些可行的策略，即通过具有最小重叠、最少数量的测序反应，拼接成目的 DNA 正确的序列。

1. 较小目的 DNA 片段　对于较小的目的 DNA 片段（如 <1kb），可以直接使用 M13mp 或质粒系统（如 pUC18 等）克隆、测序。

2. 大片段未知序列 DNA　如果是数千个碱基的大片段未知序列 DNA，乃至数亿个碱基的生物基因组，且要求精确测定其整个序列，就必须将其切割成适当大小的多个片段（<1kb）分别进行次级克隆再进行测序，最后拼出全序列。可以考虑以下具体策略：

（1）随机克隆法或鸟枪法：这是一种传统的方法，即利用 DNase I、超声波或限制性酶，将目的 DNA 大片段随机切割成小片段并分别进行亚克隆，然后利用通用引物测定亚克隆的序列，再通过计算机程序排列分析即可获得目的 DNA 的全序列。这一测序策略目前应用于各种大型测序计划，可以快速得到 95% 所需的序列。但由于用于测序的克隆是随机挑选出来的，因此某些区段往往被重复测定（4～6 次），有时需要很长时间才能确定缺口和不解读序列。

（2）引物步移法：引物步移法是一种完全定向的测序策略，提供了一种获取新的序列信息的有效方法。通过使用载体的通用引物，从目的 DNA 的一端开始测序。根据获得的较远端的测序信息重新设计引物（即步移引物），再测序以获得更远端的序列。理论上，这种步移测序能不断重复直到获得全序列，但引物的设计和合成耗时且较昂贵，故一般只适用于小型测序计划。其优点是不需要亚克隆，且每一轮测序的方向和位置是已知的。

（三）大规模基因组计划测序

对于大规模基因组计划而言，采用一个或多个测序策略，以获取一个生物（如人类基因组等）的完整基因组序列。无论采用哪种测序策略，首先都得把基因组变成较小片段并克隆到合适的载体上，获得覆盖全基因组的部分重叠的克隆集合（克隆重叠群）。克隆用的载体有酵母人工染色体（YAC）和细菌人工染色体（BAC）。YAC 载体可容纳百万个碱基对，人类基因计划的大部分工作草图绘制工作是通过该载体完成的。BAC 载体的容量平均为 150 000 个碱基,BAC 无论在体内还是体外都很稳定,克服了 YAC 不易分离操作、容易被剪切和不稳定等缺点,人类基因组计划的大部分测序工作是通过该载体实现的。在得到大片段的克隆重叠群后,再采用不同的测序策略分别测序,最后通过重叠区连接成完整的全基因组序列。

第二节　高通量测序技术

基于 Sanger 测序法的自动化测序技术,以其可靠、准确、读长高等优点而得以迅速发展,并被广泛应用于科研和临床工作。但 Sanger 测序法的局限性在于对电泳分离技术的依赖,以及无法再进一步扩大并行和微量化,导致该技术对不同生物基因组进行序列测定的规模受限和代价高昂。近年来,DNA 测序技术也得到了不断创新与改良,在保证测序精度的前提下,操作程序已经逐步优化,测定通量显著上升,逐步发展成为下一代测序技术(next-generation sequencing,NGS),即高通量测序(high-throughput sequencing),又称为大规模平行测序(massive parallel sequencing,MPS),即采用接头进行高通量的并行 PCR 和并行测序反应,并结合微流体技术,利用高性能计算机对大规模的测序数据进行拼接和分析。

一、基本原理和工作流程

下一代测序技术(NGS)包括大量基于不同技术的多种方法,尽管从模板文库制备、片段扩增到测序所采用的技术与方法各异,但都采用了大规模矩阵结构的微阵列分析技术——阵列上的 DNA 样本可以被并行分析,通过显微设备观察并记录连续测序循环中的光学信号。所有的 NGS 都遵循了类似的工作流程:①构建 DNA 模板文库,再在双链片段的两端连上接头;② DNA 片段的固定,变性的单链模板固定于平面或微球的表面;③ DNA 片段单分子扩增,通过 PCR 扩增,在平面或微球上形成 DNA 簇阵列或扩增微球;④并行测序反应,利用聚合酶或者连接酶进行一系列循环的反应;⑤光学图像采集和处理,通过显微检测系统监控每个循环生化反应中产生的光学事件,用 CCD 相机将图像采集并记录下来,并对产生的阵列图像进行时序分析,获得 DNA 片段的序列;⑥ DNA 序列拼接,按照一定的算法将这些片段组装成更长的重叠群。下面仅介绍 DNA 片段单分子扩增和并行测序反应两个重要步骤(图 6-2)。

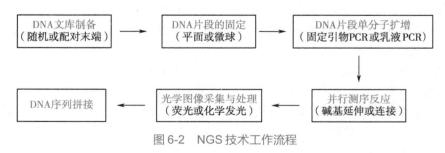

图 6-2　NGS 技术工作流程

(一) DNA 片段单分子扩增

一般是通过 PCR 对 DNA 片段进行单分子扩增,产生 DNA 簇形成所谓的 PCR 克隆阵列,主要有 2 种方法。

1. 在芯片表面进行　芯片表面连接有一层与通用接头匹配的单链引物,单链化 DNA 片段一端(5′ 或 3′)通过与芯片表面的引物互补被"固定"在芯片上,另外一端随机和附近的另外一个引物互补结合，也被"固定"住，形成"桥"。利用固定引物进行 PCR 反应，经 30 轮左右扩增后每个单分子得到了 1 000 倍以上的扩增，成为单克隆 DNA 簇用于测序。

2. 在磁珠上进行 带有接头的单链 DNA 文库被固定在特别设计的 DNA 捕获磁珠上，每一个磁珠携带一个单链 DNA 片段。随后将磁珠乳化，形成油包水（water-in-oil）的乳浊液结构，每个小乳滴都是只包含 1 个磁珠及 PCR 试剂的微反应器，即 1 个 DNA 片段对应于 1 个磁珠。进而利用通用引物扩增 DNA 簇，每个独特的 DNA 片段在自己的微反应器里进行独立的乳液 PCR，从而排除了其他序列的竞争。整个 DNA 片段文库的扩增平行进行，对于每一个 DNA 片段而言，扩增产生几百万个相同的拷贝（即成为单克隆 DNA 簇），乳液 PCR 终止后，扩增的片段仍然结合在磁珠上。

（二）并行测序反应

即测定每个 PCR 克隆阵列的核苷酸序列，NGS 技术采用的测序方法主要有两种。

1. 边合成边测序 使用经过改造的 DNA 聚合酶和带有 4 种不同荧光标记的 dNTP。这些 dNTP 是"可逆终止子"，其 3' 羟基末端带有可化学切割的部分，阻止下一个 dNTP 与之相连，因此每个循环只容许掺入单个碱基。用激光扫描反应板表面，读取每条模板序列第一轮反应所聚合上去的核苷酸种类。之后将这些基团化学切割，恢复 3' 端黏性，继续聚合第二个核苷酸。如此继续下去，统计每轮收集到的荧光信号结果，就可以得知每个模板 DNA 片段的序列。这一过程重复到 50 个循环，产生 50 个碱基的 DNA 序列。由于要记录每个 DNA 簇的光学信号，每一簇中所有 DNA 链的延伸保持同步至关重要，但是测序中每一步化学反应都可能失败，而且错误率是累积的，即 DNA 链越长，错误率越高，这些都限制了读长的增加。使用边合成边测序技术测序平台，目前能够获得 100bp 以上的配对末端读长，并在每次运行中产生超过 30GB 的高质量数据，其测序通量是第一代测序仪的数千倍（图 6-3）。

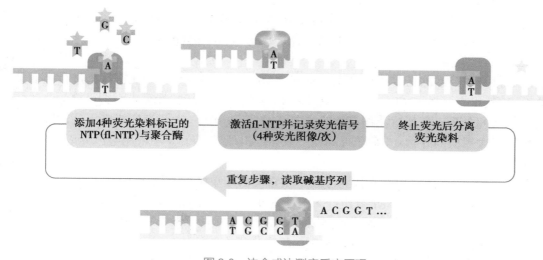

图 6-3　边合成边测序反应原理

2. 边连接边测序 边连接边测序（sequencing by ligation，SBL）没有采用 DNA 聚合酶，而是采用了 DNA 连接酶（DNA ligase）进行连接反应。连接反应的关键底物是 8 碱基单链荧光探针混合物，3'NNnnnZZZ- ☆ 5'，探针的 5' 末端分别标记了 CY5、Texas Red、CY3、6-FAM 4 种颜色的荧光染料（☆）。而 3' 端 3～5 位的"nnn"表示随机碱基，6～8 位的"ZZZ"指的是可以和任何碱基配对的特殊碱基。探针 3' 端第 1、2 位（NN）的碱基对是表示探针染料类型的编码区，是 ATCG 四种碱基中的任何两种碱基组成的双碱基，共 16 种 8 碱基单链荧光探针。每种颜色对应着 4 种探针 3' 端双碱基（NN），即所谓"双碱基编码矩阵"。"双碱基编码矩阵"规定了该编码区 16 种碱基对和 4 种探针颜色的对应关系。连接反应中,这些探针按照碱基互补配对原则与单链 DNA 模板链配对(图 6-4)。

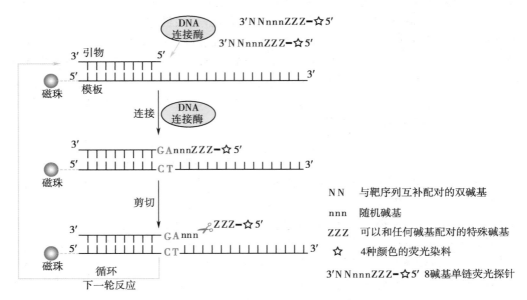

图 6-4 边连接边测序反应原理

测序完成后,获得由颜色编码组成的完整的原始序列,按照"双碱基编码矩阵",可将原始颜色序列"解码"成碱基序列。由于每个碱基都在两个独立的连接反应中被测定,都被测定了两遍,使该测序技术具有可以确定错误识别碱基的优点。使用这一技术的测序平台,目前单次运行可产生 100~200GB 的序列数据,结果准确、系统可靠并具有可扩展性。该技术主要的缺点是序列读长相对较短,目前的测序读长为 30~35bp。

(三)高通量测序技术的特点

高通量测序技术的基本特点是不需要进行 DNA 模板克隆,而是使用接头进行高通量的并行 PCR 和并行测序反应,并结合微流体技术,利用高性能的计算机对大规模的测序数据进行拼接和分析。高通量测序有两个主要技术特征:第一,通过有序或者无序的阵列配置可以实现大规模的并行化,显著提高测序数据产出通量;第二,不采用电泳分离,设备易于微型化。

此外,接头的运用使得新一代测序技术不再局限于单纯的基因组测序,而是作为一个平台,可以开展全基因表达图谱分析、SNP、小 RNA、Chip、DNA 甲基化等诸多研究。高通量测序技术最显著的特点是高通量,一次能对几十万到几百万条 DNA 分子进行序列测序,但在单次测序读长方面仍然无法与传统 Sanger 方法相比。

二、高通量测序技术的应用

随着人类基因组计划的完成和测序技术的不断发展,核酸测序技术在生物学和医学各领域的应用越来越广泛,包括产前诊断、遗传病筛查、肿瘤基因突变检测、病原微生物感染检测等各方面。

(一)全基因组测序

全基因组测序(whole genome sequencing,WGS)是对生物体完整基因组 DNA 进行测序,既包括染色体 DNA,也包括线粒体 DNA。WGS 主要用作研究工具,在未来的个体化诊疗中具有应用潜力。采用 WGS 构建人类基因组变异库,可在个体或群体水平进行差异分析,用于检测疾病相关的常见、低频,甚至是罕见的突变及结构变异。

(二)全外显子组测序

全外显子组测序(whole exome sequencing,WES)是测定基因组中所有蛋白编码区的基因序列。与全基因组测序相比,WES 成本更低,所需样本较少,一次测序可同时检测多个样本,可提高测序深度,增加基因组研究的广度和深度,临床应用的潜力更大。WES 用于快速发现新基因、诊断孟德尔遗传性疾病,在评估疾病易感性和遗传风险中也具有重要价值。

(三)靶向测序

对于急性感染或侵袭性大的肿瘤患者而言,复杂的全基因组或全外显子组数据分析易使患者错过最佳治疗时间。因此,靶向测序(targeted next generation sequencing,tNGS)逐渐引起临床的重视。tNGS 是通过特异引物捕获或扩增将基因组中目标区域或位点富集,然后采用 NGS 方法进行测序。全外显子组测序也属于 tNGS,只是富集目标区域较大所以单独提出。tNGS 主要用于多种病原微生物的诊断和分型、实体肿瘤及血浆循环肿瘤 DNA 的检测。通过肿瘤 tNGS 可快速对肿瘤相关基因进行检测和分析,明确患者携带的突变类型而制订个体化的靶向治疗方案。

(四)宏基因组测序

宏基因组(metagenome)是环境中全部微小生物遗传物质的总和。临床宏基因组测序(clinical metagenomic next-generation sequencing,mNGS)是采用 NGS 对患者临床样本病原微生物和宿主核酸进行系统分析的技术。采用 mNGS 鉴定细菌、真菌、寄生虫和病毒基因组,无须预知临床样本的病原类型。在单一样本中可鉴定所有潜在的病原微生物,规避了大部分微生物不能培养、痕量菌无法检测的问题。近年来,mNGS 在感染性疾病的科学研究及临床应用中取得快速进展。

(五)转录组测序

转录组测序(RNA sequencing,RNA-seq)是利用 NGS 进行转录组分析的技术,可以全面、快速地获得特定细胞或组织在某一状态下几乎所有转录本的序列和表达信息。在分析转录本结构和表达水平的同时,还可发现未知转录本和稀有转录本,精确地识别可变剪切位点,检测融合基因,提供更为全面的转录组信息。转录组测序可帮助临床医师快速、全面地掌握疾病相关基因表达模式的改变,为疾病的诊断和治疗提供重要参考。

(六)单分子测序

目前,以对单分子 DNA 进行非 PCR 测序为主要特征的第三代测序技术(next next generation sequencing)已经得到快速发展,使用单个分子可以增加独立分析的 DNA 片段的数量,增加数据产出通量,同时这也意味着不再需要昂贵的 DNA 簇扩增步骤,将进一步降低测序成本。

传统的双脱氧链终止法测序(一代测序)、大规模平行测序(二代测序)与三代测序的主要对比见表 6-1。

表 6-1 一代、二代、三代测序技术对比

类型	样本制备	测序原理	读长 /bp	测序通量 /GB	特点及应用
一代测序	克隆单一模板	双脱氧链终止法	1 000	—	1. 速度较慢 2. 小规模或验证性测序
二代测序	模板库 桥式扩增	边合成边测序	150~300	15~95	1. 快速 2. 高通量测序 3. 存在拼接错误
	模板库 乳液 PCR	边连接边测序	30~35	50~200	

续表

类型	样本制备	测序原理	读长/bp	测序通量/GB	特点及应用
三代测序	未扩增单分子	纳米孔＋荧光可逆终止 dNTP	$1×10^4$	5～100	1. 长读长、高速 2. 拼接成本低 3. 可用于 RNA 或甲基化 DNA 测序
		纳米孔＋电流检测技术	$1×10^5$	0.5～100	

1. SMRT 测序技术 单分子实时技术（single molecule real time technology，SMRT）属单分子合成测序技术，依赖于被称为零级波导（ZMW）的纳米孔结构来实现实时观察 DNA 聚合反应的目的。SMRT 具有高速测序、长序列读长和低成本的巨大优势，其测序速度可达二代测序的 1 万～2 万倍，序列读长可达 10 000bp（图 6-5）。

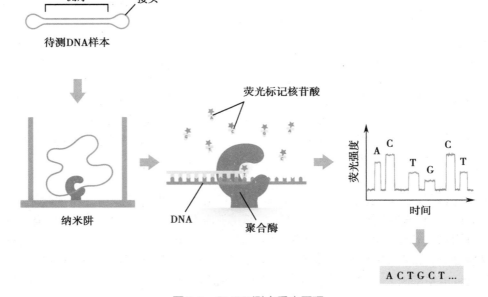

图 6-5 SMRT 测序反应原理

2. ONT 测序技术 英国牛津纳米技术（Oxford nanopore technologies，ONT）属于纳米孔测序。ONT 测序首先将双链 DNA 分子连接到预先装载有马达蛋白的测序适配器上。DNA 混合物被装载到一个流动池中，其中包含数百到数千个嵌入合成膜的纳米孔。马达蛋白解开双链 DNA，并与电流一起，以可控的速率驱动带负电荷的 DNA 通过孔。当 DNA 通过孔移位时会引起电流的特征中断，从而实时分析以确定 DNA 链中的碱基序列。ONT 的读取长度可以超过 SMRT 读取长度至少 1 个数量级。同时，SMRT 测序技术和 ONT 测序技术都针对未扩增模板进行测序，由于 DNA 和 RNA 分子保留碱基修饰，因此均可通过聚合酶动力学检测表观基因组变化（图 6-6）。

测序技术是遗传学家研究基因变异的"显微镜"，长读长测序技术为我们理解 DNA 和 RNA 的变异、结构和组织提供了一个新的"镜头和目标"。上述两种技术都使用原生 DNA 作为测序模板，进而提供更统一、更有生物学意义的数据。成本的持续降低、准确性的提高和测序通量的增加，将使这些技术在实验室和临床获得更广泛应用。与短读长测序相比，单分子长读长测序提供了更丰富的信息，有望更全面地了解遗传、表观遗传和转录组变异及其与人类表型的关系。

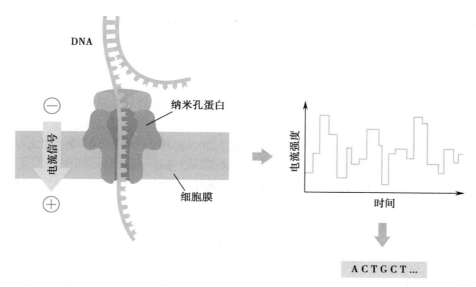

图 6-6 ONT 测序反应原理

第三节 核酸测序数据生物信息学分析

核酸序列检测,尤其 NGS 对临床患者的诊断、治疗及预后判断具有重要的指导意义。NGS 检测流程可分为实验室操作和生物信息学分析两部分。NGS 技术离不开生物信息学分析,同时,生物信息学发展也促进了高通量测序技术在临床中的应用。

一、数据库

NGS 生物信息学分析流程包括序列比对、突变识别、突变过滤、突变注释及突变报告与解读(图 6-7)。在每个过程都需要相应的生物信息学数据库帮助分析测序结果。

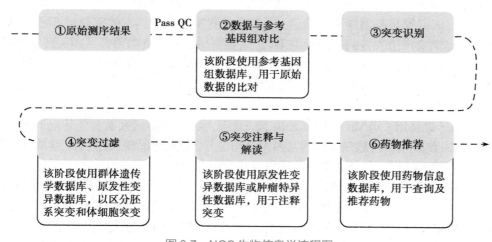

图 6-7 NGS 生物信息学流程图
Pass QC:质控通过。

(一)序列比对类数据库

在高通量测序序列比对的过程中需要用到参考基因组。通常从世界各国的人类基因组研究中心、测序中心构建的各种人类基因组数据库中获取参考基因组。

1. GenBank 数据库 GenBank 数据库用于获取参考序列的信息及突变位点的比对。由美国国家生物技术信息中心(NCBI)建立并维护的 GenBank 数据库是一个提供 260 000 个物种的综合性核苷酸数据库,每条数据记录包含了对序列的简要描述、科学命名及物种分类名等。数据资源由测序工作者提交的序列数据、测序中心提交的大量表达序列标签(expressed sequence tag, EST)、全基因组鸟枪法序列、其他测序数据,以及与其他数据机构协作交换的数据集合而成,可以从 NCBI 的 FTP 服务器上免费下载。此外,NCBI 还提供数据查询、序列相似性搜索及其他分析服务等。

2. UCSC Genome Browser 数据库 UCSC Genome Browser 数据库覆盖包括人类等在内的多个物种的基因组信息,可以简单、快速地定位某一段序列在基因组中的位置,可应用于高通量测序中序列比对这一环节。UCSC Genome Browser 由加利福尼亚大学圣克鲁斯分校创立并维护,该站点包含人类、小鼠和大鼠等多个物种的基因组草图,并提供一系列网页分析工具。可以通过该数据库迅速浏览或定位基因组的目标区域,同时得到目标区域基因组注释信息,如已知基因、预测基因、EST、信使 RNA、CpG 岛、克隆组装间隙和重叠、染色体带型等。

3. Ensembl 数据库 Ensembl 数据库由欧洲生物信息研究所和英国桑格研究院合作开发,是脊椎动物基因组的基因组浏览器,支持比较基因组学、进化、序列变异和转录调节的研究,它能够对基因进行注释,计算多重比对,预测调节功能及收集疾病数据。Ensembl 中的基因组注释包括计算机自动注释以及人工注释两种方式。因此除了提供基因组 FASTA 序列文件,还提供基因组 GFF 和 GTF 注释文件。此外,Ensembl 还提供强大的工具 BioMart 用于提取基因结构注释、基因功能、同源基因等数据。

4. HomoloGene 数据库 HomoloGene 数据库可以自动检索并获取真核生物基因组中的同源基因信息,用于高通量测序中基因组与参考序列的比对及突变结果注释。HomoloGene 可在 20 种真核生物基因组中自动检索同源基因,包括直系同源与旁系同源。

(二)突变过滤类数据库

在高通量测序生物信息学分析过程中,突变过滤过程包括两个环节:①根据各类筛选条件,如突变频率、测序深度、碱基质量等,以过滤无意义或假阳性突变;②根据分析目标过滤,主要是过滤人群中的 SNP。突变过滤类数据库是基于大样本人群的数据库,可提供基因多态性、人群等位基因频率等信息,用于区分测序结果中真实的突变与 SNP。如未进行 SNP 过滤,则会产生大量的假阳性结果,严重影响后续对突变的解释及相关药物的报告。

1. dbSNP 数据库 dbSNP 数据库是由 NCBI 与人类基因组研究所合作建立的,它是存储归纳单碱基替换,以及短片段插入、缺失多态性信息的资源库。dbSNP 数据库包含所有生物体的核苷酸序列。

2. dbVar 数据库 dbVar 数据库是由 NCBI 与人类基因组研究所合作建立的关于基因组结构变异的数据库。它是存储归纳基因组结构变异,如大片段插入、缺失、重复、倒置、替换、移动元件插入易位和复杂的染色体重排等信息的资源库。

3. ExAC 数据库 ExAC 数据库是目前最大的人类外显子数据库,包含上千万个 DNA 突变,且很多都是罕见变异,因此它对罕见遗传病的临床研究和诊断有重大意义。在肿瘤基因突变检测时,可通过人群等位基因突变频率的信息区别体细胞突变和胚系突变。此外,该数据库还可用于单基因遗传病的研究。ExAC 数据库对患者基因突变的临床评估有很大帮助。经基因测序后,许多 DNA 突变可被检出,其中大多是罕见或未被研究的突变,因此我们无法确定它们的临床意义。通过参考 ExAC 数据库中基因突变频率,可以排除常见突变,从而迅速锁定真正致病的突变。

(三)突变注释类数据库

突变注释过程是使用各种变异信息类数据库对检测出的突变进行注释。注释的信息包括基因组坐标、突变基因、转录本信息、具体的碱基改变或结构改变等。美国医学遗传学与基因组学学会（ACMG）编写和发布的《ACMG遗传变异分类标准与指南》将检出突变分为不同等级，再根据原发性变异数据库中提示的信息进行突变解读，进一步进行致病性预测及相关疾病研究。

1. 原发性变异数据库 原发性变异数据库可用于遗传性疾病的研究。但在肿瘤基因突变检测的生物学分析过程中，会在过滤环节用到该类数据库，以区分胚系突变与体细胞突变。最常用的原发性变异数据库是OMIM数据库和HGMD数据库。

（1）OMIM数据库：OMIM数据库主要关注基因与遗传性疾病、疾病机制的代表性基因变异信息，包括对某特定遗传病详细的描述、基因名称、遗传方式、基因定位、基因多态性及详细的参考文献信息。与HGMD提供基因所有的变异位点信息不同，大多数OMIM基因更关注于疾病基因的第一个突变、对应表型最常见的突变及具有特征表型的突变。OMIM中已知分子机制的表型大部分为单基因遗传性疾病，其所对应的基因变异在各人群中的突变频率大部分也低于1%，属于罕见突变。其所收录的大部分疾病表型对应的基因变异一旦被检测到，就有较高的疾病风险。除此之外，OMIM提供较为全面的疾病临床表型谱，临床医师可根据患者表型信息为疾病诊断提供依据。

（2）HGMD数据库：HGMD数据库由英国卡尔地夫医学遗传研究所构建，是目前收录人类突变信息最全的数据库。其数据主要是由遗传病导致的胚系突变信息，突变信息包括突变类型列表、对应疾病列表和相应参考文献。其中突变类型包括在编码区、调控区和剪接区域中的大片段或小片段插入、缺失、基因组重组和重复变异、致病性点突变、致病性移码突变，影响可变剪接的突变及与疾病相关的多态性位点。数据库可以简单、快速地提供全面的基因突变信息，数据覆盖率广，可确认高通量测序生物信息学分析的突变来源，有助于区分体细胞突变和胚系突变，可获取某个特定基因或疾病的致病突变谱信息。

2. 肿瘤相关性数据库 近年来，随着高通量测序和生物信息学的发展与普及，与肿瘤相关的生物学数据呈指数级增长。在肿瘤基因突变检测的生物信息学分析过程中，该类数据库在对检出突变注释、突变结果报告及靶向药物推荐环节中起关键作用。常见的肿瘤突变相关信息注释数据库包括ClinVar和COSMIC等。

（1）ClinVar数据库：ClinVar数据库是一个由各临床实验室、研究实验室、组织机构或个人提交的突变注释信息汇总生成的数据库，具有检索突变、突变注释与分级的相关证据查询及信息下载等功能。包括人类完整基因组区域（含线粒体）的突变解释，既有胚系突变，也有体细胞突变的注释信息。该数据库提供大量与肿瘤相关的体细胞突变注释、证据信息及文献链接，也包含非肿瘤相关的突变信息。

（2）COSMIC数据库：COSMIC（Catalogue of Somatic Mutations in Cancer）数据库是世界上最大、最全面的有关肿瘤体细胞突变及其注释的数据库，主要提供多种肿瘤细胞基因组中的拷贝数变异、甲基化、基因融合、SNP及基因表达信息等。COSMIC给肿瘤用户提供突变位点的信息记录较为详细，包括样品名称、具体的突变内容、组织类型、涉及的肿瘤种类和文献出处等。该数据库既有对某一基因突变现象的综合统计，也有针对某一肿瘤组织或肿瘤细胞系的所有突变信息统计。同时，该数据库针对某一特定突变具有较为详细的文献来源，有助于临床人员确定突变意义及获取相关靶向药物信息。

二、高通量测序分析原理和方法

已经用于临床实验室检测的高通量测序，与传统基因检测方法最大的不同是需要复杂的生物信息学分析将大量原始序列信息转化为可靠的变异信息。作为NGS的重要组成部分，生物信息学分析对检测结果起着至关重要的作用。

（一）数据存储格式

1. FASTA 文件　FASTA 就是序列数据（如 DNA 序列、RNA 序列、氨基酸序列等）按照顺序进行存储的一种格式。碱基或氨基酸用单个字母来表示，序列前添加序列名及注释。常用的参考基因组序列、转录本序列、编码 DNA 序列、蛋白质序列等文件都是使用 FASTA 格式存储，其后缀有 .fasta、.fa 或 .fa.gz。

2. FASTQ 文件　FASTQ 是基于文本保存生物序列（通常是核酸序列）和其测序质量信息的标准格式。其序列及质量信息都是使用一个 ASCII 字符标示，最初由 Sanger 开发，目的是将 FASTA 序列与质量数据放到一起，目前已经成为高通量测序结果的标准存储格式。FASTQ 文件大小依照不同的测序数据量而有很大差异，范围可从几兆字节到上百千兆字节。文件后缀通常都是 .fastq、.fq 或 .fq.gz。

3. BAM&SAM 文件　当测序得到的 FASTQ 文件比对到基因组之后，会得到一个以 SAM 或 BAM 为扩展名的文件。SAM 的全称是 sequence alignment/map format。而 BAM 就是 SAM 的二进制文件（B 取自 binary），BAM 的存储空间更小。SAM 是一种序列比对存储格式，是以制表符为分割符的文本格式，主要用于表示测序序列比对到基因组上的结果。由于 SAM 格式可记录最全面的序列比对信息，且后续开发了各种简单易用的 SAM 格式处理软件，现在基本上所有的短序列比对数据都是用 SAM 格式存储，目前已成为默认标准。

4. VCF 文件　VCF 格式文件是用于描述单核苷酸变异（single nucleotide variation，SNV）、插入或缺失（insertion/deletion，Indel）、结构变异（structure variation，SV）、拷贝数变异（copy number variant，CNV）等变异的一种文件格式。目前大多数的变异检测软件输出的变异结果都是以 VCF 格式存储的。

（二）高通量测序检测数据分析原理

NGS 变异检测的基本原理是对样本 DNA 随机打断后进行 NGS 并获得大量短片段读长（reads），再通过生物信息学分析软件将测得的 reads 比对到参考基因组，得到每一条 read 在参考基因组上的位置信息。虽然 NGS 得到的是大量的短片段 DNA 序列，但由于样本 DNA 是通过随机打断后进行测序的，因此比对到参考基因组后，每一个位点都会被多次检测到，如图 6-8 箭头所指示的位点，综合多个 reads 的比对信息即可得知该位点碱基的变异情况，随后通过生物信息学分析即可对变异进行识别。

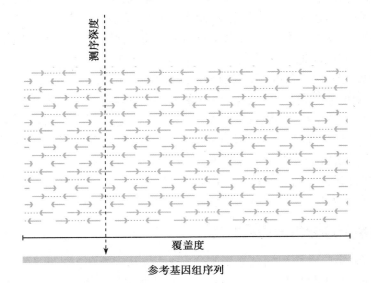

图 6-8　NGS 短序列比对策略

1. SNV 数据分析原理　　测序数据比对到参考基因组后即可获得每条 read 在基因组上的比对信息，包括比对到参考基因组上的位置，每一条测序 reads 序列与参考基因组序列的匹配情况，是否有错配、插入、缺失等信息。如图 6-9 方框中所指示的位点，参考基因组序列为碱基 A，而测序所得到的 reads 在该位点既有 C（7 条 reads）也有 A（9 条 reads），因此样本中该位点发生了（A＞C）突变，而变异等位基因频率（variant allele frequency，VAF）约为7/（7＋9），即 43.75%。在对 NGS 数据进行生物信息学分析时，变异检测软件将比对到参考基因组上的 reads 信息进行统计分析，并根据测序 reads 的碱基质量情况、比对情况等进行综合评判，最终计算出各位点突变情况。

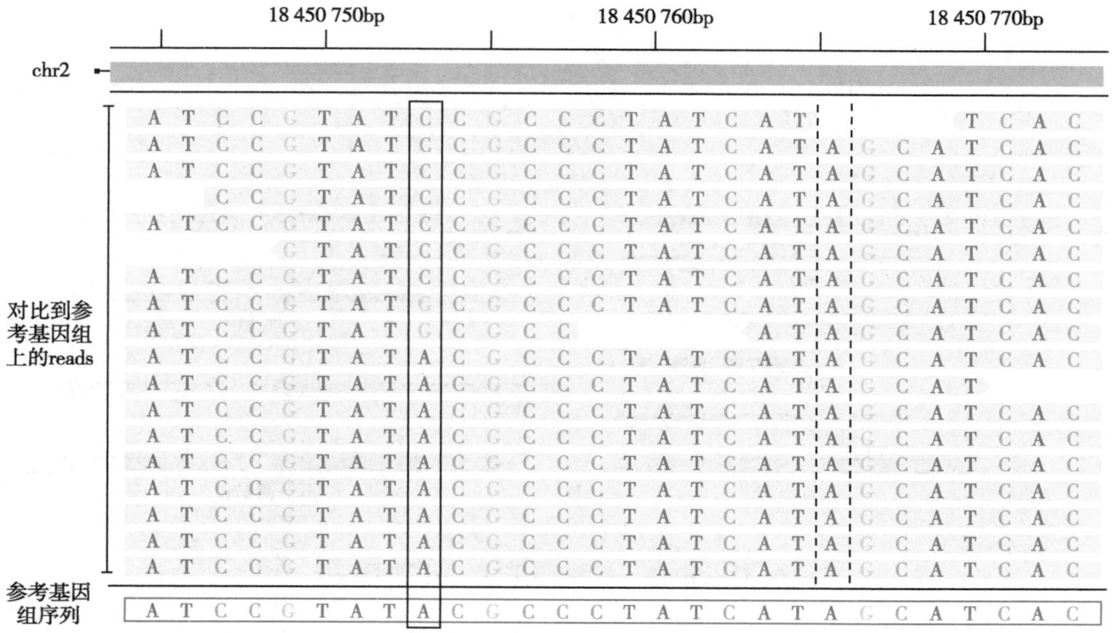

图 6-9　SNV 数据分析原理

2. CNV 数据分析原理　　CNV 是指人类基因组范围内某些区域由于发生了重复或缺失而导致的该区域内 DNA 拷贝数增加或减少的现象，是一种结构变异。若某些功能重要的基因区域发生了 CNV，则可能会导致疾病的发生。研究发现，帕金森病、糖尿病、孤独症、阿尔茨海默病、精神分裂症及癌症等疾病都与 CNV 有关。CNV 的检测主要是判断某一区域或基因是否发生了拷贝数的增加或减少。NGS 拷贝数变异检测的主要方法是基于测序深度（read depth，RD）。由于 RD 受 DNA 序列 GC 含量影响，因此不能直接使用原始 RD 判断是否存在 CNV。目前大多数 CNV 分析软件会根据序列的 GC 含量信息对 RD 进行校正，最后通过聚类进行归一化分析，判断是否存在 CNV。如图 6-10 所示，经过 GC 校正和归一化处理后，发生 CNV 的区域 RD 会相应减少或增加。对于全基因组测序，由于不涉及靶向捕获过程，且基因组的所有区域都进行了测序，因此需要预先设定发生 CNV 的区域或窗口大小。对于全外显子组测序或靶向测序，由于捕获区间内外深度偏好不一致，而且每个区间长短不一，所以目前一般不采用固定长度的窗口，多数软件使用的是在每个外显子区域范围对 CNV 进行判断。

3. SV 数据分析原理　　基因组发生的结构变异可分为大片段的插入、缺失、倒位、易位等（图 6-11），会导致基因融合及拷贝数变异。由于 NGS 产生的是短 reads，而结构变异一般比较大，因此对于 NGS 数据 SV 的生物信息学分析，其中一种方法就是利用发生结构变异断点位置的 reads 信息来进行判断。如图 6-12 所示,根据测序 reads 比对到参考基因组的情况,可将比对到断点位置的 reads 分为断裂 reads 和比对异常 reads。断裂 reads 是指一条 read 一部分比对到基因组的某一位置,另一部分比对到另一个位置。比对异常 reads 可分为

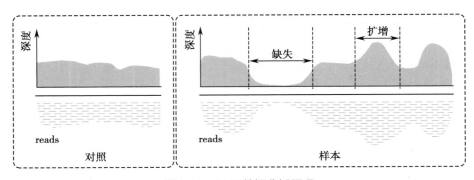

图 6-10 CNV 数据分析原理

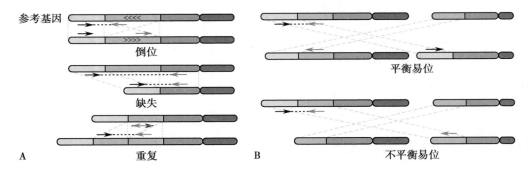

图 6-11 SV 产生原理

A. 基因组倒位、缺失、重复;B. 基因组易位。

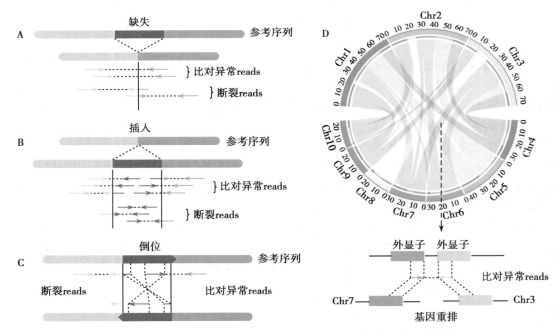

图 6-12 SV 数据分析原理

A. 基因组缺失的断裂 reads 和比对异常 reads 图示;B. 基因组插入的断裂 reads 和比对异常 reads 图示;
C. 基因组倒位的断裂 reads 和比对异常 reads 图示;D. 基因重排的比对异常 reads 图示。

4 类：①插入片段长度过长或过短；②成对的两条 reads 分别比对到不同的染色体；③成对的两条 reads 同时比对到正链或负链；④成对的两条 reads 中，比对到负链的 read 在染色体上的位置靠前，比对到正链的 read 在染色体上的位置靠后。

（三）高通量测序检测数据分析流程

生物信息学分析流程是指将各种不同的生物信息学分析软件、参考数据库信息通过计算机编程按照一定的方式结合在一起，从而使用高性能计算机完成从原始数据到得出检测结果的整个数据分析过程。一个完整的生物信息学分析流程要通过性能确认，预先设定好软件的每个分析参数及相关质控阈值，并且能够自动完成从数据的质量控制到结果报告的整个过程。每一个应用于临床基因检测的生物信息学分析流程还需要包含必要的质量控制点来对整个生物信息学分析过程进行监测，从而保证分析结果的准确性，以便出现异常结果时进行原因分析。

NGS 基因检测会产生大量原始序列数据，需要使用各种不同的分析软件，通过多个分析步骤对原始数据进行处理，导致生物信息学分析流程非常复杂。根据检测基因范围不同，NGS 基因检测方法可分为 3 个层面：①靶向测序（tNGS）；②全外显子组测序（WES）；③全基因组测序（WGS）。针对不同的测序平台、测序方法（tNGS、WES、WGS），其数据分析流程及所使用的软件会有所差别，但其主要分析步骤是一样的，包括原始数据的质量控制、数据比对、数据比对后处理、变异识别、变异注释、变异过滤及解读（图 6-13）。

1. 原始数据的生成和质量控制 测序过程中首先产生的是代表碱基信息的光学信号，要想得到 DNA 的序列信息，首先要进行碱基识别，即将测序仪记录的光学信号转化为测序碱基，该序列通常称为读长（reads）。由于目前测序仪的通量较大，一般会同时将多个样本进行混合测序，因此还需要通过文库制备时对样本加入的条形码（barcode）对样本进行分选。随后生成的就是每个样本的 FASTQ 格式原始数据。

测序过程都有着一定的错误率，因此在分析前首先要对数据全面了解并进行质量控制（quality control，QC）。一般测序得到的下机数据为原始数据（raw data），首先利用测序数据质控软件如 FASTQC 查看数据质量，根据 FASTQC 的结果报告判断应该进行哪些数据过滤。在进行数据过滤后，要对过滤后的数据重新进行质量评估，确定各种污染和低质量碱基或接头序列已经清除。质量控制的主要指标：①测序数据量，综合测序深度和测序覆盖度，建立一个测序数据量的阈值。②碱基质量值，测序碱基质量表明测序发生错误的概率，可通过过滤去除。③碱基分布，碱基分布检查用于检测有无 AT、GC 分离现象。由于所测的序列为随机打断的 DNA 片段，根据碱基互补配对原则，理论上 G 和 C、A 和 T 的含量在每个测序循环中应分别相等。④ GC 含量，外显子为 49%～51%，基因组为 38%～39%，正常 GC 含量的差异不超过 10%。

2. 数据比对 通过质控的数据需使用 NGS 数据比对软件将测序 reads 比对到参考基因组（如 Hg19）得到 SAM 格式文件，随后将 SAM 转换成 BAM 格式，比对完成后统计 BAM 文件的比对信息进行第二次质控（比对数据质控），主要指标如下。

（1）比对率：测序数据能够比对到参考基因组的比例；计算公式为比对率 = mapped reads/total reads，一般比对率要达到 95%；需要 mapped reads 的量达到性能确认时建立的标准。

（2）靶向捕获效率：衡量目标区域捕获的情况，捕获效率应不少于性能确认时建立的标准，捕获效率与捕获试剂盒有关，一般为 50%～60%。计算公式为 target ratio = reads on target/mapped reads。需要 reads on target 的量达到性能确认时建立的标准。

（3）平均测序深度与测序深度均一性：统计样本的平均测序深度，并计算测序深度的均一性。样本的测序深度与均一性应达到性能确认时建立的标准，某些区域的测序深度如果未达到标准，应采用其他方法进行验证。

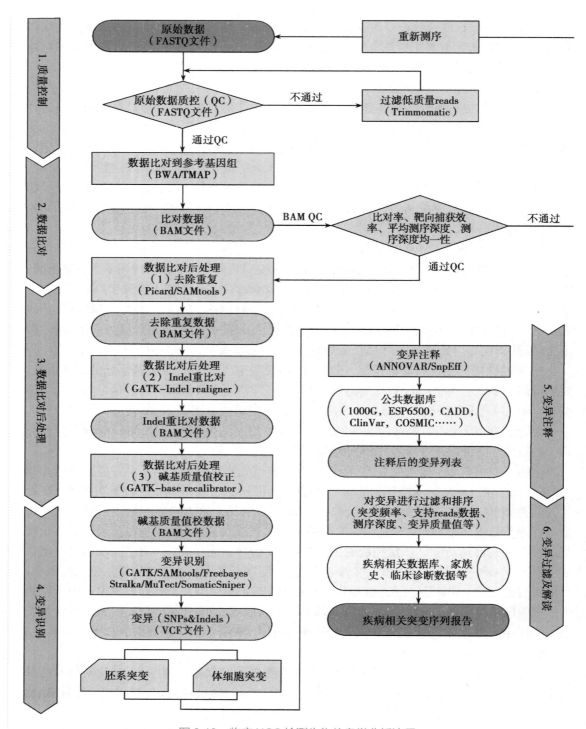

图 6-13 临床 NGS 检测生物信息学分析流程

3. 变异识别和注释 经过数据比对处理，接下来需要将所有变异识别出来。这些变异即所有与参考基因组序列不同的位点，包括 SNVs、Indels、SVs、CNVs。根据不同的突变类型，需使用不同的软件相互配合才能更准确地识别所有变异。变异识别完成之后还需要再一次对数据进行质量控制，即计算转换（transitions，Ti）/ 颠换（transversions，Tv）值。Ti 指嘌呤与嘌呤、嘧啶与嘧啶之间的转换；Tv 指嘌呤与嘧啶之间的转换。Ti/Tv 值可在一定程度上反映样本测序质量。需要注意的是，Ti/Tv 值主要用于全基因组测序和全外显子组测序数据的质量判断。Ti/Tv值是根据变异识别得到的所有变异中Ti与Tv计算的。全基因组：Ti/Tv≈3，外显子：Ti/Tv=2～3。因此，Ti/Tv>3或<2时，表示数据质量出现问题或变异检测软件算法有缺陷，需根据实际情况决定重新测序或使用其他方法进行验证。对于肿瘤组织，如果有配对样本，该步骤还可以通过配对样本检测到的突变信息将识别的所有变异分为体细胞突变和胚系突变。

在完成变异识别后，需对所有识别出的突变位点进行注释。通过注释信息可获得该位点的临床意义，以及利用注释信息进行后续过滤。变异注释主要是使用各种已知数据库的突变信息进行注释，主要的数据库如下。

（1）人群数据库：dbSNP，千人基因组计划，ExAC等。

（2）癌症数据库：COSMIC、My Cancer Genome、ClinicalTrials.gov、Personalized Cancer Therapy Knowledge Base、ICGC、TCGA、cBioPortal、Pediatric Cancer Genome Project、各种临床疾病指南等。

（3）其他数据库：各种突变类型的数据库（ClinVar、HGMD、LOVD等）、通过生物信息学的方法对突变的致病性进行预测的数据库（如sift、MutationTaster、dbNSF、VEP等）、实验室内部数据库、NCCN指南及临床试验用药指导数据库（ClinicalTrials.gov）等。

4. 变异过滤及解读 由于软件算法及测序系统错误的存在，通过生物信息学初步分析识别出的变异包含大量的假阳性位点，因此在变异被识别之后需要对其进行进一步过滤，以去除假阳性位点。变异的过滤主要根据各实验室建立的内部标准来进行，以尽可能去除假阳性位点，同时保留真阳性位点。随后还需要专业临床医师或遗传咨询医师根据患者的临床诊断及病史信息，对检测出的变异进行解读并发出报告。

临床NGS基因检测涉及的疾病很多，如肿瘤、遗传病、感染性疾病、器官移植、产前筛查等。临床基因检测对疾病的诊断、治疗、预后监测、预防、遗传咨询等均具有重要参考价值。作为基因检测的结论，临床NGS基因检测的报告和解读是其临床应用的核心依据。因此，临床NGS基因检测的报告和解读应按照统一的标准，且报告的内容要明确、简洁、准确可靠。目前国内外有关学会已出台了相关基因检测临床应用的专家共识与指南。

第四节　质量控制

核酸测序技术在产前诊断、肿瘤基因突变、遗传病、病原微生物等领域成为精准医学研究及应用不可或缺的工具。高通量测序要有效地用于临床检测，必须从检测项目的申请，样本的采集、运送、保存及预处理，实验室防污染分区设计，仪器设备维护校准，商品试剂方法的性能验证和实验室自建方法的性能确认、人员培训、标准操作程序（SOP）、质量控制、结果的报告和解释等方面均应满足相应的要求。2014年，我国食品药品监督管理总局办公厅、国家卫生计生委办公厅发布了《关于加强临床使用基因测序相关产品和技术管理的通知》（食药监办械管〔2014〕25号）。《通知》要求，卫生计生委负责基因测序技术的临床应用管理。高通量测序实验室在《医疗机构临床基因扩增检验实验室管理办法》下进行监管，按照临床基因扩增检验实验室进行技术审核和准入。

中国要求产前基因检测在内的所有医疗技术，包括检测仪器、诊断试剂和相关医用软件等产品，如用于疾病的预防、诊断、监护、治疗监测、健康状态评价和遗传性疾病的预测，需经药品监管部门审批注册，并经卫生行政部门批准技术准入方可应用。高通量测序仪（不用于全基因组测序）及所有诊断试剂为Ⅲ类医疗器械管理产品；测序反应系统的通用试剂（不用于全基因组测序）为Ⅰ类医疗器械管理产品；对于胎儿染色体非整倍体（T21、T18、

T13）基因检测（测序法）Z值计算软件，如果软件仅使用通用函数计算，不按照医疗器械管理；如果使用企业特有算法，则作为Ⅱ类医疗器械管理。

一、核酸测序检测分析前质量控制

分析前阶段是指从临床医师开具医嘱起，按时间顺序的步骤，包括检验项目的申请、患者准备、样本的采集、运送、实验室对样本的接收和预处理，以及样本的分析前保存。分析前质量控制是决定检验结果正确、可靠的前提，涉及实验室人员、临床医师、护士、护工及受检者本人等，是整体质量控制中一个不容忽视的重要环节。

（一）检测项目的申请

高通量测序技术检测范围广泛，可以同时进行全基因组、全外显子组或靶向成百上千基因检测，但实验室应当明确检测的必要性。检测应当围绕临床疾病诊疗的特定需求进行，而不是从技术需求出发。检测基因的选择与检测目的有关，检测目的则来源于临床需求。举例来说，如果对较常见的遗传病进行检测，如地中海贫血，那么只需对目标区域进行检测，甚至可能不需要采用高通量测序方法。如果对罕见遗传病进行未知突变的检测，这时可进行外显子组测序。如果进行肿瘤靶向治疗基因突变检测，检测目的是寻找患者是否带有对靶向治疗药物敏感或耐药的突变，从而帮助临床选择最适合的治疗药物，这时优先选择包含临床意义明确或有潜在临床意义突变的基因，对临床意义不太明确和完全不明确的基因不建议进行检测，因为这些基因对指导临床用药没有临床价值。如果一定要对临床意义不明基因进行检测，需与临床医师沟通检测目的，在经过患者知情同意的情况下开展，而且要在报告结果时注明仅供研究使用。

（二）知情同意

知情同意，即受检者有权利知晓自己的病情，并对医务人员采取的治疗措施和临床检测项目有决定取舍的权利。知情同意包括两个必要的相互联系的部分：一个是知情同意文件，一个是知情同意过程。知情同意的主要作用是尊重、保护受检者，预防其受害。高通量测序检测的知情权包括受检者有权选择他们希望了解哪些遗传检测结果；受检者有权选择对亲属、研究人员或第三方公开自己的哪些信息；父母有权选择了解子女的遗传信息等。

（三）样本采集、运送、接收和保存

高通量测序检测中常涉及的临床样本有手术切除或活检组织、胸腔积液、腹腔积液、脱落细胞、血浆、全血样本等。这些临床样本的处理和保存方法各不相同，由于高通量测序检测与一般的分子检测一样，都是对核酸（DNA或RNA）进行检测，因此核酸的稳定性、结构的完整性对检验结果有决定性的影响（详见本书第三章 临床标本处理与分离纯化技术）。目前高通量测序检测临床实验室更多使用自建方法，实验室可参考指南的推荐或文献，决定采集标本的类型，并根据不同标本中分析物的稳定性及生物学特征等制定样本采集、运送和保存的SOP，经过性能确认后，按照SOP规定的要求执行。

二、核酸测序检测分析中质量控制

（一）建立并遵循标准操作程序

高通量测序检测通常包括核酸提取、片段化、文库制备、加入标签、混样、测序、生物信息学分析和结果报告等步骤，目前应用于临床的高通量测序检测试剂或系统分为两大类：经过国家药品监督管理局批准的商品化试剂或系统和实验室自建方法（laboratory developed tests，LDT）。无论使用国家药品监督管理局批准的试剂还是LDT试剂，实验室都需要建立严格的SOP，不能随意改变。使用国家药品监督管理局批准试剂的实验室应根据试剂盒说明书建立检测的 SOP；使用 LDT 试剂的实验室需要首先建立试剂配制的 SOP，然后建立使用的 SOP。

1. "湿实验"标准操作程序的建立 高通量测序实验室购买核酸提取试剂盒、文库制备试剂盒、通用测序反应试剂盒等，或者自行设计基因组目标区域，合成相应引物探针等，均需对上述实验中涉及的所有试剂原料的来源、试剂配制的过程、基因检测的区域、仪器、软件及版本、对照品、室内质控等详细说明，以保证检测的各环节可查可追溯，并进行详细记录。临床实验室如果使用不同的样本类型，如活检组织、FFPE 样本、血浆样本，则需对每一种样本建立标准操作程序。

2. "干实验"标准操作程序的建立 "干实验"过程由分析软件和算法组成，并且按照一定的流程进行。因此，"干实验"过程与"湿实验"一样，也需要建立分析流程的 SOP。通常来说，"干实验"包括测序数据的质控、数据比对、变异识别、变异的注释和解读。如果实验室认为建立的分析流程达到理想的性能指标，那么应该将分析流程建立成 SOP，包括软件/算法及版本、分析参数、质量标准、数据库等，其目的是使数据分析具有可重现性和可溯源性。

3. 质量标准的建立 在高通量测序中需建立测序的质量标准，而且所有的性能指标均在相同的测序质量标准下进行评价。重要的质量标准有：测序深度、覆盖均一性、碱基识别质量值、比对质量值等。临床实验室需建立自己的质量标准，并在每一批检测过程中始终监测并记录，规定可接受的和不可接受的质量值，不符合质量标准的结果为检测失败，并在 SOP 中建立检测失败的进一步处理方法。

（二）高通量测序检测体系性能验证和性能确认

性能验证针对的是经批准的商品试剂即体外诊断产品，性能确认则是针对 LDT，高通量测序检测因其涉及多基因多位点的检测，较少会有商品检测系统，通常采用 LDT 模式。实验室初期通常依据经验建立高通量测序的检测流程，临床实验室正式开展日常检测之前应对高通量测序检测试剂、方法及系统进行性能确认。性能确认指在测定方法研发时，确认 LDT 试剂的分析性能特征（如精密度、准确度、测定范围、分析敏感性和分析特异性等）是否能满足相应的临床应用目的。使用国家相关部门如国家药品监督管理局批准试剂的实验室，在用于临床之前，需要对相应的试剂方法进行性能验证。性能验证要验证的是商品试剂盒说明书中列出的性能验证指标，如精密度（重复性）、准确度、检测范围、分析敏感性和分析特异性等在特定实验室条件下能否复现。

（三）仪器设备的使用和维护

高通量测序实验室开展临床高通量测序检测时，在核酸提取、片段化、文库制备、文库定量、混样、高通量测序、生物信息学分析等步骤都需要各种仪器。常用的仪器设备包括超净台、生物安全柜、纯水仪、天平、pH 计、离心机、移液器、冰箱、实时荧光 PCR 仪、金属浴或水浴温控仪、超声打断仪、生物分析仪、高通量测序仪和服务器等。如果实验室进行确认试验，还需要配备 Sanger 测序仪、基因芯片仪和数字 PCR 仪等相应的仪器。在检测流程中，每一个环节都需要使用仪器，仪器的准确性对检测结果具有重要影响。因此，为了保证检测的质量，仪器设备正确使用和维护也是十分重要的环节，其目的是保证仪器、试剂及分析系统处于正常的功能状态。

（四）人员培训及能力评估

我国目前高通量测序检测人员是按照《医疗机构临床基因扩增检验实验室管理办法》规定管理，经省级以上卫生行政部门指定机构技术培训合格后，从事临床基因扩增检验工作，也包括高通量测序检测工作。但是高通量测序检测相关项目是高度复杂的项目，对人员的要求较一般的临床基因扩增检验更高。实验室应首先对人员的基本教育水平提出相应要求，然后再对符合要求的人员进行培训。

三、核酸测序检测分析后质量控制

（一）高通量测序检测结果的报告

1. 对检测结果的总体描述　高通量测序检测的内容很多，除了有意义的突变，还可能检出临床意义不明的突变，因此在进行结果详细报告之前，建议先对检测结果进行总体描述。例如，检出致病性突变 NM_001354609.1（*BRAF*）：c.22G＞T（p.Gly8Cys）。

2. 突变位点的报告要求　在报告位点时，准确表达基因突变非常重要。基因名称可参考 HUGO 基因命名委员会（HGNC），突变报告可参考人类基因组变异协会（HGVS）建议的报告格式，这也是目前大多数指南中推荐的标准格式。例如，NM_033360.3（KRAS）：c.13A＞G（p.Lys5Glu）。在突变报告时，转录本包括转录本编号（NM_033360）及版本号（.3），在 c.13A＞G（p.Lys5Glu）中，c. 表示 DNA 编码序列（coding sequence），p. 表示蛋白序列（protein sequence），13 表示突变位于转录本上的位置，A 表示在参考序列上的碱基，G 表示被检基因组 DNA 相应位置的碱基。一个基因可能有多个转录本，通常选择主要转录本，转录本不同，碱基的位置可能不同，突变的表述也不同。有的实验室除报告转录本，还报告染色体、基因组 DNA 在参考序列上的位置和序列变化，如果使用相同的参考序列（如 hg19），突变的位置和变化应一致。胚系突变还应报告其变异状态是杂合（heterozygous）、纯合（homozygous）还是半合（hemizygous）。体细胞突变可报告突变等位基因的百分比。

3. 决定报告哪一类突变位点　高通量测序检测，包括靶向测序、全外显子组测序或全基因组测序，检测的位点非常多，有些临床意义明确，也有些临床意义不明确，甚至是从未报道过的突变。实验室要在初期建立检测方法和检测流程时设立筛选标准，有些生物信息学分析可以直接把检测结果按照设立的标准进行过滤，只保留需要报告的结果。

（1）胚系突变的分级：胚系突变可分为致病性（pathogenic）、可能致病性（likely pathogenic）、良性（benign）、可能良性（likely benign）和临床意义不明确（uncertain significance）的突变。

（2）体细胞突变的分级：体细胞突变可分为临床意义明确、有潜在临床意义、临床意义不明确和良性或可能良性突变。

4. 无关突变　这是高通量测序检测与其他分子检测的一个重要不同之处。申请进行高通量测序检测的患者通常有一定的临床表现，如根据临床症状和家族史怀疑可能有遗传病的患者，在高通量测序检测中，除了检出与遗传病相关的突变以外，也可能检出与遗传病表现无关的突变，如药物代谢相关突变、肿瘤相关突变等，这一点在全外显子组测序或全基因组测序中尤为常见。因此，将这种突变称为无关突变。高通量测序实验室需要建立无关突变的报告原则。报告无关突变需要在有遗传咨询、与临床充分沟通、有报告标准和程序的情况下进行。

（二）数据保存和处理

高通量测序检测会产生大量数据，一名患者检测的靶向测序数据文件的存储量即可达数千兆字节，每个全外显子组和全基因组数据文件的存储量可达几十千兆字节。高通量测序会生成多个文件，包括原始图像文件、FASTQ 文件、BAM 文件、VCF 文件和最终的结果报告单，通常图像文件无须保存，建议保存 FASTQ 文件、BAM 文件、VCF 文件和最终的结果报告单，但是不同文件保存的意义不同，因此保存的时间也不同。FASTQ 文件和 BAM 文件可以重新分析，或者用将来优化的生物信息学流程分析，但是数据文件较大；VCF 文件和最终的结果报告单文件较小，但不能重新分析，可以保存突变结果，未来进行突变重新解读。实验室应在 SOP 文件中明确保存哪一种文件，以及每种文件保存的时间。高通量测序涉及的遗传信息结果敏感，有可能使受试者产生心理创伤，造成社会歧视、其他家庭成员恐慌等问题。因此高通量测序的数据应该保密，注意保护患者隐私，未经授权不得公开。

本章小结

核酸测序技术包括第一代 DNA 测序技术、NGS 技术和对单分子 DNA 进行非 PCR 测序为主要特征的第三代测序技术。NGS 技术主要基于 DNA 片段单分子扩增和并行测序反应的原理,其特点是不需要进行 DNA 模板克隆,而是使用接头进行高通量的并行 PCR 和并行测序反应,并结合微流体技术,利用高性能的计算机对大规模的测序数据进行拼接和分析,显著提高测序数据产出通量,设备易于微型化。

核酸测序技术在产前诊断、遗传病筛查、肿瘤基因突变检测、病原微生物感染检测等领域具有广泛的应用。NGS 生物信息学分析流程包括序列比对、突变识别、突变过滤、突变注释及突变报告与解读等,生物信息学分析对检测结果至关重要。

核酸测序技术在样本的采集运送保存及预处理、实验室防污染分区设计、仪器设备维护校准、商品试剂方法的性能验证、人员培训、SOP、质量控制、结果的报告和解释等方面均有严格的要求。

（王志刚　张　华）

第七章 蛋白质组学与代谢组学技术

通过本章学习，你将能够回答下列问题：

1. 什么是蛋白质组学？什么是代谢组学？
2. Western 印迹杂交的基本原理和基本过程是什么？
3. 什么是双向凝胶电泳？在蛋白组学研究中的作用是什么？
4. MALDI-TOF-MS 和 ESI-MS 的基本原理与应用是什么？
5. 肽质量指纹图谱的研究策略是什么？有哪些特点？
6. SELDI-TOF-MS 的临床价值是什么？
7. 代谢组学的主要研究内容是什么？研究代谢组学主要的技术有哪些？
8. 代谢组学研究的临床意义是什么？

基因组作为遗传信息的载体，决定着遗传性状和蛋白质的表达，但直接参与生命活动，完成各种新陈代谢功能的物质却是蛋白质。蛋白质的复杂性、多样性和动态性，蛋白质数量与基因数量的不匹配性，以及在不同组织器官、不同发育阶段或不同机体状态下蛋白质表达的差异性，都提示了蛋白质组学研究的必要性和艰巨性。对蛋白质组的探索成为生命科学进入后基因组时代的必然产物，也是未来生命科学发展的重要方向，它将为精准医疗的发展提供直接线索和重要的技术手段。

蛋白质组（proteome）是指一个细胞、一类组织或一种生物的基因组所表达的全部蛋白质。它不是局限于一种或几种蛋白质，而是特定时间和空间条件下所有蛋白质的集合，是一个动态变化的总和。

蛋白质组学（proteomics）是以蛋白质组为研究对象，从整体水平揭示细胞内动态变化的蛋白质组成、结构、表达水平和修饰状态，研究蛋白质之间、蛋白质与生物大分子之间的相互作用，揭示蛋白质功能与生命活动规律的一门学科。

第一节 蛋白质凝胶电泳与检测

一、蛋白质凝胶电泳

蛋白质凝胶电泳是重要的生物化学分离纯化技术，其中聚丙烯酰胺凝胶电泳（polyacrylamide gel electrophoresis，PAGE）以聚丙烯酰胺为介质，是目前分离蛋白质最可靠的技术之一。

（一）蛋白质的 SDS-PAGE

十二烷基硫酸钠 - 聚丙烯酰胺凝胶电泳（sodium dodecyl sulfate-polyacrylamide gel electrophoresis，SDS-PAGE）是根据蛋白质的分子量差异分离蛋白质。SDS 是一种离子型去垢剂，带有大量负电荷，可与蛋白质结合形成复合物。当 SDS 单体浓度 >1mmol/L 时，它与蛋白质的结合比是 1.4gSDS/1g 蛋白质；当低于 0.5mmol/L 时，结合比是 0.4gSDS/1g 蛋白质。SDS 可断裂蛋白质分子间或分子内氢键，使蛋白质去折叠，当样品中同时含有还原剂时，如

β-巯基乙醇（β-mercaptoethanol，β-ME）或二硫苏糖醇（dithiothreitol，DTT），可断裂分子间二硫键，此时蛋白质发生变性、解聚形成单链。由于 SDS 所带的负电荷远远超过天然蛋白质，消除或掩盖了蛋白质本身的电荷，因此在电泳过程中仅根据单链蛋白质分子量进行分离。

当蛋白质分子量在 15～200kDa 时，蛋白质的迁移率和分子量的对数呈线性关系，因此 SDS-PAGE 还可以通过已知分子量的蛋白质制作标准曲线来测定某种未知蛋白质的大小。此外，SDS-PAGE 还可以与氨基酸测序、质谱分析等后续研究联合，如使用序列特异性蛋白酶，对聚丙烯酰胺凝胶电泳分离的蛋白质进行原位酶解产生多肽，并从凝胶中将肽段洗脱出来，进行质谱分析。

（二）非变性蛋白质凝胶电泳

非变性聚丙烯酰胺凝胶电泳是在不加入 SDS 和巯基乙醇等条件下进行聚丙烯酰胺凝胶电泳，可用于蛋白质、核酸等生物大分子的分离。

由于凝胶中未加入变性剂和还原剂，蛋白质在电泳过程中仍能保持生物活性和天然形状，没有发生变性或形成单链，这对于需要保持活性的生物大分子的鉴定有重要意义，常用于酶鉴定、同工酶分析等。

二、凝胶上蛋白质的检测

凝胶上蛋白质染色可分为以考马斯亮蓝染色为代表的有机溶剂染色、银染色、荧光染色和同位素显色等，其灵敏度和分辨率各不同。灵敏度高且与后续质谱兼容的染色方法是蛋白质组研究最需要的染色方法。

（一）考马斯亮蓝染色

考马斯亮蓝（Coomassie brilliant blue，CBB）化学名称为二甲花青亮蓝，是一种偏酸性的有机溶剂，可与蛋白质碱性基团非共价键结合，形成紧密的复合物，呈现深蓝色。考马斯亮蓝染色是最常使用的蛋白质染色方法之一，可对聚丙烯酰胺凝胶或点杂交后的蛋白质进行染色。考马斯蓝主要有 R-250 和 G-250 两种类型，其中 G-250 检测灵敏度更高，可用于精确的蛋白质检测。

考马斯亮蓝染色过程简单、无毒，染色后凝胶背景很低，对比度良好，避免了较长时间的脱色过程。其不足在于灵敏度偏低，检测限度为 30～300ng，对于低丰度蛋白质可能存在漏检。胶体考马斯亮蓝技术利用了染料的胶体特性，自由染料可以穿透凝胶对蛋白质进行染色，但胶体颗粒却不进入胶内，因此背景更好，进一步提高了染色灵敏度，蛋白质检测下限可达到 10ng。

由于考马斯亮蓝染色对于后续蛋白质鉴定技术具有良好的相容性，如氨基酸测序、质谱分析等，因而在蛋白质组学研究中得到广泛应用。

（二）银染色

银染色是一种灵敏度很高的蛋白质染色方法，它利用银离子（硝酸银）在碱性条件下被还原成金属银，沉淀在蛋白质条带上显色来检测蛋白质，灵敏度可达到纳克级以下，是传统考马斯亮蓝染色的 100 倍，非常适合低丰度蛋白质染色，尤其对酸性蛋白质染色较好，但对糖蛋白、钙结合蛋白等部分蛋白质染色效果不理想。

银染色方法可分为传统银染法和与质谱兼容的银染法。传统银染法需要较高纯度的硫代硫酸钠、戊二醛、硝酸银、甲醛、EDTA 或乙二胺等，但由于经常使用到甲醛、戊二醛等有机溶剂，会使蛋白质发生交联，封闭蛋白质的末端，而无法进行蛋白质测序等后续分析。与质谱分析兼容的改良银染法不含有戊二醛和甲醛，但其染色的灵敏度会降低，背景会加深。此外，银染色条带的深浅与蛋白质的量不成比例，因此不能准确定量蛋白质，这种现象称"雪崩效应"。

（三）荧光染色

蛋白质荧光染色的灵敏度介于考马斯亮蓝染色和银染色之间，可达到 $1\sim100ng$，它具有线性范围广、质谱兼容等优点，非常适合蛋白质的整体表达和大规模蛋白质组研究。

当有机荧光染料与凝胶中的蛋白质结合后，会发出较强荧光，在荧光扫描系统或荧光显微镜下观察表达的蛋白质，其中最常使用的荧光染料是 SYPRO Ruby 和 SYPRO Orange，它们是一类含有钌（Ⅱ）的有机络合物。SYPRO Ruby 是一种过渡金属有机复合物，适于双向凝胶电泳后的蛋白质分析。它可与碱性氨基酸相互作用而染色不同蛋白质，重复性好，也可以对糖蛋白、钙结合蛋白、脂蛋白等染色困难的蛋白质进行检测，但是商品化的 SYPRO Ruby 价格昂贵，很少应用于大量凝胶的定量分析。

有机荧光染色技术简单易行，一般只需要 $30\sim60$ 分钟。它能够与质谱技术完全相容，灵敏度高，可检测到 $1\sim2ng$ 的蛋白点。但有机荧光染料与蛋白质结合后会改变凝胶中蛋白质的迁移位置，且荧光染料可与蛋白质样品中不同氨基酸残基结合，导致检测信号差异较大。

三、凝胶转印与蛋白质免疫印迹实验

蛋白质印迹（Western blotting）又称免疫印迹杂交（immunoblotting），可对转移至膜上的蛋白质进行连续分析的、检测蛋白质表达的技术，它融合了高分辨率的 SDS-PAGE 和高特异性的抗原抗体结合技术，能够检测出 $1\sim5ng$ 的蛋白质。

蛋白质印迹通过特异性抗体对凝胶电泳处理过的蛋白质进行着色，通过分析着色的位置和深度获得特定蛋白质的表达情况。蛋白质印迹主要分为以下几个步骤：蛋白质样本制备、蛋白质电泳、蛋白质转移、免疫学检测等。

（一）蛋白质样品制备

根据样本的不同来源、种类、性质以及蛋白质的分布，采用不同的裂解方法，加入适宜的蛋白酶抑制剂（表 7-1），并尽可能在低温条件下操作以减少提取蛋白质过程中造成的降解，尤其对于一些特殊的蛋白质，如磷酸化蛋白质等。获得溶解状态的蛋白质提取液后，可应用 BCA、Bradford 等方法测定蛋白质的浓度。

表 7-1 常用的蛋白酶抑制剂

蛋白酶抑制剂	受抑制的蛋白酶
苯甲基磺酰氟（PMSF）	丝氨酸蛋白酶、胰凝乳蛋白酶、胰蛋白酶等
苯甲脒	丝氨酸蛋白酶
EDTA/EGTA	金属蛋白酶
胃蛋白酶抑制剂	酸性蛋白酶（胃蛋白酶、组织蛋白酶 D、凝乳酶等）
NaF	磷酸酶
Na_3VO_4	磷酸酶
抑肽酶	丝氨酸蛋白酶

（二）SDS-PAGE

将含有适量 SDS 的上样缓冲液（loading buffer）加入蛋白质，后高温变性，SDS 将与蛋白质充分结合，形成 SDS-蛋白质复合物。

为了更好地分离蛋白质，Western 印迹多采用不连续的 SDS-PAGE 电泳，凝胶分为积层胶和分离胶，积层胶的浓度为 5%，主要用于蛋白质的浓缩和集中，而分离胶浓度常为 $6\%\sim15\%$，分离的靶蛋白越大，所需要的分离胶浓度越低。

（三）蛋白质转移

蛋白质转移是将蛋白质从凝胶转移至固相膜的过程，是影响 Western 印迹的重要因素之一。常用的固相支持膜包括硝酸纤维素膜（nitrocellulose，NC）和聚偏氟乙烯膜（polyvinylidene difluoride，PVDF）等，它们与蛋白质均以疏水作用相结合。硝酸纤维素膜与蛋白质亲和力高，背景较好，应用广泛，有 0.2μm 和 0.45μm 两种不同孔径，当被转移的为小分子量蛋白质，尤其是 <20kDa 的蛋白质时，可使用 0.2μm 的硝酸纤维素膜。聚偏氟乙烯膜与蛋白质亲和力略低，但性质稳定、质韧，也是蛋白质转移理想的支持膜。

蛋白质转膜多采用电转移技术。电转移速度快，转移效率高，条件容易控制，重复性好，可保持胶的分辨率。转膜缓冲液由缓冲系统和甲醇组成，三羟甲基氨基甲烷 - 甘氨酸系统（Tris-Gly）是最常用的缓冲系统，有时也可加入少量 SDS，可提高转移效率。甲醇可以移去 SDS- 蛋白质复合物上的 SDS，具有疏水性，能增强蛋白质与硝酸纤维素膜的亲和力，但过量甲醇也会引起蛋白质沉淀或变性，阻碍蛋白质转移。此外，转膜缓冲液的 pH 接近 8.3，超过大多数蛋白质的 pI，避免蛋白质在凝胶中的沉淀。

电转移可分为湿转和半干转，湿转需要多量缓冲溶液和较长的转膜时间，而半干转特别适用于小分子量蛋白质转移，对于双向凝胶转移也比较理想。半干转转膜缓冲液用量很少，因此不能长时间转膜，15～40 分钟即可完成。

（四）免疫学检测

转移至膜上的蛋白质进行免疫学检测可分为封闭、第一抗体反应、第二抗体反应、荧光或化学发光检测等步骤。

1. 封闭　蛋白质分子从胶上转移到膜上后，为减少探针的非特异结合，用非反应活性分子封阻转移膜上未吸附抗体的区域，以降低检测的背景信号。常用的封闭剂有脱脂奶粉、牛血清白蛋白（bovine serum albumin，BSA）、酪蛋白等。封闭剂浓度通常是 5%，过高浓度可能会封闭膜上蛋白而影响目标蛋白质与抗体的结合。

2. 靶蛋白与抗体结合　抗体与转移膜上的目的蛋白质进行特异性结合，再用标记过的二抗与膜上的一抗反应。

抗体质量是影响 Western 印迹成败的关键因素之一。在 Western 印迹过程中蛋白质均发生变性，已经失去了原有蛋白质折叠的空间结构，因此应用于 Western 印迹的抗体是识别变性后蛋白质表位的抗体。

作用于靶蛋白的第一抗体有单克隆抗体和多克隆抗体两种类型，多克隆抗体往往可以识别同一抗原分子上多个结合位点，因此杂交信号比较强，但也容易产生非特异性条带，背景增强。单克隆抗体通常只识别一个表位，对抗原分子中某个特定区域的检测有很大优势，特异性强但杂交信号相对弱。

第二抗体是针对第一抗体的免疫球蛋白，多使用荧光素或酶（碱性磷酸酶、辣根过氧化酶）等偶联物标记第二抗体。

3. 检测　根据第二抗体连接的标识物进行检测，如化学发光法、显色法、荧光法或放射性核素测定等，从而间接检测出目的蛋白质的存在。

目前应用最广泛的是化学发光法和荧光检测法。当辣根过氧化物酶（HRP）作为第二抗体的偶联物时，HRP 可作用于化学发光底物（ECL），经 HRP 酶催化产生 425nm 波长的激发态发光产物，通过胶片感光或冷 CCD 成像设备显示出蛋白质所在位置和表达量。化学发光成像系统将光信号转化为电信号，可以通过放大信号提高灵敏度，如超敏化学发光法（ultrasensitive chemiluminescence）的灵敏度可以达到飞摩尔级。荧光法通常使用荧光染料（Cy2 或 Cy3）标记第二抗体，膜上靶蛋白浓度与荧光信号强度呈线性关系，因此可以通过荧光信号直接进行蛋白质定量。

第二节 基于凝胶电泳的蛋白质组学分析

蛋白质组学研究包括蛋白质质点分离和蛋白质分析鉴定两个重要方面。其中双向凝胶电泳是迄今为止最有效分离蛋白质的方法，能将数千种蛋白质同时分离，并与蛋白质质谱分析技术有效融合，成为研究表达蛋白质组学最重要的工具。

一、双向凝胶电泳

（一）双向凝胶电泳原理

双向凝胶电泳（two-dimensional electrophoresis，2-DE）是蛋白质组研究的核心技术之一，是利用蛋白质的电荷数和分子量大小的差异，通过两次凝胶电泳进行蛋白质分离的技术。第一向是等电聚焦电泳（isoelectric focusing electrophoresis，IFE），可根据蛋白质等电点的不同，在 pH 梯度中将带有不同电荷的蛋白质分离形成区带。在此基础上进行第二向的SDS-PAGE，它依据蛋白质分子量的不同将之分离，即将具有相同等电点的蛋白质再按照分子量的差别进行二次分离。经双向凝胶电泳后得到一系列蛋白质质点，分布在以等电点或分子量为 X 轴或 Y 轴的图谱中，每一个点就代表了一个或数个等电点和分子量相同的蛋白质（图 7-1）。因此，双向凝胶电泳可分离上千种蛋白质，并且可以获得蛋白质等电点、分子量和含量等信息。

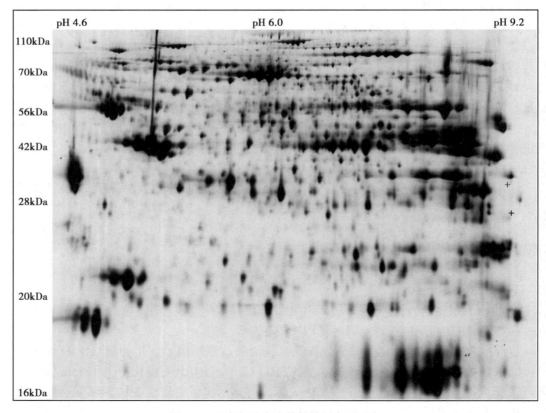

图 7-1 双向凝胶电泳获得的蛋白质质点

1. 第一向电泳前准备 蛋白质样本的制备是影响双向凝胶电泳重复性和分辨率的关键因素。在电泳过程中蛋白质样品要始终处于可溶状态，且蛋白质溶解试剂不应改变蛋白质等电点、导电性能等理化特性。双向凝胶电泳的蛋白质样本制备常用的试剂包括①变性剂：多为中性变性剂，如尿素或脲等，对于一些难以溶解的蛋白质如膜蛋白、核蛋白等，可加入增溶剂硫脲，提高双向凝胶电泳的灵敏度。②还原剂：巯基类还原剂最常用，β-巯基乙醇和 DTT 可以破坏蛋白质间的二硫键，保持蛋白质的还原状态。但 DTT 本身带有电荷，会导致蛋白质样品迁移位置发生改变。③去垢剂：最常使用非离子型去垢剂（Triton X-100、NP-40）和两性离子去垢剂（CHAPS、CHAPSO）。

2. 第一向电泳　IFE 使用的固相 pH 梯度（immobilized pH gradient，IPG）胶条是具有弱酸或弱碱性质的丙烯酰胺衍生物，形成的 pH 梯度不随电场条件发生改变，具有更高的分辨率，可达到 0.001pH。IPG 胶条有不同长度规格（3~18cm），IPG 越长，分离区域越大，能分辨的蛋白质数量越多，而短的 IPG 胶条多用于快速筛选蛋白质。IPG 胶条也存在不同 pH 梯度宽度范围，宽 pH 梯度分辨率略差，多用于初筛；而窄 pH 梯度分辨率高，适用于更精确的蛋白质分离。

3. 第二向电泳前准备　第一向和第二向电泳缓冲液不同，因此 IFE 结束后，应对 IPG 胶条进行平衡，其目的是使 IPG 介质与第二向电泳缓冲体系一致，维持蛋白质的变性和还原状态，以保证在第二向 SDS-PAGE 中蛋白质能够有效分离。

4. 第二向电泳　将 IPG 胶条放置在 SDS-PAGE 胶上，压紧排除气泡，电泳后将凝胶进行有效的银染色；也可以将胶中选择的质点切割分离，进行后续的质谱分析或蛋白质测序，或将胶中质点转移至膜上直接分析。

（二）双向凝胶电泳的特点

双向凝胶电泳是目前唯一能够同时分离出数千蛋白质质点的蛋白质组学研究技术，与计算机图像处理、质谱以及测序等技术结合，成为蛋白质组学研究的经典策略。在分析生物样品的蛋白质表达差异、疾病诊断、发现新的蛋白标志物或新的药物靶标、分析药物作用机制与毒性等方面发挥作用。

双向凝胶电泳也存在一些不足：①双向凝胶电泳对于具有极端分子量或等电点的蛋白质以及难以溶解的蛋白质，如膜蛋白等分离效果不佳；②对低丰度蛋白质的检测仍无法改善，然而体内一些重要的调节蛋白质常表达量不高；③ 2-DE 凝胶中常会出现等电点漂移现象，出现假阳性或假阴性结果。

二、双向凝胶电泳差异蛋白图谱分析

双向凝胶电泳（2-DE）蛋白图谱分析是数字图像处理中的模式识别技术在生物医学领域的一个重要应用。2-DE 蛋白质图谱分析包括：图像采集、图像加工、蛋白质点检测、定量、凝胶匹配、数据分析、数据解释、蛋白表达差异评估，以及建立双向凝胶电泳数据库等。

（一）图像采集与加工

将 2-DE 凝胶图像，包括质点分布、灰度和大小等，通过扫描仪或 CCD 等图像采集设备将凝胶转化为数字图像，借助于计算机图像处理系统进行后续结果分析。

图谱获取有两个重要的信息：空间分辨率和灰度值的密度分辨率。荧光标记的凝胶可采用 CCD 和荧光图像分析仪，而银染色凝胶可采用 CCD、密度扫描仪和磷储屏图像分析仪等。图像校准主要是通过一定的算法，自动化去除图谱上非蛋白质点的杂质和染色造成的深浅不同的背景。

（二）图像分析

双向凝胶电泳的图像分析主要是应用软件系统比较和明确蛋白质点的精确位置与准确测定蛋白质丰度。近年来，新的 2-DE 图谱分析软件正向基于 PC 客户端的自动化快速发展，如 PDQuest、Phoretix.2D 和 ImageMaster-2D 等分析软件已经开始进入普通实验室。

蛋白质点检测及定量是通过图像识别算法找到每个蛋白质点的位置（轮廓），产生每个点的 X、Y 轴坐标、外形参数和密度参数（用来分析蛋白质表达差异），并对每个蛋白质点作数字模拟合成。分离良好的蛋白质点应该是圆形或者近似圆形的斑点，其灰度分布与图像背景相比有显著差异，但图像上往往还存在一些由各种原因引起的干扰斑点，如印痕斑点、水印斑点、气泡斑点等，引入形态特征作为区分蛋白质点和非蛋白质斑点的判据，从而将图像锐化、边缘检测、形态特征识别方法集成用于自动识别 2-DE 图谱的蛋白质点。

蛋白质斑点检测后，需要比较和分析不同凝胶中的蛋白质斑点改变，即点匹配。首先选择参考胶作为对照，参考胶图像一般是一个合成图像，用来提供匹配点和位置坐标。虽然不同的软件系统使用的标准参考胶不同，但是总的原则相同，都是将凝胶图像与标准参考胶对比，进行蛋白质的斑点排列、定位和匹配。因此，通过软件可以查看任何一个蛋白质点的定量信息，包括灰度值、点面积、点光学密度等。

蛋白质点的准确匹配是图像分析的关键，决定了分析结果的准确性。蛋白质斑点匹配后，要进行必要的标准化校准，如凝胶点的分子量和等电点校准。当没有已知稳定的蛋白质时，有两种方法可以用来标准化校准：%OD（一个凝胶点的光密度值与整个图像总的光密度值的比）和 % 体积（一个凝胶点体积与整个图像的总体积的比）。

2-DE 图像分析也存在一些问题：①不同凝胶图像背景、位移的差异对凝胶匹配会带来影响，这对图像校准提出更高的要求；②主观因素会对分析结果产生影响，如图像校准、蛋白质点检测的参数设置等，应提高自动化程度，减少主观因素干扰。

三、激光捕获显微切割技术

激光捕获显微切割（laser-capture microdissection, LCM）技术是一种高效、稳定、重复性强的获取样本的方法，它在显微镜下从组织切片中分离、纯化单一类型细胞群或单个细胞，从而获得比较均匀的目标细胞。LCM 可以降低因组织选取面大，组织异质性带来的干扰，使样本定位更准确。

（一）LCM 技术原理

LCM 系统包括倒置显微镜、固态红外激光二极管、激光控制装置、控制显微镜载物台的操纵杆、电耦合相机及彩色显示器等。在显微镜下找到切片中需要检测的目的细胞或成分，定位目标区域，并在相应位置覆盖上转移膜（乙烯 - 乙酸乙烯酯膜，EVA），以低能量近红外激光照射局部 EVA 膜，EVA 膜软化产生黏附力，使目的细胞与膜融合而转移至膜上，从而使其与周围组织或细胞分离，再获取细胞提取蛋白。这种方法能有效保护组织细胞不被光化学反应破坏，并从复杂混合物中得到单一的目的样本。

（二）LCM 特点和应用

LCM 技术具有快速、简单、精确和特异性强的特点，在蛋白质组学研究中，LCM 成为获取样本进行深入研究的重要工具。它具备的主要特点是：① LCM 能特异而精确地分离出同一性质的细胞群或某些特殊区域，如核仁、染色体区带等。LCM 是在显微镜下原位获取细胞，所以定位精确，重复性好，可以从复杂的组织中得到单一细胞，如在肿瘤组织切片中可以去除旁边的正常细胞、基质细胞、血管成分等。② LCM 在一个组织切片上可以反复切割，不影响其他部分，不破坏组织或细胞结构。③ LCM 应用范围广，可以对多种样本形式进行操作，如细胞爬片、培养细胞、常规组织、冷冻切片等。④ LCM 特别适合后续分析，可与二维电泳、质谱技术等联合应用。

四、双向凝胶电泳中蛋白质的定量分析

传统的双向凝胶电泳定量分析是基于"一个样品一块胶"技术，多采用染色可视化蛋白

质,依靠分析软件进行图谱检测、胶与胶间的匹配等展现差异蛋白质。

荧光染色蛋白质组定量分析是目前最有发展前景的蛋白质组定量方法,其灵敏度虽低于放射性标记,但它具有更宽广的动力学范围和质谱分析的兼容性。荧光衍生复合物利用蛋白质的静电作用在电泳后进行标记,其荧光标记时间短,灵敏度高,不仅可进行定量检测,还可以用于构建肽谱和动力学研究。

（一）双向荧光差异凝胶电泳的基本原理

双向荧光差异凝胶电泳（two-dimensional fluorescence difference gel electrophoresis,2D-DIGE）是一种基于传统 2-DE 基础上比较差异表达的蛋白质组学的定量技术。将待比较的蛋白质组样品以不同的荧光（Cy2、Cy3 或 Cy5）进行标记,Cy2、Cy3 或 Cy5 等荧光标记能与蛋白质中赖氨酸残基发生酰胺化反应,且 Cy2、Cy3 或 Cy5 标记率很低,多为一个蛋白质标记一个荧光分子,因而可以比较精确地进行定量。Cy2 常标记内参蛋白质,Cy3 和 Cy5 分别标记两组待比较蛋白,后进行等量混合双向凝胶电泳,2-DE 在成像仪上用不同波长激发荧光,形成荧光图谱,再对差异蛋白的质点进行质谱分析鉴定。

（二）双向荧光差异凝胶电泳评价

与传统 2-DE 相比,2D-DIGE 具有更高灵敏度,最低检测到 125pg 蛋白质,具有定量更精确、线性范围更广等优点。

2D-DIGE 除了存在普通 2-DE 的不足外,有时会存在"漂移"现象,即当蛋白质与荧光染料结合后,其在凝胶上的位置发生改变,这会对蛋白质的识别分析带来不便。此外,将荧光标记的蛋白质从凝胶上分离下来比较困难。

第三节　不依赖凝胶电泳的蛋白质组学分析

蛋白质组学研究需要进行蛋白质分离与鉴定,除了双向凝胶电泳等依赖凝胶电泳的技术外,也存在生物质谱技术、蛋白质芯片技术、大规模酵母杂交系统等不需要电泳的分析技术,其中生物质谱是蛋白质组学研究中最重要的技术之一。

一、生物质谱分析方法

质谱（mass spectrometry, MS）是最灵敏、最快速、最广泛的分析化合物的方法之一。世界上第一台质谱仪于 1912 年由英国物理学家 Joseph 研制成功,但直到 20 世纪 80 年代,基质辅助激光解析电离飞行时间质谱（matrix-assisted laser desorption/ionization time-of-flight mass spectrometry, MALDI-TOF-MS）和电喷雾质谱（electrospray ionization mass spectrometry, ESI-MS）等软电离技术的出现,才使得生物大分子转变成气相离子成为可能,并极大提高了质谱测定范围,改善了测定的灵敏度,使质谱更适用于分析生物大分子聚合物,并与双向凝胶电泳技术迅速成为蛋白质组学研究的核心技术。

（一）基本原理

1. 蛋白质质谱技术　是将蛋白质离子化后,根据不同离子的质量与其所带电荷的比值,即质荷比（m/z）的差异来分离和确定蛋白质或多肽及其生物信息。

质谱分析需要借助于质谱分析仪完成,它是一类能使物质粒子转化成离子,通过适当电场或磁场将它们按空间、时间或轨道稳定与否实现质荷比分离,并检测强度,进行物质分析的仪器。质谱分析仪包括 3 个组成部分:离子源、质量分析器和检测器（图 7-2）。①离子源:可以把分子衍生成离子质量或转变成气相离子;②质量分析器:单电荷离子在加速电场中获得相同的动能并形成一束离子,进入由电场或磁场组成的分析器,这样就使具有同一质荷比的离子聚焦在同一点上,不同质荷比的离子聚焦在不同的点上;③检测器:分离的离子进入检测器后,产生放大的电流,最终形成以离子信号强度为纵坐标、离子质荷比为横坐标的条状图,即质谱图,从而分析样品的分子量、分子结构和分子式等信息。

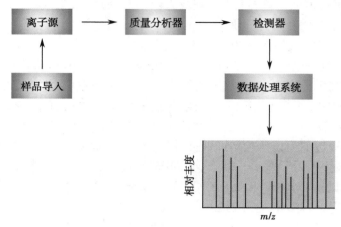

图 7-2　质谱分析仪的组成

2. 质谱技术鉴定蛋白质的策略　质谱技术鉴定蛋白质的基本策略主要有两个方向:

(1)自下而上策略(bottom-up):是传统的质谱技术,将完整的蛋白质或多肽酶解消化成小分子肽段,再进行质谱检测。如使用特定酶(胰蛋白酶)对蛋白质进行消化,产生肽段,通过色谱等方法分离肽段,再引入质谱仪进行分析(图 7-3)。Bottom-up 是从蛋白质的小片段开始,借助软电离方法(ESI 或 MALDI)进行质谱分析,可测定蛋白质序列、定量蛋白质含量及分析翻译后修饰表型。这种途径具有灵敏度高、分析快速、图谱简单等特点,通常对质谱仪的灵敏度和分辨率要求相对较低。

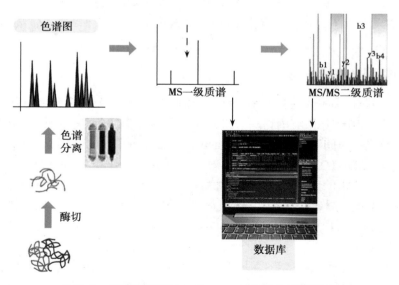

图 7-3　蛋白质组通过 bottom-up 途径进行质谱鉴定

(2)自上而下策略(top-down):是将整个蛋白质直接引入质谱仪,并在质谱仪内部被解离为较小的片段,即质谱分析是从完整的蛋白质分子开始的。这种策略可以直接分析蛋白质的一级结构、翻译后修饰(PTM)以及蛋白质异构体等。Top-down 策略是直接对完整的蛋白质或多肽分子进行检测,最大限度地保留了蛋白质或多肽的原有结构和相关修饰等,可以捕获更准确、更丰富和更完整的蛋白质或多肽的生物信息，但 top-down 通常对质谱技术的分辨率与灵敏度要求较高。

（二）基质辅助激光解析电离飞行时间质谱技术

MALDI-TOF-MS 是一种以软离子为基础的质谱技术，产生的质谱图多为单电荷离子，质谱图中的离子与多肽和蛋白质中的质量存在对应关系。

MALDI-TOF-MS 技术的关键是引入小分子物质——基质（matrix），它可以减少大分子物质与其他物质的相互作用，保护大分子完整地进入气相状态。当高浓度基质存在时，待测大分子会以单分子状态均匀地与基质混合。基质吸收较强的激光，使待测分子吸收较弱的激光能量，避免大分子破坏。被激化的基质由于热量而挥发，同时使待测大分子气化。

基质的选择对于 MALDI 非常重要，一般认为基质应具备 3 种功能：①能够吸收能量；②基质分子与生物大分子之间的比常在（100～50 000）∶1；③能够使生物大分子离子化。

飞行时间质谱（TOF）是比较简单的质量分析装置，也是 MALDI 最相配的质量分析器。它的基本原理是根据离子在得到能量后到达检测器的时间来反映离子的不同质量。当能量相同情况下，离子质量越小，飞行速度越快，越先到达分析器，因此可以检测和区分不同离子的分子量。

TOF 对测定对象没有质量范围限制、具有极快的响应速度以及较高的灵敏度。①质量测定的精确度在 $\pm 0.01\%$～0.1%；②具有较宽的检测范围（>300kDa）；③灵敏度高，检测限度达到飞摩尔级（10^{-15}mol）；④分析速度快，分离离子峰直观简单；⑤对样品的质量和用量要求较低，1pmol 甚至更少样品即可以满足检测；⑥与多种蛋白质分离方法兼容。

MALDI-TOF-MS 技术在医学微生物种群鉴定中得到广泛应用，特别是在细菌和真菌鉴定中，具有低成本、准确而快速的优点。

（三）电喷雾串联质谱技术

1. 电喷雾串联质谱技术原理　与 MALDI 在固态下完成不同，电喷雾电离（ESI）是在液态下完成，它利用强静电场将带电液滴转变为气态离子。ESI 将带电溶液通过一个孔径很小的毛细管，在毛细管的出口处施加高电压（± 3～5kV），所产生的高电场使从毛细管流出的液体雾化成细小的带电液滴，通过逆向气流或热蒸发去除溶剂，液滴表面的电荷强度逐渐增大，液滴体积不断缩小，当静电力超过表面张力时，液滴发生"库仑爆炸"，从而产生一系列多电荷状态离子，在毛细管出口产生"电喷雾"（图 7-4）。电喷雾对样品纯度具有较高的要求，因为杂质易导致毛细管喷雾堵塞。近些年来，一些非毛细管喷射材料尖端，如铜线、不锈钢针等可有效避免毛细管堵塞现象，因此样品损失减少，更适合微量样品的检测。

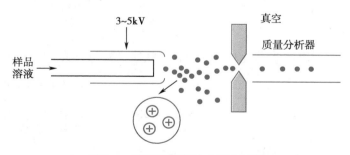

图 7-4　电喷雾质谱技术基本过程

电喷雾离子化的特点是产生高电荷离子而不是碎片离子，使质荷比（m/z）降低到多数质量分析仪器都可以检测的范围，扩展了分子量的分析范围。ESI 的特点包括：① ESI 是一种软电离技术，可以在不破坏生物大分子的情况下，观察到蛋白质非共价相互作用和肽段的翻译修饰；②测定的质量范围宽（几万至几十万道尔顿），并通过多电荷离子峰获得分子的平均质量；③灵敏度高，可检测皮摩尔（10^{-12}mol）至飞摩尔（10^{-15}mol）水平；④精密度高，可达到±0.01%。ESI 还可以与肽段测序、一维或二维液相色谱等技术联合使用。随着离子阱电喷雾质谱、电喷雾四级杆飞行时间串联质谱仪（ESI-Q-TOF-MS）的出现，ESI 的应用更加广泛。

最新的纳升电喷雾质谱是一种极低流速下的电喷雾质谱，采用纳升级流速，流速更低，产生的液滴体积更小，稳定液流的流量更低，而电离效率及离子转移至分析器的效率均比常规 ESI 高。

2. 电喷雾串联质谱法测定蛋白多肽　ESI 一般不产生碎片离子，可以准确测定蛋白质或多肽的分子量，但无法分析蛋白质结构和氨基酸序列。电喷雾串联质谱（ESI-MS）非常适合与高效液相色谱法或毛细管电泳等技术结合，进行在线分离和质量分析。电喷雾质谱与一些新的液相色谱（LC）分离技术联用，例如超高效液相色谱（ultra performance liquid chromatography，UPLC）和快速高分离液相色谱（rapid resolution liquid chromatography，RRLC）等，在化合物鉴定方面取得理想效果。

电喷雾质谱常使用串联质谱仪，用来分析蛋白质的一级结构和共价修饰位点等。当离子源形成离子后，可进入多级质量分析器，其中第一级质量分析器起到滤过作用，即从总离子谱中挑选出需要进一步结构分析的母离子，进入碰撞室产生子离子。最常使用的裂解技术是与惰性气体撞击的碰撞诱导解离（collision-induced dissociation，CID）。CID 通过与惰性气体碰撞，将能量转化为内部能量，激活稳定离子，促使多肽裂解。CID 导致的肽段裂解可发生在 ^{a}C-C、C-N（酰胺键）和 N-^{a}C 键。当多肽离子进入连续质量分析仪，并以碰撞解离的方式将多肽离子碎裂成不同电离或非电离片段，再根据 m/z 比值对电离片段进行分析并汇集成离子谱，后通过数据库检索得到氨基酸序列（图 7-5）。这种依据氨基酸序列进行的蛋白质鉴定更准确、可靠。

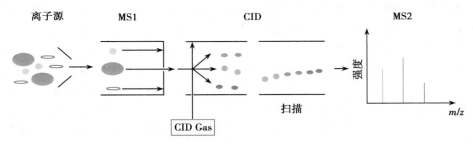

图 7-5　电喷雾串联质谱法测定蛋白多肽
MS1：一级质谱；CID：诱导碰撞解离；MS2：二级质谱。

（四）肽质量指纹图谱

质谱鉴定蛋白质可通过肽质量指纹图谱和串联质谱两种方式（图 7-6）。

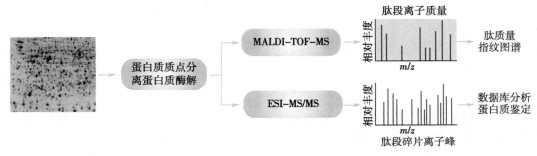

图 7-6　肽质量指纹图谱分析策略
MALDI-TOF-MS：基质辅助激光解吸电离飞行时间质谱；ESI-MS/MS：电喷雾电离串联质谱；m/z：荷质比。

肽质量指纹图谱（peptide mapping fingerprinting，PMF）是对蛋白质特异性酶解的多肽混合物进行质谱分析的方法。由于不同蛋白质具有不同的氨基酸序列，被特异性蛋白酶酶解的肽段具有不同的肽段质量图谱，呈现独特的"指纹"特征。

PMF 是一种简单、高通量、不需要依靠蛋白质测序，而是通过肽质量的一级质谱法进行蛋白质鉴定的经典方法。其原理是用特异性的酶（多数为胰蛋白酶）酶解或化学水解的方法将蛋白质切成小的片段，然后用质谱检测各产物肽的相对分子质量，将所得的蛋白质酶解肽段质量数在相应的数据库中检索，寻找相似肽指纹图谱，从而绘制"肽图"，与数据库中蛋白质的肽质量指纹图谱进行对比分析，根据评估分数差异提供蛋白质同源性信息。PMF 最常采用的质谱技术是 MALDI-TOF-MS，其灵敏度高，且可获得比较单一的图谱峰。

PMF 是常见的蛋白质鉴定技术，尤其是大规模筛查、鉴定蛋白质来源的首选方法，常用于微生物蛋白质组分析。目前已经采用 PMF 方法完成了酵母、大肠埃希菌、人心肌等多种蛋白质组的研究。

（五）生物质谱的定量检测

基于质谱的蛋白质定量方法主要分为两类：一类是基于同位素标记的质谱定量方法，如同位素标记亲和标签（isotope-coded affinity tag，ICAT）、细胞培养中氨基酸的稳定同位素标记（stable isotope labeling with amino acids in cell culture，SILAC）等；另外一类是非同位素标记的质谱定量技术，如非标（label-free）蛋白质定量技术等。

1. 同位素标记亲和标签 可以精确检测出两个不同生物样品之间蛋白质组的组成和表达差异。ICAT 可以通过多位点或基团进行化学标记，如蛋白质或多肽的氨基端、羧基端以及氨基酸残基等。

ICAT 标签试剂包括 3 部分（图 7-7）。①亲和标签部分：包含生物素，可以通过亲和层析方法纯化经 ICAT 试剂修饰过的多肽；②连接部分：引入同位素，有轻型和重型两种，可引入 8 个氢或 8 个氘，两者相差 8 个质量单位；③偶联反应部分：碘代乙酰亚胺结构，可以与

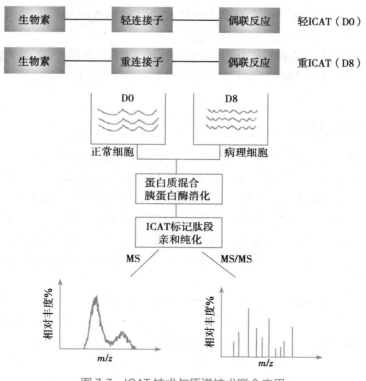

图 7-7 ICAT 技术与质谱技术联合应用

半胱氨酸的巯基发生反应,从而与半胱氨酸发生偶联。

将正常或病理状态下蛋白质样本分别加入轻型和重型 ICAT 试剂,与蛋白质组中的半胱氨酸偶联后,将两个样品等量混合,经胰蛋白酶水解后进行亲和层析,含有半胱氨酸的多肽经 ICAT 修饰后可吸附在亲和柱上,再使用甲醇溶液将多肽洗脱,联合液相色谱或 MALDI-TOF-MS 进行深入分析。

不同来源的蛋白质在质谱图上呈现成对并相邻的峰,分子量相差 8 个质量单位,两者峰面积差异被用来计算两种蛋白质表达的差异,通过质谱分析还可获得部分多肽序列,鉴别蛋白质类型。

ICAT 的优点主要在于:①具有广泛的兼容性,适用于各种样品,包括细胞、组织和体液等;分离方法多样,免疫、物理和化学方法均可进行。②不依赖于双向凝胶电泳,对于难以分离的低表达蛋白质有更好的效果。③ ICAT 仅对包含半胱氨酸残基的肽段分析,降低复杂性。

ICAT 技术也存在缺陷,例如被分析的蛋白质中必须存在半胱氨酸,因此可能会漏掉某些缺乏半胱氨酸的重要蛋白质;轻型和重型试剂可能存在不一致的碎片离子,干扰分析结果;此外,ICAT 技术检测成本较高。

2. 非标蛋白质定量技术　是一种用于蛋白质定量的非标记技术,与传统荧光或同位素标记技术不同,非标蛋白质定量技术不需要预先对蛋白质进行任何标记,主要根据蛋白质肽段质谱信号的强度对蛋白质肽段质量和丰度定量。非标蛋白质定量适用于不同类型的样本,但与标记定量技术相比,其灵敏度和准确性略低。非标蛋白质定量技术可以用于研究蛋白质相互作用、蛋白质表达水平等。

（六）生物质谱技术在蛋白质组学研究中的作用

质谱技术是蛋白质组学研究最重要的技术之一,蛋白质或多肽可以通过质谱技术进行以下研究。①蛋白质序列分析:通过质谱技术可以得到蛋白质或多肽分子离子,并联合离子裂解技术如串联质谱技术,将肽段离子裂解成碎片,得到氨基酸序列。②蛋白质修饰:质谱技术在研究蛋白质磷酸化位点和糖蛋白的糖基化位点等方面具有很大的优势,通过串联质谱技术不仅可以确定磷酸化或糖基化位点,还可以分析修饰后蛋白质的结构特点。③蛋白质三维结构分析和蛋白质相互作用分析等。质谱技术通过对蛋白质或多肽的分析,在病原体筛查与鉴定、疾病的诊断、预测、治疗以及生物标志物研究、药物浓度检测等方面发挥重要作用。

二、蛋白质多维液相分离技术

液相色谱技术与质谱技术联合应用改变了依赖凝胶电泳的趋势,高效液相色谱 - 质谱（HPLC-MS）技术弥补了传统方法的不足,简化检测过程,提高分析速度。2-DE-MS 和 HPLC-MS 分别代表了凝胶和非凝胶质谱技术路线。与 2-DE 相比,液相色谱分析具有更高的选择性,能从复杂的混合物中分离各种组分,尤其对于低丰度蛋白质的分离更加有效,而且 HPLC-MS 更容易自动化完成蛋白质组分析。质谱技术中 ESI-MS 能与二维液相色谱技术实现在线联用,非常适合复杂混合物的分析,而非在线联用的 MALDI-TOF 仅适用于复杂度稍低的复合物分析。

多维液相色谱（multidimensional liquid chromatography,MDLC）是使用多种液相色谱分离模式,使复杂混合物中成分得到最大程度分离的色谱技术。其中反相液相色谱（reverse phase liquid chromatography,RPLC）技术分离蛋白质的效率高且便于后续分析,在多维液相色谱中应用最多,可与其他色谱技术联合应用,如离子交换色谱、亲和色谱、色谱聚焦、分子排阻色谱等。

蛋白质混合物样品经过第一维液相色谱分离蛋白质组分,再进行反相液相色谱分离,后利用串联质谱技术鉴定蛋白质,形成质谱峰,通过数据库搜索得到蛋白质鉴定结果。

第四节 蛋白质芯片

蛋白质芯片(protein chip)又称蛋白质微阵列(protein microarray),是一种高通量、高灵敏度、高特异性、自动化和平行的蛋白质分析方法。它仅依赖于分子识别而不依赖蛋白质分离,具有比传统蛋白质组研究方法更大的优越性。

一、蛋白质芯片原理

蛋白质芯片是把不同蛋白质或多肽高密度地固定在固相载体(玻璃、硝酸纤维素膜、硅片和聚偏氟乙烯膜等)表面,与酶、同位素或荧光素等活性物质标记的靶蛋白分子进行杂交,待其结合到芯片表面介质后,通过质谱仪、电荷偶联照相系统及 CCD 扫描仪等检测芯片信号,然后用计算机分析软件对所获得的信号进行快速、准确的分析,从而获得蛋白质表达水平、蛋白质结构、蛋白质和蛋白质相互作用等生物信息。

蛋白质芯片的主要特点是高通量、微型化和自动化。它是利用芯片表面上的探针来捕获各种待检测的蛋白质。最常用的探针是抗体,采用机械手自动将蛋白质或抗体分子点制于表面,制作高密度蛋白质芯片。蛋白质芯片还能够检测小分子多肽间的相互作用,如用光蚀刻术固相合成小分子多肽配体,荧光素标记的靶受体与蛋白质芯片相互作用后,芯片上的荧光信号位置即为配体受体的结合点。

二、蛋白质芯片的类型

(一)根据检测方法分型蛋白质芯片

根据检测方法,可分为生物化学型芯片、化学型芯片和生物反应器芯片。

1. 生物化学型芯片 将蛋白质或多肽等生物大分子固定在玻璃等固相载体上,与特异性靶蛋白结合而进行蛋白质的定性和定量,其中蛋白质探针的生物活性是此类芯片的技术关键。

这是目前应用最广泛的一类蛋白质芯片,主要用于捕获目的蛋白质。虽然蛋白质或多肽探针比 DNA 探针成本高,芯片制备更复杂,但蛋白芯片不需要分离蛋白质而能定量检测活性蛋白质的表达以及蛋白质与蛋白质的相互作用,未来将会有更加广泛的应用前景。

2. 化学型芯片 将色谱技术引入蛋白芯片,主要用于蛋白质分离、蛋白质表达分析和比较。将色谱介质固定在载体上,通过色谱介质的疏水性和静电作用结合靶蛋白,洗脱非特异性结合蛋白质,再通过 MALDI-TOF-MS,可以获得蛋白质多肽质量指纹。这种化学型芯片自动化程度高,能检测到低丰度蛋白质。

3. 生物反应器芯片 也称缩微芯片或芯片实验室,将蛋白质分离、纯化、酶解和检测等步骤结合在一起,在一个芯片上完成所有过程。缩微芯片是未来蛋白质芯片发展的方向,能够快速、自动、实时地检测蛋白质之间的相互作用。

(二)根据载体分型蛋白质芯片

根据蛋白质芯片载体,可以分为固相表面型芯片、液相表面型芯片、微孔型芯片、毛细管电泳型芯片以及细胞组织芯片等。其中液相表面型芯片,如 Luminex 液相芯片分析平台,有机结合了有色微球、激光、应用流体学和计算机等技术,微球通过不同比例的两种荧光染料呈现不同颜色,探针通过羧基结合到微球表面,每一个反应孔内可以完成 100 种不同的生物学反应,用于免疫分析、核酸研究、酶学分析和受体配体识别分析等方面的研究。毛细管电泳型芯片(chip-based capillary electrophoresis)是一类以毛细管为分离通道、以高压直流电场为驱动力的新型液相分离分析技术,将毛细管电泳与芯片技术结合用于蛋白质分离与鉴定。

(三)根据有无标记分型蛋白质芯片

根据蛋白质芯片有无探针标记,可分为探针标记的蛋白质芯片和无探针标记的蛋白质芯片。最常见的无探针标记是表面增强激光解吸电离(surface enhanced laser desorption/ionization,SELDI)蛋白质芯片技术,常与飞行时间质谱(TOF-MS)联合应用(SELDI-TOF-MS)。

SELDI-TOF-MS 属于特殊表面芯片与质谱的结合,是蛋白质组学研究中一个全新的核心鉴定技术。它由蛋白质芯片、激光吸收离子化质谱和人工智能数据分析系统组成。SELDI-TOF-MS 根据蛋白质理化性质的不同,选择性地从待测生物样品中捕获配体,将其结合在经过特殊处理的蛋白质芯片上,然后在激光脉冲辐射下使蛋白质芯片表面结合的待分析物电离,形成具有不同质荷比的离子,这些离子在真空电场中飞行时间不同而得到相应的质谱图(图7-8)。

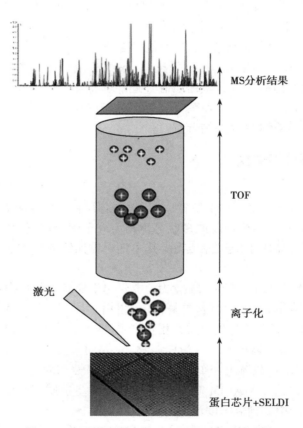

图 7-8 表面增强激光解吸离子化飞行时间质谱

结合了蛋白质芯片和质谱技术的 SELDI-TOF-MS 具有以下优势:①样品应用广泛,无需纯化,可直接检测血液、尿液、组织液、胸腔积液、支气管肺泡灌洗液等粗提物;②可快速获取实验结果,样品需求量少,只需 0.5～5μl;③高通量、高灵敏度、重复性好,可检测 1～50fmol 的蛋白质;④蛋白质与探针相互结合后不会导致蛋白质变性,从而提高检测结果的准确度;⑤可用于检测核酸,验证基因组学水平变化。

SELDI-TOF-MS 在蛋白质表型的研究、寻找生物标志物、药物研发,特别是在临床上对肿瘤的早期诊断发挥着重要的作用。例如,将患者的质谱图与正常人或者基因库中的图谱进行比较,可以发现和捕获疾病相关特异性蛋白质。

三、蛋白质芯片的临床应用

1. 研究蛋白质与蛋白质间相互作用 利用蛋白质芯片可以高通量筛选和分离特异性的抗原抗体成分,是研究蛋白质间相互作用的理想方式,包括蛋白质 - 蛋白质、蛋白质 - 配体、蛋白质 - 糖类等相互作用;此外,蛋白质芯片在生化酶学研究中也应用广泛,可以用来研究酶的底物、激活剂和抑制剂等。

2. 疾病的分子机制研究和疾病诊断 蛋白质芯片能够分析疾病发生的分子基础,了解在生理和病理状态下,以及环境或药物刺激下的蛋白质表达和调控。蛋白质芯片因具有高灵敏度而在寻找肿瘤标志物以及肿瘤的早期诊断与疗效监测中发挥着重要的作用,如利用 SELDI-TOF-MS 技术对胃癌患者与非胃癌人群血清标本进行检测,发现 5 个蛋白质峰(m/z 分别为 2 046、3 179、1 817、1 725 和 1 929)组成的诊断模型可以作为检测胃癌的最佳标志物。利用蛋白质芯片技术可以快速鉴定金黄色葡萄球菌与表皮葡萄球菌的致病因子,比传统检测方法更快速、更安全,灵敏度也更高。对于需要检测抗原或抗体作为自身免疫性疾病的诊断,蛋白质芯片技术也具有极大的优势和潜力。

3. 药物筛选及新药研发 蛋白质芯片对药物的筛选及新药的研发具有不可替代的优势。将一些疾病相关的蛋白质或细胞信号通路上的关键蛋白构建蛋白质芯片,由于蛋白质芯片的高通量,可以加快药物靶点的发现和确认速度,筛选有效药物成分,促进新药研发,这可以部分替代动物实验,缩短了药物筛选所用的时间,同时蛋白质芯片可用于研究药物作用靶点和作用机制,以及研究个体对药物的反应和毒副作用,为进行个体化治疗提供依据。

第五节 靶向蛋白质组学

根据是否针对特定的蛋白质,蛋白质组学还可分为非靶向蛋白质组学(non-targeted proteomics)和靶向蛋白质组学(targeted proteomics)。靶向蛋白质组学是指针对特定目标蛋白质进行定量分析的蛋白质组学分支,可应用于蛋白质翻译后修饰、蛋白质构象、蛋白质间相互作用、蛋白质定位及动力学等。

研究靶向蛋白质组学最重要的是质谱分析技术和蛋白质芯片技术等,如 MALDI-TOF-MS 或 SELDI-TOF-MS 等。靶向蛋白质组学定量技术主要包括多重反应监测(multiple reaction monitoring,MRM)与平行反应监测(parallel reaction monitoring,PRM),这是两种不同的质谱数据采集模式,其中 MRM 主要依赖三重四级杆质谱技术。

一、体液蛋白质组学及其应用

应用蛋白质组学方法寻找体液中精准的生物标志物是蛋白质组学研究的重要内容。血液和尿液是临床最常用的体液样本,也是靶向蛋白质组学的主要研究对象。

(一)血液蛋白质组学

血液中蛋白质含量丰富,且蛋白质浓度动态范围在 10 个数量级以上,既有高丰度蛋白质,也同时存在大量浓度在皮克 / 毫升(pg/ml)级以下的低丰度蛋白质。这些低丰度蛋白质往往具有重要的生物功能,但其信号却常被掩盖,比如,目前大约只有 5% 的肿瘤组织蛋白质能在血液中被检测到,因此血液中存在大量未被检测到的潜在蛋白质。血液蛋白质组除了血浆中含量丰富的蛋白质外,血细胞以及器官组织脱离的细胞也存在于血液中,针对血细胞的蛋白质组学研究对血液相关疾病具有重要意义；循环肿瘤细胞（circulating tumor cell，CTC）的蛋白质组学研究对肿瘤细胞的生物学特征、蛋白质表达谱、筛选肿瘤生物标志物以及寻找肿瘤治疗靶点均具有重要作用。

2002年，国际人类蛋白质组组织（HUPO）启动了一个国际研究计划"人类血浆蛋白质组计划"，对收集样本、储存方式、样本预处理、不同蛋白质组技术平台分析和数据标准进行了评价，并鉴定出人类正常血浆中表达的3 200多种高可信度蛋白质，对疾病标志物研究提供了重要的数据支持。

1. 血浆和血清蛋白质组学 是研究血浆和血清中全部蛋白质及其存在状态的学科。目前血浆蛋白质组学研究已经获得了临床广泛使用的疾病相关标志物，如甲状腺素视黄质运载蛋白、载脂蛋白A1、血清CA125等标志物都是血浆和血清蛋白质组学技术成功应用的示例。

2. 分析技术 由于血浆或血清中存在大量高丰度蛋白质，对血浆或血清蛋白质组学研究产生巨大干扰和挑战，因此，去除高丰度蛋白质是样品处理的关键。由于血浆蛋白质成分非常复杂，往往不能使用单一的分离方法，常常是多种分离技术和质谱联合应用。

3. 基本分析策略 包括①去除高丰度蛋白质：利用免疫亲和色谱分析的方法，采用抗体可多次重复去除白蛋白、免疫球蛋白等高丰度蛋白质，也可以使用串联色谱方法进行。为了获得更好的检测效果，还可采用多种色谱方法进行蛋白质水平预分离或者酶切为肽段后进行不同原理的色谱分离。②富集：为了鉴定更多的低丰度蛋白质，可对特定蛋白质进行富集，如对糖蛋白的富集，可使用多种凝集素的亲和色谱或凝集素芯片进行富集，此外还可以使用连续密度梯度离心法或者分子截留方法富集低丰度蛋白质。③蛋白质或多肽检测：可直接采用抗体芯片进行检测，适配抗体可以特异性富集或检测某类蛋白质，甚至可以进行定量检测。此外，还可以通过靶向检测技术，将蛋白质酶切为肽段，富集和分离肽段后进行质谱分析。对于自身抗原的疾病还可以采用自身抗体直接检测（图7-9）。

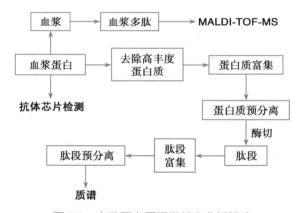

图7-9 血浆蛋白质组学基本分析策略

4. 血浆和血清蛋白质组学的应用 临床血浆或血清蛋白质组学是研究不同发育状态、生理或病理状态下所有出现在血浆或血清中的蛋白质总和。针对一些疾病，临床血浆蛋白质组学也分出许多不同的亚类，如免疫性疾病的血浆蛋白质组学、肿瘤血浆蛋白质组学、脂质血浆蛋白质组学等。

血浆和血清蛋白质组学研究是临床蛋白质组学研究的热点，也是精准医疗发展的重要支撑。它可以不断筛选和验证疾病候选标志物，这对疾病的早期诊断、病程进展、疗效监测、预后和风险评估都具有重要意义。如蛋白质芯片检测胃癌患者的血清蛋白质组，发现了多种蛋白质与正常人的差别，进而开发出具有高灵敏度和特异性的胃癌诊断标志物；糖尿病患者血清蛋白质组通过LC-MS/MS发现了20多种差异的血清蛋白质的变化。

（二）尿液蛋白质组学

血液在疾病时发生的变化，部分可以在尿液中体现，且尿液样本容易获得和保存，因此具有很好的发展潜力。过去尿液样本因受到影响因素多、检测方法有限以及通量较低等因素影响，没有获得足够的重视。现已发现尿液中不仅含有大量电解质、代谢物，也存在6 000多种蛋白质，随着蛋白质组研究技术的进步，LC-MS/MS、毛细管电泳和质谱技术进行的尿液多肽组学研究，可以使尿液蛋白质组学成为精准医学发展的又一个助力。

（三）其他体液蛋白质组学分析

除了血浆和血清、尿液外，脑脊液、唾液、胆汁、支气管肺泡灌洗液以及组织间液等体液都有成为理想体液蛋白质组学样本来源的潜力。例如，组织间液中疾病特异性蛋白质浓度往往高于外周血，且具有可溶、无血浆高丰度蛋白质干扰等优点，非常适合用于疾病诊断，其蛋白质组学研究具有重大的临床应用潜力。

二、糖蛋白质组学

糖蛋白质组学（glycoproteomics）是对给定细胞类型或生物体内的所有聚糖结构和功能进行系统研究。糖基化是最重要的蛋白质翻译后修饰方式之一，50%以上蛋白质都会发生糖基化修饰，它从蛋白质的溶解度、稳定性、蛋白质折叠等方面改变蛋白质状态。

糖基化修饰的蛋白质不仅参与细胞的结构组成，也与蛋白质折叠、蛋白质识别与定位、细胞生长分化、肿瘤转移、免疫应答及先天性疾病等密切相关。蛋白质糖基化异常会导致许多疾病发生，如肿瘤、糖尿病、阿尔茨海默病等。糖蛋白和糖蛋白质组学对研究疾病的发生、研发新药和疫苗等具有重要意义。

（一）糖基化蛋白的结构特点

糖基化的发生不受DNA直接影响，即使同一位点，糖基化程度也不同，因此糖基化蛋白结构具有复杂性、多样性和不均一性。不同物种、不同组织和不同发育阶段，糖蛋白糖链均有不同特性，这携带了大量生物信息，但也为后续检测带来极大的挑战。

（二）糖基化蛋白质组的检测和分析

研究糖基化蛋白质组的技术关键是糖蛋白的分离和富集，这是糖蛋白质组学研究的前提。糖基化蛋白分离的技术有电泳法和色谱法，一般认为2-DE能够分离出糖蛋白，但常表现为拖尾的蛋白质点。多维液相色谱技术更有发展潜力，可以用于糖组学研究，它比传统的免疫亲和、2-DE凝胶染色更易于自动化、分辨率高，能分离获得更多的糖蛋白。

最初对糖基化蛋白的分离是将多肽和糖链分开研究，包括糖基化氨基酸位点鉴定、糖链结构鉴定和含糖量鉴定等。现在质谱技术可以直接分析糖蛋白的分子量、糖基化位点、氨基酸序列和糖链结构等。因此，目前蛋白质质谱技术或多维液相色谱-串联质谱技术是进行糖基化蛋白质组学研究最理想的方法。

三、磷酸化蛋白质组学

蛋白质磷酸化是蛋白质最重要的翻译后修饰形式之一，对保持细胞信号传递过程及许多蛋白质、激酶、神经递质和肽的生物学功能起到重要的作用。

（一）磷酸化蛋白的特点

蛋白质在体内激酶作用下，某些特定氨基酸残基与磷酸基团通过共价键连接形成一种可逆的蛋白质修饰体。蛋白质的磷酸化在机体内是动态变化的，通过对不同条件下磷酸化蛋白质的定量分析可以更好地了解其生物功能，同时也是差异蛋白质组学的一个重要内容。

（二）磷酸化蛋白检测

磷酸化蛋白质结构及其磷酸化位点的分析是磷酸化蛋白质组学的主要任务。

1. 磷酸化蛋白或多肽的分离和富集 低丰度表达的磷酸化蛋白的分离和富集对于磷酸化蛋白检测非常重要,可分为磷酸化蛋白质的富集和磷酸化肽段的富集。以磷酸化蛋白抗体进行免疫沉淀去除非磷酸化蛋白的干扰,可以有效地富集磷酸化蛋白,其中最常使用的是酪氨酸磷酸化蛋白质抗体,但成本相对昂贵。相比于磷酸化蛋白的富集,磷酸化肽段的富集更加困难,常用的方法有强阳离子交换色谱结合反相液相色谱分析。

2. 磷酸化蛋白质组检测 MALDI 和 ESI 可用于磷酸化蛋白质定量检测与磷酸化位点分析。强阳离子交换色谱等分离磷酸化蛋白质后,常与 LC-MS/MS 联用,直接进行质谱分析。MALDI-TOF-MS 可以快速、简单检测磷酸化多肽,且具有较高敏感性,但不能提供磷酸化蛋白质的序列。此外,除了在 MALDI-TOF-MS 和 CID 基础上检测磷酸化蛋白质外,现出现了最新的磷酸化质谱鉴定技术,如电子转移解离(electron transfer dissociation,ETD)和轨道离子阱质谱(orbitrap mass spectrometry)技术等。

第六节　代谢组学技术

一、代谢组学的概念

代谢组学(metabonomics)是继基因组学、转录组学和蛋白质组学之后发展起来的一门学科,是研究生物体受外部刺激后其内源性代谢产物种类、数量及其变化规律的科学,是系统生物学的重要组成部分。代谢组学的概念来源于代谢组,代谢组是指某一生物或细胞在特定生理时期内所有的低分子量代谢产物。因此,代谢组学的研究对象是生物体内的低分子量代谢物,包括小分子有机化合物、氨基酸、肽、核苷、核酸和脂质等。代谢组学通过揭示外在因素影响下代谢整体的变化轨迹来反映某种病理生理过程中所发生的一系列生物学事件。

二、常用代谢组学技术

1. 气相色谱 - 质谱联用技术(gas chromatography-mass spectrometry,GC-MS) 是在色谱和质谱技术的基础上,充分利用气相色谱对复杂有机化合物的高效分离能力和质谱对化合物的准确鉴定能力进行定性和定量分析的一门技术。GC-MS 可以同时测定几百个化学性质不同的化合物,包括有机酸、大多数氨基酸、糖、糖醇、芳香胺和脂肪酸,尤其二维 GC(GC×GC)-MS 技术具有分辨率高、峰容量大、灵敏度高及分析时间短等优势。

GC-MS 适合于多组分混合物中对未知组分的定性分析,可以判断化合物的分子结构,鉴别部分分离甚至未分离的色谱峰,从而对复杂多组分样品的大量质谱数据进行收集、存储、处理和解释。GC-MS 不仅获得了气相色谱中保留时间、强度信息,也获得了质谱中质荷比等信息,因此能使样品的分离、鉴定和定量一次快速地完成,还对批量物质的整体和动态分析起到了很大的促进作用。

2. 液相色谱 - 质谱联用技术(LC-MS) 包含高效液相色谱(HPLC)和质谱技术。LC-MS 避免了 GC-MS 中繁杂的样品前处理,可以直接分析不挥发性化合物、极性化合物、热不稳定化合物和大分子化合物(包括蛋白质、多肽、多糖、多聚物等),且 LC-MS 具有高灵敏度、高分辨率、检测范围广的优势。其缺点是分离效率不高,分析时间较长,没有化合物数据库可供检索和比对,样品的鉴别还需进一步的分析,例如为了区分异构体,须再用核磁共振进行结构解析。在 LC-MS 中,几种类型的常压电离方法用于不同类别代谢物的电离:最常用的电喷雾电离用于未知代谢物的初步筛选,大气压化学电离和大气压光电离适用于非极性代谢物的检测，并已被广泛应用于脂质组学研究。

3. 毛细管电泳 - 质谱联用技术（capillary electrophoresis-MS，CE-MS） 毛细管电泳是一种以毛细管为分离通道、以高压直流电场为驱动力的新型液相分离分析技术，是通过离子化合物质荷比的不同造成迁移速率不同来实现分离的，因此 CE-MS 特别适合分析离子型代谢物。CE-MS 所需样品量少，试剂成本低，并且分离样品的速度与效率优于 LC-MS 和 GC-MS，测试时间短，往往 10 分钟内就能完成一个样品的分析过程，已广泛应用于代谢组的研究中。

4. 核磁共振技术（nuclear magnetic resonance，NMR） 是有机结构测定的四大谱学之一，利用不同原子核吸收辐射产生不同共振频率，将这些共振频率转化为分子化学和结构信息的光谱技术。通过测量原子核在外加磁场作用下的共振现象来获取物质的结构和动态信息，加入磁场的靶向原子核不同，产生的代谢组学数据也不同。氢是最常见的靶向原子核（^{1}H-NMR），其他原子如碳（^{13}C-NMR）和磷（^{31}P-NMR）等也可通过 NMR 技术得到特定代谢物类型的信息。

NMR 因其可深入物质内部而不破坏样品的结构和性质，并具有迅速、准确、分辨率高等优点而得以迅速发展和广泛应用。NMR 可在接近生理条件下进行实验；可在一定的温度和缓冲液范围内选择实验条件；可以进行实时和动态的检测；可设计多种编辑手段，实验方法灵活多样。此外，NMR 没有偏向性，对所有化合物的灵敏度均相同。NMR 虽然可对复杂样品如尿液、血液等进行非破坏性分析，但与质谱技术相比，它的缺点是检测灵敏度相对较低、动态范围有限，很难同时测定生物体系中共存的浓度相差较大的代谢产物。近年来，高磁场磁体、脉冲序列、冷冻探针技术和魔角旋转技术的应用，使得 NMR 实验的灵敏度和分辨率得到了明显提高。

三、代谢组学检测流程

代谢组学研究方法有靶向代谢组学、非靶向代谢组学和广泛靶向代谢组学 3 种。

靶向代谢组学是以高精确度来验证先前的科学假设或可能的生物标志物并进行更有针对性的研究，重复性和选择性好，也被称为假设驱动实验。靶向代谢组学可用于确定新的生物标志物，研究代谢物的功能和途径，进一步揭示代谢物和疾病之间的关联，是相对封闭的分析。靶向代谢组学在应用上有两点局限：①可能有代谢物未被检测到，从而减少了发现机会；②使用该方法前需要进行大量的非靶向研究资料收集。

非靶向代谢组学分析全部代谢物情况，不对特定代谢物做预先假设，重复性和针对性较差，通常被称为假设生成或发现阶段实验。其特点是产生大量复杂多效的数据，因此需要高性能生物分析工具，通常用于发现以前未知的生理模式，为发现新的代谢产物和代谢途径提供方向，是相对开放的分析。但其灵敏度较靶向代谢组学研究降低 1~2 个数量级，定性和定量准确性也相对较差。

广泛靶向代谢组学整合了靶向和非靶向代谢检测技术的优点，能够同时定性和定量数百种已知代谢物。其具有定性定量准确、高通量、高灵敏度、广覆盖等特点，并且能根据研究目的选择合适的数据库，快速靶向检测样本中的代谢物，且能基于差异代谢物解析其生物学功能。完整的代谢组学分析检测流程主要包括：

1. 样本采集和准备 从实验对象中获取合适的组织、体液或细胞等生物样本。在样本获取过程中，要注意保持样本的完整性和稳定性，防止代谢物的降解或丢失。

2. 代谢物提取和制备 将采集到的样本进行代谢物的提取，以获取样本中的小分子代谢物。常用的提取方法包括液相萃取、固相萃取和离子交换等。提取过程中需要注意避免代谢物的降解或转化。

3. 代谢物检测和分析 根据研究的目的和样品的性质，选择合适的分析方法进行代谢物的检测和定量。常用的代谢组学分析方法包括 GC-MS、LC-MS 和 NMR 等。这些方法可以对代谢产物进行定性和定量分析,获得代谢物的种类和含量信息。

4. 数据处理和分析 获取到质谱数据后,需要对数据进行处理和分析。处理包括数据预处理、特征选择和质量控制等,以保证数据的准确性和可靠性。分析主要通过比较不同组别样品的代谢特征,进一步筛选出差异显著的代谢物。然后通过对代谢物数据的生物信息学分析,揭示代谢物的生物学功能和代谢途径。

5. 结果解释和验证 根据数据分析的结果,解释代谢物与生物功能之间的关联,如分析代谢通路、代谢偏向和代谢酶活性等。同时,可通过结合其他生物学信息,如基因表达和蛋白质互作等,对代谢物的功能进行预测和推断。验证可以通过体外试验、动物模型或临床试验等方式进行。

四、代谢组学检测结果分析

1. 数据预处理 在获取代谢组学数据进行统计分析之前,需要将仪器分析产生的原始采样数据进行适当的处理,尽可能减小或消除实验和分析过程中带来的误差,使得数据结构标准化。首先要进行数据提取,数据提取技术可分为两类:第一类主要应用于色谱及其联用技术,采用峰的积分结果作为变量进行提取,其他样品通过保留时间或质荷比进行峰匹配,最终获得原始数据矩阵。第二类方法主要应用于核磁、红外波谱技术,也可应用于液质联用数据,采用等间距的切片(用于一维谱图)或切块(用于二维谱图)对谱图进行拆分,对区间内的信号积分作为变量。然后要进行信号校正和标准化,信号校正用来减少数据集已知或未知偏倚的影响,如正交信号校正。数据标准化包括数据缩放或转换、计算缺少值、检测并删除异常值等,目的是使样本间代谢物浓度的差异尽量能够反映出样本间的生物学差异,即通过对数据进行标准化、均值中心化、缩放和转换等手段,使矩阵数据更能反映与生物学意义相关的信息,减少干扰因素的影响,如测量误差等。

2. 数据分析 在代谢组学技术领域,化学计量学主要分为单维和多维统计分析两大类。单维统计用来评价单个变量的变化,主要有参数检验和非参数检验两种。多维分析能够同时考察所有变量,并寻找变量内部的关联,主要的方法大致可以分为无监督方法和有监督方法。二者的不同之处在于在进行数据分析时有无先验知识的干预,假如已知样本类别(组别)信息且将其作为描述变量参与分析,所用的方法为有监督方法,否则为非监督方法。在多维统计分析中,无监督方法可看作传统单变量统计分析中探索性分析。无监督法通常用于识别整体趋势,不考虑研究样本的类型,包括广泛使用的主成分分析(principle component analysis,PCA)、方差分析同步成分分析(ANOVA-simultaneous component analysis,ASCA)和分层聚类分析(hierarchical clustering analysis,HCA)等;有监督方法根据分析前表型对研究样本进行分类,人为加入分组变量,正确反映因变量与自变量之间的相关性,更适合构建风险预测模型,包括偏最小二乘法判别分析(partial least squares discrimination analysis,PLS-DA)、偏最小二乘法回归(partial least squares regression,PLSR)和正交偏最小二乘判别分析(orthogonal partial least squares discriminant analysis,OPLS-DA)等。目前医学代谢组学研究中的数据统计分析方法以 PCA 和 PLS-DA 使用最为广泛。

3. 数据解释 是对筛选出的代谢物做出有生物学意义的解释,同时也是对这些潜在代谢标志物进行生物学确证的过程,目前这部分内容包括构建代谢物相关网络图和代谢网络映射。代谢物相关网络图是一种基于贝叶斯似然计算、皮尔逊相关系数或 PLS-DA 绘制的无方向网络图,从中可以获得潜在代谢标志物的生物学信息。通过利用生物信息学技术将代谢物映射进代谢网络图,可以达到分析代谢组的目的,并且也是研究代谢物生物学意义最直观和可靠的方法。

4. 代谢组学数据库 随着代谢组学分析技术的进步、样本数量的增加、样本类型的多样化以及多检测平台的联合应用,代谢组数据在数量和复杂性上急剧增加,代谢组学数据库的开发对于归纳总结这些大数据、提高数据的使用率、进行深层次的交叉分析以及揭示隐藏在大数据背后的生物学机制都有重要的作用。

五、代谢组学的应用

1. 在疾病诊断中的应用 生命代谢是一个永不停息的过程,任何疾病的发生和发展都会影响人体代谢,从而导致体液中代谢物质发生显著变化。利用代谢组学方法,通过研究代谢物图谱随时间的变化,比较机体生理与疾病状态,甚至同一疾病的不同分型、分期的代谢物差异,将能找到与疾病诊断及分型相关的一组标志代谢物,从而发现表征这些疾病的化学特征模式,提供有关生物体病理生理作用过程中整体功能的完整信息,用于辅助疾病的诊断与分型。对代谢产物进行全面的测定,不仅可以用于疾病的诊断,而且可以对疾病的发病到进展的整个过程进行监测,分析疾病的严重程度,进行及时的预防和治疗。

2. 在药物研究中的应用 代谢组学在疾病动物模型的确证、药物筛选、药效及毒性评价、作用机制和临床评价等方面有着广泛的应用。药物的疗效或毒性均是通过药物或者药物代谢物影响基因表达、改变蛋白质活性、调控内源性代谢从而对机体产生作用,分析这些体液或组织的代谢组就有可能获取丰富药物效应的信息。通过发现某些关键代谢物的改变,为进一步的药物作用机制研究提供线索与方向;通过选出潜在的能够反映药物疗效及毒性作用的生物标志物,为临床合理和安全使用药物提供指导,有利于全面认识和评价药物的价值与发现新的生物标志物。

3. 在营养学中的应用 代谢组学方法可以帮助识别与常量营养物的最终摄入效应密切相关的代谢物,并且有助于定义各种常量营养物的正常摄入范围。代谢组学可以帮助理解单一养分(如氨基酸等)摄入过多或者过少时,整个机体的新陈代谢会发生怎样的改变。目前,代谢组学已被用于探索机体内稳态的控制及营养素成分过多或缺乏如何破坏这种平衡。随着代谢组学的不断发展及在营养领域的成熟应用以及代谢组学数据库的建立和完善,饮食与代谢谱、不同代谢谱与健康和疾病之间的关系逐步确立,用于评价个体的营养健康状态及预言其健康发展趋势,通过饮食、药物干预和改变生活方式调节个体的代谢模式,从而提高生活质量和预防慢性疾病的发生。

本章小结

蛋白质组学与代谢组学是生物医学领域中两个重要的研究方向,它们在组学研究中占有举足轻重的地位。蛋白质组学专注于研究生物体内蛋白质的全面表达水平和功能。该领域的发展得益于 2-DE-MS(双向凝胶电泳 - 质谱)、HPLC-MS(高效液相色谱 - 质谱)和蛋白质芯片技术等关键技术的进步,尤其随着质谱分析技术和质谱定量技术的快速发展,蛋白质组学研究已经取得了显著的进展。代谢组学则从宏观角度研究生物体内代谢物的全面组成与变化,它关注的小分子代谢物是机体生化反应的终端产物,具有信息放大效应,能够实时且精确地反映机体疾病状态。质谱分析技术和核磁共振技术等在代谢物的分析与鉴定中发挥着重要作用。蛋白质组学和代谢组学在生物标志物的筛选与鉴定、疾病诊断、治疗和预防、药物治疗监测以及药物研发等方面扮演着关键角色,有望为个体化医学提供新的思路和方法。随着精准医疗的不断发展,这两个领域将展现出更加广阔的应用前景,为人类健康事业做出更大的贡献。

(刘湘帆　庄文越)

第八章 分子生物学新技术

通过本章学习，你将能够回答下列问题：

1. 什么是单细胞测序技术？有哪些种类？
2. 什么是纳米生物传感器？有哪些种类？
3. CRISPR/Cas9 基因编辑技术的原理是什么？
4. 微流控芯片技术的原理是什么？有哪些特点？
5. 荧光分子条形码多重核酸定量技术的原理是什么？有哪些特点？
6. 常用的 DNA 甲基化检测技术有哪些？其检测原理分别是什么？

随着物理学、化学、材料学及计算机科学等技术的进步，分子生物学技术迎来了突破性的进展，朝着高效、准确、灵敏和无创的方向发展。一些崭新的分子生物学技术如单细胞测序技术、纳米生物传感器、基因编辑技术和微流控芯片等技术在临床医学及科学研究工作中得到了广泛的应用。本章从技术原理、技术特点、实验流程和应用等方面介绍六种分子生物学新技术。

第一节 单细胞测序技术

单细胞测序（single cell sequencing，SCS）技术是指在单细胞水平探索转录组、基因组和表观遗传组等特征。与传统的批量测序相比，单细胞测序技术的显著优势是可以评估细胞群体之间的异质性，区分少量且具有特定表型的细胞，并推断其行为。在单细胞测序早期，其应用受到检测通量和成本的限制，新测序策略陆续朝着更高的通量和更低的检测成本发展。

一、单细胞测序技术分类

（一）单细胞转录组测序技术

单细胞转录组测序技术（single-cell RNA sequencing，scRNA-seq）是在单个细胞水平对 mRNA 进行高通量测序的一项新技术。scRNA-seq 将单个细胞的微量转录组 RNA 扩增后进行高通量测序，从单细胞水平上获得转录组信息。scRNA-seq 目前主要包括 SMART（switching mechanism at 5′ end of the RNA transcript）扩增技术和 10×Genomics 测序技术。

（二）单细胞基因组测序技术

单细胞基因组测序技术（single-cell genome sequencing）旨在将基因组研究带到单个细胞水平。目前单细胞基因组测序主要涵盖单细胞全基因组测序（single-cell whole genome sequencing，scWGS）和单细胞全外显子组测序（single-cell whole exome sequencing，scWES）。scWGS 是最为基础且重要的研究，如单细胞核测序（single-nucleus sequencing，SNS）、单细胞组合标记测序（single-cell combinatorial indexed sequencing，SCI-seq）、转座子插入扩增长片段的单分子实时测序（single-molecule real-time sequencing of long fragments amplified through transposon insertion，SMOOTH-seq）等。

（三）单细胞表观遗传组测序技术

单细胞表观遗传组测序技术（single-cell epigenetic sequencing）用于检测单个细胞分化足迹，阐明细胞的表观基因组状态，如 DNA 甲基化、染色质变异和组蛋白修饰等，借助单细胞测序技术可以构建细胞的表观遗传组景观。单细胞全基因组亚硫酸氢盐测序（single-cell whole-genome bisulfite sequencing，scWGBS）是一种在全基因组水平上通过单核苷酸分辨率破译细胞甲基化异质性的方法。单细胞简化代表性亚硫酸氢盐测序（single-cell reduced representation bisulfite sequencing，scRRBS）以 RRBS 为基础，可以检测单个细胞 40% CpG 位点，假阳性率低。单细胞染色质可及性测序可通过 scATAC-seq（single cell assay for transposase accessible chromatin using sequencing）或 scDNase-seq（single cell DNase sequencing）检测。单细胞水平组蛋白修饰可通过单细胞染色质免疫沉淀测序技术（single cell chromatin immunoprecipitation sequencing，scChIP-seq），利用抗体去富集组蛋白修饰的 DNA 片段，但测序通量较低；随后陆续开发出 scChIC-seq（single-cell chromatin immunocleavage sequencing）、iscChIC-seq（indexing scChIC-seq）等技术，提高了测序的通量，但单细胞表观遗传组测序仍然是一个巨大的技术挑战。

二、单细胞测序技术实验流程

SCS 主要涉及以下四个步骤：单细胞分离、核酸扩增、高通量测序和数据分析，其中单细胞分离和核酸扩增是核心技术。

（一）单细胞分离

单细胞分离目前使用较为广泛的是微流控平台。简单来说，通过微流控技术将单个细胞与带有特异性身份编码的微球包裹到单个液滴中，以单个液滴为反应容器将单细胞中所有序列添加特异性的身份标签，从而根据身份标签信息分辨转录本来自哪个细胞。

（二）核酸扩增

1. 转录组扩增 在转录组扩增方式上主要可分为两类：全长转录本测序方法和 3′ 或 5′ 末端转录本测序方法。全长转录本测序方法对每个转录物产生均匀的覆盖，包括 Quartz-Seq、Smart-Seq 和 Smart-Seq2 等。3′ 或 5′ 末端转录本测序方法将唯一分子标识符与转录物相结合，减少文库构建过程中的技术偏差，包括 STRT-Seq、CEL-Seq、MARS-Seq、Drop-Seq 和 InDrop 等。

2. 全基因组扩增（WGA） 为了在每个细胞中均匀地扩增基因组 DNA，主要研发出 3 种 WGA 方法。①简并寡核苷酸引物 PCR（degenerate oligonucleotide primed PCR，DOP-PCR）：通过随机引物与模板结合实现整个基因组的扩增，是最早期的经典技术；②多重置换扩增（multiple displacement amplification，MDA）：依赖独特的聚合酶（如枯草芽孢杆菌的 Phi29 DNA 聚合酶和嗜热芽孢杆菌中的 Bst DNA 聚合酶）在等温反应下进行 DNA 的复制，是现阶段最常用的扩增方法；③多次退火环状循环扩增（multiple annealing and looping-based amplification cycles，MALBAC）：通过特殊的随机引物，实现扩增产物的首尾互补成环，接着进行近乎线性的全基因组预扩增，再进行指数式扩增，是最先进的全基因组扩增技术。

三、单细胞测序技术应用

（一）肿瘤学

SCS 已经广泛应用于肿瘤研究，能够在单细胞分子水平上深入了解肿瘤的异质性，有效地划分细胞类群，识别稀有细胞，并准确描述肿瘤的进化过程；也为癌症患者的早期筛查和个性化治疗提供理论依据。具体来说，SCS 能够揭示原发性、转移性和循环肿瘤细胞的异质性，绘制肿瘤发育树，推断不同肿瘤细胞的进化；SCS 能够分析肿瘤微环境（tumor microenvironment，TME）的复杂性，全面刻画 TME 的细胞组成，描述 TME 内细胞的发育路径；SCS 能够研究肿瘤免疫抑制的分子机制，分析外在因素对肿瘤免疫造成的影响，发现潜在的免疫治疗靶点；SCS 也能够预测抗肿瘤治疗的反应或耐药性，确定联合治疗的最佳方案，加速癌症患者抗肿瘤治疗的进展并改善临床结果。

（二）免疫学

SCS 的出现改变了对已知免疫系统的认识，帮助研究生理条件下、从癌症到自身免疫、从代谢到神经疾病中免疫细胞的异质性，从而揭示驱动免疫决策的复杂调控和分子机制。SCS 可以识别新的细胞亚型、途径和检查点，扩展对癌症、神经退行性病变和自身免疫等多种疾病中免疫系统作用的认知。

（三）干细胞

借助 SCS 可以确定胚胎干细胞（embryonic stem cells，ESCs）是研究多能干细胞自我更新能力和分化潜力的理想体外模型，并成功追踪到 ESCs 的来源，确定 ESCs 的不同亚群和异质性。SCS 可揭示原始生殖细胞（primordial germ cells，PGCs）发育过程中多能性基因和种系特异性基因表达的动态平衡。SCS 确定了组织特异性干细胞的新亚群，分析了同一组织类型干细胞群体的异质性，以及不同组织类型干细胞群体结构的相似性和差异性。另外，SCS 可以帮助识别肿瘤干细胞（cancer stem cells，CSCs），为复杂的肿瘤内异质性提供新见解。

第二节　纳米生物传感器

一、纳米生物传感器基本概念

纳米技术主要是在 1～100nm 范围内研究物质结构和性质的多学科交叉技术。

生物传感器（biosensor）是利用生物特异性识别过程并将其转换为电信号进行检测的仪器，是由固定化的生物敏感材料（包括酶、抗体、抗原、微生物、细胞、组织和核酸等生物活性物质）作为识别元件，与适当的理化换能器（如氧电极、光敏管、场效应管和压电晶体等）及信号放大装置构成的系统。

纳米生物传感器（nanobiosensor）是将纳米技术与生物传感器融合，综合应用了光、声、电和色等先进检测技术，涉及纳米科学、生物技术和信息技术等多个重要领域，对临床检测、遗传分析和环境检测等产生影响。

二、纳米颗粒的特性

1. 小尺寸效应　由于颗粒尺寸变小引起的宏观物理性质的变化称为小尺寸效应。纳米颗粒具有特殊的光学性质，所有的金属在超微颗粒状态都呈黑色，尺寸越小，颜色越黑；具有特殊的热学性质，超细颗粒的熔点显著降低，当颗粒 <10nm 量级时尤为明显。

2. 量子尺寸效应　介于原子、分子与大块固体之间的纳米颗粒，将大块材料中连续的能带分裂成分立的能级，能级间的间距随颗粒尺寸减小而增大。当热能、电场能或磁能比平均的能级间距还小时，就会呈现出与宏观物质不同的反常特性。

3. 表面效应　纳米粒子表面原子数与总原子数之比随粒径的变小而急剧增大后所引起的性质上的变化称为表面效应。随着球形颗粒直径变小，其比表面积将会显著增大，使之具有很高的表面化学活性。表面效应主要表现为熔点降低和比热增大等。

4. 宏观量子隧道效应　隧道效应是指当微观粒子的总能量小于势垒高度时，该粒子仍能穿越这势垒。一些宏观量如微颗粒的磁化强度、量子相干器件中的磁通量及电荷等也具有隧道效应，它们可以穿越宏观系统的势垒而产生变化，即宏观的量子隧道效应。

5. 体积效应 由于纳米颗粒体积极小，所包含的原子数很少，因此其吸附、催化、扩散和烧结等理化性质与大颗粒传统材料的特性显著不同，就不能用通常有无限个原子的块状物质的性质加以说明。

三、纳米生物传感器分类

根据使用纳米材料的不同，纳米生物传感器可分为以下几种类型。

1. 基于碳纳米材料的生物传感器 碳纳米材料以零维的碳纳米球、一维的碳纳米管和二维的石墨烯为代表。

2. 基于金属纳米材料的生物传感器 纳米金和纳米银粒子最为常用。等离子体纳米生物传感器是一种基于金属纳米粒子的局域表面等离子体共振效应所构建的生物传感器，结构简单、设备要求低，广泛应用于床旁检测。

3. 半导体纳米材料生物传感器 半导体纳米材料具有特殊的光学、电化学和光电催化性能。量子点是一种纳米级别的半导体颗粒，光漂白抵制作用强，具有良好的光谱适用性、稳定性及生物相容性，可显著提高传感器的性能。

4. 光纤纳米生物传感器 主要有光纤纳米荧光生物传感器和光纤纳米免疫传感器等。

5. DNA 纳米生物传感器 将寡核苷酸配体作为"生物识别元件"用于生物传感器制作。

四、纳米生物传感器在疾病诊断中的应用

（一）感染性疾病诊断

纳米生物传感器用于检测来自食品、临床和环境等样本的多种病原体，如 SARS 病毒、新型冠状病毒、HIV 和流感病毒等。

（二）肿瘤诊断

纳米生物传感器通过靶向分子与肿瘤细胞表面标志物分子结合，利用物理方法来测量传感器中的磁、光信号等，快速地检测多种肿瘤标志物，实现肿瘤的定位和显像，有利于肿瘤早期诊断。

（三）代谢性疾病

纳米生物传感器可以实现体液中葡萄糖、尿酸和胆固醇等代谢物的高灵敏度检测，有助于糖尿病、痛风等代谢性疾病的诊断。

第三节　CRISPR/Cas 基因编辑技术

基因编辑技术是在 DNA 水平，通过删除、插入等方式对 DNA 特定序列进行改造的技术。人们可以通过锌指核酸酶（zinc finger nuclease，ZFN）技术、类转录激活因子效应物核酸酶（transcription activator-like effector nuclease，TALEN）技术及 CRISPR/Cas 技术来实现编辑基因功能。

一、CRISPR/Cas 基因编辑技术原理

（一）CRISPR/Cas 系统的基本结构

成簇规律间隔短回文重复序列（clustered regulatory interspaced short palindromic repeat，CRISPR）和 CRISPR 相关蛋白（CRISPR-associated protein，Cas）是细菌用来抵御外来病毒入

侵的一套复杂防御系统。其基因座结构相对简单,主要由以下几部分组成(图8-1):

1. CRISPR 基因座 由多个短的高度保守的正向重复序列(repeats)和长度相似的间隔序列(spacers)间隔交互排列组成,间隔序列是用来识别并抵御外来遗传物质的关键。

2. 前导序列(leader sequence) 由 300~500 个碱基组成,位于 CRISPR 的 5′ 端,是一个富含 AT 碱基的序列。

3. Cas 基因 是位于 CRISPR 阵列附近或分散于基因组中的一组基因,编码 CRISPR 相关蛋白,这些蛋白可通过位点特异性地切割 DNA。

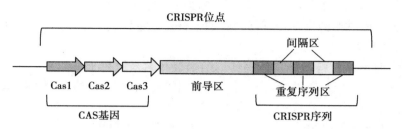

图 8-1　CRISPR/Cas 系统的基本结构

（二）CRISPR/Cas 基因编辑技术的作用原理

CRISPR 系统主要被分为两类六型。虽然不同类型的 CRISPR/Cas 系统的作用机制有所差异,但基本包含有 3 个步骤,以最常用的Ⅱ型 CRISPR/Cas9 为例(图8-2)。①外源 DNA 的俘获:当外源噬菌体侵染宿主细胞时,Cas1/2 蛋白通过原间隔序列邻近基序(protospacer adjacent motif, PAM)来识别外源 DNA 序列并将其加工成短片段,插入到 CRISPR 重复序列之间。②crRNA(CRISPR RNA)的合成:同种病毒再次入侵时,CRISPR 的前导序列作为启动子启动 CRISPR 序列的转录,转录成两种 RNA, pre-crRNA(pre-CRISPR-derived RNA)和 tracrRNA(trans-activating crRNA), pre-crRNA 再加工得到 crRNA。③靶向干扰:crRNA 与 tracrRNA 形成一种双链二级结构组成单向导 RNA(sgRNA),再与 Cas9 蛋白形成复合物。该复合物通过识别 PAM 序列后,靶双链 DNA 进行解旋使 sgRNA 在种子区域(seed region)与靶 DNA 序列结合,从而形成了"R-loop"结构,激活切割位点用于切割目标链与非目标链的双链 DNA,造成 DNA 双链断裂,断裂处为平末端。当有外源同源重组模板 DNA(donor DNA)存在时,可依照同源片段对断裂位点进行精确修复,即为同源重组修复(homology directed repair, HDR);而在不存在 donor DNA 时,DNA 双链断裂将激发非同源末端连接

第一步：外源DNA的俘获

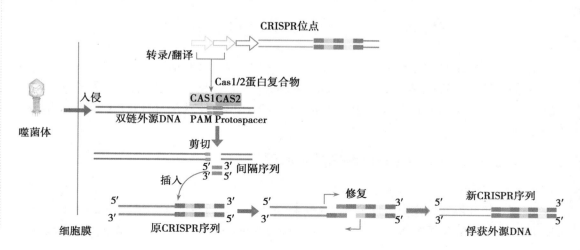

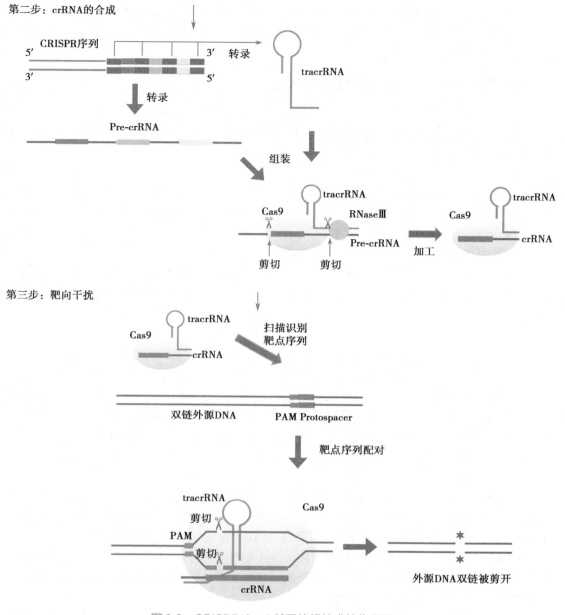

图 8-2 CRISPR/Cas9 基因编辑技术的作用原理

PAM：原间隔序列邻近基序；Protospacer：原间隔序列。

（non-homologous end joining，NHEJ），在断裂处插入或缺失基因片段。通过这两种修复机制实现基因的敲除、插入或修饰。

二、CRISPR/Cas 基因编辑技术特点

1. 高效性 具有极高的编辑效率，能够在短时间内实现目标基因的精确编辑。

2. 精确性 通过设计向 sgRNA 特异性地识别目标 DNA 序列，这种高度的特异性减少了非目标效应的发生，提高了编辑的准确性。

3. 便捷性 操作简便，不需要复杂的操作步骤或昂贵的设备。

4. 适用范围广 应用于细菌、植物、动物和人类细胞等多种生物体，在多个领域都有广泛的应用前景。

5. 安全性及伦理考量 尽管 CRISPR/Cas 技术具有许多优点，但其在人类中的应用也引发了安全性和伦理方面的讨论，如基因编辑可能导致意外的遗传变异。因此，该技术的使用需要严格的监管和伦理审查。

三、CRISPR/Cas 基因编辑技术应用

（一）基因功能研究

通过精确地敲除、激活或修改特定基因，研究这些基因在细胞中的功能及在生命过程或疾病发生发展中的意义。

（二）基因筛选

通过设计大量的 sgRNA 库，可以同时对成千上万个基因进行筛选，快速识别与特定生物学过程或疾病相关的基因。通过同时敲除多个基因，分析其对细胞或生物体的影响，可以揭示基因网络和信号通路。

（三）农业和生物制造

在农业领域，可用于培育具有优良农艺性状的作物，如抗病虫害和提高营养价值等。在生物制造领域，通过编辑微生物基因组，可以生产生物燃料、生物塑料和药物等有价值的化学品。

（四）分子诊断

基于 CRISPR 的检测技术是一种创新的分子诊断方法，包括对核酸（DNA 和 RNA）以及非核酸分子（如小分子化合物、重金属和蛋白质等）的检测。最早开发的基于 Cas12a 的 DETECTR 检测系统已经用于多种病毒的检测，如 SARS-CoV-2、埃博拉病毒与人乳头瘤病毒等。2022 年，美国食品药品监督管理局（FDA）通过了 SARS-CoV-2 检测试剂盒紧急使用授权，这是第一款基于 CRISPR 的高通量检测产品。CRISPR 分子诊断技术除了用于多种病原体的核酸检测外，还可用于 DNA 甲基化分析和基因分型等。

（五）疾病治疗

1. 遗传性疾病治疗 可通过精确地编辑特定基因，治疗或预防一些由基因突变引起的疾病，如 β 地中海贫血、遗传性血管性水肿等。2023 年，FDA 批准 CRISPR/Cas9 基因编辑疗法 exa-cel（examglogeneautotemcel）用于治疗血管闭塞危象的镰状细胞贫血。

2. 癌症治疗 通过直接靶向和编辑癌细胞中的致癌基因或非编码区域，为癌症治疗提供新的策略。如改造 T 细胞，使其表达特定的嵌合抗原受体（chimeric antigen receptor，CAR），增强 T 细胞对癌细胞的识别和杀伤能力等。

总之，CRISPR/Cas 基因编辑技术的应用前景非常广阔，它不仅推动了基础科学研究的发展，也为临床治疗、农业改良和工业生物技术等领域带来了革命性的变革。然而，随着技术的发展和应用，也需要关注和解决伴随而来的伦理、安全和法律问题。

第四节 分子快速检测技术

分子快速检测技术是实验室诊断的一个创新领域，通过分子技术提供快速且高灵敏度的检测结果，对加快病原体检测、遗传性疾病筛查、癌症监测和食品安全检测等具有革命性影响。

一、分子快速检测技术分类

分子快速检测技术是指用于快速识别和检测病原体、基因变异或其他生物标志物的一

系列检测方法,主要包括①等温扩增技术:在恒定温度下进行的核酸扩增技术,参见第五章第三节;②杂交探针技术:使用与目的核酸序列互补的短片段或探针,通过荧光信号进行检测,参见第四章第一节;③微流控芯片:通过微流控技术进行快速核酸检测。

二、微流控芯片

微流控芯片(microfluidic chip)又称芯片实验室,是由分析化学、微机电加工、计算机科学、电子微流控分析仪器学、材料学、生物学和医学等多学科交叉融合而成的高新技术。

（一）微流控芯片的原理

微流控芯片采用类似半导体的微机电加工技术,在芯片上构建微流路系统,将实验与分析过程转载到由彼此联系的路径和液相小室组成的芯片结构上。生物样品和反应液加载后,采用微机械泵、电水力泵和电渗流等方法驱动芯片中缓冲液的流动形成微流路,在芯片上进行一种或连续多种反应,是集样本制备、核酸提取、扩增和检测于一体的平台。应用微流控芯片平台进行分子检测的实验步骤通常包括:样本与试剂的加载、核酸提取、核酸扩增、数据采集和数据分析(图8-3)。

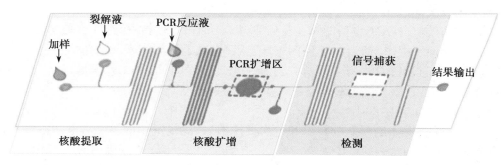

图8-3 微流控芯片的技术原理

（二）微流控芯片的特点

微流控芯片的特点有①尺寸小:便于携带和使用;②消耗少:使用微流控系统进行检测时,所需的试剂和样品量很少,降低了成本以及处理感染性样本时的风险;③反应快:相比于传统的分子检测技术,微流控系统在微米尺度上发生反应,所需的时间更短;④自动化:微流控设备具有较高的自动化程度,能实现复杂功能的简化,在多样本同时快速处理方面尤为高效。

（三）微流控芯片的应用

微流控芯片可应用于核酸分离和定量、测序、基因突变和基因表达分析等方面,应用范围广泛。

1. 感染性疾病的诊断 针对病原微生物基因组的特征性片段、染色体DNA的序列多态型、基因变异的位点及特征等,设计和选择合适的核酸探针,能获得病原微生物种属、亚型、毒力、抗药性、致病性、多态性、变异和表达等信息,为疾病的诊断和治疗提供参考。如GeneXpert系统应用微流控技术可检测结核分枝杆菌、流感病毒、呼吸道合胞病毒以及耐甲氧西林金黄色葡萄球菌等多种呼吸道病原体,并可准确鉴定病原体的种属、亚型以及耐药基因。

2. 肿瘤的诊断 利用微流控芯片技术从全血中分离循环肿瘤细胞,当全血流经芯片时循环肿瘤细胞被成功分离而进行下一步检测;也可检测化疗药物的扩散系数,为体外测定肿瘤药物效能,开发瘤内定向注射治疗提供研究思路。

3. 遗传性疾病的诊断 应用微流控芯片可进行疾病的基因变异检测。如遗传性血色

病 *HFE* 基因的 3 个常见变异（C282Y、H63D 和 S65C）的检测。

4. 细胞培养和分析　微流控技术创建的"细胞芯片"可提供精准的生长环境，微通道的尺寸与细胞尺寸相当，对细胞的研究深入到单细胞甚至亚细胞器水平，通过二维甚至三维结构的设计和精密加工，实现细胞的培养、操纵、定位、溶解、检测和分选等功能。

5. 单细胞分离　利用微流控技术平台中微小的流体通道来分离单个细胞，对于单细胞分析和单细胞测序至关重要，特别是在肿瘤异质性、干细胞研究以及免疫细胞功能的研究中扮演了重要角色。

6. 合成生物学　在芯片上进行微小的生物合成实验，可用于合成新型生物分子或研究代谢途径。

三、分子即时检验

分子即时检验（point-of-care testing，POCT）是为满足现场或床旁快速试验的需求而基于便携式 PCR 设备的分子快速检测技术，为患者提供现场检测结果，实现疾病的早诊断和早治疗。

（一）分子 POCT 的特点

①快速性：分子 POCT 设备能够在几分钟到 1 小时内提供检测结果；②便携性：设备体积小，重量轻，便于携带，适合在各种环境下使用，尤其是资源有限或需要快速反应的情况下；③易操作性：设计简单，减少了操作过程中出现错误的可能性；④准确性：分子 POCT 能够提供与中心实验室相媲美的高灵敏度和特异性的检测结果。

（二）分子 POCT 的应用

分子 POCT 检测不断有新的技术和方法被挖掘，以满足更多的临床需求。在未来有望成为日常临床诊断和监测的重要工具，从而为患者提供更及时、个性化和精准的医疗服务。

1. 感染性疾病的检测　是分子 POCT 技术应用最广泛的领域之一，通过检测病原体的核酸序列，快速确诊如结核分枝杆菌、流感病毒、HIV、乙肝病毒和丙肝病毒等病原体感染。

2. 遗传性疾病的诊断　遗传性疾病通常与特定的基因突变有关，通过床旁 POCT 检测特定的遗传突变，以快速诊断地中海贫血和囊性纤维化等遗传性疾病。

3. 肿瘤的诊断和监测　利用分子 POCT 技术检测循环肿瘤 DNA 或其他肿瘤标志物，有助于癌症的早期发现和治疗效果的监测。

4. 药物基因组学　分析个体对特定药物的代谢能力，通过检测基因的变异来预测患者对药物的反应。

分子快速检测技术通过分子生物学和先进技术平台的结合，提供了快速、准确且高度自动化的分析手段，对疾病的快速诊断和治疗、公共卫生事件的响应以及科研带来了革命性变化。

第五节　荧光分子条形码多重核酸定量技术

一、荧光分子条形码多重核酸定量技术原理

荧光分子条形码多重核酸定量技术是新一代的多重核酸定量技术，其原理是核酸分子与探针杂交后，对探针上的荧光分子条形码进行直接检测，从而实现多重定量检测。此技术的核心是荧光分子条形码与单分子成像技术通过对每一个目标 RNA 序列进行荧光条形码标记，再通过单分子成像技术读取全部条形码，从而实现对目标 RNA 序列的绝对定量测

序检测。现以 mRNA 定量检测为例,介绍其原理。

针对每一个目标 mRNA 分子设计 1 对分子探针,5′ 端为载有颜色条形码标记的报告探针,3′ 端为载有生物素的捕获探针,长度 35～50bp。报告探针标记的颜色条形码共有 6 个位置,每个位置可以是 4 种颜色的荧光团中的一种。探针的颜色条形码标记使得每一种条形码对应每一特异的目标 mRNA 序列。在一个标本中可同时检测约 800 个不同的条形码即约 800 种不同的目标 mRNA 序列。

单分子成像技术是指对反应体系中各个特异 mRNA 目标分子进行直接的绝对数字计数。样品探针混合物杂交完成后,经过纯化洗脱、固定、电极极化等步骤,所有杂交信号以同一方向位于同一成像平面上,进而由数字成像分析系统对样本板上的报告荧光信号进行扫描、处理图片信息及数字计数,生成一个对应反应体系中多个颜色条形码即多个特异目标 mRNA 分子计数信息的计数文件,从而实现对多种特异 mRNA 序列的绝对计数。

二、荧光分子条形码多重核酸定量技术特点

1. 准确度和灵敏度高 利用荧光分子条形码和单分子成像直接检测 RNA 分子数量,无需逆转录和 PCR 扩增,可达到飞摩尔(10^{-15}mol)级别的灵敏度。

2. 标本量要求少,标本来源多样化 仅需 100ng 的 RNA 即可对 800 个基因进行准确的定量,可检测严重降解的 RNA 样本,适用于血液、组织、细胞、细菌以及多聚甲醛固定石蜡包埋(FFPE)等多种类型标本的检测。

3. 数字化,自动化程度高 采用单分子数字式直接计数,自动化程度高,达到在 48 小时内检测 12 个样本,每个样本 800 个基因分析通量。

4. 可检测多种类型的核酸,应用广泛 可用于任何类型核酸样品的检测,可广泛应用于 mRNA、微小 RNA(miRNA)、非编码 RNA(lncRNA)等基因定量表达谱、基因组 DNA 拷贝数变异性(CNV)以及 DNA、RNA 病原体的检测。

三、荧光分子条形码多重核酸定量技术应用

近年来,荧光分子条形码多重核酸定量技术越来越广泛地应用于生物医学前沿领域,包括高通量基因表达结果验证、基因表达谱研究、基因调控网络研究、临床疾病分子分型及诊断预后等领域。

荧光分子条形码多重核酸定量技术已广泛应用于乳腺癌、髓母细胞瘤和淋巴瘤等多种肿瘤的诊断与预后,还可用于非小细胞肺癌 *ALK* 融合基因的检测。

第六节　DNA 甲基化检测技术

一、DNA 甲基化概述

DNA 甲基化是一种表观遗传修饰,可使基因沉默。多种 DNA 甲基化检测方法被建立以满足不同研究的需求。

二、常用 DNA 甲基化检测技术原理

DNA 甲基化检测技术根据研究目的可分为:基因组整体水平的甲基化检测和特异位点甲基化的检测。根据研究所用处理方法不同可分为:甲基敏感的限制性内切酶检测、亚硫酸氢盐修饰、甲基化免疫共沉淀、层析技术以及质谱技术等。

（一）基于甲基敏感性的限制性内切酶的检测技术

限制性内切酶可分为对甲基敏感和不敏感两种。对甲基敏感的限制性内切酶作用于待检DNA，未甲基化的DNA序列被酶解，甲基化的DNA虽然碱基序列与限制性内切酶的识别序列一致，但因序列上存在甲基，不能被酶切；而不论DNA序列甲基化与否，都能被对甲基不敏感的限制性内切酶消化。利用甲基化敏感性限制性内切酶对甲基化区不切割的特性处理DNA，随后进行Southern杂交或PCR扩增分析产物，明确甲基化状态。

（二）基于亚硫酸氢盐修饰的检测技术

甲基化特异PCR（methylation specific PCR，MSP）技术，其基本原理为在亚硫酸氢盐化学修饰过程中，单链DNA中的非甲基化C通过磺酸基的作用脱氨基变成U，经基因扩增，最后转化为T，而甲基化的C（5mC）则保持不变。步骤一般分为：碱变性、修饰、初步去盐、二次去盐和完成修饰。这样碱基序列的差异就可分辨是否存在甲基化（图8-4）。

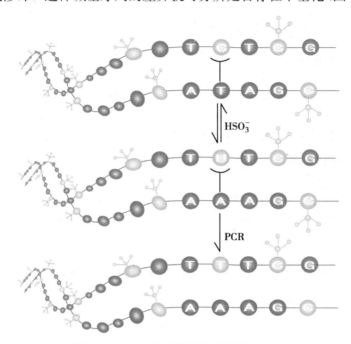

图8-4 亚硫酸氢盐修饰技术的作用原理

（三）基于甲基化免疫共沉淀的检测技术

采用甲基化DNA免疫共沉淀技术，通过5′-甲基胞嘧啶抗体与甲基化基因组DNA进行免疫共沉淀，特异性富集基因组上发生甲基化的DNA片段。随后进行定性和定量PCR、Southern印迹以及DNA微阵列分析，比较不同细胞、组织或不同样本间的DNA甲基化修饰模式的差异。

（四）基于层析技术的检测技术

高效液相色谱能够定量测定基因组整体水平DNA甲基化情况，通过盐酸或氢氟酸将DNA样品水解成碱基，而后水解产物通过色谱柱。因不同核苷酸在极性溶液中的溶解度不同，在经过非极性的过滤柱时，出柱时间也不同，用特定波长测定流出液的吸收峰。通过测定吸收峰值的定量值并与标准品比较，计算比值就可得到基因组整体的甲基化水平。

（五）基于质谱技术的检测技术

质谱技术的基本原理是通过样品离子化检测不同质荷比的离子，并按照从小到大的顺序依次排列，从而得到一幅质量图谱。质谱技术用于DNA甲基化检测的原理如下，亚硫酸氢盐处理后，DNA中未甲基化的胞嘧啶（C）转变为尿嘧啶（U），而甲基化胞嘧啶（C）保持不变,由此在 DNA 模板中产生甲基化特异的序列变化。利用 5' 末端带有 T7- 启动子的引物进行 PCR 扩增,产物经虾碱性磷酸酶(SAP)处理后用于碱基特异性的酶切反应。酶切后 DNA 片段的大小和分子量取决于亚硫酸盐处理后的碱基变化,飞行质谱能测出每个片段的分子量,软件则能自动报告每个相应片段的甲基化程度。

三、DNA 甲基化检测技术应用

(一)在遗传性疾病方面的应用

单亲遗传病是指由非孟德尔遗传方式引起的人类遗传病。正常情况下存在部分与疾病相关的等位基因,其父源与母源甲基化模式不同,几乎所有与单亲遗传病相关的等位基因都有一些序列,仅父源一方或仅母源一方发生甲基化,这些序列被称为"差异甲基化区域"。

(二)在肿瘤方面的应用

肿瘤发生时,细胞周期、DNA 修复、血管生成和凋亡等都涉及相关基因的甲基化。肿瘤细胞 DNA 总体甲基化水平低于正常细胞,但某些特定基因(如肿瘤抑制基因)CpG 岛却处于高甲基化状态。DNA 甲基化的检测可用于肿瘤发生机制的研究,还可用于癌症的早期诊断、肿瘤分期分级的评价以及肿瘤的个性化治疗疗效监测。

(三)在衰老方面的应用

随着年龄的增长,基因组总体 DNA 甲基化水平逐渐降低。DNA 甲基化水平的变化与衰老有关,DNA 甲基化还参与衰老过程中的肿瘤发生发展。对基因组 DNA 甲基化检测,可作为衰老时肿瘤个体化治疗的靶点。

(四)在自身免疫性疾病中的应用

许多自身免疫性疾病患者的免疫相关基因存在异常的 DNA 甲基化状态,导致免疫系统失调,进而发生自身攻击。因此,通过调控和检测 DNA 甲基化状态,可能有助于治疗和诊断自身免疫性疾病。

本章小结

单细胞测序技术分为单细胞转录组测序、单细胞基因组测序和单细胞表观遗传组测序,可用于评估细胞群体之间的异质性,区分少量且具有特定表型的细胞并推断其细胞行为,广泛应用于肿瘤学、免疫学和干细胞研究。纳米生物传感器采用纳米材料作为基质包被识别受体,对检测体系中待测物质的浓度或活性进行检测,由于其体积小、免标记、特异性好和检测时间短等优点,检测灵敏度和准确性较传统生物传感器明显提高,在肿瘤诊断、糖尿病监测和病原体检测等领域得到广泛应用。CRISPR/Cas 基因编辑技术具有高效性、精确性、简便性和成本效益等优势,在基因功能研究、遗传性疾病治疗、农业作物改良和生物制造等多个领域展现出广泛的应用潜力,同时在提高编辑效率、减少脱靶效应以及伦理和法律问题等方面也面临挑战。分子快速检测技术是现代诊断科学的一个创新领域,它通过检测和分析特定的核酸序列实现对疾病的快速诊断,通过短时间或现场实验提供高灵敏度、高特异性的检测结果,对于改善病原体检测、遗传性疾病筛查、癌症监测和食品安全检测方面具有革命性的影响。荧光分子条形码多重核酸定量技术是新一代多重核酸定量技术,能够在有限的样本中最大程度地获取有意义的数据,进行高通量、高参数和高准确度的定量测定。DNA 甲基化技术根据处理方法可以分为利用甲基敏感的限制性内切酶检测、亚硫酸氢盐修饰、甲基化免疫共沉淀、层析技术以及质谱技术等,其中亚硫酸氢盐修饰 -PCR 扩增法是常用方法,主要应用于遗传病、肿瘤、衰老和自身免疫性疾病等的临床诊疗中。

(潘世扬)

第九章　感染性疾病分子生物学检验

通过本章学习，你将能够回答下列问题：

1. 对于感染性疾病，如何快速、准确地检测出病原体？感染性疾病的分子生物学检验策略是什么？
2. 慢性乙型肝炎患者治疗监测常用的分子标志物有哪些？各有何临床意义？
3. 常用的感染综合征分子生物学检测技术有哪些？有哪些临床意义？
4. 检测细菌耐药基因常用的分子生物学方法有哪些？各有何优缺点？
5. 常用的检测细菌分子分型的方法有哪些？
6. 高通量测序技术检测病原体的策略是什么？mNGS 和 tNGS 各有何优缺点？

感染性疾病（infectious disease，ID）是由病毒、细菌、真菌、支原体、衣原体、立克次体、螺旋体和寄生虫等病原体侵入机体而引起的局部/全身性炎症或器官功能障碍。具有传染性的感染性疾病被称为传染病。近年来，一些已被控制的传染病又重新流行。同时还出现了数十种新发传染病，如新型冠状病毒感染（corona virus disease 2019，COVID-19）。目前，全球感染性疾病的发病率不断上升，病原体呈现多样化和复杂化的趋势。感染性疾病对人类健康、经济发展和社会稳定等造成严重影响，是全球重大公共卫生问题。快速、全面、准确地鉴别病原体是临床及时、有针对性地采取治疗措施的前提。

传统的病原体检测方法主要包括微生物学、免疫学和血液学方法，对病原体进行培养鉴定，查找病原体或病毒包涵体，检测抗原、抗体等。传统病原体检测方法受方法学限制而存在一定的局限性。随着分子生物学理论与技术的快速发展，分子生物学技术被广泛用于感染性疾病病原体检测中，主要用于：①检测不能、不易培养或生长缓慢的病原体，如病毒、结核分枝杆菌、螺旋体等；②病原体鉴定，早期诊断感染性疾病；③定量检测病原体，动态监测疾病进程；④鉴定新发和再发传染病病原体；⑤病原体感染的分子流行病学调查；⑥检测病原体基因型和亚型；⑦检测病原体耐药基因和毒力基因；⑧病原体溯源、进化和基因突变分析等检测，具有快速、灵敏和特异等特点，在感染性疾病早期诊断、治疗监测和预后判断等方面发挥重要作用。

第一节　感染性疾病的分子生物学检验策略

感染性疾病的分子生物学检验是对病原体核酸（DNA 和/或 RNA）进行检测。标本类型包括组织、体液、血液、器官、分泌物和排泄物等。选择恰当的标本类型并正确采集、运送和保存，是保证检测质量的重要因素。感染性疾病的分子诊断策略分为一般性检出策略和完整检出策略。

一、一般性检出策略

一般性检出策略只需要确定样本中是否存在病原体，是单重感染还是多重感染。对于不明原因感染、危重症感染、免疫低下人群感染、疑似新发传染病、再发传染病、传统检测技术反复阴性和抗感染治疗疗效不佳等情况，可采用高通量测序技术（宏基因组测序或靶向测序）进行检测，以明确可能的病原体。

二、完整检出策略

完整检出策略不仅需要确定样本中是否存在病原体，还要对病原体基因型（包括亚型）、耐药基因和毒力基因等进行检测。如需获取更多的病原体信息（包括基因型、亚型、耐药基因等），建议采用完整检出策略。

三、常用分子生物学技术及选择策略

常用核酸扩增、核酸杂交、基因芯片和测序技术进行感染性疾病病原体检测。核酸扩增是最常用的技术，具有快速、灵敏、特异、简便、可单重和多重检测等特点。其中使用最为广泛的是实时荧光定量 PCR（real-time fluorogenic quantitative PCR，qPCR）技术，既具有前述技术特点，又兼具实时和可定量检测的特点。核酸杂交技术和基因芯片技术常与核酸扩增技术联合应用，以提高检测灵敏度。若待测病原体的靶基因序列发生基因突变，采用核酸扩增、核酸杂交、基因芯片技术进行检测时可能漏检。而核酸测序技术则不受此限制，可准确检测出突变序列和相应病原体。核酸扩增、核酸杂交、基因芯片技术只能检测已知病原体，不能检测未知病原体。高通量测序技术可进行病原体鉴定、型别、耐药基因和毒力基因等检测，并且在未知病原体、检测通量等方面具有独特优势，在新发病原体鉴定中发挥了重要作用，已越来越多地用于感染性疾病的病原体检测。高通量测序技术操作复杂，影响因素多，需要昂贵的测序仪、有经验的专业技术人员和生物信息分析人员，价格昂贵，检测结果需要结合临床综合分析。因此，对于已知病原体检测，优先考虑采用核酸扩增技术。对于多种病原体或多种型别病原体检测，可优先考虑采用核酸扩增、核酸杂交和基因芯片技术。对于疑难、危重和特殊人群的感染性疾病，可考虑采用高通量测序技术。

目前，微流控技术、CRISPR/Cas 系统等新技术也在病原体鉴定和基因分型中发挥着重要作用。CRISPR/Cas 系统是一种革命性的基因编辑工具，通过设计特定的导向 RNA，精确识别并切割目标 DNA 序列，从而实现对特定病原体的快速、准确检测。

第二节 病毒的分子生物学检验

病毒是由核酸（DNA 或 RNA）与蛋白质构成的非细胞型微生物，需要寄生在活细胞内才能生存和繁殖。约 75% 的人类感染性疾病由病毒引起，超过 400 种病毒可以感染人类，其中乙型肝炎病毒、丙型肝炎病毒、人乳头瘤病毒、人类免疫缺陷病毒、流感病毒和疱疹病毒等是引起感染常见或重要的病毒。病毒直径 20～300nm，完整成熟的病毒颗粒称为病毒体，其核心为核酸，外围有蛋白质外壳，称为衣壳。核酸和衣壳蛋白构成核衣壳。较复杂的病毒其核衣壳外常有由脂质和糖蛋白构成的包膜，有些病毒还有特殊的表面突起物如刺突。根据病毒的核酸成分，将其分为 DNA 病毒和 RNA 病毒两大类。

感染病毒的检测对于明确病因、判断病情和制订治疗方案等具有非常重要的临床意义。传统的病毒检测方法主要是病毒分离培养及免疫学检测，由于受灵敏度或特异性的限制，在疾病的诊断和治疗中存在较大缺陷。分子生物学检验技术在病毒性疾病的早期诊断、疗效监测、耐药基因检测等方面具有显著优势，广泛用于临床。

一、乙型肝炎病毒

乙型肝炎病毒（hepatitis B virus，HBV）引起人类乙型病毒性肝炎（简称乙型肝炎），是病毒性肝炎的常见病原体，亦是肝硬化和肝细胞癌的重要致病因子。HBV 感染呈世界性流行，亦在我国流行广泛，危害严重。2019 年全球一般人群 HBsAg 流行率为 3.8%，约有 150 万新发 HBV 感染者，2.96 亿慢性感染者。根据 Polaris 国际流行病学合作组织推算，2016 年我国一般人群 HBsAg 流行率为 6.1%，慢性 HBV 感染者 8 600 万。HBV 高效、准确的检测对于乙型肝炎的诊断、治疗和预防具有重要意义。

（一）乙型肝炎病毒的基因组结构特征

HBV 属嗜肝 DNA 病毒科，是有包膜的 DNA 病毒。HBV 基因组为部分双链环状 DNA，是目前已知感染人类最小的 DNA 病毒，基因组长为 3.2kb。HBV 在肝细胞内以游离 DNA 和整合到宿主细胞染色体两种方式存在。根据 HBV 全核苷酸序列的差异≥8% 或 S 基因区核苷酸序列差异≥4%，将 HBV 分为 9 种基因型（A～I）和 1 种未定基因型（J）。我国流行的主要是 B 型和 C 型，另有少量的 A 型、D 型和混合型。HBV 基因型存在地理区域、种族分布差异。HBV 基因组具有以下结构特征：

1. 部分双链环状结构　HBV 的两条链长度不等，长链称为负链，用"L（-）"表示，携带病毒全部的编码信息，有转录和翻译蛋白质的功能。短链称为正链，用"S（+）"表示。S（+）在不同的分子中长度不等，是负链的 50%～100%，只有复制功能。长链和短链的 5' 端固定，以 250～300 个互补碱基对形成和维持 HBV DNA 的环状结构，这一配对区域称为黏性末端。在黏性末端两侧各有 11 个碱基组成的顺式重复序列区。黏性末端是病毒 DNA 成环与复制的关键序列，也是 HBV 最常整合到肝细胞染色体中的 DNA 序列（图 9-1）。

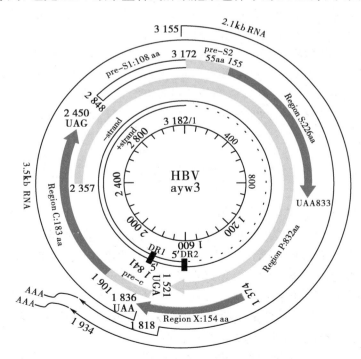

图 9-1　HBV 基因组结构示意图

HBV ayw3：HBV 血清型 ayw3；strand：链；Region：区域。

2. 独特的复制方式　HBV 有独特的复制方式，必须经过 RNA 中间体的逆转录复制过程合成 DNA 链。侵入肝细胞的 HBV 在 DNA 聚合酶作用下以负链 DNA 为模板，延长修补正链 DNA 裂隙区，形成 cccDNA。然后以 cccDNA 中的负链 DNA 为模板，转录出不同长度的 mRNA，包括 3.5kb 的前核心 RNA（precore RNA）和前基因组 RNA、2.4kb 的 PreS1/S2/S RNA、2.1kb 的 PreS2/S RNA 和 0.7kb 的 X RNA。pgRNA 除了翻译出 HBcAg 和 DNA 聚合酶外，还作为 HBV 复制的模板，即在 DNA 聚合酶的逆转录酶活性作用下，以 pgRNA 为模板，逆转录出全长的负链 DNA。病毒以新合成的负链 DNA 为模板，在依赖 DNA 的 DNA 聚合酶作用下复制互补的正链 DNA。复制中的正链 DNA（长短不等）与完整的负链 DNA 结合并包装于内衣壳中，再包上外衣壳成为病毒体。在负链 DNA 合成过程中，pgRNA 被 DNA 聚合酶的水解酶活性作用降解。pgRNA 也可包上衣壳后释放入外周血。血清 HBV RNA 水平可反映肝组织内 cccDNA 的活性，并可能与患者病毒学应答和预后有关。cccDNA 半衰期较长，难以从体内彻底清除，对慢性感染起重要作用。HBV 可以整合入宿主基因组中。HBV 整合被认为与 HBsAg 持续表达和肝细胞癌的发生密切相关。

3. 重叠的开放阅读框编码多个蛋白质 HBV 负链 DNA 上有 6 个开放阅读框（open reading frame，ORF），分别为 S、C、P、X、前 - 前 -S 和前 -X。S、C、P 和 X 区彼此相互重叠，由不同的启动子起始转录出不同大小的 mRNA。Precore RNA 编码的前体蛋白经切割加工后形成 HBeAg，为病毒的非结构蛋白，可分泌到血液循环中。pgRNA 编码 HBcAg 和 DNA 聚合酶，它们在病毒 DNA 复制中发挥关键作用。PreS1/S2/S RNA 和 PreS2/S RNA 分别编码大包膜蛋白和中包膜蛋白，更重要的是它们均可编码大量的小包膜蛋白（又称为 HBsAg）。X RNA 编码 HBxAg，可反式激活 HBV 基因，促进病毒复制和表达，亦能反式激活宿主细胞的某些原癌基因，与肝癌的发生发展有关。P 区基因最长，编码 HBV DNA 聚合酶、逆转录酶和 RNase H 等。前 - 前 -S 和前 -X 是近年来发现的两个新的编码基因，其编码产物的功能有待研究。

4. 基因序列多变性 HBV 变异率较其他 DNA 病毒更高。一是 HBV 在复制过程中必须经过 RNA 中间体的逆转录过程，而 RNA 聚合酶和逆转录酶缺乏校正功能，使病毒在慢性持续感染过程中发生自然变异，其自发突变率高达 10^{-5}；二是长期抗病毒治疗也会诱发病毒基因变异，从而对抗病毒药物产生耐药性；三是在人体免疫应答或疫苗接种等压力下 HBV 也可发生变异。

HBV 基因组变异主要集中在前 C/C 区、前 S/S 区、X 区与 P 区。前 C 区突变后可使 HBeAg 的分泌水平下降或完全终止，形成 HBeAg 阴性的前 C 区突变株。前 S/S 区突变可致 HBsAg 的抗原性发生改变，导致免疫逃逸和 HBsAg 漏检。抗 HBV 治疗容易诱发 P 区变异。X 区发生点突变和缺失突变，导致 X 蛋白的转录调控活性被抑制，使病毒复制水平降低，病毒蛋白合成减少。HBV 变异常引起病毒生物学特性的改变，如复制缺陷、编码抗原表位改变、pgRNA 包装能力改变、对药物的敏感性改变等，从而导致 HBV 感染发病机制的变化、血清学检测指标的改变以及免疫逃逸，给 HBV 的临床表现、诊断、治疗监测、预后及防治等带来一系列复杂的问题。对基因组变异的深入研究将会加深对 HBV 生物学特性和感染发病机制的认识，有助于提高 HBV 的诊断和防治水平。

（二）乙型肝炎病毒的分子生物学检验

HBV 检测方法包括免疫学方法检测 HBV 的血清学标志物和分子生物学方法检测 HBV DNA、HBV RNA，基因型与耐药突变。二者各具优势，临床上结合使用更具价值，但分子标志物检测更能够直接反映 HBV 存在与否、复制状态、传染性、基因型和耐药突变等信息，可为乙型肝炎的早期诊断、病情判断、疗效监测和预后判断等提供依据。

1. HBV DNA 定量检测 HBV DNA 定量检测是判断是否感染 HBV、HBV 复制水平、抗病毒治疗适应证选择和疗效判断的重要指标。最常用的检测方法是 qPCR。引物是 PCR 扩增的关键，决定扩增的特异性和敏感度。PCR 引物常根据 HBV 基因组中 S、C、P 和 X 基因中的高度保守序列来设计。《慢性乙型肝炎防治指南（2022 年版）》指出，应尽可能采用高灵敏且检测范围大的 HBV DNA 检测方法（定量下限为 10～20U/ml）。

2. HBV RNA 定量检测 HBV RNA 被认为与肝细胞内 cccDNA 的转录活性有关，并可能与患者病毒学应答、预后和治疗终点的判断有关。可采用 RT-PCR、实时荧光恒温扩增检测（simultaneous amplification and testing, SAT）等技术定量检测 HBV RNA，灵敏度可达 50copies/ml。

3. HBV 基因型检测 常用基因型特异性引物 PCR（PCR-SSP）、PCR- 反向点杂交（PCR reverse dot blot, PCR-RDB）、线性探针反向杂交（LiPA）、限制性片段长度多态性（restriction fragment length polymorphism, RFLP）、基因芯片和核酸测序等技术检测 HBV 基因型。PCR-SSP 采用型特异性引物进行 PCR 扩增，检测扩增后的不同长度片段，以此进行分型。方法简单，但对引物设计要求高。PCR-RDB 和线性探针反向杂交的检测原理相同。根据 HBV S、C、P 和 X 基因中的高度保守序列来设计特异性引物及型特异性探针，联合采用 PCR 及反向点杂交技术检测 HBV 基因型。该法结果准确，操作较为简便，可检出混合型。PCR-RFLP 敏感性高，但酶切位点易受基因变异影响，混合感染或酶切不完全者可能出现复杂条带，影响分型结果判断。基因芯片法通量高，灵敏，特异。测序技术准确，需要专门的测序设备。

4. HBV 耐药突变检测 HBV 耐药突变最常发生在 HBV DNA P 基因的逆转录酶编码区。HBV 耐药变异以国际通用的氨基酸单字母加变异位点标记。表 9-1 为一些核苷类药物诱导 HBV DNA P 基因区突变位点。

表 9-1 一些核苷类药物诱导 HBV DNA P 基因区突变位点

药物	常见突变位点
拉米夫定	rtV173L、rtL18M、rtM204I、rtS213T、rtM204V、rtV207I/L
阿德福韦	rtA181V、rtN236T、rtV214A、rtQ215S、rtP237H、rtN238I/D
恩替卡韦	rtI169T、rtV173L、rtL180M、rtA184G、rtS202I、rtM204I、rtM204V
替比夫定	rtM204I、rtA194T
恩曲他滨	rtV173L、rtM204I、rtM204V

常用的 HBV 耐药基因检测技术包括核酸测序、PCR-RFLP、LiPA、基因芯片和 qPCR 等。不同方法的灵敏度和特异性各有不同。核酸测序技术是最直接、最有效的检测点突变的方法，可对单一位点或多位点变异进行检测，结果可靠。测序技术检测耐药变异的灵敏度较差，当变异株所占比例超过 HBV 准种池的 20% 时才能检测到，而且只能检测一种优势病毒株，对于混合感染不能很好地识别，成本较高，技术难度较大。PCR-RFLP 常用于 HBV 耐药基因变异的检测，方法灵敏、特异、简便。LiPA 的灵敏度和准确性优于测序法，操作简便、快捷。

（三）乙型肝炎病毒分子生物学检验的临床意义

采用分子生物学技术检测 HBV DNA、HBV RNA，并进行基因型和耐药性检测，在乙型肝炎早期诊断、治疗监测及预后判断等方面发挥重要作用。

1. 早期诊断 HBV 核酸检测可早期诊断 HBV 感染。采用高灵敏度的 qPCR 技术可检测低至 2.8U/ml HBV DNA，并有助于检出低病毒载量患者。隐匿性 HBV 感染（occult hepatitis B virus infection, OBI）尤其需要通过检测 HBV DNA 对其进行诊断。OBI 表现为血清 HBsAg 阴性，但血清和 / 或肝组织中 HBV DNA 阳性。OBI 患者血清或肝组织 HBV DNA 水平可能很低，无明显肝组织损伤，也可能血清 HBV DNA 水平较高，但因 HBV S 区基因变异，导致

HBsAg 不能被现有商品化试剂盒检测到,这种情况可能伴有明显肝脏组织病理学改变。

2. 判断病毒复制水平及传染性 HBV DNA 定量检测是判断 HBV 复制水平的重要指标。DNA 水平越高,病毒复制越活跃,传染性越强。DNA 定量结果反映游离在血液中的病毒含量,与病情严重程度无直接关系,判断肝脏是否有损伤或损伤的程度应结合临床症状、影像学检查、肝功能系列指标和 / 或肝活检等结果综合判断。

3. 指导制订合理的治疗方案 监测 HBV DNA 水平的动态变化,可为临床是否用药、用药剂量、用药时间、是否需要联合用药等提供重要的参考依据,是评价抗病毒或免疫增强药物疗效的最客观指标。依据血清 DNA、丙氨酸转氨酶水平和肝脏疾病严重程度,结合年龄、家族史和伴随疾病等因素,综合评估患者疾病进展风险,决定是否需要启动抗病毒治疗。耐药突变株检测有助于临床医师判断耐药发生并尽早调整治疗方案。根据病毒载量、耐药基因和基因型检测结果可指导临床制订合理的治疗方案。

4. 监测疗效和抗病毒治疗结束后的随访 动态检测 HBV DNA 水平是监测患者接受抗病毒治疗疗效最直接的指标。治疗前应进行 HBV DNA 基线检测,治疗过程中每 3～6 个月检测 1 次 HBV DNA。治疗结束后的前 3 个月应每个月检测 1 次 HBV DNA,之后每 3 个月检测 1 次,1 年后每半年检测 1 次,以评估抗病毒治疗的长期疗效、监测疾病进展等。

5. 预测疗效和判断预后 HBV 基因型与疾病进展和干扰素 α 治疗应答有关,检测基因型有助于预测干扰素 α 疗效并判断预后。B 型和 C 型 HBV 感染者的垂直传播发生率高于其他基因型,C 型与较早进展为原发性肝细胞癌相关。HBeAg 阳性患者对干扰素 α 治疗的应答率,B 型高于 C 型,A 型高于 D 型。

6. 分子流行病学调查 检测 HBV 基因型或测序检测 HBV 基因序列的变化,可了解不同国家、地区或人群中流行的 HBV 基因型、HBV 的变异情况等,为指导临床合理用药、治疗监测等提供依据。

二、人乳头瘤病毒

人乳头瘤病毒(human papilloma virus,HPV)属乳头瘤病毒科,呈球形,是一种嗜上皮性、无包膜的小型双链 DNA 病毒,具有高度的组织和宿主特异性,可致人和多种高级脊椎动物的皮肤黏膜产生疣和乳头瘤。HPV 基因组序列相差 10% 以上即为不同的基因型。目前已发现超过 228 种基因型,其中超过 40 种可感染人类的生殖器官,约 30 种与肿瘤有关。根据 HPV 感染部位分为皮肤型和黏膜型,根据其引起肿瘤的风险分为低危型和高危型。

低危型 HPV 通常导致生殖器疣(或称尖锐湿疣)、扁平疣、寻常疣和跖疣等良性病变,包括 HPV 6、11、42、43 和 44 型等,HPV DNA 以环状 DNA 游离体存在于宿主细胞染色质外。高危型 HPV 与宫颈癌、阴道癌、肛门癌、阴茎癌和头颈部癌等的发生发展密切相关,其DNA 常整合到宿主细胞基因组中。WHO 在 2021 年发布的《预防宫颈癌:WHO 宫颈癌前病变筛查和治疗指南(第二版)》中指出,高危型 HPV 包括 14 种型别:HPV 16、18、31、33、35、39、45、51、52、56、58、59、66 和 68 型。几乎 100% 的宫颈癌由 HPV 感染引起,其中 70% 由 HPV 16 和 18 型引起。高危型 HPV 持续感染是宫颈癌的主要病因。

(一)人乳头瘤病毒的基因组结构特征

HPV 直径约为 60nm,呈二十面体对称,有 72 个壳粒,无包膜。HPV 基因组是 1 个长约 8kb 的双链环状 DNA,由 3 个区域组成:早期编码区(E)、晚期编码区(L)和长控制区(long control region,LCR)或称上游调节区(upstream regulatory region,URR)或非编码区(noncoding region,NCR)(图 9-2)。

1. E 区 E 区长约 4kb,分为 E1～E8 开放阅读框。E 基因主要编码与病毒复制、转录、调控和细胞转化有关的蛋白。E1、E2、E5、E6 和 E7 在上皮分化的早期阶段表达。E1 编码病毒 DNA 复制因子，E2 编码 DNA 复制和 RNA 转录控制因子，E3 和 E8 不是所有 HPV 基因组都有的。E4 表达产物与病毒成熟胞质蛋白有关，能溶解细胞骨架蛋白，出现挖空细胞改变。E5 表达产物调节生长控制机制，E6、E7 是潜在的致癌基因，分别编码含有 158 个、98 个氨基酸残基的病毒原癌蛋白。在一定环境下，HPV DNA 发生线性化并整合于宿主细胞染色体中。在整合过程中，E6 和 E7 基因的负调控因子 E2 基因被删除，导致 E6 和 E7 过度表达。E6 编码蛋白可降解 p53 和 BAK，激活端粒酶的同时活化 SRC 家族激酶，E7 编码蛋白可降解 pRB，而 pRB

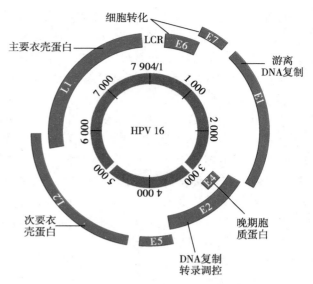

图 9-2 HPV 16 基因组结构示意图

可释放转录因子 E2F 和上调细胞周期调节蛋白 p16 INK4A，从而参与细胞周期异常和增殖的转化过程，使细胞发生癌变。E2 表达产物负性调节 E6 和 E7，保持细胞的分化和成熟。

2. L 区 L 区长约 3kb，有 L1 和 L2 两个主要开放阅读框，与 E 区的转录方向一致。不同 HPV 亚型的 L 区 DNA 序列变异很大，为不同亚型分型的重要标准之一。L1 和 L2 基因分别编码主要衣壳蛋白和次要衣壳蛋白，在上皮分化的终末阶段表达，组装形成病毒衣壳，从细胞中释放完整的病毒颗粒。

3. LCR 区 LCR 区位于 E 区与 L 区之间，长约 1kb。LCR 区含有很多病毒 DNA 复制和转录调节所必需的顺式作用元件，负责转录和复制的调控，不具有编码蛋白质的功能。

（二）人乳头瘤病毒的分子生物学检验

HPV 的分子生物学检验主要包括 HPV DNA、基因型和 E6、E7 mRNA 检测。

1. 人乳头瘤病毒 DNA 和基因型检测 常用杂交捕获（hybrid capture，HC）、qPCR、PCR-RDB、PCR- 反向线性杂交、PCR- 流式荧光杂交、基因芯片和核酸测序等技术进行 HPV DNA 和基因型检测，可检出常见的高危型、低危型 HPV 和多重感染，特异性与敏感度高，操作简便。PCR- 反向线性杂交对样本的处理要求低，甚至可对甲醛固定、石蜡包埋的标本进行微量检测（图 9-3）。在宫颈高度病变时，因病毒整合时容易发生目标片段（L1、E1、E2）的缺失或变异，PCR 可能存在漏诊风险。多重巢式 PCR 提高了检测敏感性和多重感染检出率。

2. HPV E6、E7 mRNA 检测 可采用转录介导扩增技术（如 TMA、NASBA 技术）、核酸扩增技术和支链 DNA 信号放大（branched DNA signal amplification）技术等检测 HPV E6、E7 mRNA，特异性和阳性预测值高于 HPV DNA 检测，分别可达 70%～90% 和 55%～80%。

（三）分子生物学检验的临床意义

1. 宫颈癌筛查 高危型 HPV 持续感染是发生宫颈高级别病变和宫颈癌的主要原因。HPV 持续感染是指间隔 6～12 个月的相邻 2 次 HPV 检测显示同一个体感染相同型别的 HPV。同一高危型 HPV 持续感染使感染者癌变的可能性增大。高危型 HPV 持续感染平均 2～3 年可发生宫颈癌前病变，平均 10～12 年可发展为宫颈癌。高危型 HPV 持续感染者相较于不同型别的反复感染者，宫颈癌发病风险高约 4 倍。HPV 感染宫颈上皮后，因基因型不同、持续感染时间不同，其致病风险也显著不同。检测 HPV 基因型并明确是否存在持续感染具有重要意义。

HPV 感染早于细胞学异常的出现。2021 年 WHO 发布的《预防宫颈癌：WHO 宫颈癌前病变筛查和治疗指南（第二版）》，推荐以 HPV DNA 检测作为宫颈癌筛查的首选方法。目

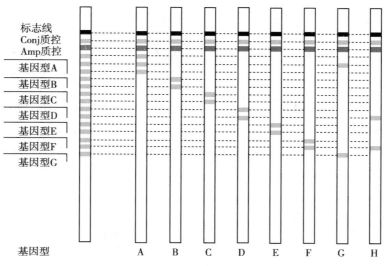

图9-3　PCR-反向线性杂交检测 HPV DNA 示意图

前我国宫颈癌初筛方法正在从以细胞学为主向以 HPV DNA 检测为首选转变。HPV E6、E7 mRNA 检测可提高对宫颈癌筛查的特异性和阳性预测值。

2. 宫颈癌风险预测及分层管理　根据 HPV 基因型预测感染者宫颈癌发病风险,并决定其筛查间隔。高危型 HPV 感染是宫颈高级别鳞状上皮内病变(cervical high-grade squamous intraepithelial lesion,HSIL)及以上病变发生的必要条件。通常以发生 HSIL+ 的风险作为衡量指标,遵循"同等风险,同等管理"的原则对高危型 HPV 感染者进行进一步的分流或随访管理。HPV 16/18 型导致 HSIL+ 的风险最高,对 HPV 16/18 阳性感染者直接进行阴道镜转诊。除 HPV16/18 以外的其他 12 种高危型 HPV 发生 HSIL+ 风险存在差异。HPV 31、33、45、52、58 与 HPV 18 感染者发生宫颈上皮内瘤变(cervical intraepithelial neoplasia,CIN)3 级的风险相似,但 HPV 18 在浸润癌中占比更大而且致癌风险明显增加;而 HPV 35、39、51、56、59、66、68 发生 CIN3+ 的风险较低,可采取不同于高致病风险高危型 HPV 感染人群的管理措施,如非 HPV16/18 高危型 HPV 阳性而细胞学阴性者,宫颈癌发病风险度较高,应定期随访,间隔时间为 12 个月。如非 HPV16/18 高危型 HPV 阳性而细胞学阳性者直接转诊阴道镜。当 HPV DNA 检测为阴性时,阴性预测值可达99%~100%,宫颈癌发病风险很低,筛查间隔时间为 5 年。在无明确诊断意义的不典型鳞状细胞(atypical squamous cell of undetermined significance,ASC-US)和低级别鳞状上皮内病变(low-grade squamous intraepithelial lesion,LSIL),HPV DNA 检测是一种有效的再分类方法(图9-4)。高危型 HPV 单一型别与多重型别感染对致癌性的影响目前尚无统一定论,目前对于多重感染者仍采用与单一型别感染者相同的管理模式。

3. 疗效评估及术后跟踪　在 HPV 感染治疗的前后出现感染型别的变化,可作为治疗效果的评估指标。如果在术后或治疗后的 6 个月进行 HPV 分型检测结果为阴性,则说明手术或治疗成功;如果 HPV 分型结果为阳性,且感染型别与之前相同,则说明有残留病灶并有复发的可能,如果感染型别为不同亚型,则说明患者出现新的感染。对于全子宫切除的患者,若既往存在 HSIL+,全子宫切除术后仍应定期进行细胞学联合 HPV 检测,可及时发现下生殖道其他部位的 HPV 相关病变。

4. 诊断 HPV 相关疾病　高危型 HPV 感染除引起宫颈癌后,还可引起头颈部、肛门、阴茎等部位的癌前病变和浸润性癌;低危型 HPV 感染可引起肛门、生殖器疣等疾病,通过检测相应部位样本中 HPV DNA 及型别,可辅助诊断相关疾病。

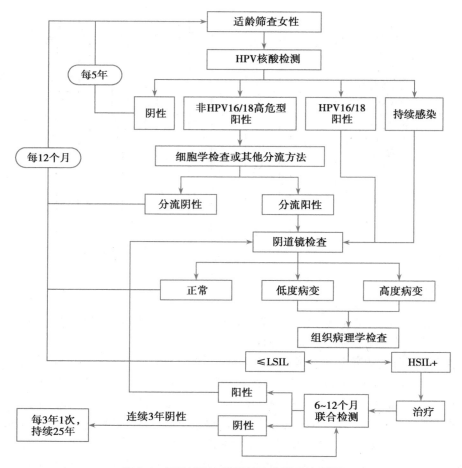

图 9-4　HPV DNA 检测筛查宫颈癌流程图

HPV 为人乳头瘤病毒；≤LSIL 为宫颈正常或低级别鳞状上皮内病变；HSIL＋为宫颈
高级别鳞状上皮内或以上病变［包括中度宫颈上皮内瘤样病变（CIN2）、高度宫颈上
皮内瘤样病变（CIN3）、宫颈原位腺癌（AIS）及浸润癌］。

5. 预防控制及疫苗研发　HPV 分型检测可以分析不同地区 HPV 感染的流行状况，有
利于各地 HPV 感染的预防控制和针对性地开发 HPV 预防性疫苗。

三、人类免疫缺陷病毒

人类免疫缺陷病毒（human immunodeficiency virus，HIV）引起获得性免疫缺陷综合征
（acquired immune deficiency syndrome，AIDS），即艾滋病。HIV 属于逆转录病毒科慢病毒
属人类慢病毒组的 RNA 病毒，主要攻击人 CD4$^+$T 淋巴细胞，侵入细胞后与细胞整合而难
以消除。据联合国艾滋病规划署估计，截至 2020 年底，全球现存活 HIV/AIDS 患者 3 770
万，当年新发 HIV 感染者 150 万，有 2 750 万患者正在接受抗逆转录病毒治疗（antiretroviral
therapy，ART）。我国现存 HIV/AIDS 患者 105.3 万，累计报告死亡病例 35.1 万，属 HIV 低流
行地区。ART 的应用使艾滋病相关机会性感染和肿瘤大大减少，将艾滋病变为一种可以治
疗但目前尚难以彻底治愈的慢性疾病。

根据血清学与基因序列的差异，HIV 分为 HIV-1 型和 HIV-2 型。HIV-1 全世界分布广
泛，是主要流行的 HIV 病毒。HIV-2 较 HIV-1 有更长的潜伏期，显示较低的性传播和垂直
传播，主要集中在非洲西部区域，目前还未形成全球性扩散。HIV 基因组具有很高的变异
率。在 HIV-1 型内，根据 *env* 基因和 *gag* 基因序列的同源性差异可分为 3 组：M 组（main，即

主要组)、O 组(outline,即外围组)和 N 组(new or non-M,non-O,即新组或非 M 非 O 组)。M 组内又可分为 A～K 11 个亚型。不同亚型可发生重组形成很多流行重组型(circulating recombinant form,CRF)。M 组呈全球性流行,但各亚型呈地区性分布,且随时间迁移发生变化。HIV-1 的 O 组和 N 组在非洲某些局部地区流行。HIV 不同亚型可有不同的传播途径和感染率。我国以 HIV-1 型为主,已发现 A、B(欧美 B)、B′(泰国 B)、C、D、F、G、H、J 和 K 十个亚型,还有不同流行重组型(CRF)和独特重组型(unique recombinant form,URF)。我国已发现少量的 HIV-2 型感染者。

（一）人类免疫缺陷病毒的基因组结构特征

HIV 为直径 100～120nm 的球形颗粒,由核心和包膜两部分组成。核心由衣壳蛋白(CA,p24)组成,衣壳内包括 2 条完全相同的病毒单股正链 RNA、核衣壳蛋白(NC)和病毒复制所必需的酶类。病毒的最外层为包膜,嵌有外膜糖蛋白 gp120 和跨膜糖蛋白 gp41。HIV 病毒基因组每条 RNA 长约 9.7kb。两端为长末端重复序列(long terminal repeats,LTR)。LTR 之间为编码区,占整个基因组的 93%,包含 9 个基因,各基因间存在重叠序列,或完全重叠或部分重叠,其排列顺序为:LTR-*gag-pol-vif-vpu-vpr-tat-rev-env-nef*-LTR(图 9-5)。HIV-1 全基因组的 GC 含量占 42%。

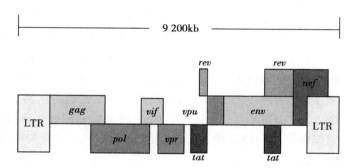

图 9-5 HIV 基因组结构示意图

1. LTR 序列 LTR 含顺式调控序列,包含启动子、增强子和负调控区,控制前病毒(整合到宿主细胞基因组中的 HIV cDNA)的表达。

2. 结构基因 在 HIV 基因组中,*gag*、*pol*、*env* 为结构基因,编码结构蛋白。

（1）*gag* 基因:长约 1 536bp,编码合成多聚蛋白前体(p55),随后被 *pol* 基因编码的病毒蛋白水解酶裂解,加工为基质蛋白 p17、衣壳蛋白 p24 及核衣壳蛋白 p7。其中 p24 是核心的主要结构蛋白,具有很高的特异性。

（2）*pol* 基因:长约 3 045bp,是逆转录病毒中最保守的基因,编码合成的前体蛋白从 N 端至 C 端分别产生蛋白酶(PR)、逆转录酶(RT)、核糖核酸酶 H 及整合酶,参与病毒复制、多种蛋白的水解,促进病毒整合入宿主细胞基因。

（3）*env* 基因:长约 2 589bp,编码包膜前体蛋白,在病毒包膜成熟过程中,前体蛋白 gp160 经过剪切而成外膜糖蛋白 gp120 和跨膜糖蛋白 gp41。gp41 与 gp120 以非共价键形式相互结合,gp120 是病毒体与宿主细胞表面的 CD4 分子结合的部位,gp41 具有介导病毒包膜与宿主细胞膜融合的作用。

3. 调控基因 *tat*、*rev*、*nef*、*vif*、*vpr*、*vpu/vpx* 6 个基因为调控基因,编码调控蛋白和辅助蛋白,参与 HIV 表达的正调节和负调节,维持 HIV 在细胞中复制的平衡,控制 HIV 的潜伏或大量复制。HIV-2 基因组不含 *vpu* 基因,但有一功能不明的 *vpx* 基因,两基因核苷酸序列同源性为 40%～45%。

（二）人类免疫缺陷病毒的分子生物学检验

HIV 检测主要包括 HIV 抗体、CD4$^+$T 淋巴细胞计数、核酸定性和定量、耐药基因和基因型检测等。以我国为代表的低流行地区,实验室检测策略分为筛查实验和补充实验,补充实验包括 HIV 抗体补充实验和 HIV RNA 补充实验,均可作为 HIV 筛查实验有反应性后的补充实验。蛋白质印迹法是目前最为敏感和特异的 HIV 抗体检测方法,也是我国 HIV 感染的确证试验。若抗体确认实验结果为不确定,则可进行核酸检测或 2~4 周后随访,根据核酸检测或随访结果判断。HIV 抗体和病原学检测是确诊 HIV 感染的依据。

1. HIV 核酸检测 HIV 感染细胞后会逆转录成 cDNA,并整合到宿主细胞基因组中,被称为前病毒 DNA。采用 PCR、巢式 PCR、qPCR 等技术检测感染细胞中的前病毒 DNA,也可采用 RT-qPCR、转录介导的等温扩增、SAT、NASBA、支链 DNA 信号放大等技术定性或定量检测 HIV RNA。

不同病毒株存在遗传变异性,PCR 扩增时应选择病毒基因组中的高度保守序列区设计引物。一般使用 *gag*、*pol*、*tat*、*env* 和 LTR 等区段中的保守序列引物。RNA 逆转录时可使用下游特异性引物或随机引物。引物设计应尽量涵盖常见的 HIV 流行毒株,也可使用兼并性引物。若 HIV 核酸检测结果 >5 000copies/ml,报告检测值。若检测结果大于检测限但≤5 000copies/mL,建议重新采样检测。临床医生结合流行病学史、临床表现、CD4$^+$T 与 CD8$^+$T 计数或 HIV 抗体随访检测结果等来诊断或排除诊断。

2. HIV 基因型检测 常用核酸测序、异源双链核酸泳动实验(heteroduplex mobility assay,HMA)、多重 PCR、qPCR、PCR-RFLP、核酸杂交、基因芯片等技术检测 HIV 基因型。核酸测序是常用的分型方法,且能发现新亚型。该方法特异性好、准确率高,是最可靠的基因分型方法。HMA 是一种简单、快速、经济的亚型分析方法,适用于大规模 HIV-1 基因型检测。为保证实验的稳定性、重复性和特异性,每次实验应有严格的质量控制。HMA 不能发现新亚型,因此提供的参考亚型必须符合当地亚型的流行特点,否则会降低鉴定的可信度。在 HIV 遗传异源性较高地区使用该方法进行 HIV 分型,结果可能会有偏差。采用多重 PCR 可以直接区别多种 HIV 亚型,不失为一种简便、易行的方法。

3. 基因型耐药检测 HIV 耐药检测包括基因型和表型检测,国内外多以基因型检测为主。基因型检测较表型检测的成本更低,报告时间更快,对检测野生型和耐药病毒混合物的灵敏度更高。HIV 高复制率、高突变率和药物压力促使药物作用的靶基因发生耐药性突变。HIV 基因型耐药检测主要是鉴定病毒基因组的特定区域是否存在与对特定抗逆转录病毒药物(如蛋白酶抑制剂和逆转录酶抑制剂)的易感性降低相关的特定突变。耐药基因检测方法种类多,各种方法之间的比较主要集中在耐药性突变位点的检测能力和评价能力。常用核酸测序和核酸杂交技术进行基因型耐药检测,确定病毒变异位点后,与既往耐药或交叉耐药研究比较,间接地估计药物耐药情况,简单快速,费用低。

(三)人类免疫缺陷病毒分子生物学检验的临床意义

1. HIV 感染的诊断 HIV 核酸检测对于诊断 HIV 感染具有重要价值,可用于急性期、窗口期、晚期患者的诊断和小于 18 月龄婴幼儿 HIV 感染的诊断。HIV 感染产妇所生婴幼儿在出生后 18 个月内可应用 HIV 核酸(DNA 或 RNA)检测进行早期 HIV 感染诊断。HIV DNA 检测不受母亲围生期抗逆转录病毒治疗和人乳汁中抗逆转录病毒药物以及婴幼儿预防性抗逆转录病毒治疗的干扰而影响早期诊断。另外,考虑母亲血液污染因素,不推荐使用脐带血进行婴幼儿 HIV 核酸检测。在感染后 7~10 天,血清学检测呈阴性的情况下即可检测到 HIV 核酸。HIV 核酸检测可作为 HIV 感染诊断的补充试验,尤其是出现非典型的抗体反应或不确定反应时,HIV RNA 的测定可提供非常有用的证据。HIV 核酸检测与区分抗原抗体的第四代检测试剂相结合,可有效避免漏检并缩短窗口期,尤其适用于急性 HIV 感染患者。

2. 指导临床用药和疗效监测 HIV 核酸定量检测可用于判断疾病进展、指导用药和判断预后。研究发现有些药物并不适合某些患者,如依非韦伦不适用于病毒载量 >5×10^{5}copies/ml 的患者。连续监测 HIV 核酸可有效评估患者治疗效果,以便及时调整治疗方案。大多数患者 ART 后血浆病毒载量 4 周内应下降 1 个 log10 单位以上,治疗后 3～6 个月病毒载量应低于检测下限。ART 失败患者应根据 HIV 耐药检测结果来调整 ART 方案,最大限度地抑制病毒复制使病毒载量降低至检测下限并减少病毒变异是 ART 的治疗目标。在 ART 前应进行 HIV 核酸定量检测和 HIV 基因型耐药检测。如果未启动 ART,应定期检测 HIV 核酸。在启动 ART 前、治疗后病毒载量下降不理想或病毒学失败需要改变治疗方案时进行 HIV 基因型耐药检测。ART 失败者,耐药检测应在未停用抗病毒药物时进行,如已停药,则需在停药后 4 周内检测耐药。

3. 安全助产 对于 HIV 感染孕妇,HIV 感染不作为实施剖宫产的指征。孕早中期已经开始 ART、规律服用药物、没有艾滋病临床症状,或孕晚期病毒载量 <1 000copies/ml,或已经临产的孕产妇,不建议施行剖宫产,避免紧急剖宫产。当病毒载量 >1 000copies/ml 或分娩时病毒载量未知时,建议在妊娠 38 周计划剖宫产,以尽量减少围生期 HIV 传播。

4. 暴露前预防和暴露后预防的监测 暴露前预防和暴露后预防是在怀疑可能发生 HIV 暴露时,立即启动 ART 以防止 HIV 感染的紧急处理措施。与未进行 ART 的患者相比,接受了 ART 的患者 HIV RNA 拷贝数显著降低,甚至低于检测下限。连续检测 HIV RNA 是暴露前预防和暴露后预防十分重要的监测手段。

四、流行性感冒病毒

流行性感冒病毒(influenza virus)简称流感病毒,属正黏病毒科,包括人流感病毒和动物流感病毒,是流行性感冒(流感)的病原体。根据人流感病毒核蛋白和基质蛋白抗原性的不同,将其分为甲(A)、乙(B)、丙(C)三型。甲型流感病毒抗原性易发生变异,致病力强,多次引起世界性大流行。根据甲型流感病毒表面血凝素(hemagglutinin, HA)和神经氨酸酶(neuramidinase, NA)抗原性的不同,将甲型流感病毒分为不同亚型。目前已发现甲型流感病毒有 18 个 HA 亚型(H1～H18),11 个 NA 亚型(N1～N11),它们之间随意组合形成多种亚型,各型之间无交叉免疫力。引起流感季节性流行的主要是 H1N1、H3N2、H5N1、H7N9 等亚型。乙型流感病毒对人类致病性较低,流行强度低于甲型流感,乙型流感的 2 个谱系 Victoria 系和 Yamagata 系交替占优势。丙型流感病毒只引起人类不明显或轻微的上呼吸道感染,很少造成流行。

(一)流感病毒的基因组结构特征

流感病毒是有包膜的单股负链 RNA 病毒,RNA 与核蛋白结合,缠绕成核糖核蛋白,以密度极高的形式存在。甲型和乙型流感病毒的 RNA 由 8 个节段组成,丙型流感病毒缺少第 6 个节段。所有 RNA 节段 5' 端的 13 个核苷酸及 3' 端的 12 个核苷酸高度保守,但各型病毒间该保守区的序列略有差异。由于每个 RNA 节段的 3' 端和 5' 端存在部分互补序列,因此每个 RNA 节段的 3' 端和 5' 端相互结合,使病毒 RNA 环化形成锅柄样结构。

病毒基因组 RNA 既是转录合成 mRNA 的模板,又是合成正链 RNA 的模板。病毒 RNA 的转录和复制均在宿主细胞核内进行。甲型和乙型流感病毒基因组 RNA 第 1、2、3 个节段编码 RNA 聚合酶,第 4 个节段编码血凝素,第 5 个节段编码核蛋白,第 6 个节段编码神经氨酸酶,第 7 个节段编码基质蛋白(M1)和包膜蛋白(M2),第 8 个节段编码一种具有拼接 RNA 功能的非结构蛋白。丙型流感病毒基因组 RNA 第 4 节段可同时编码血凝素和神经氨酸酶。

由于流感病毒的基因组是由 8 个分开的 RNA 片段组成,当宿主细胞同时被两种不同的流感病毒感染时,新生的子代病毒可获得来自两个亲代病毒的基因片段,成为基因重组病毒。基因重组只发生于同型病毒之间,基因重组是产生甲型流感病毒突变株并引起世界大流行的重要原因。此外,流感病毒 RNA 在复制过程中常发生点突变,是因其 RNA 聚合酶缺少校读功能所致。

（二）流感病毒的分子生物学检验

1. 流感病毒核酸检测　常用 RT-qPCR、LAMP、基因芯片、等温扩增等技术检测流感病毒 RNA，具有灵敏、快速、特异等特点。所用引物常按流感病毒保守的非结构基因 NS 基因区序列设计。

2. 流感病毒基因型检测　常用 RT-qPCR、LAMP、等温扩增、核酸杂交、NASBA 和基因芯片等技术检测流感病毒基因型，扩增的目的片段常常是高度保守的核蛋白和 M 蛋白基因编码区。如果鉴定甲型流感病毒亚型，设计的引物常常针对编码表面抗原基因 5′ 端和 3′ 端的保守序列。

3. 流感病毒耐药基因检测　M2 基因或 NA 基因突变是流感病毒耐药的主要原因。以 M2 基因和 NA 基因为靶标，通过 RT-PCR 方法扩增耐药基因片段后进行核酸测序，然后进行生物信息分析，即可确定与耐药性有关的氨基酸位点。利用滚环扩增（rolling circle amplification，RCA）技术可以检测单碱基突变。基因芯片法可作为耐药基因检测的有效手段。

（三）流感病毒分子生物学检验的临床意义

分子生物学技术可用于流感病毒的早期诊断，具有快速、灵敏、特异的特点。通过核酸检测可预测病情及其发展进程。当病毒侵入血液并发毒血症时，血浆中可检测到病毒 RNA。血浆中甲型流感病毒 RNA 阳性可作为病情进展为重症或危重症的标志。病毒亚型的检测对于流感病毒的鉴定、流行病学及抗原变异的研究等具有重要作用。

第三节　细菌的分子生物学检验

采用分子生物学技术检测细菌核酸，可为疾病的诊断和治疗提供关键信息，已展现出显著优势，包括可有效识别难以培养或生长缓慢的病原菌；通过扩增细菌基因组中的保守序列可实现对多种细菌感染的快速、广泛检测；通过对细菌进行分子分型，有助于分子流行病学研究；通过耐药基因检测可为耐药性监测、医院感染控制、临床治疗和疗效评估等提供科学依据。

临床上分子生物学检验主要针对常见病原菌，包括结核分枝杆菌（*Mycobacterium tuberculosis*，MTB）、淋病奈瑟菌（*Neisseria gonorrhoeae*，GB）、艰难梭菌（*Clostridium difficile*）和幽门螺杆菌（*Helicobacter pylori*）等。

一、结核分枝杆菌

1882 年，德国科学家 Koch 发现并证明 MTB 是结核病（tuberculosis）的病原体。MTB 主要侵犯肺部，但也可侵犯全身其他器官。MTB 是一种细长略带弯曲的杆菌，常聚集成团，抗酸染色呈红色，生长缓慢且营养要求高，一般需经 2～6 周才出现肉眼可见的菌落。据 WHO 统计，2022 年全世界约有 1 060 万人感染 MTB，发病率为 133/10 万，只有约 2/5 的耐药结核病患者获得治疗，130 万人死于结核病。近年来，随着耐药结核病例的增多，结核病的防治面临新的挑战，耐多药结核病仍然是公共卫生危机和卫生安全威胁。

目前，MTB 的常规检验方法包括涂片、培养、结核菌素纯蛋白衍生物（purified protein derivative，PPD）试验、γ- 干扰素释放试验及血清抗体检测、MTB 核酸检测等。其中，涂片法阳性率低，易受其他分枝杆菌的污染；因 MTB 生长缓慢，培养法难以满足临床及时诊断与治疗的需要；PPD 试验易受非结核分枝杆菌（nontuberculous mycobacteria，NTM）、卡介苗和免疫缺陷等因素干扰。近年发展起来的 T 淋巴细胞斑点试验（T-SPOT MTB）是检测结核特异性效应 T 淋巴细胞分泌 γ- 干扰素的实验方法，在结核病诊断中的应用价值受到广泛关注。

（一）结核分枝杆菌基因组结构特征

1998 年，英国 Sanger 中心和法国 Pasteur 研究所合作完成了 MTB H37Rv 菌株全基因组测序工作。MTB 基因组为单环双链 DNA，大小为 4.4Mb，G＋C 含量高达 65.6%，预测含 4 411 个 ORF，其中 3 924 个 ORF 被认为编码蛋白质，50 个基因编码稳定的 RNA。MTB 基因组表达产物中，40% 为有功能的蛋白质产物，另 44% 是"保守且功能假定的序列"，即它们在其他细菌中也存在但功能未知。另有 16% 则完全未知，且仅存在于 MTB 和其他分枝杆菌属中。

MTB 的基因组具有以下特征。①高 GC 含量：为 65%～68%，这与其缓慢的生长速度和复杂的代谢途径有关；②基因密度高：编码蛋白质的基因占比较高，非编码区域较小；③存在多个重复序列：这些重复序列在基因组中起到一定的功能，如调控基因表达和参与 DNA 修复等；④含有多个插入序列（insertion sequence，IS）：这些 IS 元件在基因组中不稳定，可以引起基因的突变和重排，与 MTB 的遗传多样性和耐药性有关。

（二）结核分枝杆菌的分子生物学检验

1. 结核分枝杆菌 DNA 检测　目前常用的 MTB 分子生物学检测技术主要包括 qPCR、SDA、核酸杂交、核酸测序及基因芯片等技术。PCR 扩增所选靶序列主要有 65kDa 抗原基因、MPB 蛋白基因、rRNA 基因、MTB IS 6110 插入序列、染色体 DNA 的重复序列等。qPCR 灵敏度高、特异性好、方便快速，较传统培养方法明显缩短检测时间，是最常用的 MTB 分子检测方法。SDA 技术以 IS 6110 和 16S rRNA 基因为扩增靶点，特异性较好，一般在 37℃ 条件下进行，简化了对实验设备的需求，且反应速度快，一般在 10 分钟内即可获得可检出水平的扩增产物，适合快速诊断。同时，SDA 技术可检测极低水平的靶核酸，灵敏度高，适用于低丰度 MTB 的检测。线性探针检测（line probe assay，LPA）能够区分 MTB 和 NTM，减少误诊的可能性。LPA 被 WHO 推荐在全球范围内广泛应用，特别是在结核病高负担国家。也可采用测序技术对 MTB 进行检测。环介导等温扩增（loop-mediated isothermal amplification，LAMP）技术用于 MTB 快速检测，广泛应用于结核病高负担地区，操作简便、快速、特异性强，只需一个恒温设备，特别适合在资源有限的环境中使用。LAMP 技术可在 1 小时内完成，较传统方法大大缩短了检测时间。Xpert 全自动结核分枝杆菌检测技术以半巢式荧光定量 PCR 为基础，能够直接从患者痰液中同时检测 MTB 以及利福平耐药基因 *rpoB*，检测过程自动化，时间不超过 2 小时，操作简便，在封闭系统中完成检测，减少了生物安全风险且特异性高，能够准确区分 MTB 和 NTM。

2. 结核分枝杆菌 RNA 检测　可采用 RT-PCR、SAT 等技术检测 MTB RNA，可区别死菌和活菌，对于临床诊断、疗效监测和预后判断具有重要意义。α 抗原 85B（Ag85B）是 MTB Ag85 抗原复合体的主要组成部分，是一种纤维素结合蛋白，在 MTB 中呈高水平表达，可以 Ag85B mRNA 为靶序列，采用 RT-PCR 技术检测 MTB。

3. 结核分枝杆菌耐药基因检测　MTB 产生耐药性的分子机制主要是其染色体特定基因变异（包括插入、缺失、置换等）所致。MTB 耐药基因主要是一些编码代谢酶的基因和 16S rRNA 基因，这些基因的突变导致 MTB 产生耐药性。常见 MTB 耐药基因及功能见表 9-2。检测 MTB 的分子生物学技术均可用于检测 MTB 耐药基因，常用方法包括 qPCR、LPA、焦磷酸测序、Xpert 技术以及基因芯片技术等。LPA 可同时检测多种耐药性，如异烟肼耐药相关的 *katG*、*inhA* 基因和利福平耐药相关的 *rpoB* 基因。全基因组测序可检测 MTB 基因组中的所有耐药基因。分析基因组数据可以识别与已知抗结核药物耐药性相关的基因突变。基因芯片技术主要以 MTB 16S rRNA 基因和耐药基因为检测对象，可以同时检测多个耐药基因，具有通量高的优势，但检测成本较高，且仪器设备昂贵。

表 9-2 常见 MTB 耐药基因

药物	耐药基因	功能
利福平	rpoB	细菌 RNA 聚合酶 β 亚基
异烟肼	katG	过氧化氢酶-过氧化物酶
	inhA	烯酰基还原酶
	ahpC	烷基过氧化氢酶还原酶
	kasA	酰基运载蛋白合成酶
链霉素	rpsL	核糖体 S12 蛋白
	rrs	16S rRNA
吡嗪酰胺	ponA	吡嗪酰胺酶
乙胺丁醇	embB	糖基转移酶
氟喹诺酮	gyrA, gyrB	DNA 旋转酶
卷曲霉素	rrs	16S rRNA
	tlyA	rRNA 甲基转移酶
阿米卡星	rrs	16S rRNA

（三）结核分枝杆菌分子生物学检验的临床意义

分子生物学检验技术为临床提供了快速、准确的 MTB 检测方法，具有重要的临床意义。

1. 快速诊断 克服了 MTB 培养所需时间长、涂片检查阳性率低的缺点，提高了检测的阳性率和准确性，能快速、早期诊断 MTB 感染，尤其适用于儿童和免疫功能低下的特殊人群。

2. 鉴别诊断 可区分 MTB 与 NTM，痰或支气管灌洗液 MTB 核酸检测可辅助诊断肺结核病；血标本 MTB 核酸检测可辅助诊断播散性结核和各脏器的结核病；脑脊液 MTB 核酸检测可辅助诊断中枢神经系统结核病；宫颈拭子或尿道拭子 MTB 核酸检测可辅助诊断泌尿生殖道结核病。

3. 疫情监控和流行病学研究 通过分析 MTB 的遗传多样性和传播途径，有助于制订有效的防控策略，评估公共卫生干预措施的效果，对于快速筛查 MTB 耐药突变，制订恰当的治疗方案和降低耐药菌株在人群中的传播具有重要意义。

4. 耐药分析和指导治疗 采用分子生物学检验技术定期检测 MTB 核酸，可评价抗结核药物疗效。通过检测 MTB 耐药基因可进行耐药分析，及时调整治疗方案，对于指导临床合理选择抗菌药物，提高治疗效果，减少耐药性的产生和传播具有重要作用。

二、淋病奈瑟菌

淋病奈瑟菌（NG）简称淋球菌，是淋病的病原菌，革兰氏染色阴性，寄居在尿道黏膜，是严格的人体寄生菌。淋病的发生主要是通过与淋病患者或 NG 携带者的性接触而引起，也可通过接触污染的用具间接感染。男性可引起尿道炎、慢性前列腺炎、精囊炎、附睾丸炎等，女性可引起阴道炎、宫颈炎、子宫内膜炎等，胎儿经过淋病性阴道炎的产道可得淋病性结膜炎、阴道炎等。NG 的慢性感染常是不育症的原因之一，NG 侵入血液可致关节炎、心内膜炎和脑膜炎等疾病，甚至危及生命。

淋病的临床表现缺乏特异性，其确诊主要依靠实验室检查。目前，实验室诊断 NG 感染的方法有传统的涂片染色法、分离培养法、免疫学方法和分子生物学方法。分子生物学方法灵敏而特异，可直接从临床标本中检出含量很低的 NG，适于快速检测。

（一）淋病奈瑟菌基因组结构特征

NG FA1090 基因组为环状 DNA，长度为 2.15Mb，其中 G+C 含量为 52.68%，编码区占总长度的 78%。NG 同本属其他细菌的同源性较低，但与脑膜炎奈瑟菌具有 80% 的同源序列。几乎所有 NG 都含有一至数个质粒，其中 2.6MDa 质粒未鉴定出任何功能，属于隐蔽性质粒；96% 的 NG 中都含有隐蔽性质粒，隐蔽性质粒序列长 4 207bp，含有 10 个编码区，包括 *cppA*、*cppB*、*cppC* 和 *ORF1-7*。其中 *cppB* 基因除了存在于隐蔽性质粒以外，在细菌染色体中也有一个拷贝。此外，已从少数菌株中分离出多种耐药性质粒。

（二）淋病奈瑟菌的分子生物学检验

NG 的分子生物学检测方法包括 qPCR、连接酶链反应（ligase chain reaction，LCR）、NASBA、LAMP、SDA、基因芯片、多重 PCR 和核酸测序等方法。

1. 淋病奈瑟菌 DNA 检测　常用 qPCR、多重 PCR、LCR 等技术检测 NG。PCR 的扩增靶基因常为隐蔽性质粒 *cppB* 区、染色体基因、胞嘧啶 DNA 甲基转移酶基因、透明蛋白（*opa*）基因、菌毛 DNA、16S rRNA 基因和 *porA* 假基因。16S rRNA 基因具有进化上的保守性，比较稳定，且在细胞内含量较高，以其为靶序列进行扩增，特异性和敏感性都较高。qPCR 的荧光探针可分为 TaqMan 探针、MGB 探针、双杂交探针、分子信标和双链 DNA 交联荧光染料（SYBR Green I）等。qPCR 检测 NG 具有快速、准确、高灵敏度和高特异性的优点，适合于快速筛查和耐药性监测。

LCR 检测 NG 的靶基因主要有 *opa* 基因和 *pilin* 基因等。LCR 技术通常使用特定的探针和标记确定样本中是否存在 NG。LCR 法具有较高的敏感性和特异性，操作简便，适用于大规模的性病筛查，尤其适用于尿液样本检测。

2. 淋病奈瑟菌 RNA 检测　采用 RT-qPCR、SAT 技术检测 NG RNA，具有快速、准确、灵敏度高和特异性强的优点，适用于临床样本的快速筛查和耐药性监测。

3. 淋病奈瑟菌耐药基因检测　NG 对抗生素耐药的主要机制是由于细菌染色体和质粒的相关基因变异而引起的。相关耐药基因主要包括：*gyrA*、*parC*（耐氟喹诺酮类）；*penA*、*ponA*（耐青霉素）；*erm*（耐大环内酯类药物）等。常用检测方法包括 qPCR、多重 PCR、核酸杂交、基因芯片和核酸测序等。

（三）淋病奈瑟菌分子生物学检验的临床意义

分子生物学检验方法为 NG 感染的诊断、分型及耐药基因检测提供了强有力的手段，操作简便、快速、灵敏度高、特异性强，可广泛用于：①淋病的快速诊断；②对分离培养的菌株进行鉴定和进一步分析；③对 NG 感染进行分子流行病学调查等。

三、细菌耐药基因

随着抗生素的大量使用，细菌耐药尤其是多重耐药问题已成为全球抗感染治疗领域面临的严峻问题。细菌耐药性的大量出现不仅导致治疗失败、感染复发，还给临床用药带来困扰，导致临床用药成本不断增加，耐药谱不断发生变化。分子生物学检验技术检测细菌耐药基因具有快速、特异、灵敏的优点，有助于指导临床用药和耐药监测。

（一）耐药机制

细菌对抗生素耐药的机制分为天然耐药和获得性耐药。天然耐药即细菌种属固有的耐药，是细菌在长期进化过程中为适应环境而获得的抵抗不利因素的能力。这种耐药由细菌染色体基因决定，对某一类或者两类相似的抗生素耐药。获得性耐药由质粒、染色体及转座子介导，通过改变细菌自身结构或对药物的代谢途径，使其不被抗生素杀灭，是最多见、最主要的耐药形式。细菌耐药的分子机制主要包括：①细菌产生水解酶、钝化酶和修饰酶；②抗生素渗透障碍；③细菌主动外排系统过度表达；④药物作用靶位改变；⑤细菌自身合成蛋白，保护药物作用靶位而导致耐药等。

（二）耐药基因的分子生物学检验

细菌耐药性的检测分为表型检测（即药敏试验）和耐药基因检测。药敏试验检测需时较长，且受细菌生长速度和培养难易等因素影响。而利用分子生物学检测方法检测耐药基因，具有快速、特异、准确等常规方法无法比拟的优点。临床上常检测的耐药基因见表9-3。

表9-3　常见抗菌药物耐药相关基因

药物	耐药基因
氨基糖苷类	*aac*、*aad*、*aph* 等
β-内酰胺类	*mecA*、*ampC*、*blaSHV*、*blaTEM*、*blaPER*、*blaOXA*、*blaKPC*、*blaIMP*、*blaNDM* 等
氯霉素	*calA*、*flo*、*cat* 等
糖苷类	*vanA*、*vanB*、*vanC*、*vanD*、*vanE*、*vanG* 等
大环内酯类	*ermA*、*ermB*、*ermC*、*ermG*、*ereA*、*ereB*、*mefA*、*mphA* 等
喹诺酮类	*gyrA*、*gyrB*、*parC*、*parE* 等
磺胺类	*sulA*、*sulI*
甲氧苄啶	*dhfr* Ⅷ、*dfrI*、*dfr9*、*dfrA*

常用 PCR-SSCP、PCR-RFLP、qPCR、核酸杂交、基因芯片、核酸测序等技术检测耐药基因，其中以 qPCR 应用最为广泛，检测的靶序列是耐药基因的编码区域。核酸杂交技术检测耐药基因所用的核酸探针序列应位于耐药基因的开放阅读框内，该技术特异性好，不需要特殊仪器，但方法较烦琐。临床上很多细菌常表现为多重耐药，耐药机制复杂，可采用基因芯片技术同时检测多个耐药基因。基因芯片技术的样品处理和实验操作比较烦琐、价格昂贵。核酸测序技术适用于检测基因突变引起的耐药，但该方法需要昂贵的仪器，且操作费时、费用高。

（三）细菌耐药基因分子生物学检验的临床意义

采用分子生物学方法检测细菌耐药性的临床意义主要包括：①指导临床合理用药，如在耐甲氧西林金黄色葡萄球菌中检测出 *mecA* 基因，临床上应首选万古霉素治疗；②精确控制医院或社区耐药菌株的流行，如检测出肠球菌 *vanA* 基因可有效报告多重耐药肠球菌的信息；③比培养方法提前发出检测报告，在感染早期即可为临床提供细菌耐药相关信息。

四、细菌分子分型

细菌分型主要用于研究菌株间的遗传关系、亲缘性，可确定感染源和感染途径，预防和控制病原菌的流行、交叉感染等。细菌分子分型已成为细菌性传染病暴发调查和分子流行病学调查的常用工具。

（一）细菌分子分型的概念

细菌分子分型是指通过一定的实验方法对属于同一种或亚种的细菌分离株进行遗传特征分析，并结合分离菌株的流行病学资料，阐明被分析菌株间的遗传关系。目前用于细菌分型的方法主要包括传统的表型分型方法和基于 DNA 序列的基因分型方法两大类。表型分型方法主要包括生化分型、血清学分型、抗生素敏感性分型、噬菌体分型等传统的分型方法，其分型能力、重复性及分辨能力有限。基因分型方法即分子分型方法，是用分子生物学技术分析菌株间基因组的相似程度，可弥补表型分型在分型能力、重复性及分辨能力上的不足。

2004 年 9 月，中国疾病预防控制中心传染病预防控制所组织成立了我国细菌性传染病实验室分子分型监测网络——国家致病菌识别网（PulseNet China），通过分离的病原菌

DNA"指纹图谱"分析以及网络化信息交流平台,发现传染病的跨地区和国际传播,开展传染病暴发流行的调查、追踪和溯源。

（二）细菌分子分型常用的方法

常用的细菌分子分型方法包括:脉冲场凝胶电泳（pulsed field gel electrophoresis，PFGE）、多位点测序分型（multilocus sequence typing，MLST）、多位点可变数目串联重复序列分析（multiple loci VNTR analysis，MLVA）、随机扩增多态 DNA（random amplified polymorphic DNA，RAPD）及重复序列聚合酶链反应（repeat sequence polymerase chain reaction，Rep-PCR）等。其中，PFGE 以其重复性好、分辨能力强、结果稳定、易于标准化的优点，被称为细菌分子分型技术的"金标准"，被广泛用于菌株遗传关系比较、食源性疾病和自然疫源性疾病病因溯源、传染源追踪等方面。其不足主要是:① PFGE 得到的仅仅是条带图谱，相同条带的基因序列不一定相同，不同条带也不能认为它们无关，所以仅从图像上很难得出确切的结论，需要结合流行病学资料及其他方面的资料进行综合分析;② PFGE 对实验条件及操作者的技术熟练程度要求较高，实验室之间的结果难以进行比较;③ PFGE 的分析应当在菌株分离之后尽快进行，以免造成重排;④与普通的电泳相比，PFGE 耗时长，现经过改进，实验时间已缩短为 4 天;⑤实验用的器材以及试剂均较为昂贵。

MLVA 是通过基因组中 VNTR 的特征来实现分型，具有简单、快速、高通量、分辨能力强等特点。VNTR 是染色体中由短片段 DNA 序列头尾串联组成的重复 DNA 片段，其重复次数在不同个体间存在高度的可变性，对不同可变位点重复序列重复次数的准确测定可用于生物的个体识别。VNTR 位点由中间的核心区和外围的侧翼区组成，同一种属的细菌之间表现为侧翼区相似而串联重复片段的重复次数不等，通过多重 PCR 方法对细菌染色体上多个 VNTR 位点进行扩增，并结合毛细管电泳方法精确测定 VNTR 位点的重复次数，而后通过聚类软件（如 Bionumerics）对不同菌株 VNTR 位点重复次数进行聚类分析，以确定不同菌株间的亲缘进化关系。

MLVA 技术具有以下优点:①实验设计方便易行，操作简便快速。MLVA 通过 PCR 扩增 VNTR 位点，由毛细管电泳分析重复序列的拷贝数，可在数小时内完成，且可实现高通量分析。②提供数字化的实验结果，便于实验室间比对，通过严格的标准化程序和质量控制来实现结果的高重现性。其不足主要表现为:①难以设计高质量的特异性引物。MLVA 引物设计首先需要全基因组序列信息，不同种属菌株的侧翼区多态性较高，从而较难设计出与侧翼区相匹配的特异性较好的引物，因此 PCR 反应过程中会存在一些交叉反应，有扩增干扰和重复数确定干扰等现象发生。②采用不同仪器和电泳方法得到的实验结果间不具有可比性，提高结果可比性是未来工作的重点。标准物质的应用可在更大程度上简化实验的标准化，有利于 MLVA 技术在不同实验室中推广应用。

（三）细菌分子分型的临床意义

细菌分子分型可以有效地对细菌传染性疾病病因溯源，明确疾病的传播途径，揭示菌株之间的遗传关系，区分是同一菌株还是新菌株引发的感染，从而为细菌感染性疾病的预防、控制及临床诊断和治疗提供有效依据。细菌分子分型的临床意义包括:

1. 感染源追踪 分子分型可以进行感染源追踪，如在某社区出现多人感染相同菌种的现象，通过分子分型可揭示这些感染菌是否源自同一传染源，从而指导临床采取有效的感染控制措施。

2. 耐药性监测 对耐药菌进行分子分型，可识别耐多药或广泛耐药菌的传播路径，对于制订合理的抗生素使用策略和防治措施至关重要。

3. 疫苗株鉴定 分子分型技术可用于区分疫苗株和野生株，确保疫苗接种的安全性。如在口服脊髓灰质炎疫苗的使用中，分子分型可鉴定疫苗株是否发生了基因突变，从而评估其对环境的潜在风险。

4. 医院感染控制 通过比较感染部位的病原菌与医院环境中分离的病原菌是否为相同的分子型别，可确定是否为医院感染，为制订医院感染控制措施提供依据。

5. 个体化治疗 对于感染了产生特定毒力因子细菌的患者，需要制订个性化的治疗方案，进行针对性治疗和更严密的监测。

6. 分子流行病学研究 通过分析细菌基因组的分子分型，可追踪细菌间的遗传关系，为疾病的预防控制提供有效依据。

第四节 真菌及其他病原体的分子生物学检验

真菌（fungus）是一类真核细胞型微生物，广泛分布于自然界，种类繁多，有20余万种，绝大多数对人类无害，与人类疾病有关的有400余种。对人体致病的真菌分浅部真菌和深部真菌，前者主要侵犯皮肤、毛发、指甲、皮下组织，对治疗有顽固性，但对机体的影响相对较小；后者主要侵犯深部组织和内脏，严重者可引起死亡。近年来，由于高效广谱抗生素、激素和免疫抑制剂等的广泛使用，导致条件致病菌感染机会不断上升，同时新菌种不断涌现，真菌病的发病率呈明显上升趋势，因此快速、准确地检测感染真菌对指导临床治疗至关重要。

一、白假丝酵母菌

白假丝酵母菌（*Candida albicans*）又称为白念珠菌，为人体正常菌群之一，也是一种重要的条件致病菌。其通常存在于人的口腔、上呼吸道、肠道和阴道黏膜，当机体发生菌群失调或抵抗力降低时可引起各种念珠菌病，以鹅口疮和酵母菌性阴道炎最常见。

（一）白假丝酵母菌的基因组结构特征

白假丝酵母菌是二倍体真菌，其基因组长度约为16Mb（单倍体），有8对同源染色体；核型可变，电泳核型分析大小在0.5～2.8Mb；基因组中有6 419个ORF，其中5 918个ORF编码蛋白质；基因组中存在高度重复序列，结构基因中内含子较少；含有34个*Sfi* I酶切位点；遗传密码不完全遵循通用性，大约2/3的ORF中CUG密码子编码丝氨酸，而不是通用的亮氨酸；功能基因不均匀地分布在8对染色体上。其基因组的重要特点是能够产生遗传多样性，包括染色体长度多态性和单核苷酸多态性，其中点突变频率大约是1/273，远高于人类基因组和其他真核生物基因组。

（二）白假丝酵母菌的分子生物学检验

1. PCR技术 因真菌核糖体RNA基因（rDNA）为多拷贝基因且高度保守，是PCR扩增常用的靶基因，常用于白假丝酵母菌感染的早期诊断和基因分型鉴定。通常5.8S rDNA、18S rDNA和28S rDNA保守区序列分析适合于属间水平的鉴定；而rDNA保守序列的内在转录间隔区（internal transcription spacer，ITS）ITS1/ITS2可变性很大，具有一定种间特异性和种内保守性而被作为种间鉴定的靶点。FQ-PCR技术通常应用真菌通用引物扩增ITS区域，结合分析ITS序列的熔解曲线对白假丝酵母菌进行快速检测和鉴定。聚合酶链反应 - 等位基因特异性寡核苷酸杂交法（polymerase chain reaction-allele specific oligonucleotide，PCR-ASO）是PCR技术与特异性寡核苷酸探针反向斑点杂交相结合的检测技术，可一次检测多种真菌。

2. DNA指纹分析技术 包括RFLP、RAPD、AFLP、PFGE和微卫星DNA多态性分析等，可用于比较不同菌株之间的基因组多态性，进行基因型鉴定和流行病学调查。可采用RFLP对菌株进行鉴定和分型。RAPD技术可检测出RFLP不能检测的重复序列。AFLP是

RFLP 与 PCR 相结合的产物,用于基因分型与鉴定。AFLP 结合了 RFLP 和 RAPD 两种技术的优点。PFGE 可用于真菌染色体数目及基因组的测定和染色体 DNA 长度多态性分析。微卫星 DNA 多态性分析检测容易、重复性好、适用于自动化分析。

3. DNA 序列分析 真菌小亚基 rRNA 的编码基因 rDNA 是常用于测序分析的靶基因,既可用于真菌通用引物的设计,也可用于真菌菌种间的鉴别。真菌的蛋白编码基因也是检测的靶点之一,可用于分析由于基因突变引起的耐药性。

4. 基因芯片技术 基因芯片能够同时平行分析数万个基因,进行高通量筛选和检测分析,可进行菌株的分类、鉴定和耐药基因检测。

（三）白假丝酵母菌分子生物学检验的临床意义

白假丝酵母菌的传统检测方法主要为培养,但培养耗时长、阳性率较低,组织活检取材困难,且常常缺乏典型改变,影响早期诊断。应用于临床的血清学检测方法主要是检测血液循环中的抗原,包括 β-D-1,3- 葡聚糖和半乳甘露聚糖等,该方法方便快速,但不能精确鉴定到种。分子生物学技术具有简便、快速、灵敏、特异的优点,适用于白假丝酵母菌感染的早期诊断,可为指导临床用药提供依据。

二、沙眼衣原体

衣原体是一类严格细胞内寄生的原核微生物,包括沙眼衣原体（*Chlamydia trachomatis*, CT）、肺炎衣原体（*Chlamydia pneumoniae*）、鼠衣原体（*Chlamydia muridarum*）、豚鼠衣原体（*Chlamydia caviae*）和鹦鹉热衣原体（*Chlamydia psittaci*）。CT 与人类疾病密切相关,主要寄生于机体黏膜上皮细胞,不仅可致眼部疾病,也导致性传播疾病,引发尿道炎、宫颈炎、盆腔炎、异位妊娠、输卵管性不孕等各种综合征。WHO 报道每年由 CT 引起的性传播新增病例高达 9 000 万。人类是 CT 的 2 个生物变种（沙眼生物变种和性病淋巴肉芽肿生物变种）的自然宿主。目前,根据 CT 主要外膜蛋白（major outer membrane protein, MOMP）抗原部分的差异,将 CT 分为 18 个血清型。在沙眼生物变种中,血清型 A、B、Ba、C 型可引起沙眼并可致盲,而 D、E、F、G、H、I、J、K 型则可致包涵体眼结膜炎、新生儿肺炎及非淋菌性尿道炎等。在性病淋巴肉芽肿生物变种中,血清型 L1、L2、L3 型可引起性病淋巴肉芽肿。

（一）沙眼衣原体的基因组结构特征

CT 原体和网状体内均含有 DNA 和 RNA 两种核酸。CT 染色体为一闭合环状双链 DNA,约 1.4Mb。血清型 D 基因组大小为 1.04Mb,G＋C 含量为 41.3%,另有一个 7 493bp 的隐蔽性质粒,此质粒与其他生物间没有同源序列。整个基因组有 894 个编码蛋白的基因,存在 DNA 修复和重组系统。CT MOMP 占外膜总蛋白的 60%,是目前研究最多的候选疫苗抗原。MOMP 基因 omp1 是编码 MOMP 的结构基因,包括 5 个稳定序列区和 4 个可变序列区,检测 omp1 可变区的差异,可对 CT 进行基因分型。

（二）沙眼衣原体的分子生物学检验

采用普通 PCR、qPCR、巢式 PCR、竞争 PCR、RAPD、LCR 和核酸测序等技术检测 CT DNA,或采用 RT-PCR、SAT 技术检测 CT RNA。PCR 扩增的 CT 靶基因主要有外膜蛋白基因、隐蔽性质粒 DNA 和 16S rRNA 基因。LCR 的扩增效率与 PCR 相当,简单、快速,适用于高危人群普查时大批量标本的检测。PCR 联合 RFLP 分析 omp1 基因限制性片段长度多态性,可用于 CT 分型。该法比 omp1 基因可变区测序分型省时、快速,且费用低廉。RAPD 技术应用任意引物随机扩增 CT 基因组 DNA,可用于区分不同衣原体种及区分沙眼生物变种和性病淋巴肉芽肿生物变种,但不适用于血清学分型。可采用 DNA 测序检测耐药基因,如 PCR 分别扩增位于四环素耐药质粒上的 tetM 基因,然后测序扩增产物,检测基因是否发生突变。

（三）沙眼衣原体分子生物学检验的临床意义

CT 的实验室检测方法主要有：①传统的分离培养或直接涂片镜检衣原体包涵体，敏感可靠，但易受标本取材、培养条件和操作者经验等影响；②血清学试验简便、快速，但特异性较低，易与金黄色葡萄球菌、链球菌、淋病奈瑟菌等发生交叉反应；③分子生物学检测方法简便、快速、敏感和特异，尤其适用于 CT 无症状携带者的筛查和早期诊断，还可用于流行病学调查、基因分型和耐药基因检测。

三、解脲支原体

支原体（mycoplasma）是一类在无生命培养基中能独立生长繁殖的最小原核细胞微生物，缺乏细胞壁。支原体的大小一般在 0.2～0.3μm，内含一个环状双链 DNA，以二分裂方式进行繁殖，其分裂与 DNA 复制不同步，形态呈现多形性。支原体广泛分布于自然界，人体支原体至少有 15 种，大多是正常菌群，已明确肺炎支原体、解脲支原体（*Ureaplasma urealyticum*，UU）、人型支原体和生殖器支原体有致病作用。后三者均可引起泌尿生殖道感染，但以 UU 感染率最高。

UU 因生长需要尿素而得名，是引起非淋菌性尿道炎的主要病原体之一（仅次于沙眼衣原体），它所导致的泌尿生殖道感染日益受到重视。目前 UU 有 14 个血清型，被划分为两大生物群：生物群 1/A 群（包括 2、4、5、7、8、9、10、11、12 血清型）；生物群 2/B 群（包括 1、3、6、14）。UU 的分群有助于探讨生物群或血清型与疾病或耐药之间的关系。UU 除脂多糖抗原和蛋白质抗原外，还有脲酶抗原，后者是 UU 种特异性抗原，可与其他支原体相区别。

（一）解脲支原体的基因组结构特征

UU 染色体为环状，基因组大小为 751 719bp，G＋C 含量为 25.5%，基因组中含 613 个蛋白质编码基因和 39 个 RNA 编码基因，遗传密码不完全遵循通用性，终止密码子 UGA 在此编码色氨酸。

（二）解脲支原体的分子生物学检验

常采用 PCR、qPCR、PCR-RBD、核酸杂交等技术检测 UU DNA 和耐药基因。也可采用 RT-PCR、SAT 技术检测 UU RNA。扩增靶序列常选择在 16S rRNA 基因区和脲酶基因区。扩增 UU 的 23S rRNA 基因序列后测序，可对 UU 进行基因分型。UU 核酸检测常用的标本类型为拭子和尿液，两者检测效果相当。

（三）解脲支原体分子生物学检验的临床意义

虽然培养法是 UU 检测的"金标准"，但 UU 的培养较为困难且耗时较长，敏感性和特异性远低于分子生物学方法。PCR 检测具有操作简便、快速、特异、敏感等优点，可为临床提供较为可靠的早期诊断依据。分子生物学检测还可对 UU 分群、分型，进行分子流行病学研究和检测耐药基因。

四、梅毒螺旋体

螺旋体（spirochete）是一类细长、柔软、弯曲呈螺旋状、运动活泼的原核细胞型微生物。梅毒螺旋体（*Treponema pallidum*，TP）属于苍白密螺旋体的苍白亚种，是梅毒的病原体，主要通过性接触、输血、胎盘或产道等途径感染人体，可侵犯皮肤黏膜、内脏器官，导致心血管及中枢神经系统损害。TP 只感染人，可在胎儿内脏及组织中大量繁殖，引起胎儿死亡或流产。

（一）梅毒螺旋体的基因组结构特征

TP 为环状染色体，基因组大小为 1 138 016bp，G＋C 含量为 52.8%，共有 1 041 个 ORF，占整个基因组的 92%，55% 的 ORF 可能具有生物学功能。TP 生物合成能力有限，不具备参与核苷酸从头合成、脂肪酸、三羧酸循环和氧化磷酸化的蛋白质编码基因,却编码 18 种转运蛋白,分别运输氨基酸、糖类及阳离子,以从环境中获取营养。TP 毒力因子由 12 个潜在的膜蛋白家族和数个可能的溶血素组成。47kDa 膜脂蛋白是青霉素结合蛋白,具有羧肽酶活性。

(二)梅毒螺旋体的分子生物学检验

采用 PCR、qPCR、PCR-RFLP、核酸杂交等技术检测 TP DNA。常选择高度保守的膜脂蛋白基因(tpp47)、碱性膜抗原基因(bmp)、膜蛋白基因(tmpA)和 TPF1 蛋白基因(tpf1)作为检测的靶基因。也可采用 PCR-RFLP 分析菌株 23S rRNA 基因是否存在基因突变,分析耐药性。

(三)梅毒螺旋体分子生物学检验的临床意义

TP 不能在体外培养,传统方法是暗视野显微镜镜检和血清学检测。镜检法简便、特异性高,适合于皮肤黏膜损害的早期诊断,但影响因素多,重复性较差。血清学检测适用于梅毒的筛查、疗效观察和流行病学检查,但对早期梅毒诊断不敏感;分子生物学方法不仅可早期诊断梅毒感染,也是耐药基因分析和流行病学研究的首选方法。

第五节 感染综合征的分子生物学检验

由不同病原体引起的感染可能会表现出相似的临床症状和体征,即表现为感染综合征(syndrome)。可采用分子生物学技术单次实验同时检测引起感染综合征的多种病原体,这种方法与传统的单一病原体检测相比,显著提高病原学诊断率,具有更加快速、全面和效率高的优势,在感染性疾病的早期诊断和快速诊断中发挥重要作用。

一、综合征的定义

综合征又称症候群,是指在某些疾病出现时,常常同时出现的一系列临床特征、症状、现象。综合征不是一种独立的疾病,是由器官病变或功能紊乱引发的一系列相关症状的合集。同一感染综合征可由不同的病原体引起,如呼吸道感染可能由细菌、真菌、病毒和非典型病原体引起。因此,感染综合征检测不是简单的某几种病原体的组合检测,而应考虑综合征常见的感染病原体,并可同时检测常见的耐药基因,为临床诊断提供更全面和更早期的信息。

二、常见感染综合征

常见的感染综合征包括发热呼吸道综合征、腹泻综合征、发热伴出疹综合征、发热伴出血综合征和脑炎脑膜炎综合征等。

1. 发热呼吸道综合征 发热呼吸道综合征(febrile respiratory syndrome,FRS)是指以发热和急性呼吸道感染(acute respiratory infection,ARI)为主要临床表现的一类呼吸道疾病,可由多种病原体感染引起,如细菌、病毒、真菌、支原体等,其中以病毒感染最为常见。常见的病原体包括甲型流感病毒、乙型流感病毒、呼吸道合胞病毒、腺病毒、人鼻病毒、冠状病毒、新型冠状病毒、人偏肺病毒、肺炎支原体、肺炎衣原体、嗜肺军团菌、百日咳鲍特菌等。FRS 主要表现为发热、咽痛、咳嗽、流鼻涕、胸痛、肌肉疼痛、头痛和全身不适等症状,可能出现寒战、腹泻、腹痛、呕吐、呼吸困难、呼吸衰竭、休克或多器官衰竭等症状,如严重急性呼吸综合征(severe acute respiratory syndrome,SARS)。ARI 具有较高的发病率和病死率,是造成全球急性感染性疾病发病和死亡最主要的原因之一。病毒性 ARI 多呈自限性,患者临床症状较轻，但对于儿童、老年人和免疫功能低下患者，可能导致病情危重，甚至死亡。FRS 起始体征和症状通常与流感类似，急性期加重，常出现高热、干咳、气短、呼吸困难、相关肺损伤、深静脉血栓形成、肺间质纤维化等。呼吸道感染性疾病在临床中极为常见，病原体的快速检测和精准诊断是有效治疗的前提。传统微生物学及免疫学技术对呼吸道病原体的检测灵敏度偏低，分子生物学技术的发展和临床应用大幅提高了呼吸道病原体的检测能力和检测时效性。

2. 腹泻综合征 腹泻综合征（diarrhea syndrome, DS）是指每日排便 3 次或以上，且大便性状有改变（呈稀便、水样便、黏脓便或脓血便等），大便常规镜检 WBC<15 个 /HP，未见红细胞的腹泻病例，或者腹泻未达到 3 次 /d，但伴有大便性状改变和呕吐症状。腹泻综合征主要表现为腹痛、腹泻、呕吐等，常见病原体包括沙门菌、志贺菌、霍乱弧菌、大肠埃希菌、腺病毒、诺如病毒、轮状病毒和寄生虫等。急性腹泻往往起病急骤，特别是在婴幼儿中的发生率较高，且症状往往较成人严重。尤其是 5 岁以下的婴幼儿，急性腹泻可引起脱水和电解质紊乱，甚至威胁患儿生命。老年人、免疫缺陷患者以及有过疫区接触史的高危人群，可采集发病 3 天内的粪便、呕吐物，5 岁以下婴幼儿还需采集急性期和恢复期血清样本，这对于快速准确检测急性腹泻的病原体具有重要意义。

3. 发热伴出疹综合征 发热伴出疹综合征（rash and fever syndrome, RFS）是发热（体温≥37.5℃）且持续≥1 天，伴有全身或局部的皮肤黏膜出疹为主要临床表现的疾病总称。临床上引起发热伴出疹的疾病有很多，如麻疹、风疹、手足口病、水痘 - 带状疱疹、伤寒 / 副伤寒、猩红热和登革热等，其主要病原体包括麻疹病毒、水痘 - 带状疱疹病毒、风疹病毒、肠道病毒、登革病毒、A 组链球菌、伤寒 / 副伤寒沙门菌、人疱疹病毒、腮腺炎病毒和腺病毒等，其中以肠道病毒感染为主。RFS 对人体健康危害持续存在，如麻疹是造成幼儿死亡和致残的重要原因；孕妇妊娠早期感染风疹病毒将会严重损害胎儿，引起先天性风疹综合征进而导致流产、死胎或婴儿畸形等，造成沉重的社会负担。手足口病常见于 5 岁以下儿童，发病率常年居我国丙类传染病前列。此类疾病多具有传染性，严重威胁人类健康，因此 RFS 是全国各地区防控和监测的重点之一。RFS 病原学鉴定很大程度上依赖于实验室检测，采集急性期和恢复期血清、咽拭子、疱疹液、皮肤病灶脓液、粪便及尿液等标本，通过快速血清学检测和多重 PCR 核酸检测等方法，可快速确定病原体，指导临床救治以及疫情防控。

4. 发热伴出血综合征 发热伴出血综合征（haemorrhage and fever syndrome, HFS）是以发热（体温≥37.5℃），病程≤3 周，伴有以下 2 个或 2 个以上临床表现（皮肤出血点和紫癜、黏膜出血点、鼻出血、咯血、血便、贫血、血小板低于正常水平并持续减少、其他出血表现）的一系列疾病的总称。HFS 是临床急症，病情严重、死亡率高，临床常见发热伴出血疾病，如流行性出血热和发热伴血小板减少综合征等。HFS 病原体包括登革病毒、汉坦病毒、新疆出血热病毒、新型布尼亚病毒、鼠疫耶尔森菌、脑膜炎奈瑟菌、猪链球菌、钩端螺旋体和立克次体等。由于多种病原体均可引起血小板减少和出血表现，临床症状相似，故其鉴别诊断需依据病史、体格检查，结合病原学、血清学和核酸检测等方法进行病原体鉴定和分子分型分析。

5. 脑炎脑膜炎综合征 脑炎脑膜炎综合征（encephalitis and meningitis syndrome, EMS）主要表现为发热、头痛、头晕、呕吐等，往往起病急，临床表现多样，后遗症和死亡率较高。常见的病原体有脑膜炎奈瑟菌、新型隐球菌、肺炎链球菌、流感嗜血杆菌、巨细胞病毒、脊髓灰质炎病毒、柯萨奇病毒、单纯疱疹病毒、水痘 - 带状疱疹病毒和埃可病毒等。脑脊液培养是病原体诊断的"金标准"，但阳性率低、易受抗生素影响，且病毒培养条件要求高。采用分子生物学技术单次实验同时检测多种常见病原体，可以更快速、更准确地进行诊断，尤其是对已使用抗生素的细菌感染患者，检测阳性率更高，可以同时鉴别诊断单纯疱疹病毒亚型、肠病毒和虫媒病毒等特殊病原体感染，被认为是中枢神经系统感染诊断的首选方法。

三、感染综合征的分子生物学检验

综合征检测（syndromic approach testing，SAT）是指对指定人群中特定临床综合征（如发热、腹泻、呼吸道症状等）的发生频率、病原学等进行监测。近年来，基于多重 PCR 技术、基因芯片技术、微流控技术和高通量测序技术的使用，综合征检测得到了快速发展。这种诊断方式不同于以往对可能的病原体进行单一靶向检测的模式，而是从患者的症状和表征出发，涵盖综合征感染常见病原体，一份样品、一次检测就可以诊断或排除多种病原体，显著提高了诊断效率。目前常用的检测如呼吸道感染组合盘，采用一体化检测技术（如微流控技术），单次测试检测多达数十种病原体，包括细菌、病毒、真菌、寄生虫以及耐药基因，显著减少检验人员操作，诊断效率显著提高，可实现感染性疾病的早期诊断和快速诊断。

综合征检测的主要优势包括：①针对综合征进行检测项目组合的设计，涵盖多种靶标，一次性为临床提供综合征相关病原体更全面的信息。②多重 PCR 技术、微流控技术、基因芯片技术、高通量测序技术等的应用使多种病原体可一次性检测。且多重 PCR 技术、微流控技术等可做到整合式一体化检测，实现"样本进、结果出"，大大简化了检测方法和流程，显著提高了感染性疾病检测的生物安全性和技术的可及性。③检测速度快，一体化检测大大缩短整体检测时间。

四、感染综合征分子生物学检验的临床意义

随着综合征检测技术在感染性疾病诊断应用的不断深入，已从呼吸道感染综合征拓展到胃肠道、中枢神经等多种感染综合征。相较于传统的病原学检测模式，综合征检测能显著缩短病原体检测时间和报告时间，显著提升病原体的检出率和混合感染检出能力，让感染性疾病诊疗更精准、快速，为临床提供导致综合征感染的病毒、细菌、真菌、寄生虫等病原体及耐药基因的检测方案，已在感染性疾病的早期诊断和快速诊断中发挥重要作用。

第六节 测序技术在病原体检测中的应用

采用测序技术对病原体基因组进行检测，可以快速、准确地鉴定已知和未知病原体，为感染性疾病的早期诊断提供强有力的工具，有效服务于临床诊疗。

一、第一代测序技术在病原体检测中的应用

第一代测序技术始于 20 世纪 70 年代中期。链终止法、化学裂解法以及在它们基础上发展而来的各种 DNA 测序技术统称为第一代测序技术。1977 年，第一代测序技术进行了人类历史上第一个基因序列——噬菌体 X174 的测定。从此，测序技术被用于医学领域以及病原体的鉴定中。

（一）第一代测序技术鉴定细菌

1. 细菌 16S rRNA 基因结构特征 16S rRNA 是细菌核糖体 30S 小亚基中的固有成分，具有类似于大亚基中 rRNA 的结构功能，可将核糖体中的蛋白质固定在相应位置，并可通过与大亚基中的 23S rRNA 相互作用，促进小亚基与大亚基的融合。16S rRNA 基因是细菌基因组中编码 16S rRNA 的 DNA 序列，包括保守区和可变区，其编码基因长度接近 1 500bp，包含 50 个功能域。每个细菌包含 5～10 个 16S rRNA 拷贝。

2. 16S rRNA 基因序列鉴定细菌 不同细菌的 16S rRNA 序列具有一定的变异性，可利用这种变异性来鉴定细菌。采用 PCR 技术扩增 16S rRNA 基因，然后经第一代测序技术对

扩增产物进行测序,通过与 16S rRNA 基因数据库比对,从而确定待测细菌种属。

（二）第一代测序技术鉴定真菌

1. 第一代测序技术鉴定真菌的原理　与细菌的 16S rRNA 基因相似,真菌核糖体 RNA 基因(rDNA)也具有高度保守区和可变区。通常 5.8S rDNA、18S rDNA 和 28S rDNA 保守区序列分析适合属间水平的鉴定,而真菌 rDNA 保守序列的 ITS1/ITS2 可变性很大,具有一定种间特异性和种内保守性而被作为种间鉴定的靶点。真菌 rDNA 基因序列为多拷贝基因且高度保守,通过对其进行序列分析可实现对真菌的鉴定。

2. 第一代测序技术鉴定真菌　首先提取样品中的基因组 DNA,然后利用 PCR 技术,经真菌 rDNA 基因的引物 ITS1 和 ITS4 进行扩增,扩增获得的 DNA 片段进行纯化,最后经第一代测序技术进行测序分析,通过与已知的真菌 rDNA 基因数据库比对,确定样品中真菌的种属。

（三）第一代测序技术鉴定病原体的临床意义

临床上很多病原体由于培养条件苛刻等原因,尚不能通过传统的病原学检查方法进行鉴定,且有部分细菌或真菌虽然能培养出来,但仍然难以通过传统生化反应、表型、自动化鉴定仪器、质谱仪等检测手段准确鉴定。第一代测序技术通过设计针对细菌和真菌的特异性引物,经 PCR 扩增,再对扩增产物进行测序分析,从而实现对病原体的鉴定。该方法不仅具有灵敏度高、准确性好、速度快等优点,还可鉴定难培养病原体,为临床提供及时、准确的病原体鉴定报告,显著提升感染性疾病的诊疗能力。

二、高通量测序技术在病原体检测中的应用

随着基因组学技术的发展,高通量测序(high-throughput sequencing)技术,也称为下一代测序技术(NGS),已逐步用于感染性疾病的诊断和治疗监测。NGS 技术可直接对临床样本中的核酸进行高通量测序,与数据库进行比对,实现感染性疾病病原体的检测、分型和耐药评估等,克服了传统病原学检测费时、耗力等缺点,已越来越多地应用于临床。

（一）高通量测序技术检测病原体的策略

基于高通量测序技术的病原体检测策略有两种方式,一种为宏基因组二代测序(metage-nomic next generation sequencing, mNGS),另一种为靶向测序(targeted next generation sequencing, tNGS)。mNGS 是一种针对病原微生物的全基因组测序方法,利用酶解反应或机械力将基因组序列片段化,建立 DNA 文库,然后对建立的文库进行测序,再利用生物信息学手段将测序后的序列从头组装成完整的基因组,并结合病原微生物数据库及特定算法,无偏倚检测标本中的病原体。mNGS 主要用于病原体的鉴定、分型、耐药突变基因的检测、溯源、毒力分析甚至药物敏感性分析等。mNGS 可以同时检测出标本中存在的多种病原体和未知病原体。

tNGS 利用特异性引物进行靶基因的 PCR 扩增,或利用探针靶向捕获样本中的病原体核酸,使基因组上的目的基因或序列被选择性扩增或富集,然后建立 DNA 文库,并对建立的文库进行测序,后续分析测序结果。tNGS 的靶基因通常包括原核生物的 16S rRNA 基因、真菌 5S rRNA 基因两端的 ITS1、ITS2 及 25～28S rRNA 基因中的 D1、D2 区以及特定病原体靶基因等。tNGS 主要用于已知病原体综合征的鉴定、分型和耐药基因检测等。

（二）高通量测序技术检测病原体的方法

由于 mNGS 和 tNGS 的原理略有不同,导致其检测方法也有所不同。

1. 高通量测序技术检测病原体的方法　mNGS 和 tNGS 的检测方法主要分为两个技术板块,包括①湿实验:样本处理、核酸提取、文库构建和上机测序;②干实验:数据的生物信息学分析和报告解读。常用血液、脑脊液、胸腔积液和腹腔积液等体液样本,该类样本的特

征为病原体含量较低，同时宿主的核酸背景也较低。来源于开放性部位的样本如支气管肺泡灌洗液成分复杂，不但含有目的病原体，还存在正常菌群，且背景较复杂，结果解读时需结合测序结果、样本类型和临床资料等综合分析。

（1）核酸提取：不同的标本类型需采用不同的核酸制备策略，原则是获得尽可能多的完整 DNA 或 RNA。核酸提取过程应引入经验证的降低人源核酸的处理方法。标本液化、浓缩、去除宿主核酸、真菌和 / 或分枝杆菌等特殊微生物的破壁处理等前处理方法和设备使用应标准化，使用经性能验证的核酸提取试剂和设备。

（2）文库构建：采用超声波打断建库、酶切建库及转座酶建库的方法制备文库。高通量测序文库构建通常需要的核酸投入量为几百纳克至几微克不等。病原微生物含量较低的临床样本应选用适用于低浓度样本的文库制备试剂盒。对于更低浓度的样本，需先进行非特异性扩增以富集核酸，再进行建库和测序。

（3）上机测序：根据分析类型的不同，考虑病原体的预期滴度、预计通量、实验耗时、样本数量和实验成本等因素，合理选择测序平台和测序方案。对于实验成本，可从每个测序批次、每个病原体测序及每兆输出碱基产生的费用来综合衡量。至于测序通量，某些测序平台可在几小时内对部分细菌基因组完成测序，而某些测序平台则可在 1～3 天内对 50～100 个细菌基因组序列在一个批次内完成测序。在控制每个基因组测序成本的基础上，应适当考虑测序通量问题。

关于测序数据质量，可以从每个碱基的质量和准确性评分来衡量，如采用常用的 Phred score 法进行序列质量评分。碱基质量值（phred quality score，Q-score）是衡量测序质量的重要指标，碱基质量值（Q）越高，代表碱基被测错的概率（P）越小。Q20 指原始数据中 Phred 数值 >20 的碱基数量占总碱基数量的百分比。碱基质量值为 20 时，测序错误率为 1%，正确率为 99.00%。类似的，Q30 指原始数据中 Phred 数值 >30 的碱基数量占总碱基数量的百分比。碱基质量值为 30 时，测序错误率为 0.1%，正确率为 99.9%。

（4）数据分析

1）对于 mNGS，通过分析软件处理测序数据，进行序列比对和从头组装，获取病原体的多种相关信息。分析软件需满足两大关键要素，首先是软件与测序平台要互相独立，并且适用于多种数据格式；其次，分析软件可以分析任何物种，且能够完成药物敏感性分析和流行病学调查等在内的多种分析任务。

2）对于 tNGS，为保证鉴定的准确性，目的序列与参考序列之间至少应进行 300bp 的有效比对，且至少覆盖目的基因中存在变异的一个区域。一般首选标准菌株（type strain）作为参考序列，但少数基于表型特征进行分类的标准菌株可能存在分类差错，当比对结果无法解释时应考虑到这一点。当比对结果出现低一致性分值时，应进一步分析具体原因（错配插入或缺失）。在进行真菌 ITS 区测序时，位于 ITS1 和 ITS2 区之间高度保守的 5.8S 区也会被测序。此时，在进行数据分析时，应确认匹配的序列究竟是 ITS 区还是 5.8S 区。

2. 高通量测序技术检测病原体的质量控制 因测序常与核酸扩增技术联用，实验室设置要遵循国家的相关管理规定，做好临床基因扩增检验实验室的管理和全过程质量管理，避免检测的假阳性和假阴性，避免误导临床。主要的质控措施包括：

（1）保证样本质量：采集合格的样本，采用恰当的样本类型，及时送检，正确保存。

（2）做好室内质量控制：每批均应做阳性和阴性质控品。阳性质控和阴性质控应贯穿于核酸提取、扩增、文库构建、测序和数据分析的全过程，以保证测序数据的有效性，并为分析故障和问题时提供依据及线索。阴性质控可使用与样本相同的溶液或基质；阳性质控可由实验室根据条件选择，可选用平时少见且对人体无致病性的菌株或毒株，以免造成实验室污染。

（3）建立起始核酸质量标准（纯度、浓度）及文库产出标准（文库浓度、片段大小等）：可采用 Qubit 荧光染料法检测文库浓度，qPCR 检测文库中有效连接接头的核酸浓度，生物分析仪如 Agilent 2100 Bioanalyzer 检测文库片段大小及峰形，文库片段大小为插入片段和接头序列的总长度，合格文库插入片段长度应大于 100bp。

（4）监控下机数据的质量：包括测序密度、Q30、有效数据量、总数据量等。通常 tNGS 的数据量应≥3 万条序列，mNGS 数据量应≥2 000 万高质量序列（20million，20M），Q30≥85%。提高测序数据量可显著提高测序检测的灵敏度。

（5）建立结果判读标准：对不同类型的临床标本和不同类型微生物建立不同的判读标准，对于胞内菌、结核分枝杆菌、丝状真菌等病原体，应注意漏检的可能。如临床微生物室在显微镜下看到菌丝，但 mNGS 或 tNGS 为阴性结果，可优化实验室流程，如优化核酸提取纯化方法，将柱提核酸的方法改为磁珠法提取。

3. 高通量测序技术检测病原体的特点 该技术具有高分辨率、高敏感性和高通量的特点，可准确鉴定病原体的种类和亚型，还可分析病原体的系统发育关系和传播途径。此外，还能通过分析毒力因子、耐药基因等，为临床提供更多的信息，有助于制订更合理的治疗方案。高通量测序技术通过全基因组测序或特定基因片段的测序来获得病原体的完整基因组信息，并利用生物信息学分析技术进行序列比对和功能注释。因此，即使没有前期的病原体文库，也能够利用测序数据进行新发病原体的识别和鉴定。高通量测序技术在新发病原体、新突变或新变异株的发现和追踪等方面具有显著优势。

4. 高通量测序技术检测病原体的结果解读和报告 高通量测序技术检测病原体的结果解读主要依赖于对测序数据的生物信息学分析。分析流程应进行性能确认和验证，包括数据库的优化、比对方法和比对参数的优化、对照和患者数据集的分析和比较，并通过临床测试来确定最终结果的准确性等，确保检测结果准确。不同实验室或商业公司会采用不同的生物信息学分析流程，生物信息学流程主要包括低质量和低复杂度序列过滤、去除接头、去除宿主序列、与参考数据库比对、序列组装、耐药基因和毒力基因分析等。

生物信息学分析的数据库包括微生物检测数据库和人源数据库。微生物检测数据库包含细菌、真菌、病毒、寄生虫、支原体、衣原体、螺旋体和立克次体的基因组序列信息，人源数据库包含染色体基因组、线粒体基因组及转录组等序列信息，用于对测序数据进行比对去除标本中的人源序列。测序结果中可能含有多种微生物信息，包括正常菌群、污染微生物及背景微生物。应建立人体不同部位正常菌群数据库和试剂背景微生物序列数据库，并纳入报告分析解读流程。对于检测结果中与疾病无关的微生物，如正常菌群、污染微生物或背景微生物，应在报告中去除或加以说明。

对检测结果及其应用价值的考察和评价应从以下几项技术指标进行：测序深度、检出序列数、覆盖度、可信度、微生物丰度、离散度和 RPM 比值等。实验室可根据基因组覆盖度、序列特异性等参数计算出病原体检测可信度（%），便于临床判断。实验室应设置阳性阈值，该值与检出序列数、检出序列的特异性、特异序列的基因覆盖度、该物种同源性复杂程度以及检测灵敏度有关。结果的可靠性与基因组覆盖度成正比，低于阳性阈值的病原微生物不可轻易放过，需结合临床或复检或重留样本再测。针对某些特殊病原体，在排除污染的前提下，即使检出 1 条序列也应视为阳性，如结核分枝杆菌、流行性出血热病毒、鼠疫耶尔森菌和广州管圆线虫等。也可使用 NGS 数据对病原体的生物学特性如药物敏感性进行分析，这已在结核分枝杆菌等病原体的检测中得到良好应用。

NGS 检出或未检出某物种的核酸片段，提示患者标本中含或不含该物种核酸，但不能明确该物种与感染的关系，即测序阳性的微生物不一定是病原微生物。此外，受临床采样、样本运送、保存、疾病病程变化、测序方法的灵敏度、测序深度、实验室检测能力、生物信息学分析水平和数据库等的影响，NGS 检测为阴性的结果也需结合临床进行综合判断。

来自临床的病原体往往较为复杂，因此在进行结果解释和建议时应谨慎。如比对结果显示目的序列归属为某一种细菌或真菌，但无法与另一菌种很好地区分时，结果报告中应注明"根据高通量测序结果，该分离株归属为 A 菌种，但 B 种无法排除"；当结果可疑时，可为临床提供系统发生树图谱，并结合相应的比对信息提出合理建议。

（三）高通量测序技术检测病原体的适应证

高通量测序技术用于病原体检测有其适应证，要避免临床送检的盲目性和随意性，避免该技术被滥用。对于常规微生物学检查容易明确病原体的感染，如尿路感染，可通过尿培养检测病原体，不建议进行高通量测序。

高通量测序技术检测病原体的适应证包括：①患者疑似感染或不除外感染，病因未明确，规范性经验抗感染治疗无效；②各种原因导致患者急危重症表现，不除外感染所致，或考虑继发或并发危及生命的严重感染；③免疫受损患者疑似继发感染，常规病原学检查未能明确病原体和 / 或规范性经验抗感染治疗无效；④疑似局部感染，病原学诊断未明确、不及时处理则后果严重时；⑤慢性感染，或慢性疾病不除外感染，病情严重或抗感染治疗疗效不佳需要明确病因；⑥考虑出现疑似新发病原体或特殊病原体，缺乏传统技术或传统技术手段不能确定种属时；⑦传统病原学检测结果不能解释临床表现的全貌和 / 或抗感染治疗的反应，怀疑同时存在其他病原感染的疾病；⑧感染性疾病的病原体已明确或高度怀疑某病原体，临床表现提示该病原体可能具有特殊的毒力表型，需要了解其毒力因子的相关信息；⑨出现某种疾病的聚集性发病或暴发，怀疑是微生物感染导致的疾病但病原不明，且常规检测无结果等情况。

（四）高通量测序技术检测病原体的临床意义

高通量测序技术检测病原体，无须对病原体培养即能明确样本中微生物的种类和相对数量，对病原体进行分型、耐药突变、溯源、毒力分析、药物敏感性分析等。mNGS 技术还能发现新发突发传染病病原体，已成为未知病原体检验的重要手段。高通量测序技术对于临床高度怀疑感染性疾病，而常见病原微生物检验阴性、经验治疗失败、不明原因的危急重症感染的病原学诊断具有重要意义，为感染性疾病的早期诊断和追踪提供了强有力的工具，可以解决疑难急危重症感染性疾病的病原学诊断，缩短感染性疾病诊断时间，促进目标性抗感染，改善患者预后。

本章小结

感染性疾病病原体的分子生物学检验扩大了传统微生物检测技术的病原谱，使很多传统微生物学、免疫学技术不能准确检测的病原体能够被分子技术检测。分子生物学技术具有灵敏、特异、快速、高通量等特点，使病原体可以得到及时检测，同时还能检测病原体亚型、耐药性和毒力等。在疾病管理过程中可全程监测病原体载量，帮助判断治疗效果和预后，进行分子流行病学研究，为疾病的早期诊断、治疗监测、预后判断和防控提供依据。感染综合征检测显著缩短病原体检测时间，显著提升病原体的检出率，提高混合感染检出能力，已在感染性疾病的早期诊断和快速诊断中发挥重要作用。高通量测序技术已较多地用于感染性疾病病原体的检测，在疑难、急危重症感染性疾病病原体检测中发挥了独特和重要的作用。不建议无条件普遍性地进行高通量测序，不建议在容易明确病原体的感染部位和开放性部位采集标本进行高通量测序。感染性疾病分子检测的发展方向是全自动化检测系统和一体化快速便捷的检测系统。随着经济的发展和技术的进步，更多的全自动化核酸检测系统、床旁快速检测系统和新技术将用于感染性疾病的快速、早期诊断，造福于人类。

（黄 彬 代 敏 张海方）

第十章　遗传病分子生物学检验

通过本章学习,你将能够回答下列问题:

1. 什么是单基因遗传病的分子标志物?分子生物学检验的策略有哪些?
2. 镰状细胞贫血的分子生物学检验方案有哪些?其结果如何判读?
3. 地中海贫血的分子机制是什么?其分子生物学检验方案及产前诊断策略有哪些?
4. 血友病的直接与间接诊断策略有哪些?
5. 脆性 X 综合征的分子生物学检验方法有哪些?
6. 亨廷顿病的分子机制及其分子检测方案是什么?
7. 在染色体病的分子生物学检验中,染色体数目异常和结构异常分别有哪些常见的类型,通常会导致哪些常见染色体病?
8. 22q11 微缺失综合征和 Down 综合征如何进行分子生物学检测?
9. 遗传病的三级预防包括哪些,其中产前筛查对孕妇和胎儿有哪些重要意义?
10. 列举 NGS、CGH 和 MLPA 等技术在遗传病分子生物学检验中的应用及其优势。

随着人口老龄化和人类生活方式的变化,环境污染增加了致突变、致癌、致畸因素,加速了遗传病(genetic disease)的发生率,代代相传的特性使其给相应家族带来的危害巨大。1976 年,美籍华裔科学家简悦威(Yuet Wai Kan)等首次采用核酸分子杂交技术实现了对 α 地中海贫血的产前诊断,开创了遗传病分子检验的新纪元。随着人类基因组计划的完成以及结构基因组学、功能基因组学等学科的发展,人们对遗传病的认识更加深入,分子生物学检验技术以其诸多优势在遗传病的临床检验中应用更加广泛,并逐步与其他检验方法相融合,形成了互为印证和发展的新趋势。

第一节　遗传病的分子生物学检验策略

遗传病的分子生物学检验是指通过分析患者的核酸(DNA 或 RNA)、蛋白质、染色体和某些代谢产物来揭示与该遗传病发生相关的致病基因、基因型、基因突变、基因多态性和染色体异常等,有利于对遗传病进行早期预防、早期诊断和早期治疗,从而达到减少或控制遗传病的发病率、减轻症状和改善预后的目的。综合运用多种分子生物学检验技术,配合包括免疫化学、蛋白质化学、酶学测定以及传统的病理检查,目前临床上已成功诊断了数百种遗传病,特别是在携带者筛查、产前筛查和新生儿筛查方面取得了显著成效,这对减少患儿出生以及遗传病的防治和预防性优生都具有重要意义。

一、遗传病概述

遗传病是指由遗传物质(基因、基因组或染色体)发生改变而引起的疾病,常为先天性的,也可在后天发病。能导致遗传病或与遗传病发生相关的基因称为致病基因,致病基因的遗传方式有单基因遗传和多基因遗传两大类。单基因遗传病主要涉及一对等位基因;多基因遗传病由多对基因与多种环境因素共同作用导致。基因组病是由人类基因组 DNA 结构重排而引起的；染色体病涉及染色体的数目异常和结构畸变。

（一）单基因遗传病

单基因遗传病（single gene disorder）是由一对等位基因突变引起，遗传方式呈典型的孟德尔式遗传，故又称孟德尔式遗传病。人类的单基因遗传病的主要遗传方式分为 3 类，即常染色体遗传（autosomal inheritance）、X 连锁遗传（X-linked inheritance）和 Y 连锁遗传（Y-linked inheritance，YL）。前两类根据致病基因显、隐性质的不同，又分为常染色体显性遗传（autosomal dominant inheritance，AD）及常染色体隐性遗传（autosomal recessive inheritance，AR）、X 连锁显性遗传（X-linked dominant inheritance，XD）及 X 连锁隐性遗传（X-linked recessive inheritance，XR）等（表 10-1）。单基因遗传病虽多为罕见病，但具有病种多、临床表现复杂多样的特点。截至 2024 年 4 月，在线人类孟德尔遗传（Online Mendelian Inheritance in Man，OMIM）数据库收录的已知致病分子机制的单基因遗传病近 6 500 种，涉及致病基因 4 500 余个。

表 10-1 单基因遗传病的分类

遗传方式	致病基因所在	基因与疾病表型	男女患病率	代表性疾病
常染色体显性遗传（AD）	常染色体	单个等位基因突变即出现相应的疾病表型	男女受累机会均等	家族性高胆固醇血症、强直性肌营养不良、先天性软骨发育不全、多发性家族性结肠息肉症、亨廷顿病、多指等
常染色体隐性遗传（AR）	常染色体	一对等位基因突变（突变纯合子）出现相应的疾病表型，单个等位基因突变（杂合子）表型正常	男女受累机会均等	镰状细胞贫血、地中海贫血、白化病、苯丙酮尿症、尿黑酸尿症等
X 连锁显性遗传（XD）	X 染色体	单个等位基因突变即出现相应的疾病表型	女性患者居多	脆性 X 综合征、抗维生素 D 佝偻病、口面指综合征、色素失禁症等
X 连锁隐性遗传（XR）	X 染色体	对于女性，突变纯合子出现相应的疾病表型，携带者表型正常；对于男性，有致病基因即出现相应的疾病表型	男性患者居多	血友病 A、血友病 B、假性肥大性肌营养不良、红绿色盲等
Y 连锁遗传（YL）	Y 染色体	有致病基因即出现相应的疾病表型	仅有男性患者	外耳道多毛症、蹼趾等

单基因遗传病致病基因的突变包括 DNA 中碱基的点突变、缺失、插入、倒位、重复或重排等结构变化（表 10-2）。根据突变能否稳定传递给子代，基因突变分为静态突变（static mutation）和动态突变（dynamic mutation）。

1. 静态突变 静态突变是指突变的 DNA 分子能稳定地遗传，使子代保持突变 DNA 的稳定性。静态突变是主要的基因突变形式，包括点突变和片段突变。

点突变涉及碱基的替换、缺失或插入。碱基替换又分转换（transition）和颠换（transversion），其后果取决于替换的性质和位置。一个碱基对的插入或缺失将导致移码突变，常使插入或缺失位点以后的三联体密码组合发生改变。如镰状细胞贫血主要是由血红蛋白 β 珠蛋白基因中第 6 位密码子上的单个碱基替换（由原来的 GAG 改变成 GTG）所致。

片段突变是指 DNA 分子中较大片段的碱基发生突变,如碱基缺失、插入、扩增和重排。如 α 地中海贫血主要由 α 珠蛋白基因缺失所致,使 α 珠蛋白链的合成速率明显降低甚至缺乏,在我国南方地区,α 地中海贫血基因的缺失范围可达 20kb 左右。

2. 动态突变 动态突变则指突变 DNA 在向子代传递过程中可进一步发生改变,这种变化往往是重复序列拷贝数的增加。研究发现,某些单基因遗传病是由于基因中的核苷酸重复序列拷贝数扩增所致,且这种拷贝数的扩增随着世代的传递呈现累加效应。例如脆性 X 综合征,正常人的脆性 X 智力低下基因(*FMR1*)5′ 非翻译区(CGG)n 重复拷贝数在 6～50,正常男性传递者和女性携带者拷贝数增至 50～200,女性携带者的 CGG 区不稳定,在向后代传递过程中拷贝数逐代递增,以致在男性患者中 CGG 拷贝数达到 200～1 000。

表 10-2 常见单基因遗传病的致病基因

疾病	发病率/10 万$^{-1}$	致病基因	突变类型
镰状细胞贫血	8	β 珠蛋白基因	点突变
地中海贫血	0.74	α 珠蛋白基因(α 地中海贫血)、β 珠蛋白基因(β 地中海贫血)	缺失型和非缺失型突变
血友病	2.73	凝血因子Ⅷ基因(血友病 A)、凝血因子Ⅸ基因(血友病 B)	点突变、缺失、插入、倒位等
脆性 X 综合征	男性:14～25 女性:9～12	脆性 X 信使核糖核蛋白 1 基因	重复序列不稳定扩增及异常甲基化
家族性高胆固醇血症	180	低密度脂蛋白受体基因	单个碱基替换
亨廷顿病	0.1～0.7	亨廷顿蛋白基因	重复序列异常扩增
肝豆状核变性	2.5～40	铜转运 ATP 酶 β 基因	错义突变等
苯丙酮尿症	8.47	苯丙氨酸羟化酶基因	点突变、缺失、重复等

(二)基因组病

基因组病(genomic disorder)最早在 1998 年由 Lupski 提出,是由人类基因组 DNA 结构重排而引起的一类疾病。基因组变异可影响多个相邻基因的功能,患病个体常涉及多系统受累,从而引发一系列临床症状。因此,基因组病也被广泛称为微缺失、微重复综合征。

1. 基因组变异 基因组变异是指生物体基因序列发生的任何改变,这些变异可能来自遗传、环境因素或两者的共同作用,包括单核苷酸多态性(SNP)和结构变异,而结构变异依据其片段大小又分为显微结构变异(>3Mb)和亚显微结构变异。基因组拷贝数变异(CNV)是基因组亚显微结构变异的一种类型,指 >1kb 的基因组序列的不平衡现象。CNV 在人类基因组中广泛存在,是人类基因组病的重要致病因素之一。

CNV 产生的遗传学基础是基因组中广泛存在的重复序列,如低拷贝重复序列、片段性重复序列,以及短散在核元件、长散在核元件等造成的基因组结构重排,其突变机制主要包括:①非等位同源重组(non-allelic homologous recombination,NAHR),是一种发生在减数分裂过程中的 DNA 重组机制,它涉及基因组上非等位但高度相似的 DNA 序列之间的配对和交换。②非同源末端连接(nonhomologous end-joining,NHEJ),是一种重要的 DNA 双链断裂修复机制,它在维持基因组稳定性和防止遗传性疾病中发挥着关键作用。然而,在某些病理条件下,NHEJ 的异常可能导致基因组的不稳定性和疾病的发生。③DNA 复制错误机制,包括复制叉停滞和模板转换,微同源介导的断裂诱导复制。

2. 常见基因组病 基因组病常见的临床表现为不同程度的智力低下,生长发育迟缓,异常面容,多发器官畸形和精神、行为异常等。基因组病涉及多个基因和多种遗传模式,多为新发突变引起的散发病例，但也有少数微缺失、微重复综合征在亲代和子代间遗传并符合孟德尔遗传规律。

数据库目前已收录的基因组病有 200 余种，分布在每条染色体上，较为多见的在 5、16、17 号染色体，19 号及 20 号染色体上相对较少。随着检测手段的不断改进和发展，该数据还在不断增加。目前相关研究文献报道明确由致病性拷贝数变异所致的微缺失 / 微重复综合征，且在 DECIPHER 数据库中收录关于有明确 CNV 注释的疾病，其中有命名的微缺失 / 微重复综合征达 65 种，病例达 50 000 多例，综合发病率近 1/600。其中，代表性基因组病有 22q11 微缺失综合征、1p36 微缺失综合征、Prader-Willi/Angelman 综合征、Williams 综合征、Smith-Magenis 综合征等（表 10-3），这些疾病通常与特定染色体区域的缺失或重复有关，导致相应的基因功能异常，进而引发特定的临床表现。

表 10-3　常见微缺失 / 微重复综合征

综合征	发病率 / 10 万$^{-1}$	染色体区带	最突出的临床特征
22q11 微缺失综合征	25	22q11.2	先天性心脏病（心室流出道畸形）、胸腺发育不良、甲状旁腺发育不良、低钙血症、腭裂
1p36 微缺失综合征	10~20	1p36.13-q36.33	严重智力低下、小头畸形和特殊面容。多伴有肌张力低下和吞咽困难，语言发育障碍等
Angelman 综合征	2.5~10	15q11-q13	严重的生长发育迟缓和智力发育迟缓；频繁出现的、易激惹的、不合时宜的大笑、伴有明显的兴奋动作和手扑翼样运动，多动症
Miller-Dieker 综合征	1.2	17p13.3	先天性无脑回、严重智力障碍；特殊的短头畸形、前额突出、双颞凹陷、鼻孔朝前的矮鼻子、面部扁平、宽厚的上嘴唇和薄唇缘、小颌
Prader-Willi 综合征	4	15q11-q13	儿童过量饮食、向心性肥胖，生长发育迟缓、智力发育迟缓、特征性面容（窄长脸，杏仁眼，斜眼，大下颌），青春期糖尿病
Williams 综合征	5~13.3	7q11.23	弹力蛋白动脉病（大动脉）、主动脉瓣上狭窄；婴儿特发性高钙血症、尿钙过多、甲状腺功能减退、青春期提早；智力低下，过分热情
Smith-Magenis 综合征	4	17p11.2	自我伤害行为、痛阈低下；褪黑素分泌异常、昼夜睡眠颠倒、生物钟紊乱；喜将外物插入身体有孔部位；易怒
Wolf-Hirschhorn 综合征	2	4p16.3	延伸至前额的宽鼻梁"希腊头盔战士外观"；宫内发育迟缓；癫痫（1 岁左右高发）；骨骼、心脏畸形

（三）染色体病

染色体（chromosome）是遗传物质的载体，着丝粒将染色体分为短臂（p）和长臂（q）两部分；端粒是两臂末端均有的特化部分，起着维持染色体形态结构的稳定和完整的作用。正常情况下，人类的染色体数目和形态是恒定的，将一个体细胞中的全部染色体按其大小、形态特征顺序排列，进行配对、编号和分组的分析过程，称为核型分析（karyotype analysis）。核型的描述包括两部分内容，首先是染色体总数，其次是性染色体组成，两者之间用","分隔，正常男性核型描述为：46,XY；正常女性核型描述为：46,XX，生殖细胞中成熟的卵细胞为 22 + X，成熟的精子细胞为 22 + Y 或 22 + X。根据人体细胞染色体长度大小递减顺序和着丝粒位置依次编号为 1～22 号染色体,并分为 A、B、C、D、E、F、G 共 7 组,性染色体则分别被称为 X 和 Y 染色体。

染色体病(chromosome disorder)是由于染色体发生数目或结构异常引起的疾病,又称为染色体异常综合征,可分为常染色体病(autosomal disorder)和性染色体病(sex chromosome disorder)。染色体异常往往会引起个体一系列性状的改变,通常涉及许多器官、系统的形态结构和功能的异常,通常表现为具有多种症状的综合征,涉及生长发育迟缓、多发畸形、智力障碍和皮纹改变等,性染色体病还表现为性发育不全或两性畸形等。

1. 染色体数目异常　人类正常生殖细胞精子和卵子各含有 23 条染色体,为一个染色体组。含有一个染色体组的精子、卵子细胞为单倍体(haploid),以 n 表示,而精子与卵子受精结合后的受精卵发育分化的体细胞含有 46 条染色体,为两个染色体组,称为二倍体(diploid),以 2n 表示。以人二倍体染色体数目为标准,如体细胞的染色体数目增加或减少,称为染色体数目异常,可以出现在减数分裂阶段、受精过程和有丝分裂阶段等时期,包括染色体组以倍数增加或减少的整倍性(euploidy)数目异常和以单个或数个染色体增减的非整倍性(aneuploidy)数目异常两大类。

(1)整倍性数目异常:如果染色体的数目变化是单倍体(n)的整倍数,即以 n 为基数,成倍增加或减少,则称为整倍性异常。体细胞含有的染色体组倍数超过 2 倍(2n)的细胞为多倍体(polyploid)细胞,体细胞表现出多倍体的性状称为多倍性。三倍体(triploid)是在 2n 的基础上增加一个染色体组,含有 69 条染色体。人类的全身性三倍体是致死的,多见于自发流产的胎儿,占比例为 18%。极少数三倍体存活者多为 2n/3n 的嵌合体,其主要临床特征为智力低下、发育障碍、畸形,男性病例具有模糊的外生殖器。四倍体(tetraploid)是在 2n 的基础上增加 2 个染色体组(4n),较三倍体更为罕见,往往是四倍体和二倍体的嵌合体(4n/2n),或在流产胚胎中发现,患者体细胞中含有 92 条染色体的四个染色体组,伴有严重的多发畸形。有调查资料表明,在自发流产的胎儿中,有染色体畸变的占 42%。其中,三倍体占 18%,四倍体占 5%。

(2)非整倍性数目异常:因为在生殖细胞成熟过程或受精卵早期卵裂过程中发生了染色体不分离或染色体丢失的情况,体细胞在二倍体的基础上增加或减少一条或数条染色体,此时体细胞的染色体数非 23 的整数倍,称为非整倍性改变。如含有 44、45 条染色体的亚二倍体(hypodiploid),含有 47、48 条染色体的超二倍体(hyperdiploid)。

1)三体型(trisomy):是指体细胞内某染色体数目多了一条,染色体总数为 47 条。三体型染色体数目异常在临床上最为常见,在常染色体病中目前除了第 17 号染色体尚未有三体型的病例报道外,其他的染色体均有报道。性染色体三体型对机体的影响和危害程度要显著轻于常染色体三体型。最为常见的是第 21、13、18 号染色体三体型和性染色体三体型,前者如 Down 综合征(图 10-1),后者如 Klinefelter 综合征(又称克氏综合征)(表 10-4)。

2)单体型(monosomy):即体细胞内某染色体数目少了 1 条,染色体总数只有 45 条。由于缺少了一整条染色体,基因剂量发生严重的不平衡,即使是最小的第 21、22 号染色体的单体型也难以存活。临床上往往只能见到 X 染色体单体型,多数流产,只有少数存活的个体,表现为 Turner 综合征。虽然 X 单体型体细胞缺乏的只是随机失活的 X 染色体,但其个体性腺发育仍然异常,因为 Lyon 化失活的 X 染色体上仍然有少数具有转录活性的对女性性腺和性征发育很重要的基因。

2. 染色体结构异常　染色体断裂形成无着丝粒的断片或染色体断裂后没有原位重接,形成异常或畸变的染色体,称为染色体结构异常或畸变。临床上常见的染色体结构异常有缺失(deletion,del)、重复(duplication,dup)、倒位(inversion,inv)、易位(translocation,t)、等臂染色体(isochromosome,i)和环状染色体(ring chromosome,r)等。

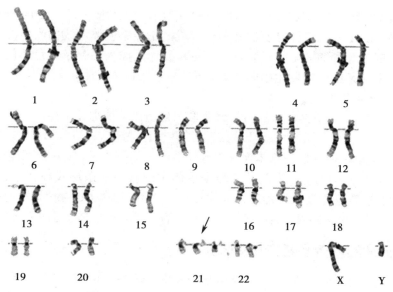

图 10-1　21 三体型 Down 综合征患儿核型

表 10-4　常见的染色体数目异常与疾病

疾病	染色体数目异常	标准核型	新生儿发病率
Down 综合征	三条 21 号染色体	47,XX/XY,+21	1/800～1/600
Patau 综合征	三条 13 号染色体	47,XX/XY,+13	1/21 000～1/5 000
Edwards 综合征	三条 18 号染色体	47,XX/XY,+18	1/8 000～1/3 500
Turner 综合征	X 染色体少一条	45,X 或 45,XO	1/5 000～1/2 500
Klinefelter 综合征	Y 染色体多一条	47,XYY	1/900
超雌	三条 X 染色体	47,XXX	1/1 000

（1）缺失：当染色体仅发生一处断裂时，不含着丝粒的末端部分丢失，形成末端缺失。而当染色体同一臂上发生两处断裂，两断裂点之间的片段丢失，断裂端重接后则形成中间缺失。染色体末端缺失如 46,XX,del（1）（q21），指 1 号染色体长臂的 2 区 1 带发生断裂，其远侧段丢失。染色体中间缺失如 46,XX,del（3）（q21q25），指 3 号染色体长臂上的 q21 和 q25 发生断裂和重接，这两断点中间的片段丢失。

（2）重复：重复通常是由于一对同源染色体在不同部位出现断裂，彼此断片互换重接，结果导致不等交换的发生，使得其中一条同源染色体的某个片段重复，另一条同源染色体的该片段缺失。

（3）倒位：倒位是一条染色体上同时发生两处断裂后，形成 3 个断片，两个断点中间的断片倒转 180°后重接，造成染色体上基因顺序的重排。染色体的倒位可以发生在同一臂内，也可以发生在两臂之间，分别称为臂内倒位和臂间倒位。

（4）易位：易位是指当两条非同源染色体同时发生断裂，两断片互换位置重新连接的现象。常见的易位方式有以下 3 种。①相互易位：是两条非同源染色体同时发生断裂，其断片相互交换位置后重接，形成两条新的衍生染色体，如 46,XX（XY），t（2;5）（q21;q31）。②罗伯逊易位：又称着丝粒融合，专指近端着丝粒染色体在着丝粒处融合的易位。当染色体断裂发生在着丝粒部位或其附近，两条染色体的长臂于着丝粒处结合在一起形成大的衍生染色体，而两个短臂也结合成小的衍生染色体。根据发生易位的两条染色体是否为同源染色体，可分为同源罗伯逊易位和异源罗伯逊易位两种类型。约有 5% 的 Down 综合征为易位型,其最常见的核型为 46,XX(XY),-14,+t(14q21q),即细胞少了一条 14 号染色体,而多了一条由 14 号和 21 号染色体经罗伯逊易位形成的衍生染色体。③插入易位:是指两条非同源染色体同时发生断裂,其中一条染色体的断裂片段插入另一条染色体的非末端部位,最终结果是其中一条染色体发生中间缺失,而另一条染色体发生插入。只有发生了染色体的三次断裂时,才可能发生插入易位。

(5)等臂染色体:一条染色体的两个臂从形态到遗传结构都完全相同,如 46,X,i(Xq)和 46,X,i(Xp)。

(6)环状染色体:指一条染色体含有着丝粒节段的染色体长、短臂相互连接后形成。如第 1 号环状染色体综合征,是因两条 1 号染色体中的其中一条形成环状染色体所致的先天性疾病,属于常染色体显性遗传病。此病最早于 1964 年由 Gordon 等发现报道,核型为 46,XX(XY),r(1)。临床特征有小头畸形、生长发育迟缓、智力发育迟缓和轻度畸形。

二、遗传病的直接诊断与间接诊断

遗传病的分子生物学检验主要涉及单基因突变、基因组异常及染色体数目和结构异常分析,分子标志物主要为核酸与染色体,检验策略包括直接诊断策略和间接诊断策略。

(一)单基因遗传病的分子生物学检验策略

单基因遗传病涉及单个致病基因的变化。根据病史、体征、家族史等信息,可用生化、免疫等传统手段对多种单基因遗传病进行诊断,然而对于常染色体隐性遗传病的杂合子和 X 连锁隐性遗传病携带者的判断以及后代患病的风险,则需依靠分子生物学技术对致病基因进行检测才能得到确诊。鉴于此,分子生物学检验技术在单基因遗传病中的应用主要是未知致病基因的定位和已知致病基因的结构与功能分析。单基因遗传病分子生物学检验的策略包括直接和间接诊断策略(表 10-5)。

表 10-5 单基因遗传病的分子生物学检验策略

基因异常	常用分子生物学检验技术	探针、引物或限制酶
点突变	ASO 探针杂交、AS-PCR、PCR-ASO、PCR-RFLP、PCR-SSCP、DGGE、DNA 序列分析等	正常或异常的 ASO 探针、引物包含突变部位、突变导致其切点改变的限制酶
片段突变	Southern 印迹杂交、多重 PCR、FISH、RFLP 等	缺失基因的探针、引物包含缺失或在缺失部位内、突变导致其切点改变的限制酶
基因已知但异常未知	基因内或旁侧序列多态性连锁分析(RFLP、SNP 等)	基因内或旁侧序列探针或引物
基因未知	疾病连锁多态性分析(RFLP、SNP 等)	与疾病连锁的多态位点探针或引物

1. 直接诊断策略 直接诊断策略就是直接揭示导致遗传病发生的各种遗传缺陷,即用分子生物学技术直接检出致病基因的突变,相对比较可靠。进行直接诊断的前提是被检致病基因的结构和序列已被阐明。直接诊断策略主要包括静态突变和动态突变的检测。

(1)静态突变检测:①点突变的检测:如果致病基因的某种突变型与疾病的发生发展有直接的因果关系,通过检测 DNA 分子中的点突变来进行诊断是最理想的。对基因背景清楚或部分清楚的点突变,通常采用直接检测基因点突变的方法,如 ASO 探针杂交、AS-PCR、PCR-RFLP、基因芯片等技术。对基因背景未知的点突变,常采用 PCR-SSCP、变性梯度凝胶电泳(denaturing gradient gel electrophoresis,DGGE)、异源双链分析(heteroduplex analysis,HA)、DNA 序列分析等方法。②片段突变的检测:对于少数核苷酸的缺失或插入,可采用检测点突变的方案;对于较多核苷酸序列的改变,常使用 Southern 印迹杂交和多重 PCR,也可用 FISH、比较基因组杂交（comparative genomic hybridization，CGH）等技术。

（2）动态突变检测：如前所述，动态突变往往是重复序列拷贝数的扩增，这种拷贝数的扩增可用 Southern 印迹杂交、PCR 等方法检测。

此外，分子生物学检验不仅可以检测致病基因结构的异常，还可检测基因表达，基因表达状态的改变包括转录产物结构与表达量的异常。可以 RNA 为材料，利用 RT-PCR、Northern 印迹杂交、cDNA 芯片等技术加以检测。也可选择蛋白质为材料，利用 Western 印迹、蛋白组织化学染色、ELISA 和蛋白质芯片等技术检测基因的异常表达。

目前许多单基因遗传病的致病基因尚未被准确定位和阐明，因而无法进行直接诊断。还有一些致病基因的结构和功能虽已明了，但基因较为庞大，突变种类多且突变分布广泛，使突变检测非常困难，此时需采用间接诊断策略，即多态性连锁分析。

2. 间接诊断策略　系谱（pedigree）亦称家系，是记录某一家族各世代成员数目、亲属关系及有关遗传性状或遗传病在该家系中分布情况的图示。系谱分析有助于区别单基因遗传病和多基因遗传病，也有助于区分某些表型相似的遗传病以及同一遗传病的不同亚型。

在疾病家系中，同一染色体上相邻的两个位点（如致病基因与遗传标记）因其位置十分靠近，在遗传时二者分离的概率很低，称之为连锁。间接诊断实际上就是在家系中进行连锁分析（linkage analysis）和关联分析（association analysis）。连锁分析是通过覆盖密度适当的遗传标记在患病家系中进行连锁分析，以此找到与某一遗传标记紧密连锁的致病基因座，从而确定该基因在染色体上的粗略位置。关联分析是在可能的候选致病基因附近选择遗传标记（等位基因片段多态性），并在患者与正常个体之间比较，从而得到某一等位基因片段与致病基因关联的相对危险度（relative risk，RR）。它不仅有利于寻找与疾病相关的 DNA 遗传缺陷，而且有助于通过分析多态性遗传标记的分布频率来判断被检者患病的可能性。

间接诊断的连锁分析和关联分析主要是通过分析 DNA 遗传标记的多态性而实现的，包括 RFLP、VNTR、STR 和 SNP 分析等。所用的标记越多，标记的杂合性越强，信息量也就越丰富，找到致病基因的可能性就越大。由于间接诊断是通过遗传标记的多态性分析染色体单倍型是否与致病基因连锁，从而判断被检者患病的风险以及是否为致病基因携带者，因而间接诊断实际上也是一种患病风险的评估。进行间接诊断时家系中必须有先证者，家系其他成员和相关资料必须完整。值得注意的是，间接诊断的准确性有时会受到一些实验室以外因素的影响，如基因重组、基因新突变、遗传标记的限制性、家系成员资料不够完整以及所带信息量有限等。

遗传标记的选择是进行间接诊断的前提，也是获得准确诊断结论的保证。在选择遗传标记时，首先应该选择致病基因内部的标记；如果致病基因分子较小，有限的编码区内没有足够或合适的遗传标记，则只能从致病基因两侧的非编码区中加以选择，此时应尽量选择离致病基因最近的遗传标记。所选遗传标记离致病基因的距离越远，二者间发生基因重组的可能性就越大，通常认为二者间距离为 1cm（≈10^6bp）时，发生重组的概率为 1%。因此，在进行间接诊断和遗传咨询时，必须考虑到遗传标记所带信息的有限性（如多态程度不高）和不确定性（如基因发生重组），同时需向患者和家系成员解释结果可能存在的局限性。为了确保连锁分析的正确性，一般在检测基因或位点附近两侧寻找 2～3 个遗传标记，由此通过单体型分析减少由重组造成的偏差。

（二）基因组病与染色体病的分子生物学检验策略

基因组病与染色体病的分子生物学检验策略分为直接诊断策略和间接诊断策略，直接诊断是用分子生物学技术直接检出基因组和染色体异常，间接诊断主要是在家系中进行连锁分析和关联分析。

1. 直接诊断策略　直接诊断策略侧重于直接揭示导致疾病发生的遗传缺陷，通过基因突变分析、测序技术和表观遗传学研究等技术直接检测基因组或染色体的异常。

（1）基因突变检测与鉴定：通过检测基因组或染色体上核酸序列的突变位点，确定突变类型和突变基因的遗传特性。这些突变可能包括点突变、插入或缺失、倒位、拷贝数变异等。利用分子生物学技术，如 PCR 技术、芯片技术、直接测序、单分子测序和质谱分析等，可以对这些突变进行检测和鉴定。

（2）全基因组测序：全基因组测序（WGS）是基因组疾病分子生物学检验的核心技术之一，通过对患者和正常人的基因组测序，可以获得海量的基因序列数据。对这些数据进行深入分析，可以发现与基因组病相关的基因变异和染色体异常。利用生物信息学方法，如序列比对、基因注释和变异注释等，可以对这些数据进行处理和解析，从而为疾病的诊断和治疗提供依据。此外，根据疾病诊断实际需要，也可进行全外显子组测序（WES）和全转录组测序（whole transcriptome sequencing, WTS）。

（3）全基因组表观遗传学研究：全基因组表观遗传学研究主要涉及 DNA 甲基化、组蛋白修饰、蛋白 -DNA 相互作用、染色质重塑、RNA 介导的基因沉默等方面的研究。这些表观遗传特征共同影响基因表达、基因组调节和基因组稳定性，它们在细胞分裂时是可遗传的，但在发育过程中是动态的，产生了不同组织和细胞类型所特有的模式。

（4）染色体病的直接诊断：主要包括通过荧光原位杂交、多重连接依赖性探针扩增技术、比较基因组杂交、染色体微阵列技术等检测细胞中染色体数目和结构的变化。

2. 间接诊断策略 间接诊断策略是指通过检测患者的表型或生物标志物，推断可能存在的基因组变异或染色体异常，间接估计被检者患病的可能性或风险。这种策略适用于疾病的遗传模式已知但具体变异未知的情况。

（1）疾病相关基因的识别与定位：定位克隆（positional cloning）是最通常采用的鉴定疾病相关基因的策略，通过遗传标记连锁分析原理确定基因在染色体上的位置，从而为疾病相关基因的识别与定位或疾病预测提供依据。定位候选克隆也是一种有效的克隆疾病相关基因的方法，定位候选克隆包括基因组定位、候选 cDNA 的获取、全长及功能分析三个基本步骤。

（2）全基因组关联分析：全基因组关联分析（GWAS）是应用基因组中数以百万计的 SNP 为分子遗传标记，进行全基因组水平上的对照分析或相关性分析，从中筛选出与特定性状或疾病有统计关联的 SNP，进而发现影响复杂性状或疾病的基因变异的一种新策略。目前 GWAS 研究主要采用两阶段方法。第一阶段：用覆盖全基因组范围的 SNP 进行对照分析，统计分析后筛选出较少数量的阳性 SNP；第二阶段：采用更大数量的对照样本群进行基因分型，然后结合两阶段的结果进行分析。这种方法需要保证第一阶段筛选相关 SNP 的敏感性和特异性，尽量减少分析的假阳性或假阴性，在第二阶段应用大量样本进行基因分型验证，并根据验证结果最终确认其与目标性状之间的相关性。

（3）染色体病的间接诊断：主要包括无创产前筛查（NIPT）和胚胎植入前遗传学检测（preimplantation genetic testing, PGT）。NIPT 是通过分析孕妇血液中的胎儿游离 DNA 来筛查染色体非整倍体异常。PGT 是在体外受精过程中，对胚胎进行遗传学检测以筛选出没有染色体异常的胚胎进行植入。

三、遗传病的三级预防

遗传病多具有早发性和终身性特点，目前完全有效的治疗方法不多，因此开展遗传病的预防尤为重要，能有效避免遗传缺陷患儿出生，对降低遗传病发病率、提高人口素质具有重要意义。遗传病的预防涉及遗传病普查、遗传咨询、遗传保健等方面。根据普查对象不同可分为：群体普查、新生儿筛查、产前筛查、携带者筛查等，其中携带者筛查、产前筛查和新生儿筛查属于遗传病三级预防的重点。

（一）携带者筛查

携带者筛查可以帮助携带者夫妻了解他们的生育风险，并据此做出合适的生育决策。表型正常但带有致病的遗传物质，且能将其传递给后代使之患病的个体即称为携带者。例如，对于镰状细胞贫血等单基因遗传病，夫妻双方可能各自携带一个缺陷基因而不表现出疾病症状，但他们的子女有 25% 的概率同时继承 2 个缺陷基因而患病。携带者主要有显性遗传病未外显者或延迟显性者、隐性遗传病的杂合子、染色体平衡易位携带者和倒位携带者等多种类型。携带者的检出方法包括临床水平、细胞水平、酶和蛋白质水平、基因水平四个层次。①临床水平主要是根据体征和表型，分析某人可能是携带者，其准确率较低。②酶和蛋白质的检查主要针对先天性代谢病和分子病。③细胞水平的检查主要是染色体的检查，可以查出异常染色体的携带者。④基因检测则是通过检测 DNA 或 RNA 的分子结构而直接检测出致病基因。

（二）产前筛查

据统计，染色体异常占新生儿的 1/150～1/120，我国每年出生染色体异常的新生儿约有 10 万人，在活婴儿中染色体异常者占 0.3%。基因组变异则涉及更广泛的 DNA 分子异常，可能包括点突变、缺失、插入、重复等，其数量相对更为庞大。而单基因遗传病则是产前筛查的主要适应病种，特别是针对 X 连锁遗传病，如血友病、脆性 X 综合征等，通过产前筛查可明确知情选择或适时宫内治疗，有效降低遗传病患儿的出生率。

1. 产前筛查的临床标本　根据取材和检查手段的不同，产前筛查可分为创伤性和非创伤性方法。前者主要包括羊膜腔穿刺、绒毛取样、脐带血取样、胎儿镜及胚胎活检等；后者有超声检查、母体外周血血清标志物和胎儿细胞检测等。

（1）羊水和脐带血：目前产前筛查的"金标准"仍然是对羊水或脐带血细胞进行染色体核型分析等。羊水穿刺检查一般在妊娠 16～20 周进行，通过羊膜腔穿刺术，采取羊水中的胎儿脱落细胞进行检查。这些细胞经培养等特殊处理，可进行染色体核型分析和各种分子生物学检测，能准确获知胎儿细胞染色体的数目和结构是否正常，从而对染色体异常疾病进行诊断。染色体畸变、基因组突变和点突变所涉及的范围不同，常用的分子生物学技术不同。染色体和基因组异常涉及的基因较多，可通过染色体分析，亦可在细胞间期用标记探针检出，点突变涉及基因范围少，常作基因分析。不同类型的基因突变有不同的检测途径，大致方法包括：基因探针杂交直接检测、PCR 及其衍生技术检测、DNA 测序和连锁分析等。

（2）孕妇外周血：孕妇外周血中胎儿游离 DNA 的异常检测，与羊水穿刺等检测方法相比，其无创性和准确率较高，且具有很高的敏感性和特异性，是对已有产前筛查的有效补充。

以孕妇外周血进行产前筛查的特点及优势有①无创：只需要抽取 5ml 母体的外周血，不需要进行穿刺；②安全：可以避免穿刺导致的胎儿宫内感染及流产；③早期：孕 12 周即可进行无创产前基因检测；④准确：采用新一代测序技术，其准确率高达 99% 以上。

以孕妇外周血进行产前筛查的适应人群有：①所有希望通过检测排除胎儿染色体非整倍性疾病的孕妇；②孕早、中期 Down 综合征筛查高风险或临界风险的孕妇；③有穿刺禁忌证的孕妇（包括胎盘前置，流产征兆，感染 HBV、HIV 和 TP 等）；④试管婴儿、习惯性流产等；⑤发现有胎儿超声检查结果异常者（颈后透明层增厚、鼻骨缺失等）；⑥夫妇一方具有致畸物质接触史者等。

2. 产前筛查的临床意义　通过产前筛查尽早发现可能导致严重疾病的基因变异或染色体异常，为临床医生提供重要信息，以制订合适的干预措施，可以降低这些疾病对母婴的影响。此外，产前筛查还有助于提高对遗传病的认识，为遗传咨询和生育建议提供依据，有助于提高出生人口素质，减少遗传病的发生。

（三）新生儿筛查

目前，新生儿筛查主要针对的是遗传性代谢病，该病种发病率较高，有致死、致残和致愚的严重后果。这些疾病如果早期发现并及时治疗，可以大大减轻患儿的症状和残疾程度。新生儿筛查一般用静脉血或尿作为材料，采集时间是出生后 3～4 天。我国目前列入筛查的疾病主要有苯丙酮尿症（PKU）、先天性甲状腺功能减退（CH）、听力障碍等。此外，各地针对本地高风险病种开展的有半乳糖血症、先天性肾上腺皮质增生和葡萄糖 -6- 磷酸脱氢酶（G-6-PD）缺乏症等筛查。

第二节 单基因遗传病的分子生物学检验

单基因遗传病主要涉及一对等位基因的突变。本节重点阐述镰状细胞贫血、地中海贫血、血友病、脆性 X 综合征、家族性高胆固醇血症、亨廷顿病、肝豆状核变性和苯丙酮尿症等多种单基因遗传病的分子生物学检验。

一、血红蛋白病的分子生物学检验

血红蛋白病（hemoglobinopathy）是常见的遗传性溶血性疾病，是由于编码血红蛋白的基因异常而发生的一类遗传性贫血。其主要分为两大类：一是异常血红蛋白病，由于珠蛋白结构异常所致，如镰状细胞贫血；另一类是地中海贫血，是因为珠蛋白多肽链的合成速率不平衡所致。

（一）血红蛋白病及珠蛋白基因簇

人类的血红蛋白（hemoglobin, Hb）是存在于红细胞中具有重要生理功能的蛋白质，由珠蛋白和血红素辅基组成，构成血红蛋白的珠蛋白肽链有 7 种，血红蛋白的四聚体均由一对 α 链（α 或 ζ）和一对非 α 链（β 或 ε、δ、G_γ、A_γ）组成。HbA（$\alpha_2\beta_2$）是正常成人血中主要的血红蛋白，占血红蛋白总量的 95%～98%；HbA_2（$\alpha_2\delta_2$）在胎龄出现，出生后逐渐增多至总量的 2%～3%；HbF（$\alpha_2\gamma_2$）在 3 个月以上胎儿中占总量的 70%～80%，出生后逐渐减少，2 岁后达成人水平，占比不足 1%。

HbA（$\alpha_2\beta_2$）中的两种珠蛋白由对应的 α 珠蛋白基因和 β 珠蛋白基因编码（图 10-2）。α 珠蛋白基因长 860bp，编码 141 个氨基酸残基；β 珠蛋白基因长 1 606bp，编码 146 个氨基酸残基。

α 珠蛋白基因与 α 类珠蛋白基因共同组成 α 珠蛋白基因簇，定位于 16p13.33，含有 7 个与珠蛋白表达有关的基因（包括 ζ、ψζ、μ、$\psi\alpha_1$、α_2、α_1 和 θ），全长约 30kb。α_1 和 α_2 为一对功能基因，两者的基因结构非常相似，转录产物仅在 3′ 非翻译区有些差别，翻译产物则完全相同。

β 珠蛋白基因与 β 类珠蛋白基因（包括 ε、G_γ、A_γ、$\psi\beta_1$ 和 δ）串联组成 β 珠蛋白基因簇，定位于 11p15.5，含 6 个基因，全长约 60kb。G_γ 和 A_γ 为胎儿期主要的 HbF 成分，两个 γ 基因的差异在第 136 密码子对应区，能表达不同的氨基酸，成年期 Hb 中也有少量的 γ 珠蛋白链；δ 基因和 β 基因的发育时间一致，但 δ 基因的启动子（特别是 CCTA 盒）的改变，使其 mRNA 表达显著低于 β 基因。

（二）镰状细胞贫血的分子生物学检验

已发现的异常血红蛋白病有 80 多种，其中部分无临床症状。临床上常见的有 4 种：①镰状细胞贫血（血红蛋白 S 病）；②不稳定血红蛋白病；③氧亲和力增高血红蛋白病；④血红蛋白 M 病（家族性紫绀症）。异常血红蛋白病的这四种类型临床表现差异很大，但其诊断均需依靠血红蛋白结构异常分析。

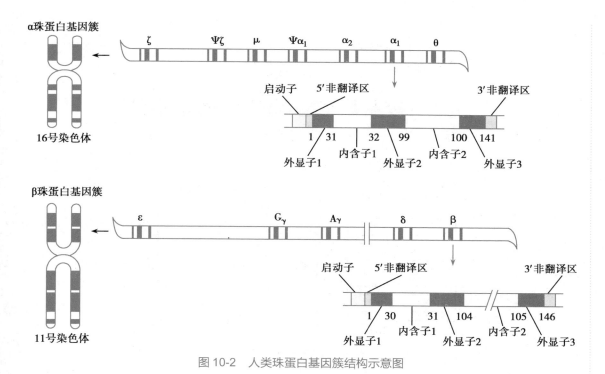

图 10-2　人类珠蛋白基因簇结构示意图

1. 镰状细胞贫血及其分子机制　镰状细胞贫血（sickle cell anemia）是由于 β 珠蛋白基因中最常见的错义突变引起的溶血性贫血，属常染色体隐性遗传病。该病在黑种人中有极高的发病率（1/500）和死亡率，我国广东、广西、福建、浙江等地均有发现。镰状细胞贫血患者由于 β 珠蛋白基因中第 6 位密码子存在单个碱基突变，由原来的 GAG 改变成 GTG，导致 β 珠蛋白链的第 6 位氨基酸残基由原来的谷氨酸转变成缬氨酸，改变后的异常血红蛋白称为镰状血红蛋白（HbS）。因亲水侧链被非极性的疏水侧链所取代，在 $β_6Val$ 与 $β_1Val$ 之间出现了一个因疏水作用而形成的局部结构，这一结构使脱氧的 HbS 进行线性缔合，导致氧结合能力过低，红细胞发生镰变（sickling），弹性几乎丧失，无法变形，不能通过直径比红细胞小的毛细血管，引起微循环阻塞，心、肺、肾脏严重损伤。

β 珠蛋白基因中第 6 位密码子的突变还可引起血红蛋白 C 病（HbC 病），即 GAG 改变成 AAG，使 $β_6Glu$ 变为 $β_6Lys$（赖氨酸），产生 HbC。该病为常染色体显性遗传病，高发于西非黑种人。因 HbC 的氧亲和力较低，氧化后易在红细胞内形成结晶体，含结晶体的红细胞僵硬，变形性降低，不易通过微循环，易丢失部分细胞膜而使红细胞变成小球形红细胞。小球形红细胞变形能力低，易被单核吞噬细胞系统（肝、脾等）破坏而产生溶血性贫血。

2. 镰状细胞贫血的分子生物学检验　基于 β 珠蛋白基因的点突变，镰状细胞贫血常用的分子生物学检验方法主要有限制性酶谱分析、ASO 探针杂交、AS-PCR 等，最常用的是限制性酶谱分析。

限制性酶谱分析首先设计 β 珠蛋白基因特异性引物进行 PCR 扩增，扩增片段中必须包括 β 珠蛋白基因的第 5、6、7 密码子，扩增产物经 *Mst*Ⅱ 限制性核酸内切酶酶切，最后通过对酶切片段直接电泳分析或进行 Southern 印迹杂交分析后做出诊断。限制酶 *Mst*Ⅱ 识别序列为 CCTNAGG（N 可以是任意核苷酸），β 珠蛋白基因的第 5、6 密码子和第 7 密码子的第一个核苷酸序列是该限制酶的识别位点，在发生镰状突变后该酶切位点消失。该法所用的 DNA 样品量少，灵敏度高，能诊断出纯合子与杂合子，适于临床检验。需注意的是，限制酶酶切要彻底，否则可能将纯合子误诊为杂合子（图 10-3）。

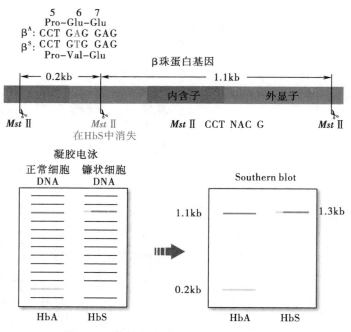

图 10-3 镰状细胞贫血的限制性酶谱分析

除限制性酶谱分析外,还可通过 ASO 探针点杂交进行检测。人工合成两种寡核苷酸探针,一种为 βA-ASO 探针(正常探针),与正常 β 珠蛋白基因序列一致,能与之稳定杂交,但不与突变基因杂交;另一种为 βS-ASO 探针(突变探针),与突变基因序列一致并与之稳定杂交,但不与正常基因杂交,由此将突变的 β 珠蛋白基因与正常基因区分开,从而获知受检者 β 珠蛋白基因是否发生突变。设计的寡核苷酸探针的长度通常为 19 个核苷酸,序列为围绕镰状细胞 β 珠蛋白基因突变位点第 3 到第 9 密码子范围,突变点位于探针的中部(图 10-4)。

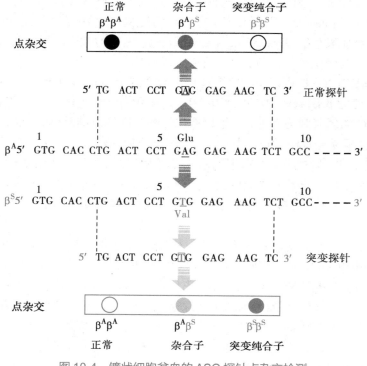

图 10-4 镰状细胞贫血的 ASO 探针点杂交检测

ASO 探针点杂交还可结合 PCR 技术，即 PCR-ASO 技术，先将含有突变点的 β 珠蛋白基因进行体外特异扩增，然后再将大量扩增产物变性后与 ASO 探针作点杂交，这不仅大大节约了时间，而且只需极少量的基因组 DNA 即可进行。值得注意的是，这种 ASO 探针点杂交法只能检测到核酸探针所对应的特定突变基因位点，对于新的突变类型则须重新设计探针。

3. 镰状细胞贫血分子生物学检验的临床意义 镰状细胞贫血的分子生物学检验针对发生突变的 β 珠蛋白基因开展，采用直接诊断策略，直接判定突变类型，区分出杂合子或纯合子，也可发现新的突变类型，可用于镰状细胞贫血的早期诊断和产前诊断。

（三）地中海贫血的分子生物学检验

地中海贫血（thalassemia）又称珠蛋白生成障碍性贫血，是由于珠蛋白链合成速率降低，引起 α 链与非 α 链数量不平衡所造成的一类常见的单基因遗传性、溶血性疾病。该病主要发生于地中海沿岸国家，如意大利、希腊、马耳他、塞浦路斯以及东南亚各国，我国南方地区亦是高发区。《中国地中海贫血蓝皮书：中国地中海贫血防治状况调查报告（2020）》显示，全球地中海贫血基因携带者约 3.45 亿人，中国地中海贫血携带者约 3 000 万人，并以每年约 10% 的速度递增。因珠蛋白基因缺陷复杂多样，珠蛋白缺乏的类型、数量及临床症状也表现不一。根据缺乏的珠蛋白链种类及缺乏程度，可分为 α、β、δ、γ、δβ 和 γδβ 等 6 种类型，α 珠蛋白链缺乏者称 α 地中海贫血，β 珠蛋白链缺乏者称 β 地中海贫血，后者也是分布最广和最严重的。按珠蛋白链减少的程度分为完全无生成的 α^0、β^0 地中海贫血和部分生成的 α^+、β^+ 地中海贫血。若 β 和 δ 两种珠蛋白链均缺乏者，则为 $(\beta\delta)^0$ 或 $(\beta\delta)^+$ 地中海贫血。

1. α 地中海贫血及其分子机制 α 地中海贫血是因 α 珠蛋白基因的缺陷使 α 珠蛋白链合成速度明显降低或几乎不能合成，是一种常染色体隐性遗传性血液病。正常成人红细胞中表达等分子的 α 和 β 珠蛋白链，并按 1:1 的比例组成 $\alpha_2\beta_2$ 血红蛋白四聚体。α 地中海贫血患者红细胞合成的 α 珠蛋白链缺乏或相对少于 β 珠蛋白链，这样就会导致全部或部分血红蛋白的组成为 β 珠蛋白链同源四聚体（β_4），这种血红蛋白称为血红蛋白 H（HbH）。同样，α 珠蛋白链的减缺也可生成 γ 珠蛋白链同源四聚体（γ_4），称为 Hb Barts。

根据 α 珠蛋白基因的异常，α 地中海贫血在临床上分为 4 种类型（表 10-6）。①静止型 α 地中海贫血：一个 α 基因异常，平常无症状，血象无异常表现，仅在出生时脐带血或出生 8 个月内血液中 Hb Barts 轻度增加（<2%）；②标准型（轻型）α 地中海贫血：2 个 α 基因异常，红细胞呈低色素小细胞性改变，无症状或轻度贫血，出生时 Hb Barts 比例为 5%～15%，几个月后消失；③ HbH 病：3 个 α 基因异常，为 α^+/α^0 双重杂合子，有代偿性溶血性贫血症状，聚合生成 HbH，患者血象出现小细胞低色素性改变，靶形红细胞增多，血红蛋白电泳出现 HbH 和 Barts 带，大部分细胞中可见 HbH 包涵体；④ Hb Barts 病即胎儿水肿综合征：4 个 α 基因异常，完全无 α 珠蛋白生成，为 α^0/α^0 纯合子，胎儿期无 HbF（$\alpha_2\gamma_2$），多余的 γ 链聚合成 Hb Barts（γ_4），胎儿多死于宫内，或产后数小时内死亡，血红蛋白电泳 Hb Barts >90%，有少量 HbH，无 HbA、HbA_2 和 HbF。

表 10-6　各种类型的 α 地中海贫血

类型	基因型	基因异常	α 珠蛋白链的合成量	临床症状
静止型 α 地中海贫血	α^A/α^+	αα/α⁻	75%	基本无症状
标准型 α 地中海贫血	α^+/α^+	α⁻/α⁻	50%	轻度贫血
HbH 病	α^+/α^0	α⁻ ⌐	25%	代偿性溶血性贫血
Hb Barts 病	α^0/α^0	⌐ ⌐	0	死胎、新生儿死亡

注：人类 16 号染色体 α 珠蛋白基因簇上有 2 个串联的 α 珠蛋白基因 α_1 和 α_2。α^A 表示正常 α 珠蛋白基因；α^+ 表示一条 16 号染色体上连锁着的 2 个 α 珠蛋白基因中有一个发生了变异；α^0 表示连锁着的 2 个 α 珠蛋白基因都发生了变异。

（1）基因缺失：α珠蛋白基因簇上串联的2个α珠蛋白基因在核苷酸序列上有很大的同源性，周边序列与之同源性也高达90%以上，这是一个不等位交换的理想模式。当细胞减数分裂时，α珠蛋白基因簇有可能错排导致不等位交换，从而使一条16号染色体上只剩下一个α珠蛋白基因，而在另一条染色体上出现了串联的3个α珠蛋白基因，由此分化出的红细胞合成α珠蛋白的能力会下降。当仅有的一个α珠蛋白基因再发生缺失，就使该条染色体上的α珠蛋白基因完全缺失。出现上述情况后，α珠蛋白基因转录水平下降甚至缺乏，导致α珠蛋白链的合成量减少，从而导致α^0地中海贫血。α^0地中海贫血基因缺失范围差别很大，且有种族特异性，我国南方最常见的缺失类型为东南亚型（即 $--^{SEA}$ 型），缺失范围为20kb左右。

（2）非缺失型基因突变：α^+地中海贫血有缺失型和非缺失型两类，非缺失型的突变主要涉及点突变、移码突变、无义突变、mRNA加尾信号突变和终止密码子突变等。这些突变造成的结果或是使肽链不能正常合成，或是合成无功能的肽链。

1）点突变：α_2珠蛋白基因中的一个密码子CTG突变成CCG，使Leu被Pro取代，此时α珠蛋白链中的α螺旋极易受到破坏，高度不稳定，表现出α地中海贫血的表型。

2）移码突变：α_1珠蛋白基因中第14个密码子中一个核苷酸缺失导致移码突变，使α珠蛋白链氨基酸序列改变而无法正常合成，引起HbH病。

3）无义突变：α_1珠蛋白基因中的某个密码子突变成终止密码子，使α珠蛋白链合成提前终止，产生无功能的α链，也导致HbH病的发生。

4）mRNA加尾信号突变：突变发生在α_2珠蛋白基因的3′端高度保守序列，使polyA加尾过程无法进行，转录的mRNA无法输送至胞质，结果是α珠蛋白链无法合成，引起HbH病。

5）终止密码子突变：终止密码子的突变引起α珠蛋白链中的氨基酸残基数目增加，稳定性下降，同时合成数量减少，呈现α地中海贫血表型。

2. α地中海贫血的分子生物学检验 虽然α地中海贫血的表型很相似，但在基因水平变异上表现为多样性，分子生物学检验方法也各异。α地中海贫血主要由α珠蛋白基因缺失所致，PCR是首选方案；此外，大范围缺失的检测可采用Southern印迹杂交技术，通过观察被检片段的长短和有无，可直接判断基因的缺失情况。针对非缺失型α地中海贫血，可通过AS-PCR、PCR-SSCP、Gap-PCR等检测，用于疾病的诊断和分型及骨髓移植和基因治疗的研究。通过对外周血或脐血进行分子诊断，可确定是否患病及具体的分子缺陷类型。通过对绒毛膜细胞或羊水细胞、胚胎脐血进行产前DNA诊断，可防止纯合子患儿的出生。

（1）PCR：根据诊断目的不同可选择不同的PCR引物，选择性扩增不同类型的α珠蛋白基因，是鉴别缺失型α地中海贫血的首选方法。引物的设计原则是一对引物（A和B）用于扩增正常的α珠蛋白基因，另一对引物（A和C）位于缺失区域的两侧用于扩增缺失后基因。扩增片段产物不同可检出不同类型的α地中海贫血。尽管α_1珠蛋白基因和α_2珠蛋白基因有很大的同源性，但针对它们3′端的差异序列，通过选择性PCR技术可分别扩增这两个基因的3′端。如果与上述的3条引物配合，也可用来区分缺失型与非缺失型HbH病。

（2）Southern印迹杂交：由于α珠蛋白基因的缺失或突变，会表现出限制性片段长度的多态性（图10-5），因此可利用限制酶结合Southern印迹技术对α地中海贫血进行诊断。用α珠蛋白基因特异性探针与正常人基因的限制酶切片段杂交，*Bam*H I酶切片段为14kb，*Eco*R I酶切片段为23kb。当α珠蛋白基因发生缺失时，杂交片段变小或消失（表10-7）。

（3）AS-PCR：适用于非缺失型α地中海贫血的分子诊断和产前诊断，方法简便且易于推广，具微量清晰、准确可靠的优点。

（4）SSCP：主要用于非缺失型α_2珠蛋白基因突变筛查，是依据单链DNA在非变性聚丙烯酰胺凝胶电泳体系中的构象来鉴定DNA序列改变的一项技术。该技术操作简便、应用广泛,但也存在影响因素多、重复性差的缺点。

(5) Gap-PCR:通过 PCR 扩增后产物带出现的差异,可区分正常基因型(αα/αα)、α 地中海贫血杂合子($--^{SEA}/αα$)、缺失型 HbH 病($α-/--^{SEA}$)和 Hb Barts 病($-^{SEA}/--^{SEA}$)。该法具有简便、快速、准确的特点,可用于 α 地中海贫血的血液学筛查。

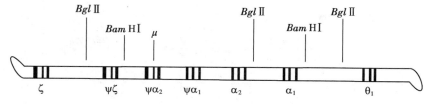

图 10-5 人 α 珠蛋白基因的限制性酶切位点示意图

表 10-7 α 地中海贫血的 Southern 印迹杂交检测

| 基因型 | 限制性酶切片段长度 /kb | | | |
| | α 珠蛋白基因探针 | | ζ 珠蛋白基因探针 | |
	BamH I	EcoR I	Hind III	EcoR I
αα/αα	14	23	16.5, 13	23, 5
$-α^{3.7}/αα$	10.3	19.3	ND	ND
$-α^{4.2}/αα$	9.8	18.8	ND	ND
--/--	—	—	20, 13	17, 5

注:—表示无杂交信号;ND 表示未检测;3.7,4.2 表示缺失位置。

3. β 地中海贫血及其分子机制 β 地中海贫血是由于 β 珠蛋白基因功能下降或缺失所致的一类遗传性溶血性疾病,是常见的常染色体隐性遗传性血液病之一,也是地中海贫血中发病率最高的类型。在我国高发于南方地区,检出率约为 0.665%。根据珠蛋白链合成受抑情况,β 地中海贫血在临床上分为 4 型:重型、中间型、轻型和遗传性胎儿 Hb 持续增多症,其中第 4 种较为常见。重型患者往往是 $β^0$ 地中海贫血纯合子($β^0/β^0$),即两个 β 珠蛋白基因都发生突变,还有 $β^0$ 和 $β^+$ 地中海贫血双重杂合子($β^0/β^+$)以及部分 $β^+$ 地中海贫血纯合子($β^+/β^+$)。$β^0$ 表示完全不能合成 β 链,$β^+$ 表示尚能合成部分 β 链,$β^A$ 表示正常 β 链。轻型患者为含有 $β^A$ 的杂合子。

β 地中海贫血的致病分子机制多是由于 β 珠蛋白基因中的核苷酸取代导致。β 珠蛋白基因位于 11 号染色体,与 α 珠蛋白基因不同的是仅有 1 个,发生不等位交换的可能性较小,因此非缺失型突变成为 β 地中海贫血的主要发病原因。β 珠蛋白基因的突变以点突变为主,即单核苷酸置换是 β 珠蛋白基因的主要突变类型,亦有碱基的插入和缺失引起移码突变,目前已发现 100 余种突变(图 10-6)。如果突变发生在 β 珠蛋白基因的启动子区域,导致转录的 βmRNA 水平下降;如果突变发生在剪接信号或其周围的通用序列,或隐性剪接信号因突变被激活,引起异常剪接,产生的异常 βmRNA 通常是不稳定的,易被破坏,失去合成 β 珠蛋白链的功能;如果在 β 珠蛋白基因开放阅读框中发生核苷酸的取代、缺失、插入,引起错义突变、移码突变或无义突变等,则导致 β 珠蛋白链的合成量减少、根本没有或产生异常的 β 珠蛋白链。

β 珠蛋白链合成受抑制后,杂合子的 α 链的合成速度比 β 链快 2.0~2.5 倍,纯合子的 α 链合成的速度超过 β 链更多,甚至完全没有 β 链合成。多余的 α 链聚合成不稳定的四聚体,同时 δ、γ 链代偿性增多,过多的 α 链与 δ、γ 链聚合形成 HbA₂ 和 HbF。不稳定的血红蛋白易

在细胞内形成 α 链包涵体及出现靶形红细胞，形成的包涵体附着在细胞膜，使红细胞僵硬易破坏而导致无效造血。

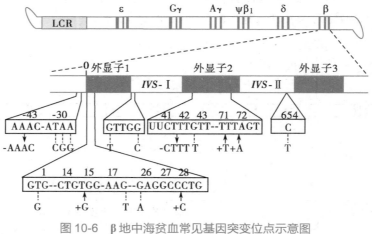

图 10-6 β 地中海贫血常见基因突变位点示意图

注：- 表示碱基的缺失；+ 表示碱基的插入。

4. β 地中海贫血的分子生物学检验 β 地中海贫血的基因缺陷主要是点突变或移码突变，已发现的 170 多种 β 珠蛋白基因突变大多是核苷酸取代，因此 PCR 及点突变检测技术便成为诊断 β 地中海贫血的主要技术。目前常用的检测方法有 PCR-RDB、PCR-ASO、AS-PCR、基因芯片等。

（1）PCR-RDB：这是目前国内对 β 地中海贫血诊断率最高的方法。该法中应用两对引物（Bio-C_1/Bio-C_2、Bio-C_3/Bio-C_4）分别扩增 β 珠蛋白基因的 129→CD97（602bp）和 IVS-Ⅱ-457→CD114（423bp）。

中国人群中已发现有 21 种 β 珠蛋白基因的突变型，但固化在膜上的 11 种探针通过 1 次杂交同时检测 11 种突变类型，可检出 98% 以上的中国人 β 突变基因型。该法具快速简便、高敏感度和高特异性等优点，但该技术建立在被检基因序列差异的基础上，检测范围受 PCR 扩增条件及基质容量的限制。在 RDB 检测过程中，斑点信号可能会存在不均一现象，且受到各种实验因素、实验条件的影响。因此，RDB 实验的稳定性和重复性有待提升。

（2）PCR-ASO：该法可用于 β 地中海贫血的分子诊断及基因分型。先 PCR 扩增包含 β 珠蛋白基因突变位点的片段，另合成寡核苷酸突变探针和正常探针，与 PCR 扩增产物进行斑点杂交，根据杂交信号判断有无突变。PCR 结合 ASO 探针点杂交技术可检测目前已知的所有 β 珠蛋白基因突变，其优点是灵敏、准确，缺点是一次杂交只能检出一种突变，对高度异质性的 β 地中海贫血往往需多次更换探针才能确诊，且还需同位素标记探针。

（3）AS-PCR：这种方法与 PCR-ASO 法相比具安全、简便的优点，可通过 MAS-PCR 反应，根据每个突变位点的特异扩增带的不同来判断突变类型。现已有针对中国人常见的 5 对 β 珠蛋白基因突变诊断试剂。

（4）基因芯片：已有多家公司研发了诊断 β 地中海贫血的基因芯片系统，该系统专为检测 β 珠蛋白基因上多位点突变所设计，采用基因芯片技术，可一次诊出人全血标本中 β 珠蛋白基因上多个基因位点的突变，是更加简便、快速、微量化、自动化、一次能平行筛查的新方法，具成本低、诊断时间短等优势。

（5）MOEA：MOEA 技术利用巢式 PCR 结合微型凝胶电泳，能检出 β 珠蛋白基因有无突变，并区分纯合子和杂合子。此法简便易行、诊断明确，且避免了 ASO 探针杂交，便于推广应用。

5. 地中海贫血分子生物学检验的临床意义 地中海贫血目前尚无有效的治疗方案,因而产前诊断非常重要。β 地中海贫血的遗传咨询主要应用 PCR-RFLP 连锁分析技术。例如,β 珠蛋白基因 5′ 端有一限制酶 $HgiA$ I 的多态性位点,通过 PCR 扩增包括这一酶切位点在内的 110bp 片段并用 $HgiA$ I 限制酶酶切,具多态性位点的扩增片段可被消化为 65bp 和 45bp 两个片段。当父母均为杂合子时,则具有 110bp、65bp 及 45bp 三个片段,待测胎儿若具有 65bp 和 45bp 两个片段,则为正常;若有 110bp、65bp 和 45bp 三个片段,则为 β 地中海贫血基因携带者;若仅 110bp 片段一条带,则为患儿。

二、血友病的分子生物学检验

人体的凝血过程需多种凝血因子参加,这些凝血因子大多是蛋白质,由相关基因编码。由于基因缺陷而使其中某一凝血因子蛋白表达降低或缺失即造成血友病(hemophilia)。血友病是临床最为常见的由于凝血因子缺陷所致凝血机制异常而引起的遗传性出血性疾病,其临床表现为反复自发性或轻微损伤后长时出血倾向,机体任何部位都可能出现出血现象。根据凝血因子活性,可将血友病分为重型(<2%)、中型(2%~5%)、轻型(6%~25%)和亚临床型(26%~45%)。重型患者出生后有“自发”性肌肉和关节出血,发作频繁;中型患者发病年龄较早,出血倾向较明显;轻型患者发病年龄较晚,无自主性出血,出血发作较少。

(一)血友病及凝血因子基因

血友病主要有 A、B 两种类型,遗传模式均为 X 连锁隐性遗传,因而血友病患者多数为男性,患者家系中的女性可能是致病基因携带者。血友病 A(hemophilia A,HA)与血友病 B(hemophilia B,HB)发病率比例约为 138∶20。血友病发病率在不同地域、种族和民族间无显著差异。血友病 A 或称血友病甲、凝血因子Ⅷ(coagulation factor Ⅷ,FⅧ)缺乏症,是由于血浆中缺乏凝血因子 FⅧ 所致。《血友病 A 诊疗规范(2021 年版)》显示,我国血友病的患病率为 2.73/10 万人口,其中血友病 A 占 80%~85%。血友病 B 或称血友病乙、凝血因子Ⅸ(coagulation factor Ⅸ,FⅨ)缺乏症,缺乏凝血因子 FⅨ。

1. 血友病 A 及其分子机制 凝血因子Ⅷ有 2 332 个氨基酸残基,由 $FⅧ$ 基因编码。$FⅧ$ 基因位于 X 染色体长臂末端(Xq28),包括 26 个外显子和 25 个内含子,全长 186kb,占 X 染色体的 0.1%,其中外显子总长 9kb。

在 $FⅧ$ 基因第 22 号内含子内,有一个基因内基因 $A1$,功能不详。它有两个同源基因,位于 X 染色体的末端($A2$、$A3$)。$A1$ 基因可与这两个 A 基因中的任意一个发生同源重组,使得 $FⅧ$ 基因 1~22 号内含子倒位至 X 染色体长臂远端,而 23~26 号外显子仍处于原位。由此被分裂的两部分基因不能被剪接到一起,凝血因子Ⅷ的合成受到严重障碍,FⅧ 功能完全丧失导致重型血友病 A(图 10-7)。其中与 $A2$ 发生的重组称为近端重组,约占倒位的 15%;与 $A3$ 发生的重组称远端重组,约占倒位的 85%。基因倒位引起的血友病大致占血友病 A 的 50%,其余已检测到的各种 $FⅧ$ 基因突变近 600 种,包括点突变(占 64%)、缺失突变(占 31%)和插入突变(占 5%)等,突变位点与血友病的严重程度相关。在点突变中,由无义突变导致的血友病均为重型血友病 A,错义突变则大多导致中型和轻型血友病 A,还有少数的点突变会影响到 mRNA 的剪接,包括供受体部位 GT/AG 发生突变,这大多导致重型血友病 A;如果保守序列发生突变或由于突变而产生新的剪接位点,则大多导致轻型血友病 A。$FⅧ$ 基因的插入突变和缺失突变主要引起重型血友病 A。

2. 血友病 B 及其分子机制 血友病 B,又称 Christmas 病或血浆凝血活酶成分(plasma thromboplastin component,PTC)缺乏症,发病原因为编码 $FⅨ$ 基因缺陷,导致 FⅨ 含量缺乏或结构异常,从而使凝血功能障碍。$FⅨ$ 基因位于 Xq26.3-q27.2,与次黄嘌呤 - 鸟嘌呤磷酸核糖转移酶(HPRT)、脆性 X 智力低下 1 号基因($FMR1$)、葡萄糖 -6- 磷酸脱氢酶(G-6-PD)

及 *F*Ⅷ等基因相邻。全长 33.5kb，含 8 个外显子，侧翼序列含调控区域，内含子占整个基因的 95%。FⅨ的 mRNA 全长 2 804bp，编码产生 FⅨ多肽前体（461 个氨基酸残基），信号肽酶和蛋白酶切除信号肽和原肽后，经过糖基化、二硫键形成、N 端 12 个氨基酸羧基化及第 1 类表皮生长因子区第 64 位天冬氨酸 β 羟化等一系列化学修饰，形成成熟的 FⅨ（含 415 个氨基酸残基）。

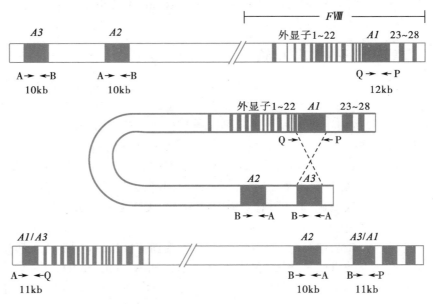

图 10-7 人 *F*Ⅷ基因结构及基因倒位示意图

*F*Ⅸ基因突变的种类繁多，现已发现 700 余种，包括点突变、碱基缺失和插入，突变涉及整个基因的每个位置，几乎每一个血友病 B 家族均可能有各自的突变类型。其中点突变约占 80%，而大片段的缺失和基因重排较为少见。点突变可发生在除了 polyA 位点以外的任何部位，如启动子区、信号肽区、前肽区、羧基谷氨酸区或催化区域等。错义突变是血友病 B 常见的分子缺陷，能影响 FⅨ的生物学功能（包括前导肽裂解、酶原激活、影蛋白复合物形成和酶催化作用），导致严重程度不同的临床症状。*F*Ⅸ基因的缺失范围可由 1 个碱基到整个基因，包括小缺失、部分缺失和全部缺失，无论哪一种缺失，临床上均表现为重型血友病 B。在插入突变引起的血友病 B 中，即使插入 1 个碱基造成移码突变，或是插入数千碱基对长的大片段序列，都会引起重型血友病 B。

（二）血友病 A 的分子生物学检验

由于引起血友病 A 的基因改变种类不同，使用的诊断方法也不尽相同，有直接诊断和间接诊断策略。

1. 直接诊断策略 50% 的血友病 A 是由于 *F*Ⅷ基因倒位导致，PCR、DNA 序列分析等方法可检测出基因倒位。长距离 PCR（LD-PCR）是基因倒位检测的首选方案（图 10-8）。LD-PCR 常用引物有 A、B、P 和 Q（表 10-8），使用 A 和 B、P 和 Q 两对引物进行 PCR 扩增，其中引物 P、Q 对应于 *F*Ⅷ基因内 *A1* 两侧的序列，A、B 对应于 *F*Ⅷ基因外的 *A2*、*A3* 同源序列两侧的序列。如果未发生倒位，A 和 B 引物对的扩增产物为 10kb（AB），P 和 Q 引物对的扩增产物是 12kb（PQ）。当出现 *F*Ⅷ基因内含子 22 倒位时，引物 A 和 Q、B 和 P 将得到 11kb 的扩增产物（AQ，BP），如果基因倒位只出现在 1 个等位基因，另一个等位基因正常时，扩增产物中仍会有 A 和 B 引物对的 10kb 扩增产物，但无法获得 12kb 的扩增产物（ABP，ABQ）；如果受检者是女性携带者，则扩增产物中将包括 10kb、11kb、12kb 三条区带（ABPQ）。

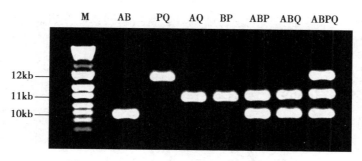

图 10-8 LD-PCR 检测 F Ⅷ 基因倒位示意图

表 10-8 LD-PCR 法检测常用的引物

引物名称	引物序列	扩增片段大小
A	5′-CACAAGGGGGAAGAGTGTGAGGGTGTGGGATAACAA-3′	10kb
B	5′-CCCCAAACTATAACCAGACCTTGAACTTACCCTCT-3′	
P	5′-GCCCTGCCTGTCCATTACACTGATGACATTATTATGCTGAC-3′	12kb
Q	5′-GGCCTACAACCATTCTGCCTTCACTTTCAGTGCAATA-3′	

该法标本用量少,具简便迅速、高效直观、不需要同位素等优点。特别是在未能得到先证者的样品,或供连锁分析的家系成员尤其是其母亲或携带者未能提供杂合信息的情况下,LD-PCR 技术亦能进行携带者检测和产前诊断。在实际操作中,常常仅使用 B、P、Q 三条引物进行 PCR 扩增,无 22 号内含子 A1 倒位时得到 12kb 的 PQ 扩增产物,发生倒位时得到 11kb 的 B 和 P 扩增产物,但无法判断出女性携带者。

2. 间接诊断策略 血友病 A 的分子诊断和遗传咨询包括对患者的诊断、携带者的判断和产前诊断。点突变是非基因倒位引起血友病 A 的主要原因,但 F Ⅷ 基因的突变研究显示,数百种突变所处的位置十分分散,无明显的突变热点。因此,常利用 F Ⅷ 基因与特定的多态性遗传标记紧密连锁的特点,通过家系连锁分析来诊断家系成员或开展产前诊断。目前选用的遗传标记主要是 RFLP、STR 和 VNTR,运用这些标记可使 98% 以上的血友病 A 家系得到诊断。上述三类遗传标记的检测都结合 PCR 技术(PCR-RFLP、PCR-STR 和 PCR-VNTR),经 PCR 扩增后再检测这些扩增片段的长度(其中包括多态性位点的重复次数),即可了解被检样本的基因型,从而判断是否与致病基因连锁。也可通过 PCR-SSCP 对热点突变区域 PCR 扩增后电泳,对散发病例进行诊断。

在实际工作中,对非 22 号内含子倒位的血友病 A 患者进行全基因筛查以期发现突变是十分困难的。因此,患者的病史、症状以及血浆 F Ⅷ 的水平和活性仍然是确诊的重要依据。对于患者家系的遗传咨询,主要采取以上连锁分析方案。

（三）血友病 B 的分子生物学检验

F IX 基因的缺陷具有十分显著的异质性,几乎每个家系都有其特异基因突变类型,再则 F IX 基因较小,因此给分子诊断带来一定困难。目前通常采用直接和间接法进行检测。直接检测方法有 Southern 印迹杂交、DNA 序列分析、基因芯片和毛细管电泳;间接检测方法有:RFLP、SSCP、DGGE 法、双脱氧指纹图谱(dideoxy finger print, ddF)、DHPLC 等。RFLP 标记有 Xmn I、EcoR I、Taq I 等位点,VNTR 标记为 int13 和 St14,距 F IX 基因 2cm 内有 6 个基因外 STR 位点,即 DXS1192、DXS1211、DXS8094、DXS8013、DXS1227 和 DXS102。运用这些多态性位点可使 99.9% 以上的血友病 B 家系得到诊断。

（四）血友病分子生物学检验的临床意义

在分子诊断的基础上,可明确患者遗传缺陷的本质,据此对患者家系成员中的相关女性及胎儿进行携带者和产前诊断的遗传咨询。若直接基因诊断没有有价值的信息，或由于条件限制无法实施，可利用 *FVIII*、*FIX* 基因内外一些特定位点遗传标记的多态性进行间接基因诊断。

三、脆性 X 综合征的分子生物学检验

脆性 X 综合征（fragile X syndrome，FXS）是遗传性智力障碍和孤独症谱系障碍最常见的单基因病，根据 2022 年《脆性 X 综合征的临床实践指南》显示，FXS 的发病率男性为 1/7 000～1/4 000，女性为 1/11 000～1/8 000。患有 FXS 的男性多于女性，男性患者常见的特征包括面部异常，如狭长的面部轮廓，突出的前额、下颌和耳朵，以及智力低下等症状。

（一）脆性 X 综合征及脆性 X 信使核糖核蛋白 1 基因

FXS 由 X 染色体上的脆性 X 信使核糖核蛋白 1 基因（fragile X messenger ribonucleoprotein 1，*FMR1*）变异所致，以 X 连锁不完全显性方式遗传。*FMR1* 基因具体位置为 Xq27.3，包含 17 个外显子，编码脆性 X 智力低下蛋白（fragile X mental retardation protein，FMRP），主要在大脑和睾丸中高表达。FMRP 水平下降的程度与认知功能受损的程度呈正相关。在 *FMR1* 基因的 5′ 非翻译区域，存在一个特殊的 CGG 三核苷酸重复序列，其数量可变，而且该序列的上游 250bp 处有一个 CpG 岛。CGG 重复序列的不稳定性扩增及 CpG 岛的异常甲基化是导致 FXS 的主要分子机制。正常人 CGG 重复序列的拷贝数通常在 6～50 之间变化，平均约为 30。CGG 重复次数在 45～54 时，称为中间型；重复次数在 55～200 时，称为前突变；重复次数 >200 次，称为全突变。*FMR1* 基因的 5′ 端会发生高度甲基化，导致基因的转录被关闭，从而使得合成 FMRP 的能力受到严重削弱，这也是导致 FXS 的根本原因之一。值得注意的是，99% 的 *FMR1* 基因突变表现为 CGG 重复扩展伴异常甲基化，而点突变或缺失引起的 FXS 仅占不到 1%。

1. *FMR1* 基因 5′ 端 CGG 重复序列异常扩增 在全突变情况下，CGG 序列变得过长，其中 C 和 G 之间形成的 3 个氢键使其结构能量较高，解链酶难以有效地打开双链形成局部单链，即使形成单链，链内也易形成不稳定的"夹"结构，阻碍后续的转录酶工作，从而导致 *FMR1* 基因的 mRNA 拷贝数减少或完全缺失。除此之外，即使 mRNA 已经成功转录，由于 mRNA 的 5′ 端非翻译区域过长，容易形成复杂的二级结构，阻碍核糖体翻译起始亚单位 -40S 起始复合物沿着 mRNA 从 5′ 端向 3′ 端的滑行，从而导致核糖体的装配过程受到抑制，翻译也受到影响，导致 FMRP 的合成量减少。研究表明，全突变的患者体细胞中 *FMR1* mRNA 和 FMRP 的水平都明显低于正常水平，甚至可能完全缺乏。

2. *FMR1* 基因 5′ 端 CpG 岛的异常甲基化 研究表明，*FMR1* CpG 岛的甲基化及 CGG 序列的扩增与致病有非常重要的联系。Sutcliff 等研究发现，在受影响的胎儿中存在着 CpG 岛甲基化和 CGG 扩增，而 *FMR1* 基因的表达却未被检测到，推测 CpG 岛的甲基化可能导致 *FMR1* 基因的沉默。另一项研究观察到，在某些全突变胎儿的卵巢组织中，存在 CGG 扩增，但未见甲基化现象。此外，部分全突变的等位基因显示出部分甲基化或完全无甲基化的特征，这表明 CGG 扩增与甲基化之间的相互作用机制仍存在不明确的部分，尚需深入研究加以阐明。

3. *FMR1* 基因缺失 部分 FXS 患者有 *FMR1* 基因启动子区域 660bp 或 25kb DNA 片段的缺失。

4. *FMR1* 基因点突变 此突变比较少见。有研究发现一个 FXS 患者存在 *FMR1* 基因点突变，导致第 367 密码子编码产物由异亮氨酸（Ile）转变为天冬酰胺（Asn）。

（二）脆性 X 综合征的分子生物学检验方法

目前脆性 X 综合征的分子生物学检验方法有 PCR- 毛细管电泳法、Southern 印迹杂交

和第二代、三代测序等方法。

1. PCR-毛细管电泳法 目前我国 FXS 的检测大多首先使用 PCR-毛细管电泳法对 *FMR1* 基因的 CGG 重复次数进行检测。若检测结果为全突变，或处于前突变与全突变临界值附近（200±30），可以采用 Southern 印迹杂交等方法确定甲基化状态。

2. Southern 印迹杂交 可以反映 CGG 重复片段的大小和甲基化水平，但分辨率低，无法精确测定中间型和前突变的重复次数，容易导致错漏，且费时费力，不适合单独用于大规模携带者筛查。

3. 第二代、三代测序 第二代测序因读长较短，无法准确检测 CGG 重复扩增，只适合检测 *FMR1* 基因的罕见致病性单核苷酸位点变异和插入/缺失。第三代测序技术既能检测高重复次数的 CGG，又能检测 *FMR1* 基因的变异及甲基化情况，未来有望更多地应用于 *FMR1* 基因的检测。

（三）脆性 X 综合征分子生物学检验的临床意义

FMR1 基因的分子诊断在多个领域具有广泛应用。对特定人群进行 *FMR1* 基因的分子诊断，可以帮助诊断 FXS、进行携带者筛查、产前诊断和群体筛查。首先，对于智力低下、发育迟缓或孤独症患者的诊断，特别是那些具有 FXS 体征或性格阳性征象、有 FXS 家族史或亲属中有未诊断的智力低下患者，*FMR1* 基因分子诊断具有重要意义。此外，寻求生育咨询的个体，尤其是有 FXS 家族史或未诊断的智力低下家族史者，也应该接受此项检测。对于已明确母亲为突变携带者的胎儿，*FMR1* 基因分子诊断是一种重要的手段。此外，对于细胞遗传学检查结果与表型不一致的个体，包括那些临床高度怀疑患有 FXS 但细胞遗传学检查结果为阴性，或细胞遗传学检查结果阳性但临床症状不典型的个体，*FMR1* 基因分子诊断也可以提供更准确的诊断信息。因此，*FMR1* 基因的分子诊断不仅对 FXS 患者的诊断和管理具有重要意义，还可以为遗传咨询、产前诊断和群体筛查提供支持与指导，有助于及早识别和管理相关遗传性疾病。

四、家族性高胆固醇血症的分子生物学检验

家族性高胆固醇血症（familial hypercholesterolemia, FH）是一种常染色体（共）显性遗传病，其主要临床表现为血清低密度脂蛋白胆固醇（lowdensity lipoprotein-cholesterol, LDL-C）水平明显升高，以及皮肤/腱黄色瘤。FH 患者早发动脉硬化性心血管疾病风险明显增加，而早期筛查和尽早接受药物治疗可改善 FH 患者的存活率。FH 可分为杂合子（heterozygote familial hypercholesterolemia, HeFH）、纯合子（homozygote familial hypercholesterolemia, HoFH）、复合杂合子和双重杂合子 4 种类型，以前两类多见。根据 2018 年《家族性高胆固醇血症筛查与诊治中国专家共识》显示，HoFH 较为罕见，患病率为（1～3）/100 万。HeFH 患病率为 0.20%～0.48%，中国人群 FH 患病率为 0.18%。

（一）家族性高胆固醇血症及低密度脂蛋白受体基因

FH 是由低密度脂蛋白受体（low-density lipoprotein receptor, LDLR）基因突变引起的。目前，全球范围内已报告了上千种 *LDLR* 基因突变，而我国也发现了上百种 *LDLR* 基因突变类型。这些突变导致 LDLR 功能异常，影响了胆固醇代谢和清除，从而引起了 FH 的发病。*LDLR* 基因位于人类第 19 号染色体短臂（19p13.1～p13.3），全长约 45kb，包含 18 个外显子，编码由 839 个氨基酸组成的前体蛋白。成熟的 LDLR 是一种单链糖蛋白，具有 5 个重要的功能结构域，包括配体结合结构域、表皮生长因子前体结构域、氧连接糖结构域、跨膜结构域和胞质结构域。

目前发现的 *LDLR* 基因突变大多数为单个或少数碱基的异常，其中约 75% 为单个碱基替换。中国 FH 患者的 *LDLR* 基因突变主要分布在 1～17 号外显子，其中第 4 号外显子突变

最为常见（图 10-9）。此外，也曾有报道称部分内含子和启动子区域的 *LDLR* 基因存在突变。

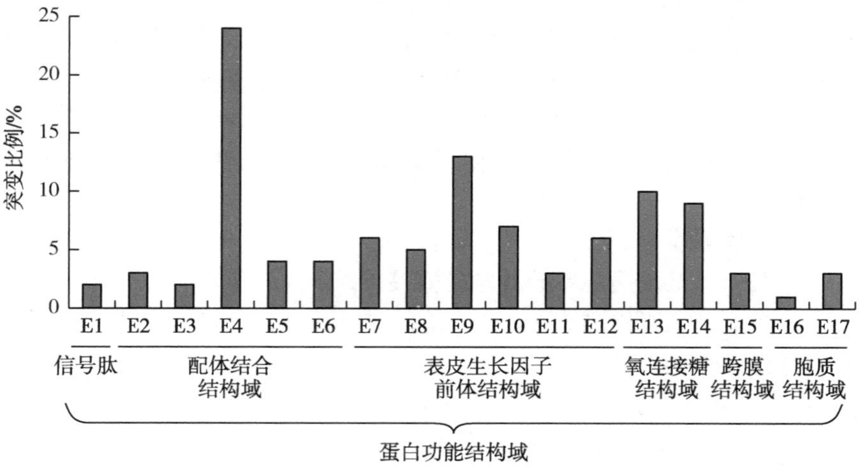

图 10-9　中国 FH 患者 *LDLR* 基因常见突变区域

（二）家族性高胆固醇血症的分子生物学检验方法

Southern 印迹杂交是最早采用的检测 *LDLR* 基因缺失型突变的技术，但鉴于技术操作的简易性以及 FH 多为 *LDLR* 基因单碱基异常的特性，现 PCR 结合多态性分析（如 RFLP 或 SSCP 等）已成为诊断 FH 的主要技术手段。

1. Southern 印迹杂交　Southern 印迹杂交在鉴定 *LDLR* 基因缺失突变（如配体结合结构域即相应第 4 外显子缺失）上已得到了广泛的研究与应用。自 1984 年成功克隆 *LDLR* 基因 cDNA 并制备相应 cDNA 探针以来，Southern 印迹杂交已成功检出上百种 *LDLR* 基因突变类型，其中约 1/3 突变属于基因结构重排。

2. PCR　针对单个或数个碱基发生异常的 *LDLR* 基因变异，现多采用 PCR 结合核苷酸序列分析技术。应用 *LDLR* 基因 18 个外显子与启动子区域的特异性寡核苷酸为引物（由于第 4 与第 10 外显子片段较长，各分两段扩增，故共有 21 对特异性引物），可成功扩增 *LDLR* 基因的全部编码区域。对中国 FH 患者 *LDLR* 基因突变常见区域即外显子 4、9、13 及 14 的扩增引物序列见表 10-9。

表 10-9　*LDLR* 基因突变常见区域扩增引物

外显子	引物序列	目的片段 /bp	退火温度 /℃
E4A	5'-GGCTGTCCCCTCATCCATCGCGTC-3'	260	65
	5'-GGCTGCCACAGCTCATATCTCCGC-3'		
E4B	5'-CCCCCAGCTTGGCTGCGACAACG-3'	270	64
	5'-GGGGGAGCCCAGGACAGGTGATG-3'		
E9	5'-GCTCCCCCTCCGGACTCCGACCC-3'	220	56
	5'-CACGGCGGGTGCGGAGCGACGCT-3'		
E13	5'-GTCTTCCATTTGCTTGTTTGCCAG-3'	219	58
	5'-GTTAAGGAGGTTTTCCCCAATTGG-3'		
E14	5'-CCTGGCTCACTCCTTCTGCCCCAG-3'	214	62
	5'-ACGCGCTCGGCGTGTGCAACACAC-3'		

3. RFLP 连锁分析 鉴于 *LDLR* 基因突变种类较多，临床上应用直接诊断策略检出 *LDLR* 基因突变存在着一定难度，现已发展出应用 RFLP 等遗传标记进行 *LDLR* 基因连锁分析，即应用 *LDLR* 基因多态性位点作为遗传标记，以判断与之连锁的致病基因是否存在。最初，*LDLR* 基因 RFLP 研究多采用 Southern 印迹杂交法，即应用 cDNA 探针与各限制性核酸内切酶水解后的 *LDLR* 基因片段进行分子杂交。由于此过程费时费力且结果不稳定，故现多结合 PCR 技术进行 *LDLR* 基因连锁分析，且联合使用多个酶切位点分析，以极大提高 FH 患者的诊断率。

4. NGS 使用 NGS 技术进行 FH 的分子生物学检验具有许多优势。首先，NGS 技术能够快速、高通量地测定整个基因组或特定基因区域的序列。对于 FH 的诊断来说，这意味着可以同时检测多个候选基因，以发现可能的致病突变。这种全面的检测方式有助于提高检测效率和准确性，特别是对于那些可能涉及多个基因的 FH 病例。其次，NGS 技术能够检测到各种类型的突变，包括单核苷酸变异、插入/缺失、复合异构以及结构重排等，这对于发现各种类型的致病变异至关重要。此外，NGS 技术还能够在同一次测序中获得大量的序列信息，包括外显子、内含子、启动子和外显子-内含子界面等区域的序列。这样的全基因组测序数据可以为进一步的功能研究提供更多的信息，例如确定新的功能性变异、分析调控元件以及研究突变与表型之间的相关性。总的来说，NGS 技术的应用使得 FH 的分子生物学检验更加全面、高效和准确，有助于更好地理解该疾病的遗传机制，为个性化治疗和遗传咨询提供更为精准的信息。

（三）家族性高胆固醇血症分子生物学检验的临床意义

LDLR 基因突变是 FH 的主要致病因素。研究表明，约 50% 临床确诊为 FH 的患者携带 *LDLR* 基因突变。因此对于 FH 患者，尤其是那些临床表现多样的患者，进行 *LDLR* 基因检测具有重要意义，不仅有助于携带者筛查和早期诊断，还能指导个体化的预防和治疗方案的制订。此外，*LDLR* 基因产前诊断和新生儿筛查也是早期检出 FH 患儿的有效措施，对减轻家庭与社会负担具有积极意义。

五、亨廷顿病的分子生物学检验

亨廷顿病（Huntington disease，HD）又称为亨廷顿舞蹈症，是一种常染色体显性遗传性神经系统变性疾病，典型症状包括舞蹈样不自主运动、认知障碍及精神行为异常三联征。根据《中国亨廷顿病诊治指南 2023》显示，在高加索人群中其患病率为（10.6～13.7）/10 万，而亚洲地区的患病率相对较低，为（0.1～0.7）/10 万。亨廷顿病患者男女发病无差别，可在任何年龄起病，但多见于 40～45 岁，也有 18 个月和 80 多岁起病者。依据起病年龄的不同，将亨廷顿病患者分为青少年型（≤20 岁）、成年型（21～59 岁）和老年型（≥60 岁）。

（一）亨廷顿病及亨廷顿蛋白基因

亨廷顿病首次由乔治·亨廷顿于 1872 年进行了描述，1983 年首次绘制了导致该疾病的遗传基因，其位于 4 号染色体上。1993 年，通过亨廷顿病协作研究组的努力，一个名为"亨廷顿蛋白"的新基因 *Huntingtin*（*HTT*）被克隆出来。*HTT* 基因（编码亨廷顿蛋白）有 67 个外显子，编码 348kDa 的 HTT 蛋白，含有 3 144 个氨基酸。HTT 蛋白是一种普遍存在于细胞核和细胞质中的蛋白，它与多种蛋白质相互作用，并参与多种细胞过程，例如囊泡运输、细胞分裂、纤毛发生、自噬和转录调节。亨廷顿病是由 *HTT* 基因 1 号外显子的 CAG 重复序列异常扩增所致，导致其编码有毒突变亨廷顿蛋白（toxic mutant Huntingtin，mHTT）。mHTT 的长期表达导致细胞核和细胞质中的蛋白质聚集。最终，这些聚集物超出了降解机制，导致体内平衡破坏，形成 HD 患者大脑中存在的特征性内含物，并可能引发神经元死亡，从而出现多种症状。

（二）亨廷顿病的分子生物学检验方法

一般采用 Sanger 测序或毛细管电泳技术检测 *HTT* 基因 1 号外显子上的 CAG 重复次数，前者对 CAG 重复次数的判定更为精确。正常人 CAG 重复次数≤26；当 CAG 重复次数为 27～35 时，不会发病但传递给子代时可出现 CAG 重复次数扩增，子代可能因此发病；当 CAG 重复次数为 36～39 时，不完全外显，部分携带者可不发病；当 CAG 重复次数≥40 时，完全外显，所有携带者均会发病。

（三）亨廷顿病分子生物学检验的临床意义

临床上对于疑似亨廷顿病患者均应进行 *HTT* 基因检测。若患者具有典型临床三联征和常染色体显性遗传家族史，则临床诊断为亨廷顿病，进一步检测 *HTT* 基因；若 CAG 重复次数 >35 次，则基因诊断确诊为亨廷顿病。若未见典型临床三联征，但具有常染色体显性遗传家族史，建议行 *HTT* 基因检测，以助排除亨廷顿病诊断。若患者仅仅是 *HTT* 基因检测发现 CAG 重复次数 >35 次，而无典型临床三联征和常染色体显性遗传家族史，则为症状前亨廷顿病。另外，亨廷顿病患者子代有 50% 的概率遗传本病，故当患者有生育需求时，可考虑行胚胎植入前遗传学诊断，阻断遗传链条。同时，对有亨廷顿病家族史的家系中未患病家族成员，及时进行亨廷顿病分子生物学检验，可作为早期治疗干预、遗传咨询和优生优育的重要参考。

六、肝豆状核变性的分子生物学检验

肝豆状核变性（hepatolenticular degeneration，HLD），又称 Wilson 病（Wilson disease，WD），是因铜转运 ATP 酶 β（ATPase copper transporting beta，*ATP7B*）基因突变而导致的铜代谢障碍性疾病。该病临床表现复杂，主要为肝脏和神经系统病变，易漏诊、误诊。根据《肝豆状核变性诊疗指南（2022 年版）》显示，WD 可在任何年龄发病，主要以儿童、青少年多见，5～35 岁多发，发病年龄 <10 岁的患者多以肝病症状首发。性别方面，男性和女性患病率相当。有研究结果显示，表现为神经精神系统症状的 WD 患者中，男性相对多见，且发病年龄更小；肝脏症状 WD 患者中，女性较为多见。全球 *ATP7B* 突变基因携带者为 1/90，WD 患病率为 (0.25～4)/10 000。

（一）肝豆状核变性及铜转运 ATP 酶 β 基因

WD 是一种常染色体隐性遗传性疾病，其致病基因 *ATP7B* 定位于 13 号染色体长臂（13q14.3），长约 80kb，编码区 4.3kb，包含 21 个外显子。在生理情况下，*ATP7B* 基因编码一种铜转运 P 型 ATP 酶（ATP7B 蛋白），参与铜的跨膜转运，ATP7B 蛋白一方面转运铜至反高尔基体网络并与铜蓝蛋白前体结合、形成功能性的全铜蓝蛋白入血；另一方面转运铜至胆汁以便排泄。ATP7B 蛋白主要在肝脏表达，当 *ATP7B* 基因突变导致 ATP7B 蛋白对铜的转运功能障碍时，铜在肝脏过量沉积，引起肝细胞线粒体氧化应激反应并对脂质、蛋白质、DNA 和 RNA 等分子造成损伤，导致肝细胞损伤、肝脂肪变性；铜还可激活肝星状细胞，加速肝纤维化进程。当铜超过了肝脏储存容量，就会以游离铜的形式进入血液，并在脑部、肾脏、角膜、关节以及肠道等部位过量沉积，产生肝脏外的铜毒性，引起相应的临床表现。

目前已经发现近千种位于 *ATP7B* 基因的致病变异，其中最常见的是错义突变，占总数的 50% 以上。在中国人群中最常见的是 Arg778Leu、Pro992Leu 和 Thr935Met（表 10-10），这 3 种突变占所有致病变异的 50%～60%。

（二）肝豆状核变性的分子生物学检验方法

WD 的临床表现异质性大，症状不具有特异性，早期诊断存在困难。临床分子生物学检验技术的快速发展大大提高了 WD 诊断的准确性，在 WD 的早期诊断中发挥了重要的作用。

表 10-10 *ATP7B* 基因常见错义突变

核苷酸变异	氨基酸变异	涉及的功能域
2333G>T	Arg778Leu	TMD4
2975C>T	Pro992Leu	TMD6/ P-domain
2804C>T	Thr935Met	TMD5
2621C>T	Ala874Val	A-domain
3443T>C	Ile1148Thr	N-domain
1531C>T	Gln511Ter	NTD
2828G>A	Gly943Asp	TMD5
3809A>G	Asn1270Ser	P-domain
2333G>A	Arg778Gln	TMD4
2755C>G	Arg919Gly	TMD5
3646G>A	Val1216Met	N-domain

1. 单基因检测 WD 患者常查到 *ATP7B* 基因发生纯合突变或复合杂合突变。对于强烈怀疑 WD 患者和 WD 先证者的亲属等可对 *ATP7B* 基因常见突变进行检测，单基因检测技术主要有第一代测序、RFLP、多重连接依赖性探针扩增（MLPA）等。其中第一代测序应用较多，可以检测出各类突变，准确率高，是 *ATP7B* 基因突变检测的"金标准"，在 WD 等单基因疾病的诊断中发挥重要的作用。PCR-RFLP 是将 PCR 技术、RFLP 分析与电泳方法联合应用，对 *ATP7B* 的常见突变进行检测。MLPA 可用于分析 WD 患者的 *ATP7B* 拷贝数变异。

2. 全外显子组测序 NGS 技术为诊断单基因遗传病提供了一种极具成本效益的方法，对于一些未知、罕见变异以及对于症状不典型的患者，使用 NGS 平台进行的 WES 可以显著提高相关疾病的诊断率。WES 可以同时对编码区的数百万个短片段进行测序，有助于鉴定罕见致病变异，建立基因型 - 表型因果关系，鉴别 WD 与其他多种遗传性肝病。

（三）肝豆状核变性分子生物学检验的临床意义

由于 WD 的致病基因携带率高，早期干预通常能带来良好的预后，但若未能及时治疗，则可能发展成严重的多器官功能损害，甚至导致死亡。在临床实践中，对于表现为非典型症状的患者，通过分析 *ATP7B* 基因的突变可以发挥重要作用。*ATP7B* 基因突变检测可作为 WD 疑似患者的确诊方法，同时，*ATP7B* 基因突变检测可作为家系筛查的一线筛查方法，特别是在 WD 先证者确定已有 *ATP7B* 基因突变的情况下，WD 先证者的一级亲属应筛查 WD，WD 先证者的兄弟姐妹患病概率为 1/4。*ATP7B* 基因分析在 WD 的产前诊断中也具有重要意义，对于已经生育过 WD 患者的家庭，建议对患者及其父母进行基因检测，明确基因突变位点。此外，还可以通过穿刺获得羊水、脐带血或绒毛组织样本进行基因分析，以预测胎儿的发病风险。因此，及时开展肝豆状核变性分子生物学检验可以为 WD 的新生儿出生缺陷预防和干预提供有力的支撑。

七、苯丙酮尿症的分子生物学检验

苯丙酮尿症（phenylketonuria，PKU）是一种常染色体隐性遗传的氨基酸代谢病，是由苯丙氨酸羟化酶（phenylalanine hydroxylase，PAH）缺陷所致，男女患病率均等。PKU 的常见表现包括智力发育迟缓，毛发和皮肤颜色浅淡、湿疹、癫痫、极度亢奋，汗液和尿有鼠尿味。早期诊断并给予低苯丙氨酸（phenylalanine，Phe）饮食治疗，受累者可获得正常的智力发育。根据《罕见病诊疗指南（2019 年版）》显示，苯丙酮尿症在我国平均发病率为 1/11 800。

（一）苯丙酮尿症及苯丙氨酸羟化酶基因

PAH 基因突变引起的 Phe 代谢异常，是导致 PKU 的主要病因。*PAH* 基因定位于人类 12 号染色体（12q23.2），全长 90kb，有 13 个外显子，其蛋白质产物由 452 个氨基酸组成，包含调控、催化和四聚体 3 个结构域，功能酶为同源二聚体和四聚体两种形式，主要在肝脏表达，其次为肾脏、胆囊和脑组织。*PAH* 突变导致无 PAH 产物或因氨基酸替换改变了蛋白链的空间构象，影响蛋白折叠、寡聚化，导致蛋白不稳定而使蛋白降解加速或聚集，酶活性丧失或显著下降，影响了 Phe 的正常代谢。Phe 的羟化反应受阻，血液中苯丙氨酸积聚，Phe 通过代谢旁路转化为苯丙酮酸、苯乙酸和苯乙酰谷氨酰胺。在脑组织中，Phe 对丙酮酸脱羧酶有抑制作用，导致髓磷脂形成缺陷和智力发育迟缓。

（二）苯丙酮尿症的分子生物学检验方法

PAH 的点突变可通过不同的方法进行检测。可用的技术包括 Sanger 测序、等位基因特异性 PCR、多色熔解曲线分析等。*PAH* 基因突变的鉴定主要依靠对 PCR 产物进行双向直接测序。*PAH* 基因的突变集中于第 3、5、6、7、11 和 12 外显子，占全部突变的 86.9%，c.728 G>A 等位基因在各地的报道中均属于频率最高的突变。在临床应用中，考虑遗传异质性及临床诊断的准确程度，可采用高苯丙氨酸血症基因包或者代谢病 NGS 诊断基因检测包进行目标序列捕获，进行 NGS 检测。

PAH 基因缺失/重复型突变可以使用的技术包括 MLPA、Gap-PCR 和多色熔解曲线分析等。MLPA 技术可以检测基因拷贝数，还可以检测单核苷酸变异。MLPA 可检测到发生在 *PAH* 基因及其上游的 10 种缺失、1 种重复等位基因，约占未知等位基因的 51%。

（三）苯丙酮尿症分子生物学检验的临床意义

PKU 为常染色体隐性遗传病，患者为 *PAH* 基因突变的纯合子或复合杂合子，其双亲为杂合子。对于确诊的杂合子个体，应提供婚育遗传咨询，建议其对配偶进行 *PAH* 的突变筛查，一旦确定也是杂合子，首次妊娠就可以进行产前诊断，防患于未然。对于经过治疗的 PKU 患者，需要对其配偶进行杂合子检测。若配偶为杂合子，50% 的子女将为 PKU 患者，建议进行产前诊断。若配偶正常，子代 100% 是杂合子。产前诊断是对高风险夫妇的胎儿样品进行 *PAH* 突变分析，确定胎儿是否携带与先证者相同的基因型。PKU 是我国法定的新生儿筛查项目，大多数确诊患儿均获得了症状前治疗。

第三节 基因组病的分子生物学检验

随着分子生物学技术，尤其是组学技术的飞速发展和进步，基因组病的分子生物学检验更加快速、准确、有效、可行，且成本也得到了进一步降低，为精准医疗提供了有力支持。基因组病常用的分子生物学检验技术包括：FISH、MLPA、CGH、Array-CGH 等技术。下面以 22q11 微缺失综合征、1p36 微缺失综合征为例，介绍基因组病的分子生物学检验。

一、22q11 微缺失综合征的分子生物学检验

22q11 微缺失综合征（22q11 microdeletion syndrome）是人类最常见的微缺失综合征，是一种主要由染色体 22q11.21-11.23 区域杂合性缺失或关键基因突变引起的一类临床综合征。典型临床表现有特殊面容、智力障碍、生长发育迟缓、腭裂、胸腺发育不良、先天性心脏病和低钙血症等症状。

（一）22q11 微缺失综合征及其致病机制

22q11 微缺失综合征不同个体具体缺失的基因数量和类型可能因人而异，导致临床表现

的多样性。如果患者以免疫缺陷和低钙血症为突出表现，应考虑为 DiGeorge 综合征（DiGeorge syndrome，DGS）；如果以认知、精神异常为突出表现，伴有特殊面容、心脏流出道异常、腭异常和胸腺发育不良，应考虑为腭心面综合征（velo-cardiofacial syndrome，VCFS）；如果以特殊面容和心脏流出道畸形为突出表现，应考虑为圆锥动脉干异常面容综合征（conotruncal anomaly face syndrome，CAFS）。

22q11 微缺失综合征新生儿患病率约为 1∶4 000，男女患病率无明显差异，90% 以上患者缺失区域靠近 22 号染色体长臂着丝粒端，大小约 3Mb，此区又被称为 DiGeorge 综合征染色体区（DiGeorge syndrome chromosome region，DGCR），含有 *TBX1*、*CRKOL*、*HIRA*、*CRKL*、*PRODH*、*COMT*、*ZDHHC8*、*UFD1L* 和 *TUPLE1* 等约 30 个基因，8%～10% 的患者仅缺失 DGCR 内靠近着丝粒端约 1.5Mb 的片段，2%～3% 的患者为非典型缺失、*TBX1* 基因突变或者由染色体易位引起。22q11 微缺失是大部分先天性心脏病（congenital heart disease，CHD）常见且已经明确的遗传学病因。22q11 微缺失综合征的致病机制有：

1. 基因缺失 22q11 微缺失导致了该区域多个基因的缺失，其中最重要的是 *TBX1* 基因。*TBX1* 编码一种 T-box 转录因子，对胚胎心脏和咽发育至关重要。*TBX1* 基因缺失或突变会影响心脏和咽部的正常发育，导致心脏结构异常和其他相关症状。

2. 基因功能 缺失的基因可能涉及转录因子、信号通路分子等，它们的缺失会影响下游基因的表达，进而影响多个器官系统的形成和功能。

3. 表型变异 由于缺失区域的大小和位置不同，患者的症状可以从轻微到严重不等，包括心脏缺陷、腭裂、免疫缺陷、学习障碍和面部异常等。

（二）22q11 微缺失综合征的分子生物学检验

分子生物学检验是诊断 22q11 微缺失综合征的关键。目前，临床上针对染色体 22q11 区域微缺失或微重复的检测，主要是在此区域设计了进行 MLPA 反应的一组高密度的 48 个检测探针，其中针对 22q11.2 的 LCR 缺失的核心区域探针有 25 个，其余的 23 个探针则作为对照。

MLPA 检测 22q11 微缺失综合征的主要步骤包括：多重探针杂交、多重探针连接和多重 PCR 反应等。应用遗传分析仪或毛细管电泳仪，对 MLPA 反应产生的 PCR 扩增产物进行毛细管电泳和采集数据，以相应软件采集和处理数据，获得各探针检测位点的峰高和峰面积。所采集的数据经过 MLPA 配套软件进行分析，最终得出基因相对拷贝数的比值。再通过确定基因拷贝数正常、缺失和重复的相对拷贝数比值的阈值标准，最后分析和得出检测的结论。利用 MLPA 技术检测人类基因组内发生的拷贝数变异，具有较高的稳定性和可靠性，所以对于检测因基因组内拷贝数变异所引发的 22q11 微缺失综合征等具有较高的应用价值。

（三）22q11 微缺失综合征分子生物学检验的临床意义

分子生物学检验能够实现对 22q11 微缺失综合征的确诊和早期诊断，这对于制订治疗计划和管理策略至关重要。早期诊断有利于为患者提供及时的治疗和干预，有助于预防可能出现的并发症，如先天性心脏病、免疫缺陷等，进而指导这些临床决策，降低患者的死亡率，也有助于根据患者的基因型和临床表现制订个性化的治疗方案，提高治疗效果和患者的生活质量。对于有 22q11 微缺失综合征家族史的个体，分子生物学检验还可以帮助进行遗传咨询，评估疾病的风险和传递模式，也可以更好地理解 22q11 微缺失综合征的流行病学和自然史，以及相关基因的功能和相互作用。例如，CHD 患者如不能早期诊断和进行适当干预，在手术治疗时则可能发生难以预测的感染、心脏停搏和呼吸衰竭等，导致手术风险大为增加以及预后不良。

二、1p36 微缺失综合征的分子生物学检验

1p36 微缺失综合征（1p36 microdeletion syndrome）是指由 1 号染色体短臂末端（1p36.13-p36.33 区域）杂合性缺失而引起的一种临床综合征。其主要临床表现为发育迟缓、智力障碍、癫痫、特征性面部畸形（唇腭裂、长人中、宽鼻梁、尖下颌、内眦赘皮、低耳位）、肌张力低下、语言障碍和精神行为异常等。

（一）1p36 微缺失综合征及其致病机制

1p36 的微缺失通常涉及多个与生长发育、智力、面部特征等相关的基因，具体缺失的基因和大小因人而异，导致临床表现也不尽相同。本病在新生儿发生率为 1/5 000～1/10 000，在原因不明的智力低下患者中检出率为 1%。

1p36 区域含有多个关键致病基因：*GABRD* 为编码 γ- 氨基丁酸（GABA）通道的一个亚基，GABA 是哺乳动物大脑中主要的抑制性神经递质；*KCNAB2* 参与编码钾离子通道，该基因缺失与癫痫发作密切相关；*MMP23B* 在人类头骨骨缝连接中发挥重要作用，缺失可导致囟门闭合晚；*SKI* 缺失可导致面部畸形，与 1p36 微缺失综合征患者眼和中面部凹陷有关。1p36 缺失综合征临床可识别，但是不同个体间表型差异显著，这种表型差异部分原因是由缺失片段的大小和位置不同所决定的。

1p36 微缺失分布于该区域近 30M 区域，存在多种类型。染色体 1p36 杂合性缺失导致大多数是由于生殖细胞（配子）形成或胚胎发育早期基因组不等交换导致（可能与富含 GC 的短串联重复序列参与微缺失的形成关），约 20% 由父母一方平衡易位染色体的异常分离导致，需要详细询问患者父母生育史及家庭史。

1p36 微缺失综合征的致病机制有：

1. 基因缺失 1p36 微缺失综合征的主要病因是 1 号染色体短臂末端区域的基因缺失。这些基因在正常发育中起着关键作用，包括神经发育、听力、视力和心脏等器官的形成。

2. 基因剂量效应 缺失的基因数量和类型影响疾病的严重程度，某些基因的单倍剂量不足可能导致功能丧失，影响相关生物学过程。

3. 表型变异 由于缺失区域的大小和位置不同，导致患者可能出现发育迟缓、智力障碍、听力损失、视力问题、心脏缺陷和特定的面部特征等临床表现。

（二）1p36 微缺失综合征的分子生物学检验

FISH 可以使用特定的探针来检测 1p36 区段是否存在缺失；MLPA 技术通过特异性引物扩增目标 DNA 片段，用于检测 1p36 区域的拷贝数变异；高通量测序技术如 SNP 阵列或全基因组测序，能够提供更详细的基因组信息，检测微小的缺失和重复；Array-CGH 技术则可以同时检测整个基因组的染色体拷贝数变异，包括 1p36 微缺失。下面以 Array-CGH 和 FISH 为例，介绍 1p36 微缺失综合征的分子生物学检验。

1. Array-CGH 步骤包括①样本准备：首先需要从患者那里获取 DNA 样本，通常通过血液或口腔拭子。②DNA 提取：使用适当的生物化学方法从样本中提取 DNA。③DNA 标记：将提取的 DNA 用不同的荧光染料进行标记。通常测试样本和对照样本会被分别标记为不同的颜色，以便区分。④微阵列芯片杂交：将标记后的 DNA 与微阵列芯片上的探针进行杂交。这些探针覆盖了整个基因组的特定区域，包括 1p36 末端。⑤洗涤和扫描：杂交后去除未结合的 DNA，并对芯片进行洗涤，然后使用荧光扫描仪扫描芯片，以检测每个探针的荧光信号强度。⑥数据分析：通过比较测试样本和对照样本的荧光信号，分析软件可以确定基因组中是否存在拷贝数变异。对于 1p36 末端缺失，如果该区域的信号强度低于正常水平，可能表明存在缺失。⑦结果分析：根据荧光强度比值的变化确定是否存在 1p36 末端的缺失，评估缺失的大小和可能的临床意义，并根据检测结果提供相应的遗传咨询和后续

指导。需要注意的是，对于 Array-CGH 检测到的任何异常，可能需要进一步的验证，如使用定量 PCR 或 FISH 技术进行确认。

2. FISH 步骤包括①样本准备：首先收集疑似 1p36 末端缺失综合征患者的细胞样本，如血液或骨髓细胞。②制备细胞涂片：将培养的细胞制备成细胞涂片，固定在载玻片上并进行前期处理，如使用蛋白酶消化等，以便于后续探针的渗透和杂交。③选择探针：选择针对 1p36 区域特异的 DNA 探针，这些探针是互补于目标 DNA 序列的，并且带有可检测的荧光标记。④变性处理：将细胞涂片和探针进行变性处理，使得 DNA 双链解开，便于单链探针与其互补的 DNA 序列结合。⑤杂交：将荧光标记的探针与细胞涂片上的 DNA 进行杂交，使探针与目标 DNA 序列特异性结合。⑥洗涤与复染：去除未结合的探针，并对细胞涂片进行洗涤，然后进行复染，以便在显微镜下观察。⑦荧光显微镜观察：使用荧光显微镜观察细胞核中的荧光信号。正常情况下，1p36 区域应该显示出特定的荧光信号模式。⑧结果分析：通过图像分析软件，对荧光显微镜下的染色体图像进行定量和定性分析，确定是否存在 1p36 末端缺失。如果观察到 1p36 区域的荧光信号减弱或缺失，则提示患者可能患有 1p36 末端缺失综合征。例如，正常情况下可能有两个信号，而在缺失情况下可能只看到一个或没有信号。⑨报告撰写：将观察结果和分析解释整理成报告，提供给临床医生或遗传咨询师，作为诊断和治疗决策的参考。FISH 技术可以提供快速、准确的诊断信息，有助于及时识别 1p36 末端缺失综合征，并为患者提供相应的遗传咨询和管理建议。

（三）1p36 微缺失综合征分子生物学检验的临床意义

通过分子生物学检验，可以准确诊断患者是否患有 1p36 微缺失综合征，为临床治疗提供可靠的依据。对于已确诊的患者及其家庭，分子生物学检验可以提供有关遗传风险和遗传咨询的信息，帮助家庭了解疾病的遗传方式和再发风险，制订合适的生育计划。根据缺失的大小和位置，分子生物学检验可以预测患者的病情严重程度和临床表现，为临床治疗提供参考。在治疗过程中，分子生物学检验可以监测患者的染色体状态变化，评估治疗效果和预后情况。同时，分子生物学检验为研究 1p36 微缺失综合征的病理机制提供了重要工具，有助于发现新的治疗靶点和干预策略。

第四节　染色体病的分子生物学检验

染色体病通常表现为具有多种症状的综合征，目前，人类染色体变异数据库已收录各种染色体异常近 20 000 种，被正式命名的染色体病有 100 多种。染色体病常用的分子生物学检验也主要依赖于 FISH、aCGH 和 MLPA、NGS 等常用技术。

一、染色体数目异常的分子生物学检验

染色体的数目异常包括整倍体异常和非整倍体异常两大类，非整倍体是临床上最常见的染色体异常。下面以非整倍体异常特别是 Down 综合征为例，介绍染色体数目异常的分子生物学检测。

（一）非整倍体异常的分子生物学检验

非整倍体异常的分子生物学检测方法多样且各具特点，选择合适的检测方法对于准确诊断非整倍体异常具有重要意义。

1. FISH 检测非整倍体异常 虽然利用细胞遗传学技术进行核型分析可以准确检出胎儿染色体的结构和数量异常，是目前产前诊断的"金标准"，但是该方法需要进行羊水或绒毛细胞培养，而且制片与核型分析的流程较长，整个产前诊断的流程需要 2～4 周，并且要

求操作人员具有丰富的实践经验，否则其失败率较高。应用 FISH 技术进行常见非整倍体异常的检测，可以避免以上问题。

（1）临床标本：包括羊水细胞、脐带血和外周血、未经培养的胎儿细胞或培养的细胞等，标本一般在采样后 24 小时内完成检测，如果使用改良的检测流程在 6 小时内即可完成诊断。临床上超过 95% 的染色体数目异常为 13、18、21、X、Y 染色体的非整倍体数目异常。

（2）检测探针：检测 13、18、21、X、Y 染色体非整倍体数目异常的探针，目前主要采用多色荧光法进行标记，可以同时检测被检标本 13、18、21、X、Y 染色体是否出现非整倍体异常。临床上针对上述染色体数目异常进行检测的 FISH 探针由两组探针组成，分别为 CSP18/CSPX/CSPY 探针和 GLP13/GLP21 探针，前一组 3 个探针为着丝粒探针，包含 3 种 DNA 探针，分别结合 18、X、Y 染色体的 p11.1～q11 区域，覆盖整个着丝粒，其荧光信号分别为天蓝色（DEAC）、绿色（FITC）和橘红色（Rhodamine）；后一组 2 个探针为特异基因探针，包含 2 种 DNA 探针，GLP13 探针结合 13 号染色体长臂 13q14 区域，覆盖整个 *DLEU2* 基因，荧光信号为绿色（FITC）；GLP21 探针结合 21 号染色体长臂 21q22 区域，覆盖整个 *DSCR2* 基因，荧光信号为橘红色（Rhodamine）。

（3）检测流程：①标本玻片制备；②标本预处理；③探针和标本的变性；④原位杂交；⑤杂交后洗脱和复染；⑥荧光显微镜观察信号。

（4）结果判定：FISH 结果判定的标准以荧光显微镜下观察为准，每个杂交区随机计数至少 50 个信号质量好的杂交细胞，如 90% 以上的杂交细胞正常提示为正常样本，如 60% 的杂交细胞出现异常则提示为异常样本，如果无法判断则扩大计数到 100 个杂交细胞。在 FISH 检测结果的准确性方面，根据临床对比统计，发现一些研究证实 FISH 快速产前诊断技术的准确性高，特异性强，对 13、18、21、X 和 Y 染色体数目异常的检出率与金标准细胞遗传学检查没有差异（图 10-10）。

2. MLPA 检测非整倍体异常　在进行染色体的非整倍体数目异常检测方面，MLPA 能够消除因为不同引物扩增效率不同而引起的误差，从而极大地提高了结果的准确性；同时，应用已经成熟的商品化试剂盒保证了 MLPA 结果的稳定性和可靠性，也相应降低了应用的技术难度，实现了高通量和低成本。

目前临床应用的 MLPA 染色体非整倍体检测专用试剂盒，能够针对常见的染色体数目非整倍体异常的各种类型。试剂盒含预先设计的 36 对检测探针，其中 4 对探针针对 Y 染色体，而针对 13、18、21 和 X 染色体分别各有 8 对 MLPA 反应探针。这些探针通过杂交、连接和扩增的一系列步骤最终生成 PCR 产物。将得到的 PCR 产物变性后置于毛细管电泳仪进行电泳分离，检测数据经相应软件分析，最后得出包括检测的峰高、峰面积和 DNA 片段长度等一系列参数。这些得到的参数经过 MLPA 试剂盒配套的分析软件进行数据分析，处理待测标本的 13、18、21、X 及 Y 染色体比值和标准差，然后计算待测样本与正常样本的对照数据的差异显著性，由此来判断待测样本的这些染色体是否存在非整倍性异常。

（二）Down 综合征的分子生物学检验

Down 综合征是一种由于第 21 号染色体多了 1 条而导致的染色体病，临床表现主要有：①患儿具明显的典型的特殊面容体征，如眼距较宽，鼻根低平，眼裂较小，眼外侧明显上斜，外耳较小，舌胖，并且常伸出口外和流涎多等；②患儿常呈现嗜睡和喂养困难等症状，并且其智力低下表现随年龄增长而逐渐明显，动作发育和性发育都存在延迟现象；③男性患儿长大后也不具有生育能力，而女性患儿长大后有月经，有可能具有生育能力；④患儿如能够存活长大，常在 30 岁后即出现老年痴呆等症状。

1. FISH　无论是采用外周血中的淋巴细胞或羊水细胞来进行 Down 综合征检查，都可以 21 号染色体的相应部位序列作探针，进行 FISH 杂交检查诊断。在 FISH 杂交的结果中，

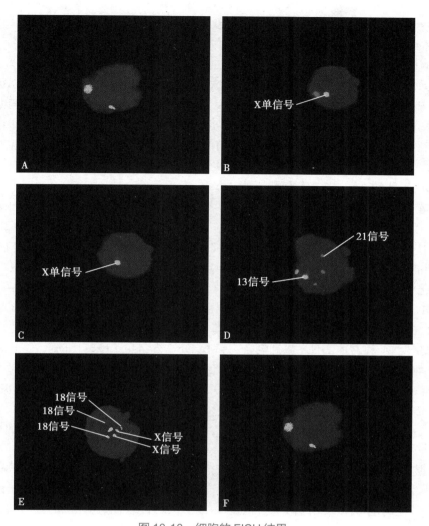

图 10-10 细胞的 FISH 结果

A. 正常女性核型；B. 正常男性核型；C. 一条 X 染色体；D. 三条 21 号染色体；
E. 三条 18 号染色体；F. 两条 18 号染色体。

Down 综合征患儿的细胞中呈现 3 个 21 号染色体的荧光信号，而正常的细胞只能呈现 2 个 21 号染色体的荧光信号。若选择 Down 综合征的基因关键区带（如 21q22 区）的特异序列作为探针，进行 FISH 杂交检测，则可精确地定位 21 号染色体的异常区域，进一步提高对 21 号染色体数目和结构异常检测的精确性。

2. 荧光定量 PCR 1993 年，荧光定量 PCR 已经开始被应用于 Down 综合征的诊断。常选用 21 号染色体上的几个微卫星重复序列 STR 作为检测目标，利用 PCR 扩增时降解针对目标的探针从而产生荧光，根据荧光强度的变化，可以确定是否存在染色体数目的异常。对包括 Down 综合征在内的普通染色体非整倍体疾病，该方法检测的灵敏度非常高，平均可以达到 99.2%，因此现已在国内外多个诊断中心广泛应用，并将荧光定量 PCR 的阳性结果作为终止妊娠的指征。

二、染色体结构异常的分子生物学检验

在人的各组染色体均发现不同的结构异常核型，视其严重程度会有流产、先天畸形、生长发育迟缓、智力低下等现象的发生。有些染色体的结构异常属于携带者异常，可以是新

突变的，也可以是父母遗传的。下面以儿童发育迟缓与智力低下的 Array-CGH 检测为例，介绍染色体结构异常的分子生物学检测。

儿童生长发育迟缓（developmental delay，DD）和智力低下（mental retardation，MR）的发病率约为 3%。尽管传统的细胞遗传学检测方法包括常规染色体 G 带分析、FISH 和 MLPA 等技术，能够提高 MR/DD 患儿的病因检出率，但仍有 50% 的患儿病因不明，难以检出。近年来，随着 Array 分辨率的不断提高，科研人员利用 Array-CGH 技术对不明原因的 MR/DD 患儿进行了 CNV 的筛查，发现不明原因的 MR/DD 患儿存在大量以前未发现的 CNV 和一些罕见的 CNV，从而鉴别出一系列新的微缺失或重复综合征。

MR/DD 患儿的 Array-CGH 检测步骤包括：

1. 微阵列制备　根据待测组织基因组的大小和检测要求，微阵列上的核苷酸靶序列可来源于不同的基因组文库，如 BAC（300kb 左右）、PAC（130～150kb）或 YAC（0.2～2Mb）等文库载体中克隆的 DNA 片段。cDNA 微阵列是从细胞中提取纯化 mRNA，然后进行逆转录，将得到的 cDNA 进行 PCR 扩增，最后再固定于芯片上。用专门的设备将 DNA 克隆片段或 cDNA 逐个点样至特定材料（硅片或玻璃片）的芯片上，点样顺序按照各自在染色体上的分布或 cDNA 的基因确定靶点的排列顺序。目前最新的、分辨率最高的是无需点样，直接在芯片上合成核酸靶序列的寡核苷酸 -CGH 芯片。

2. 待检 DNA 和对照 DNA 探针制备　待检 DNA 样本可以来自细胞、冷冻或石蜡包埋的组织，对照 DNA 来源于正常人血中的白细胞或同一患者同一器官中的正常组织。对于微量组织样品提取的小量 DNA，可先用变性引物介导的 PCR（DOP-PCR）扩增和标记。

3. 杂交　将等量的不同荧光标记的待测和对照 DNA 探针混合，与足量的人 Cot-1 混合进行预杂交，封闭非特异重复序列，降低本底。然后，将待测和对照 DNA 探针加热变性，孵育后与微阵列杂交，杂交后洗涤微阵列。

4. 数据处理和图像分析　使用共聚焦扫描装置或带有 CCD 的光学设备获取微阵列荧光图像信号，并用配套的分析软件处理数据。通过对检测进行归一化处理并确定拷贝数变化的界限，最终确定待测 DNA 样本的特定基因组 DNA 片段或表达标签的扩增和缺失情况。

三、染色体病分子生物学检验的临床意义

染色体病的分子生物学检验在临床诊断、遗传咨询、产前检测、治疗决策、疾病监测以及科学研究等多方面都具有重要的意义，为患者和家庭提供了有力的支持，也推动了相关医学领域的发展。

在疾病临床诊断方面，分子生物学检验能够精确地检测染色体结构或数目的异常，为染色体病的确诊提供直接证据。例如，通过核型分析或 FISH 技术可以诊断 Down 综合征、Turner 综合征等染色体异常疾病。

在遗传咨询方面，染色体异常往往会影响个体的生育能力和后代健康。分子生物学检验结果可以为患者及其家庭成员提供重要的遗传信息，帮助他们了解疾病的遗传模式、再发风险以及可能的预防和干预措施。

在产前诊断方面，对于高风险孕妇，分子生物学检验可以在胎儿出生前检测其染色体异常，为是否继续妊娠提供科学依据。例如，通过绒毛活检、羊水穿刺或无创产前筛查（NIPT）等方法，可以对胎儿进行染色体分析。

在治疗决策方面，某些染色体病可能需要特定的治疗方案。分子生物学检验结果有助于医生选择最合适的治疗方法，如某些染色体异常引起的遗传性疾病可能需要基因治疗或药物治疗。

在疾病监测方面，对于已经确诊的染色体病患者，定期的分子生物学检验可以监测疾

病的进展和治疗效果,及时调整治疗方案。在研究和流行病学方面,分子生物学检验为染色体病的研究提供了重要的数据支持,有助于科学家们理解疾病的发病机制、探索新的治疗方法,并用于流行病学的调查和研究。

本章小结

本章阐述了单基因遗传病的内源性分子标志物,直接、间接和产前诊断策略,直接诊断策略即用分子生物学技术直接检出致病基因的突变,能直接揭示导致遗传病发生的各种遗传缺陷,但前提是被检致病基因的结构和序列已被阐明。间接诊断的连锁分析和关联分析主要是通过分析 DNA 遗传标记的多态性而实现,遗传标记的选择是进行间接诊断的前提,也是获得准确诊断结论的保证。单基因遗传病是产前诊断的主要适应病种,可有效降低遗传病患儿的出生率。本章对多种常见单基因遗传病的分子机制及分子生物学检验技术进行了分类表述。每种不同的分子生物学检验技术均有其特定的技术优势和应用场景,根据单基因遗传病基因变异模式选择合适的分子生物学检验方法,结合高通量测序技术,不同技术相互补充可实现单基因遗传病的精准诊断。未来,分子生物学检验技术的发展将进一步推动精准诊疗,促进单基因遗传病的鉴别诊断、遗传咨询和靶向治疗,对提升单基因遗传病的临床管理水平具有重要意义。

基因组病和染色体病是遗传物质改变导致的疾病,它们由基因组变异或染色体异常引起,对个体健康和发育具有深远影响。基因组病和染色体病的分子生物学检验策略分为直接和间接两种。直接诊断策略通过检测特定的分子标志物来确诊疾病,而间接诊断策略则通过连锁和关联分析或家族史等信息来推断疾病的可能性。在检测技术方面,FISH、CGH、Array-CGH 和 MLPA 等技术各有优势。FISH 技术通过荧光标记的探针直接观察染色体结构,CGH 技术可以检测整个基因组的拷贝数变化,Array-CGH 技术提供更高分辨率的基因组拷贝数分析,而 MLPA 技术则适用于快速检测拷贝数变化。具体到基因组病的检验,22q11 微缺失综合征和 1p36 微缺失综合征是两个重要的基因组病的代表。染色体病的检验则关注染色体数目和结构的异常。

(钱　晖　陈利荣　宋兴勃)

第十一章 细胞器病分子生物学检验

通过本章学习,你将能够回答下列问题:

1. 什么是线粒体病和溶酶体病?
2. 线粒体基因表达系统具有哪些特点?
3. 线粒体病具有哪些特征?
4. 线粒体病分子生物学检验技术有哪些?各有什么优缺点?
5. 溶酶体的生物发生过程是如何进行的?其主要生物学功能是什么?
6. 线粒体病和溶酶体病的分子生物学标志物有哪些?
7. 线粒体病和溶酶体病分子生物学检验在疾病早期筛查和诊断中有何作用?

细胞器是指细胞质中具有特定结构和执行一定生物功能的结构单位,包括细胞核、线粒体、内质网、高尔基体、溶酶体、躯干和中心体等。这些细胞器在维持细胞内环境稳定、细胞分化、生长和代谢等方面发挥重要作用。然而,细胞器功能也与很多疾病的发生发展密切相关,本章将着重介绍线粒体和溶酶体功能缺陷引起的细胞器病,阐述分子生物学检验在疾病诊断中的应用。

第一节 线粒体基因组与线粒体病

线粒体(mitochondrion)是真核细胞内膜系统重要的细胞器,其名由希腊语"mitos(线)"和"chondrion(颗粒)"组合而成。线粒体以二分裂方式进行新陈代谢,通常一个细胞中有几百至几千甚至上万个线粒体,线粒体的平均寿命约为 10 天。人体很多重要的生物化学过程在线粒体中进行,包括三羧酸循环、脂肪酸 β 氧化、氨基酸分解代谢、血红素合成和部分尿素合成过程,因此线粒体被称为"细胞的能量工厂"。线粒体体积的增大与缩小、数量的增多与减少可以反映器官功能负荷的适应性变化,可以评价线粒体的功能。线粒体的功能失常可引起细胞及机体功能的异常或缺失,最终导致线粒体病的发生。

20 世纪 60 年代以来,陆续在线粒体内发现 DNA、RNA、DNA 聚合酶、RNA 聚合酶和氨基酸活化酶等,揭示线粒体具有自主的 DNA 复制、转录和蛋白质翻译系统。人体细胞中的线粒体 DNA(mitochondrial DNA,mtDNA)具有自主复制和转录功能,其遗传特点表现为非孟德尔遗传方式,故被称为第 25 号染色体,或称为核外遗传因子。

一、线粒体基因组及其表达系统

(一) 线粒体基因组

人类线粒体基因组为双链闭合环状 DNA 分子,由 16 569bp 组成,外环富含鸟嘌呤称为重链(H),内环富含胞嘧啶称为轻链(L),两条链均是编码链。mtDNA 的非编码区只占 mtDNA 的 6%,编码区共 37 个基因,包括 13 个参与呼吸链氧化磷酸化的蛋白多肽基因、22 个 tRNA 基因和 2 个 rRNA 基因(图 11-1)。目前已明确定位在线粒体内工作的蛋白质有

1 100 多种，其中绝大多数是由细胞核基因组（nuclear DNA，nDNA）编码的。

1. 结构基因 mtDNA 含 13 个结构基因，分别编码辅酶 Q- 细胞色素 C 还原酶的一个亚基细胞色素 b（Cytb）、细胞色素 C 氧化酶的 3 个亚基（COXⅠ、COXⅡ、COXⅢ）、NADH 脱氢酶的 7 个亚基（ND1、ND2、ND3、ND4、ND4L、ND5、ND6）和 ATP 合酶的 2 个亚基（ATPase6、ATPase8），此 13 个结构基因的产物都是线粒体内膜氧化磷酸化系统的重要组分。

2. tRNA 基因 mtDNA 编码的 22 个 tRNA 基因可转录 20 种 tRNA，以满足线粒体内蛋白质翻译的需要。除了 *tRNA^Leu* 和 *tRNA^Ser* 都有 2 个基因外，其余 18 种 tRNA 均只有 1 个基因。此外，*tRNA^Glu*、*tRNA^Ala*、*tRNA^Asn*、

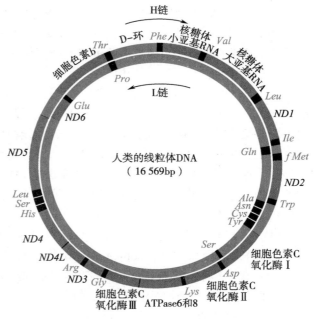

图 11-1 线粒体基因组

tRNA^Cys、*tRNA^Tyr*、*tRNA^Ser(UCN)*、*tRNA^Gln* 和 *tRNA^Pro* 等由 H 链编码，其余均由 L 链编码。

3. rRNA 基因 mtDNA 编码 2 种 rRNA，即 12S rRNA 和 16S rRNA，rRNA 基因位于 H 链的 *tRNA^Phe* 和 *tRNA^Leu(UUR)* 基因之间，以 *tRNA^Val* 基因为间隔。rRNA 基因的二级结构很保守，形成多个大小不一的茎环结构，12S rRNA 基因比 16S rRNA 基因更为保守。常见的碱基变异是 C-T 转换，主要发生在茎环结构的环上。

4. 非编码区 mtDNA 包括两段非编码区，一段为控制区（control region），又称 D 环区（displacement loop region，D-loop），另一段是 L 链复制起始区。D-loop 位于 *tRNA^Pro* 和 *tRNA^Phe* 基因之间，约 1 120bp（16 024～575bp），是 mtDNA 中变异最多的区域，但其中重链 RNA 转录的起始位点区域十分保守。D-loop 参与并调控 mtDNA 的复制和转录。L 链复制起始区长 30～50bp，位于 *tRNA^Asn* 和 *tRNA^Cys* 基因之间，该段可折叠成茎环结构。

（二）线粒体基因表达系统及特点

1. 密码子 线粒体基因密码子与核基因密码子存在一些差异，在哺乳动物和人类线粒体中：① AUA 是起始密码子，而不是 Ile 的密码子；② UGA 是 Trp 的密码子，而不是终止密码子；③ AGA、AGG 是终止密码子，而不是 Arg 的密码子。

2. mtDNA 的复制特点 mtDNA 存在 D 环复制、θ 型复制和滚环复制，其中 D 环复制为主要模式。在 D 环复制模式中，重链和轻链的复制并不同步，重链以逆时针方向复制，轻链则以顺时针方向复制。由于 nDNA 只在细胞分裂时存在复制，而线粒体一直处于分裂与融合的动态平衡状态。因此，mtDNA 的复制和 nDNA 的复制相对独立，但参与 mtDNA 复制的酶和复制调控因子均由 nDNA 编码。

3. mtDNA 的转录特点 mtDNA 转录是对称性转录，重链启动子（HSP）和轻链启动子（LSP）分别启动重链和轻链的转录，重链按顺时针方向转录，轻链按逆时针方向转录。转录过程类似于原核细胞，转录后剪切位置常在 tRNA 处，成熟的 mRNA 仅在 3' 末端加 poly A 尾巴，5' 末端不修饰帽子结构。

4. 线粒体蛋白质的合成特点 线粒体有独立的蛋白质合成体系，自主合成其基因组编码的 13 个蛋白质（多肽）。但组成线粒体蛋白质合成体系的各种酶以及起始因子、延伸

因子、释放因子和核糖体蛋白质等均由 nDNA 编码，在线粒体外合成后定向转运至线粒体。线粒体蛋白质合成体系在起始蛋白质合成时，起始密码子 AUA 编码的甲硫氨酸（Met）需要甲酰化成甲酰甲硫氨酸，这与细菌蛋白质合成体系十分相似。

（三）mtDNA 与 nDNA 的相互关系

尽管 mtDNA 与 nDNA 在"地理位置"上是独立的，但两基因组之间存在着密切的关系。mtDNA 复制、转录和翻译所需的各种酶及蛋白因子均由 nDNA 编码，因此 nDNA 的表达状况可以直接影响或调控 mtDNA 基因的表达和线粒体蛋白质的生物合成。mtDNA 突变可直接影响 mtDNA 所编码蛋白多肽的合成，从而影响细胞的有氧呼吸、物质代谢和能量代谢，并进一步通过线粒体功能变化的反馈作用影响 nDNA 的复制与表达。因此两者在线粒体蛋白的生物发生和生物合成方面均需要相互协调。线粒体呼吸链的功能也正是通过其相互协调作用得以精细调节的。

nDNA 与 mtDNA 之间有"交叉对话（cross-talk）"机制，各种转录因子（transcription factor，TF）是其相互"通信（communication）"的分子基础。核呼吸因子 -1（nuclear respiratory factor-1，NRF-1）和 / 或核呼吸因子 -2（nuclear respiratory factor-2，NRF-2）及相关因子的发现，使细胞核调控线粒体呼吸功能途径的研究有了突破性进展。核呼吸因子同时作用于 nDNA 和 mtDNA，调节呼吸链亚基的合成从而影响细胞有氧呼吸功能。此外，细胞内外的各种信号，如激素、生长因子或外环境刺激可直接传入核和 / 或线粒体，但其途径还不完全清楚。线粒体对核的逆行调控目前研究还较少，但有许多研究已经证实线粒体功能缺陷时，nDNA 的表达会有相应的变化，其中线粒体功能异常所致的线粒体内钙离子水平、氧自由基以及线粒体的氧化还原状态［NAD（P）/NAD（P）H］变化均可能直接涉及该逆行调控机制（图 11-2）。

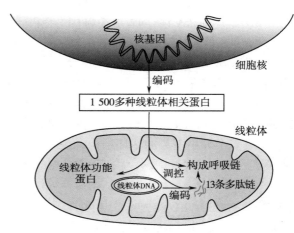

图 11-2　线粒体基因组与核基因组之间的"对话"与调控机制

二、线粒体病的概念

线粒体病（mitochondrial disorder）是因基因突变引起线粒体代谢酶缺陷，致使 ATP 合成障碍、能量供应不足导致的一类遗传代谢性疾病，其主要特征是氧化磷酸化（oxidative phosphorylation，OXPHOS）功能缺陷。线粒体病可累及人体多个组织器官，但主要累及大脑和肌肉组织。肌肉损害主要表现为骨骼肌极度不能耐受疲劳；脑受损主要表现为脑卒中、癫痫反复发作、肌阵挛、偏头痛、共济失调、智力障碍、眼外肌麻痹和视神经病变等；其他受损主要表现为心脏传导阻滞、心肌病、糖尿病、肾功能不全、假性肠梗阻和身材矮小等。根据线粒体病的临床特征，可分为线粒体肌病（mitochondrial myopathy）、线粒体脑肌病（mitochondrial encephalomyopathy）和线粒体脑病（mitochondrial encephalopathy）。随着进一步的研究，一些慢性退行性疾病如糖尿病、高血压和耳聋等也被发现存在线粒体功能的异常。此外，根据引起线粒体功能缺陷的原因，通常可将线粒体病分为狭义线粒体病和广义线粒体病。狭义线粒体病是一组少见的因 mtDNA 变异而导致线粒体结构和 / 或功能异常、细胞呼吸链及能量代谢障碍所致的以脑和肌肉受累为主的多系统疾病。广义线粒体病还包括 nDNA 中与线粒体功能相关的基因发生变异而引起线粒体功能受损或缺失所导致的疾病。

三、线粒体病的特征

线粒体病可由 nDNA 或 mtDNA 突变引起，而这两种突变所致的线粒体病特征有所不同。

（一）mtDNA 突变相关线粒体病

1. 母系遗传与遗传早发 母系遗传（maternal inheritance）是指在一个家系中，有缺陷的遗传性状通过母系成员从亲代连续稳定传递到子代的现象，即母亲可以将有缺陷的遗传性状传递给子代，男性子代个体不再继续传递，而女性子代个体可继续将此有缺陷的遗传性状往下一代传递（图 11-3）。遗传早发（early onset）是指越是严重的线粒体功能异常，其个体发病的年龄也将越早。对应的另一个概念为迟发性线粒体病（late onset/adult onset mitochondrial disease）。例如 Leigh 综合征（Leigh syndrome，LS），又称亚急性坏死性脑脊髓病（syndrome subacute necrotzing encephalopathy）通常在新生儿阶段即发病，该病的分子机制通常为严重的呼吸链复合体 I 功能缺失。而相对轻微的复合体 I 功能缺陷则可能引起多发于青少年或成年人的线粒体脑肌病或线粒体肌病。

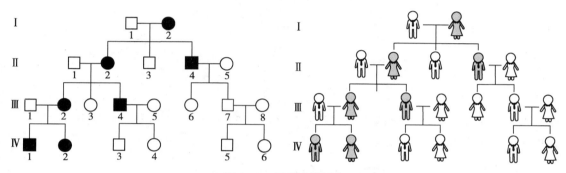

图 11-3 母系遗传规律

2. 同质性、异质性突变与发病阈值效应 mtDNA 变异分同质性和异质性两类。同质性变异是指细胞内所有的 mtDNA 发生同样的突变，即野生型 mtDNA 均变成突变型 mtDNA。而异质性变异则是指一个细胞内野生型 mtDNA 与突变型 mtDNA 同时存在的现象。产生遗传异质性的主要原因在于复制分离的不对称性。细胞分裂时，正常和突变的 mtDNA 往往不对称分离，随机分配到子细胞中，造成子细胞拥有不同比例的突变型 mtDNA 分子。当细胞中突变型 mtDNA 分子达到一定比例时可导致功能异常，从而引起发病。通常将可引发疾病的 mtDNA 异质性突变的比例称为阈值（threshold）。阈值实际上反映了发生异质性变异及其造成机体损伤的程度，与疾病的发病以及病情的严重程度相关（图 11-4）。

（二）nDNA 突变相关线粒体病

线粒体中含有 1 100 多种蛋白质，除 mtDNA 编码的 13 种蛋白质外，其余蛋白质均由 nDNA 编码。这些 nDNA 编码的蛋白质直接参与或间接调控 mtDNA 复制、转录和翻译，线粒体 OXPHOS、结构动力学、线粒体自噬等，对维持线粒体功能正常运转至关重要。当这些编码线粒体蛋白的 nDNA 发生突变，必定会不同程度地引起线粒体功能障碍，进而导致线粒体病的发生。Tiranti 等在 2001 年首次发现 *SURF1* 基因变异能够导致线粒体病的发生。截至目前，已报道了 400 余个核基因缺陷与线粒体病相关。因此，尽管最早报道与线粒体病相关的变异是 mtDNA 突变，但 nDNA 突变是导致线粒体病的主要原因。与 mtDNA 突变不同，nDNA 突变遵循孟德尔遗传定律，且由此引起的线粒体病通常比较严重，常在婴幼儿期发病，是儿童线粒体病的主要原因。部分线粒体病存在 mtDNA 与 nDNA 的突变协同作用，如一些 Leber 遗传性视神经病变（Leber hereditary optic neuropathy，LHON）家族中

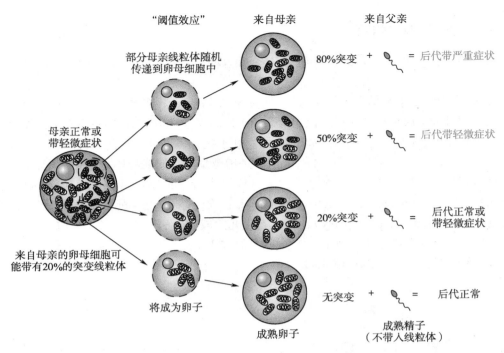

图 11-4　同质性、异质性突变与发病阈值效应

m.11778G>A 突变和酪氨酸 tRNA 合成酶（*YARS2* c.572G>T）突变存在协同作用，共同调控 LHON 的表型表现。

四、线粒体病的分子生物学检验标志物

尽管 mtDNA 一般很难发生改变，平均要过 2 万年 mtDNA 才会发生微小的改变，但由于 mtDNA 没有组蛋白结构，其"裸露"的 DNA 很容易积累损伤并发生变异。mtDNA 变异与疾病的发生相关联，因此除 nDNA 变异外，mtDNA 变异类型及程度也可作为线粒体病的分子生物学标志物。

（一）mtDNA 变异

1. mtDNA 点突变　碱基突变是最常见的 mtDNA 突变类型，尤其是点突变。mtDNA 结构基因的点突变与 nDNA 一样，包括移码突变以及碱基置换之后导致的同义突变、错义突变和无义突变。错义突变的结果常常导致氨基酸的替换，并由此引起蛋白质结构和功能的改变，从而导致疾病的发生。如 *ND1* 基因中 G3460A、*ND4* 基因中 G11778A 等点突变均可导致 Leber 遗传性视神经病变（LHON）。而移码突变和无义突变可导致编码基因的相关蛋白的合成缺陷或不能合成，从而引起氧化磷酸化系统中相应复合体的组装失败，由此导致更为严重的疾病发生。如 mtDNA 9537 位点插入 C 碱基后可导致因呼吸链复合体Ⅲ组装失败所致的致死性线粒体脑病的发生。另外，tRNA 基因的点突变可以通过降低线粒体内蛋白质生物合成的能力，从而影响线粒体的氧化磷酸化等功能，导致疾病的发生。如 *tRNA^Leu(UUR)* 中，A3243G 和 T3271C 等点突变，可导致线粒体脑肌病伴高乳酸血症和卒中样发作（mitochondrial encephalomyopathy with lactic acidosis and stroke-like episodes，MELAS），又称 MELAS 综合征。

2. mtDNA 缺失或插入片段　mtDNA 发生片段缺失或插入突变可以引起疾病。缺失突变主要引起绝大多数眼肌病，这类疾病多为散发而无家族史。mtDNA 缺失发生的原因往往是由于 mtDNA 的异常重组或在复制过程中异常滑动所致，常发生于神经性疾病及一些退

化性疾病中，如 Kearnss-Sayre 综合征 (Kearnss-Sayre syndrome, KSS)。插入突变在 mtDNA 中较为少见。

3. mtDNA 拷贝数 真核生物中每个细胞有几百至几千个甚至上万个线粒体，细胞内线粒体的数量反映了细胞对能量的需求程度，每个线粒体内有 2～10 个 mtDNA 拷贝。所谓 mtDNA 拷贝数 (copy number) 就是指线粒体内 mtDNA 拷贝的绝对数量。mtDNA 拷贝数与线粒体表达系统的效率相关，直接影响线粒体氧化磷酸化功能，因此 mtDNA 拷贝数可作为评价线粒体功能的一个指标，当 mtDNA 拷贝数减少时可导致细胞缺乏能量而功能下降，并由此引发疾病。近年来的研究表明，在胃癌、食管鳞状细胞癌等许多肿瘤细胞的线粒体内 mtDNA 拷贝数减少，提示 mtDNA 拷贝数有望成为一种新的肿瘤分子标志物。

4. 线粒体单体型 又称为线粒体单倍体，是指在人群的迁移及进化过程中，母系遗传的 mtDNA 为适应变化的环境而经历的适应性选择所形成的 DNA 碱基位点多态性的集合体 (如 SNPs)，并被稳定遗传形成特定的关联 SNPs 的遗传背景。根据这些相关联的 SNPs 位点，则可将 mtDNA 分为不同的线粒体单体型 (图 11-5)。某些特定的单体型对疾病发生发展具有修饰作用，如中国人群中携带 N9a、G2a 和 B0a 线粒体单体型的个体患 2 型糖尿病的风险较高。

（二）nDNA 变异

目前已报道了 400 余个线粒体病致病基因和 1 万余个突变位点。与 mtDNA 突变不同，nDNA 突变没有特定的特征位点，但针对特定致病基因存在热点突变区域。例如，线粒体复合物 IV 组装因子 *SURF1* 基因突变是导致儿童 Leigh 综合征的主要原因。全球已报道 100 多种 *SURF1* 基因突变，中国患者中大多数 *SURF1* 基因突变位于外显子 7 和外显子 8，而全球范围内外显子 6 和外显子 8 是热点突变区域。

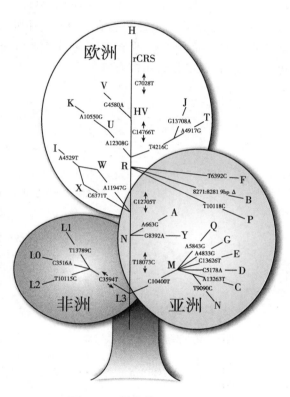

图 11-5 线粒体 DNA 单体型

第二节 线粒体病分子生物学检验技术及质量控制

线粒体病临床表型复杂多样，导致诊断尤为困难，极易漏诊误诊，往往需要结合临床表现、影像学检查、生化代谢、病理分析以及基因检测综合进行诊断。一般的诊断流程是先进行临床表现、生化代谢和影像学等检查，当高度怀疑线粒体病时需进行基因检测，选作组织活检病理分析。若基因检测为阴性，应重新进行临床评估，仍然高度怀疑线粒体病时需进行组织活检病理分析。分子生物学检验由于其高特异性和敏感性，在线粒体病确诊中起关键作用。

一、线粒体病分子生物学检验策略

线粒体病的分子生物学检验主要还是以 DNA 变异为检测对象，包括 mtDNA 点突变、插入或缺失（包括大片段缺失）、拷贝数变化，以及 nDNA 突变。对于一些典型的线粒体病综合征，首先进行 mtDNA 热点突变筛查，如 MELAS 检测 A3243G 突变，MERRF 检测 A8344G 突变，LHON 检测 G11778A、T14484C 和 G3460A 3 种突变。在线粒体母系遗传分子学诊断过程中需要考虑组织分布特异性。为避免血样中的假阴性，最好多个组织样本同时送检。Pearson 综合征能在血液标本中检测到大片段缺失，而 KSS 和慢性进行性眼外肌麻痹（CPEO）只能在肌肉组织中检出大片段缺失。对于一些典型线粒体病患者，可以直接进行 Targeted panel 测序或 mtDNA 测序，筛查与线粒体病相关的 mtDNA 和 nDNA 基因是否存在突变。对于临床表现不典型，不能归为某一类综合征的患者，则进行 WES 与 mtDNA 深度测序。鉴于 WES 成本的急剧下降，大量检测机构已经跳过热点突变检测和 panel 测序，而直接使用 WES。若基因检测结果为阴性，临床仍然怀疑线粒体病时，则需要对患者受累组织进行组织活检，检测组织病理学特征、线粒体形态、氧化磷酸化酶复合物酶活性和 mtDNA 拷贝数是否存在缺陷，并进行 mtDNA 基因组测序。若并未发现可疑的 mtDNA 变异，而组织病理学特征、线粒体形态或氧化磷酸化酶复合物酶活性存在缺陷，则进一步利用 WGS 发现可能存在的新基因突变（图 11-6）。

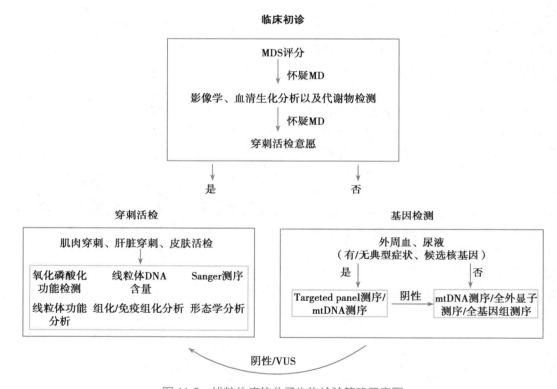

图 11-6　线粒体病的分子生物检验策略示意图

MDC：mitochondrial disease criteria，线粒体病诊断；VUS：variants of unknown significance，意义未明变异。

二、线粒体病的分子生物学检验技术

　　线粒体病相关的 nDNA 和 mtDNA 突变以点突变为主，因此在分子生物学检验中，可以选择点突变检测的方法，如 PCR-RFLP、等位基因特异性 PCR、ddPCR、DNA 芯片、Sanger 测序等。近年来随着基因组学技术的不断发展，NGS 越来越广泛地被应用于线粒体病的分子生物学检验。

（一）PCR-RFLP

1978 年，Kan 和 Dozy 创立的限制性片段长度多态性（RFLP）连锁分析技术是最早用于分析 DNA 分子中已知点突变的技术。为提高检测的灵敏度，可将 PCR 与 RFLP 结合，首先根据目的基因序列查出在发生基因突变前后酶切位点的改变，设计一对特异的寡核苷酸引物将突变位点包括其中，进行 PCR 扩增后用相应的限制性内切酶进行酶切，所得产物用非变性聚丙烯酰胺凝胶电泳来分析长度变化，从而将正常的和突变的线粒体序列区分开。PCR-RFLP 技术具有较高的特异性，可以确定突变的位置以及性质，且检测成本较低，技术要求不高，仪器设备简单，可作为线粒体病初筛的方法。

（二）等位基因特异性 PCR

等位基因特异性 PCR（AS-PCR），又称扩增受阻突变系统 PCR（amplification refractory mutation system PCR，ARMS-PCR），是由 Newton 等于 1989 年研发的一种 PCR 技术。其基本原理是，根据 SNP 位点设计 3′ 末端与其碱基互补或错配的特异性 PCR 引物，体系中的 TaqDNA 聚合酶缺少 3′-5′ 外切酶活性，因此引物 3′ 端的碱基若与核酸模板形成错配，链延伸反应就会因 3′,5′-磷酸二酯键形成障碍而受阻，无法进行 PCR 延伸。若引物 3′ 端碱基与核酸模板互补时，PCR 反应则顺利进行。通过凝胶电泳或者 qPCR 检测扩增产物的有或无，有效区分野生型和突变型的基因型。AS-PCR 结合多重 PCR 原理，可以在同一体系中同时检测两种或多种等位基因的突变位点。且其具有操作简便，灵敏度高的优点，能够检测突变比例为 1% 甚至更低的 mtDNA 突变。但该方法只能对已知突变进行检测，且倾向于定性分析，无法准确测定目标分子的绝对拷贝数。

（三）ddPCR

ddPCR 通过将泊松分布和稀释模板结合到单分子水平，来实现无须标准品的绝对定量。由于 ddPCR 技术具有出色的灵敏度、特异性、准确性、稳定性和重现性，可有效进行 SNP/SNV、mtDNA 拷贝数及复杂来源样品中含量极低核酸分子的检测。如检测孕妇外周血中胎儿游离 mtDNA（circulating cell-free DNA，ccf-mtDNA）的含量。

（四）DNA 芯片

DNA 芯片是基于核酸互补杂交原理研制的 DNA 微列阵，即在固相载体上制备成千上万的呈网格状密集排列的基因探针，待分析的样品通过与芯片中已知碱基顺序的 DNA 片段互补杂交，从而确定样品中的核酸序列和性质，对基因表达量和特性进行分析。目前市面上已有商品化的可同时检测包括线粒体 12S rRNA A1555G 和 C1494T 突变在内的 9 个致聋突变热点的遗传性耳聋基因诊断芯片。随着芯片技术的不断发展，有望将越来越多的线粒体病相关 mtDNA 突变位点整合到基因芯片中，以实现高通量、大规模筛查的需求。

（五）DNA 测序

DNA 测序技术又称基因测序技术，即测定 DNA 碱基序列的技术。DNA 测序技术是确定 DNA 突变最直接、最准确的方法，也是检测基因突变的"金标准"。近年来，随着科学技术的发展，下一代测序技术越来越广泛地应用于线粒体病的分子生物学诊断，极大地提高了线粒体病的分子诊断效能。

1. Sanger 测序 1988 年，Wallace 等首次利用 Sanger 测序技术发现 Leber 遗传性视神经病变与 mtDNA 11778G＞A 突变相关。从此，DNA 测序技术被应用于线粒体病的分子生物学诊断。第一代 DNA 测序技术的准确率高达 99.999%，是目前检测基因突变的"金标准"。该方法首先需要提取样品中的基因组 DNA，然后针对序列设计特异性引物，利用 PCR 技术扩增获得 DNA 片段，经纯化后对其进行测序分析，最后通过与参考序列比对，确定突变位点。第一代 DNA 测序技术主要适用于对特定基因或特定区域进行测序，可以检测已知或假定基因的已知和新发变异，但无法发现新的线粒体病致病基因。同时受限于通量低，对于大样本的测序成本较高。目前第一代 DNA 测序技术主要用于少量 DNA 分子测序实验。

2. NGS NGS 能同时对几十万至几亿的 DNA 分子进行平行测定，与传统的第一代测序技术相比，具有高通量、高敏感性等优势，因此也称为高通量测序技术。按照检测通量可分为 mtDNA 深度测序、靶向基因测序（targeted gene sequencing, TGS）（或称 panel 测序）、WGS 和 WES。mtDNA 深度测序可以覆盖整个 mtDNA，能够同时检测 mtDNA 大片段缺失和突变异质性水平，具有高准确性与灵敏性。Panel 测序侧重于对多个已知相关基因目标区域 DNA 片段进行测序，从而找出可能的致病基因及突变位点。该方法具有测序深度深、覆盖均匀、灵敏度高、可检测特定罕见遗传变异位点的特点。特别是在临床高度怀疑某种特定亚型线粒体病时，这种方法提供了一种成本效益高且快速的诊断选择。WGS 是对整个基因组序列进行测序，不仅覆盖了几乎全部基因的外显子序列，也覆盖了内含子序列和基因间序列，且同时能检测 mtDNA 变异。因此，WGS 被认为可以提高线粒体病的诊断率，但是大量的数据给遗传解读带来困难；且目前 WGS 存在检测成本高，测序深度较低，不利于低丰度变异检测的缺点，限制了其在临床中的广泛应用。WES 是对蛋白质编码区域，即外显子以及侧翼的内含子 / 外显子边界进行测序，从而能够直接发现与蛋白质功能变化相关的遗传变异。人类外显子虽然仅占人类基因组 1.5%～2%，但却集中了绝大部分的致病变异（约 85%）。WES 除了能检测已知 DNA 变异外，也是发现新线粒体病致病基因的有效策略。虽然 WES 对于大片段缺失、拷贝数变异等基因组结构变异的检测能力有限。但相比 WGS，WES 更经济高效，测序深度更深，对研究 SNP、插入 / 缺失等具有更大优势，且能够发现 WGS 未能检测到的一些外显子变异。因此，WES 是目前线粒体病临床诊断应用频率最高的 DNA 测序技术。

三、线粒体病分子生物学检验的应用

（一）MELAS 综合征

MELAS 综合征是以脑病、脑卒中样发作、高乳酸血症为主要症状的线粒体病，是线粒体脑肌病中最常见的类型之一。mtDNA 突变是导致 MELAS 综合征的主要原因。MELAS 综合征的诊断是一个复杂的过程。在临床工作中遇到疑似患者，通常根据其临床表现、家族史，结合体格检查、影像学检查、电生理学和肌肉活检等辅助检查进行诊断。随着分子生物学技术的不断发展，分子生物学检验是确诊 MELAS 的最终手段。

1. 与 MELAS 相关的 mtDNA 突变 mtDNA 突变在 MELAS 发病中占有重要地位，80% 以上的 MELAS 患者存在 mtDNA A3243G 突变，其次是 T3271C 突变。目前发现与 MELAS 有关的 mtDNA 突变已超过 23 个，主要累及 $tRNA^{Leu(UUR)}$、$tRNA^{Phe}$、$tRNA^{Val}$、$tRNA^{Trp}$、$tRNA^{Lys}$、$tRNA^{Leu(CUN)}$、16S rRNA、ND1、ND5 和 ND6 等基因，多数突变表现为异质性（表 11-1）。mtDNA 异质性突变超过其阈值时，细胞内线粒体产生的能量难以满足其发挥正常的生理学功能，即可导致出现临床症状，最先累及如脑、骨骼肌、心肌以及胰腺等能量代谢旺盛的器官，并可致细胞稳态失调和慢性乳酸酸中毒，诱发脑卒中样发作。

2. MELAS 相关的线粒体 DNA 突变常用检测技术 MELAS 相关的 mtDNA 突变主要是点突变，因此理论上点突变和单核苷酸多态性的分析方法均可用于 MELAS 的基因诊断。以 A3243G 突变为例进行介绍，A3243G 可产生限制酶 Apa I 的酶切位点（GGGCC↓C），酶切产物为 90bp 和 310bp 的 2 条片段，由于该突变为异质性突变，故电泳时会出现 90bp、310bp 和 400bp 三条条带；而野生型没有 Apa I 的酶切位点，故电泳时只能看到 400bp 的条带。因此，根据 PCR 产物酶切后的电泳结果可直接判断受检者是否携带上述突变。另外，实验室也可采用 mtDNA 深度测序、Sanger 测序、AS-PCR 或 ddPCR 明确受检者是否存在 A3243G 突变以及具体的突变异质率。

表 11-1　MELAS 相关的 mtDNA 突变

突变位点	基因	同质性／异质性	首次报道 [a]
G583A	tRNA^{Phe}	异质性	Hanna et al.（1998）
G1642A	tRNA^{Val}	异质性	Taylor et al.（1996）
G1644A	tRNA^{Val}	异质性	Menotti et al.（2004）
C3093G	16S rRNA	异质性	Hsieh et al.（2001）
A3243G[*]	tRNA^{Leu(UUR)}	异质性	Chen et al.（1993）
G3244A	tRNA^{Leu(UUR)}	异质性	Kirino et al.（2005）
A3252G	tRNA^{Leu(UUR)}	异质性	Morten et al.（1993）
C3256T	tRNA^{Leu(UUR)}	异质性	Moraes et al.（1993）
T3258C	tRNA^{Leu(UUR)}	异质性	Sternberg et al.（2001）
T3271C[*]	tRNA^{Leu(UUR)}	异质性	Goto et al.（1991）
T3291C	tRNA^{Leu(UUR)}	异质性	Goto et al.（1994）
G3380A	ND1	异质性	Horvath et al.（2008）
G3481A	ND1	异质性	Malfatti et al.（2007）
G3946A	ND1	同质性／异质性	Kirby et al.（2004）
T3949C	ND1	异质性	Kirby et al.（2004）
G3959A	ND1	未确定	Lin et al.（2014）
A3995G	ND1	未确定	Lin et al.（2014）
C5541T	tRNA^{Trp}	异质性	Blakely et al.（2013）
T8316C	tRNA^{Lys}	异质性	Campos et al.（2000）
A12299C	tRNA^{Leu(CUN)}	异质性	Abu-Amero et al.（2006）
A12770G	ND5	异质性	Liolitsa et al.（2003）
A13849C	ND5	同质性	Choi et al.（2008）
G14453A	ND6	异质性	Ravn et al.（2001）

注：[*] 表示该位点是最主要的与 MELAS 相关的突变位点；[a] 具体可参见 MITOMAP 网站。

（二）Leber 遗传性视神经病变

Leber 遗传性视神经病变（LHON）是一种主要累及视网膜、巩膜筛板前部视乳头黄斑束纤维，导致视神经变性的母系遗传性疾病。mtDNA 突变是 LHON 发病的分子基础。

1. 与 Leber 遗传性视神经病变相关的 mtDNA 突变　自 1988 年 Wallace 等发现 LHON 家族中的 mtDNA ND4 G11778A 突变以来，目前已发现 30 多个 mtDNA 突变位点与 LHON 发病密切相关。这些突变包括原发性和继发性两种，其中 ND1 G3460A、ND4 G11778A 和 ND6 T14484C 这 3 个突变位点是最主要的原发突变，继发突变（如 tRNA^{Met} A4435G、tRNA^{Thr} A15951G 等）往往与原发突变协同作用而影响 LHON 的发病（表 11-2）。

2. Leber 遗传性视神经病相关的 mtDNA 突变常用检测技术　早期国内实验室较多采用合适的限制性核酸内切酶如 BsaH Ⅰ、Mae Ⅲ 及 Mva Ⅰ 等来检测 mtDNA ND1 G3460A、ND4 G11778A 和 ND6 T14484C 等突变。这 3 种限制性核酸内切酶对所扩增的亚单位片段分别有特定的切割识别序列，如突变未发生，则上述基因中原有限制性核酸内切酶所识别的序列存在，故 PCR 产物被限制性核酸内切酶消化成两个片段；如发生了突变，则原有限制性核酸内切酶所识别的序列不复存在，故 PCR 产物无法被上述限制性核酸内切酶所消化。目前实验室多采用 mtDNA 深度测序或 WGS 测序发现 mtDNA 突变，进一步进行 Sanger 测序、ddPCR 或 AS-PCR 进行验证，最后明确受检者是否存在 mtDNA 突变以及突变的异质率。

表 11-2　Leber 遗传性视神经病相关的 mtDNA 突变

突变位点	基因	同质性/异质性	首次报道[a]
G3316A	*ND1*	同质性	Saillard et al.（2000）
T3394C	*ND1*	同质性	Hofmann et al.（1997）
G3460A[*]	*ND1*	同质性/异质性	Huoponen et al.（1991）
C3497T	*ND1*	同质性	Kong et al.（2003）
G3733A	*ND1*	同质性/异质性	Valentino et al.（2004）
C4171A	*ND1*	同质性/异质性	Kim et al.（2002）
T4216C	*ND1*	同质性	Torroni et al.（1994）
A4435G	*tRNA^Met*	同质性	Herrnstadt et al.（2002）
G7444A	*CO I*	同质性	Huoponen et al.（1993）
T10663C	*ND4L*	同质性	Brown et al.（1995）
G11696A	*ND4*	同质性/异质性	Zhou et al.（2006）
G11778A[*]	*ND4*	同质性/异质性	Wallace et al.（1988）
T12338C	*ND4*	同质性	Wong et al.（2002）
G14459A	*ND6*	同质性/异质性	Jun et al.（1994）
C14482G/A	*ND6*	同质性/异质性	Howell et al.（1998）
T14484C[*]	*ND6*	同质性/异质性	Johns et al.（1992）
A14495G	*ND6*	异质性	Chinnery et al.（2001）
T14502C	*ND6*	同质性	Ozawa et al.（1991）
C14568T	*ND6*	同质性	Wissinger et al.（1997）
A14693G	*tRNA^Glu*	同质性/异质性	Tzen et al.（2003）
A15951G	*tRNA^Thr*	同质性	Li et al.（2006）

注：[*] 表示该位点是 3 个最主要的与 Leber 遗传性视神经病相关的突变位点。[a] 具体可参见 MITOMAP 网站。

（三）药物性耳聋

药物性耳聋是指由于使用某些药物治疗疾病或长期接触某些化学制剂而引起的耳聋。其致聋原因主要是药物中毒，尤其以氨基糖苷类药物最为常见。目前，药物性耳聋已成为导致耳聋的主要原因之一。

1. 与耳聋相关的 mtDNA 点突变　mtDNA 突变是导致耳聋的重要原因之一。其中，线粒体 *12S rRNA* 基因的 A1555G 和 C1494T 突变是导致氨基糖苷类抗生素耳毒性的主要分子致病基础；*tRNA^Ser（UCN）* T7511C 等突变则与非综合征型耳聋相关；而 *tRNA^Leu（UUR）* A3243G 等突变可导致综合征型耳聋。此外，继发突变（如 *tRNA^Thr* G15927A 等突变）则对原发突变（如 A1555G 等突变）起协同作用，影响耳聋表型的表达。目前 mitomap 报道较多的与耳聋相关的 mtDNA 突变见表 11-3。

表 11-3　与耳聋相关的 mtDNA 突变

突变位点	基因	同质性	疾病	首次报道[a]
T961delT＋C（n）ins，961insC	*12S rRNA*	同质性	药物性耳聋/非综合征型耳聋	Bacino et al.（1995）Tang et al.（2002）
T1095C	*12S rRNA*	同质性/异质性	药物性耳聋/非综合征型耳聋	Thyagarajan et al.（2000）
C1494T[*]	*12S rRNA*	同质性	药物性耳聋/非综合征型耳聋	Zhao et al.（2004）
A1555G[*]	*12S rRNA*	同质性/异质性	药物性耳聋/非综合征型耳聋	Prezant et al.（1993）
G1606A	*tRNA^Val*	异质性	综合征型耳聋	Tiranti et al.（1998）
A3243G[*]	*tRNA^Leu（UUR）*	异质性	综合征型耳聋	Ouweland et al.（1992）
G7444A	*CO1/tRNA^Ser（UCN）*	同质性/异质性	药物性耳聋/非综合征型耳聋	Pandya et al.（1999）
A7445G[*]	*CO1/tRNA^Ser（UCN）*	同质性/异质性	非综合征型耳聋	Reid et al.（1994）
7472insC[*]	*tRNA^Ser（UCN）*	同质性/异质性	综合征型耳聋	Tiranti et al.（1995）
T7511C[*]	*tRNA^Ser（UCN）*	同质性/异质性	非综合征型耳聋	Sue et al.（1999）
T7512C	*tRNA^Ser（UCN）*	同质性/异质性	综合征型耳聋	Nakamura et al.（1995）
A8344G[*]	*tRNA^Lys*	异质性	综合征型耳聋	Shoffner et al.（1990）
G8363A	*tRNA^Lys*	异质性	综合征型耳聋	Santorelli et al.（1996）
T14709C	*tRNA^Glu*	同质性	综合征型耳聋	Rigoli et al.（2001）
G15927A	*tRNA^Thr*	同质性	药物性耳聋/非综合征型耳聋	Wang et al.（2008）

注：[*] 表示目前公认的与耳聋相关的突变。[a] 具体可参见 MITOMAP 网站。

2. 耳聋相关的 mtDNA 突变的检测　开展耳聋的基因诊断不仅可以了解患者发生耳聋的分子病因、预测患者的病情与预后，还可以预测患者的下一代出现耳聋的概率。基因诊断可作为听力筛查的有效辅助手段，帮助确诊或预测潜在的早期听力障碍。

耳聋相关的 mtDNA 突变主要是点突变，因此理论上点突变和单核苷酸多态性的分析方法均可用于耳聋的基因诊断。目前，国内实验室较多采用合适的限制性内切酶如 *Alw*26 I（*Bsm*A I）、*Apa* I 和 *Xba* I 等来检测 mtDNA A1555G、A3243G 和 A7445G 等突变，根据 PCR 产物酶切后的电泳结果可直接判断受检者是否携带上述突变。另外，实验室也可采用 mtDNA 深度测序、Sanger 测序、ddPCR 或 AS-PCR 明确受检者是否存在 mtDNA 突变及具体的突变异质率。此外，目前市面上已有商品化的可同时检测包括线粒体 *12S rRNA* A1555G 和 C1494T 突变在内的 9 个致聋突变热点的遗传性耳聋基因诊断芯片。随着 DNA 芯片技术的不断发展，有望将越来越多耳聋相关的 mtDNA 突变位点整合到基因芯片中，以实现高通量、大规模筛查的需求。

（四）线粒体糖尿病

1. 线粒体 DNA 突变与糖尿病　1992 年，van den Ouweland 等首次发现 1 个糖尿病家系带有线粒体 *tRNA^Leu（UUR）* 基因突变，即 A3243G 点突变，提示线粒体基因突变可能是糖尿病的发病因素之一。

1999 年，WHO 把糖尿病分为 4 种类型，将线粒体糖尿病列为特殊类型糖尿病中的一种，随后陆续有线粒体 *tRNA*^*Lys* 基因 A8296G；*tRNA*^*Leu(UUR)*基因 C3254A、T3264C；*ND1* 基因 G3316A、T3394C、T3398C、A3399T；*12S rRNA* 基因 C1310T、A1438G 等多个与糖尿病有关的位点突变的报道。尽管线粒体基因突变与糖尿病的关系在国内外已进行大量研究，发现了几十个突变位点，但 *tRNA*^*Leu(UUR)* A3243G 仍是目前国际上唯一公认的线粒体糖尿病致病突变，也是国内外报道最多、发病率较高的单基因糖尿病突变位点。表 11-4 是与糖尿病相关的线粒体突变位点。

2. 线粒体糖尿病的分子生物学检验　除了传统的临床症状、生化等方面的检测指标以外，还有很多分子生物学的方法检测线粒体糖尿病，如 PCR-RFLP、AS-PCR、ddPCR、基因芯片和 DNA 测序等。目前公认的与糖尿病相关的线粒体突变位点是 *tRNA*^*Leu(UUR)* A3243G，其检测方法可参见"MELAS"部分对于 A3243G 突变位点的检测。

表 11-4　糖尿病相关的 mtDNA 突变

突变位点	累及基因	同质性/异质性	疾病	首次报道[a]
C1310T	*12S rRNA*	同质性	糖尿病临床表型	Guan et al.（2010）
A1438G	*12S rRNA*	同质性	糖尿病临床表型	Vawter et al.（2009）
A3243G[*]	*tRNA*^*Leu(UUR)*	异质性	糖尿病合并耳聋	Van den et al.（1992）
C3254A	*tRNA*^*Leu(UUR)*	异质性	妊娠糖尿病	Ng et al.（2000）
T3264C	*tRNA*^*Leu(UUR)*	异质性	糖尿病	Matsuoka et al.（1997）
T3271C	*tRNA*^*Leu(UUR)*	异质性	糖尿病	Jaksch et al.（1995）
G3316A	*ND1*	同质性	2 型糖尿病	Ogihara et al.（1995）
T3394C	*ND1*	同质性	2 型糖尿病	Wallace et al.（1995）
T3398C	*ND1*	同质性	糖尿病合并耳聋	Jaksch et al.（1995）
A3399T	*ND1*	同质性	妊娠糖尿病	Ng et al.（2000）
T4291C	*tRNA*^*Ile*	同质性	糖尿病临床表型	Lifton et al.（2004）
A4833G	*ND2*	同质性	2 型糖尿病	Onaya et al.（2000）
A7472C	*tRNA*^*Ser(UCN)*	同质性	糖尿病合并耳聋	Hanna et al.（2005）
A8296G	*tRNA*^*Lys*	同质性/异质性	糖尿病合并耳聋	Ohsawa et al.（1998）
A10398A	*ND3*	同质性	2 型糖尿病	Kato et al.（2003）
A12026G	*ND4*	同质性	糖尿病	Onaya et al.（1998）
C12258A	*tRNA*^*Ser(AGY)*	异质性	糖尿病合并耳聋	Turnbull et al.（1998）
T14709[*]	*tRNA*^*Glu*	同质性/异质性	糖尿病合并耳聋	Moraes et al.（1995）
T16189C	*D-Loop*	同质性	2 型糖尿病	Poulton et al.（1998）

注：[*] 表示该位点是已明确的与糖尿病相关的突变位点。[a] 具体可参见 MITOMAP 网站。

四、线粒体病分子生物学检验的临床意义

线粒体病临床表型的多样性和复杂性导致线粒体病诊断尤为困难，极易漏诊和误诊。分子生物学检验由于其高特异性和敏感性，在线粒体病确诊中起关键作用。通过分子生物学检验可以明确患者是否存在携带线粒体病致病基因突变，辅助临床医生进行早期诊断，预测患者的病情和预后，帮助医生制订更个性化的治疗方案和预防措施，从而提高患者的治疗效果和生活质量。此外，分子生物学检测还可以明确患者遗传缺陷的本质，从而为患者家系成员提供遗传咨询和产前诊断服务，帮助指导家庭进行相关遗传风险评估和管理。

第三节 溶酶体病的分子生物学检验

一、溶酶体病概述

（一）溶酶体发生

溶酶体（lysosome）是一种单层膜包被的囊泡状细胞器，广泛存在于真核细胞中。1955 年由诺贝尔奖获奖者 Cristian de Duve 等在鼠肝细胞中发现。溶酶体是一种异质性的细胞器，其形态大小，甚至所含的水解酶种类也各不相同。根据溶酶体处于完成其生理功能的不同阶段，大致可分为初级溶酶体、次级溶酶体和残质体。其中初级溶酶体最为典型，外面由一层脂蛋白膜围绕，形态呈球形，直径 0.2～0.5μm，其内容物均一且不含有明显颗粒物质。

溶酶体通过适应细胞外和细胞内的信号以维持自身的内稳态。溶酶体生成是溶酶体适应的重要机制之一，通过增加溶酶体的数量以满足不同细胞的需求，如饥饿诱导的自噬。

溶酶体的发生过程通常包括以下几个步骤（图 11-7）：

（1）酶的合成：溶酶体酶在内质网的核糖体上合成。

（2）运输：合成的酶被运输到粗面内质网（RER）腔内。

（3）标记：溶酶体酶在内质网腔进行寡糖修饰，进入高尔基复合体后溶酶体酶的甘露糖残基被磷酸化，进而形成甘露糖 -6- 磷酸（M6P）。

（4）识别：随后标记的 M6P 溶酶体酶与高尔基体反面扁囊膜（TGN）上的 M6P 受体（MPR）特异识别并结合。

（5）聚集和出芽：通过这种特异结合，溶酶体酶聚集并"出芽"离开高尔基复合体，溶酶体酶 -MPR 复合体被包裹在 TGN 处的笼形蛋白（clathrin）包裹的小泡中，并被输送到早期内体。

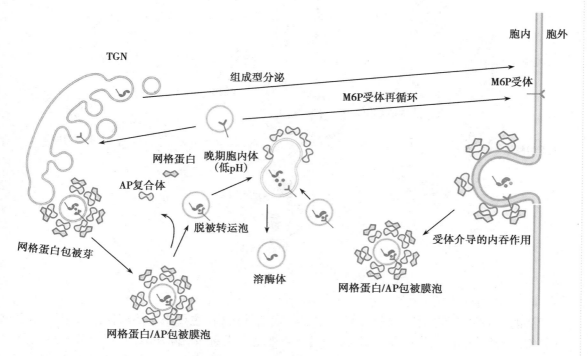

图 11-7 溶酶体生物发生过程

（6）形成溶酶体：随着早期胞内体进一步成熟为晚期胞内体，溶酶体酶-MPR复合体分离，溶酶体酶进一步在 ATP 的存在下去磷酸化，最终形成溶酶体。

在整个过程中，M6P 起到了关键作用，帮助识别和分选溶酶体酶，确保它们被正确地运输和聚集，从而形成功能正常的溶酶体。此外，研究表明，也有一些溶酶体酶是以不依赖M6P 的方式被送到内体。

（二）溶酶体功能

1. 细胞内消化　分解和消化细胞内的各种生物大分子、衰老的细胞器和细胞等。一般可概括成内吞作用、吞噬作用和自噬作用 3 种途径（图 11-8）。3 种途径所吞噬的对象和大小各不相同，内吞作用仅把可溶性大分子通过内吞泡摄入细胞内，并与初级溶酶体结合形成异噬溶酶体被消化。吞噬作用是将破损细胞或病原体及不溶性颗粒物质通过异噬泡包裹进入细胞，与初级溶酶体结合被消化掉。自噬作用是将细胞内破损细胞器和批量细胞质包裹，形成自噬泡，与初级溶酶体结合被消化掉。

2. 细胞的信号中枢　感知能量和氨基酸变化、信号转导和自噬调节至关重要。此外，溶酶体与其他细胞内细胞器（如线粒体、内质网）相互作用，相互调节体内平衡。

3. 维持细胞稳态　参与质膜修复和分泌，如将甲状腺球蛋白降解成有活性的甲状腺素。

4. 免疫防御　在免疫系统中发挥作用，抵御病原体的入侵。如吞噬细胞可吞入病原体，在溶酶体中将病原体杀死和降解。

5. 物质代谢　参与细胞内的物质代谢和能量转换，如维持胆固醇稳态。

6. 调节细胞周期　对细胞的分化、发育以及凋亡过程起到一定的调节作用。

7. 肿瘤发生及其他生理病理过程发挥重要作用。

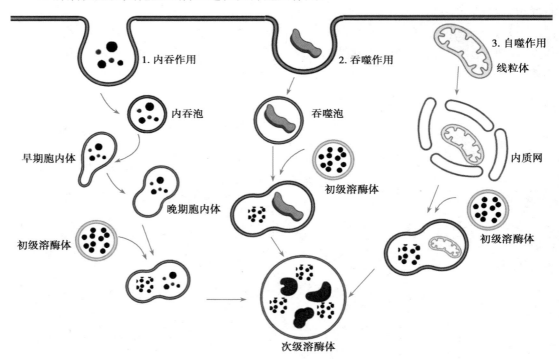

图 11-8　溶酶体的功能

（三）溶酶体病常见类型

溶酶体病又称溶酶体贮积症，是一组遗传代谢性疾病，主要由于溶酶体内特定酶缺乏或异常，导致溶酶体内物质异常积累，进而影响细胞内代谢和清除功能，最终导致多系统受累。溶酶体病主要包括寡糖贮积症、黏多糖贮积症、神经鞘脂贮积症、溶酶体膜蛋白转运障碍以及其他溶酶体病。

1. 寡糖贮积症 寡糖贮积症（oligosaccharidosis，OS）是因溶酶体内降解寡糖苷成分的水解酶活性降低，致使寡糖苷在骨骼、单核吞噬细胞系统和神经系统贮积，进而导致的一类多系统进行性疾病，其主要特点是糖蛋白类核心成分寡糖苷的贮积。寡糖贮积症可分为甘露糖苷贮积症、岩藻糖苷贮积症、天冬氨酰葡糖胺尿症和申德勒病。

（1）甘露糖苷贮积症（mannosidosis）：分为 α- 甘露糖苷贮积症（α mannosidosis）和 β- 甘露糖苷贮积症（又名半乳糖唾液酸贮积症）。α- 甘露糖苷贮积症是由于酸性 α- 甘露糖苷酶缺陷，导致糖蛋白不能分解，富有甘露糖的低聚糖沉积在组织内所致。该病呈常染色体隐性遗传，临床表现为免疫缺陷、面部和骨骼异常、听力下降和智力障碍等。90% 的 α- 甘露糖苷贮积症患者出现轻至中度多发性骨发育不良。β- 甘露糖苷贮积症是由于保护蛋白 / 组织蛋白酶 A（protective protein/cathepsin A，PPCA）缺陷导致 β- 半乳糖苷酶（β-galactosidase）和唾液酸苷酶共同缺乏，导致富含甘露糖的低聚糖积累所致。临床表现为面部粗糙、眼底樱桃红斑、脊椎异常、骨髓内泡沫样细胞等。

（2）岩藻糖苷贮积症（fucosidosis）：又称糖蛋白或寡糖贮积症。由于 *FUCA1* 基因缺陷使溶酶体中 α- 岩藻糖苷酶（α-fucosidase）缺陷，导致大量糖蛋白、糖脂或寡糖不能水解，进而在多部位蓄积所致。该病呈常染色体隐性遗传，主要表现为面部粗糙、生长发育迟缓、反复上呼吸道感染、多发性骨发育不良和弥漫性皮肤血管角化瘤。

（3）天冬氨酰葡糖胺尿症（aspartylglucosaminuria，AGU）：是由于体内天冬氨酰氨基葡萄糖苷酶缺乏而引起的一种常染色体隐性遗传病。其临床主要表现为智力低下、面容粗陋、多发性骨发育不良等。

（4）申德勒病（Schindler disease，SD）：是由 α-N- 乙酰半乳糖胺酶缺乏引起的一种常染色体隐性遗传病。该病分为 3 种疾病亚型，其中 I 型为婴儿型，正常发育至 1 岁左右，随后可能出现神经和神经肌肉症状，包括肌张力减弱和虚弱、不自主、快速的眼球运动、视力障碍等。Ⅱ型为成人型，症状较轻，可能到 30 多岁才出现相应症状。Ⅲ型是该疾病的中间形式，症状范围较广，从严重的智力障碍、神经功能障碍及癫痫发作到轻微的神经和精神问题，例如语言障碍和轻度孤独症样症状。

2. 黏多糖贮积症 黏多糖贮积症（mucopolysaccharidosis，MPS）是由于人体细胞溶酶体内降解氨基葡聚糖的水解酶发生突变导致其活性丧失，黏多糖不能被降解代谢，致使其在体内贮积，进而引起全身多系统进行性疾病。根据缺陷水解酶的不同，黏多糖贮积症可以分为 I、Ⅱ、Ⅲ、Ⅳ、Ⅵ、Ⅶ、Ⅸ型等 7 型，其中Ⅲ型又分为ⅢA、ⅢB、ⅢC、ⅢD 四个亚型，Ⅳ型分为ⅣA 和ⅣB 亚型。虽然各型致病基因和临床表现不同，但由于贮积的底物都是氨基葡聚糖而被统称为黏多糖贮积症（表 11-5）。除 MPSⅡ型为 X 连锁遗传外，其余均为常染色体隐性遗传。患者通常表现为体格发育障碍和智力发育落后。一般在出生时表现正常，但随着年龄增长，患者临床症状逐渐显现。共同特征是在出生后 1 年内出现生长迟缓，主要表现为身材矮小、面容畸形，如面部丑陋、头部较大、鼻梁低平、鼻孔扩大、唇厚、前额和双颧突出、发际低、颈短等。部分类型可能出现角膜混浊、关节和胸廓畸形、脊柱后凸或侧凸、膝外翻、爪形手、早期肝脾大、耳聋等症状。

3. 神经鞘脂贮积症 神经鞘脂贮积症（sphingolipidosis，SL）是因溶酶体内鞘脂分解代谢酶缺乏，致使鞘脂异常堆积，进而导致的一类多系统进行性遗传病。神经鞘脂贮积症主要包括戈谢病、尼曼 - 皮克病 A/B/C 型、异染性脑白质营养不良、球形细胞脑白质营养不良、GM1/GM2 神经节苷脂贮积症、法布里病等。脑内髓鞘的形成自出生后一直持续到 20 岁左右，但出生后一年半内形成最为迅速，一旦生成，其周转极慢，因此神经鞘脂贮积症多于婴儿期发病，中枢神经系统是其主要受累器官（表 11-6）。

表 11-5　MPS 疾病分型

MPS 分型	亚型	缺陷酶	致病基因
MPS I	VIII	α-L-艾杜糖苷酶	IDUA
MPS II		艾杜糖醛酸硫酸酯酶	IDS
MPS III	III A	类肝素 -N- 硫酸酯酶	SGSH
	III B	α-N- 乙酰氨基葡糖苷酶	NAGLU
	III C	α- 氨基葡糖苷乙酰转移酶	HGSNAT
	III D	N- 乙酰氨基葡糖 -6- 硫酸酯酶	GNS
MPS IV	IV A	半乳糖 -6- 硫酸酯酶	GALNS
	IV B	半乳糖苷酶	GLB1
MPS VI		芳基硫酸酯酶 B	ARSB
MPS VII		β- 葡糖苷酸酶	GUSB
MPS IX		透明质酸酶	HYAL1

表 11-6　SL 疾病分型

疾病类型	受累器官	累及神经系统	缺陷酶	致病基因
GM1 神经节苷脂贮积症	肝、脾、骨	是	β- 半乳糖苷酶 -1	GLB1
GM2 神经节苷脂贮积症		是	β- 氨基己糖苷酶 A，B	HEXA，HEXB
泰 - 萨克斯病	无		β- 氨基己糖苷酶 A	HEXA
桑德霍夫氏病	肝、脾		β- 氨基己糖苷酶 B	HEXB
尼曼 - 皮克病（A/B 型）	肝、脾、肺	是（A 型）否（B 型）	鞘磷脂酶	SMPD1
尼曼 - 皮克病（C 型）	神经	是（C 型）	鞘磷脂酶	NPC1，NPC2
戈谢病（I/II/III 型）	肝、脾、骨	否（I 型）是（II/III 型）	β- 葡萄糖苷酶	GBA
法伯病	皮肤、骨、肺	是	鞘氨醇酶	ASAH1
法布里病	肾、皮肤、血管	周围神经	α- 半乳糖苷酶	GLA
异染性脑白质营养不良	膀胱	是	芳基硫酯酶 B	ARSA
克拉伯病	无	是	β- 半乳糖苷酶	GALC

4. 溶酶体膜蛋白转运障碍　溶酶体膜蛋白转运障碍是因溶酶体膜蛋白异常或缺陷导致溶酶体内物质转运受阻，从而在溶酶体中贮积引起的一类疾病。溶酶体膜蛋白转运障碍主要包括胱氨酸贮积症和游离唾液酸贮积症，均呈常染色体隐性遗传。

（1）胱氨酸贮积症（cystinosis）：是一种罕见的溶酶体贮积症，是由于编码溶酶体胱氨酸转运蛋白 cystinosin 的 *CTNS* 基因发生突变，导致胱氨酸在机体细胞的溶酶体中积聚而引起的一种常染色体隐性遗传病。在新生儿中发病率为 1:100 000～1:200 000，最常见于英国中部地区的巴基斯坦人，发病率约为 1/3 600。临床上根据患者发病年龄、病情严重程度及主要受累器官不同分为 3 种类型，即婴儿型、青少年型和眼病或非肾病型，其中婴儿型病情最重也最常见。婴儿型也称早发型或经典型。患者出生时正常，6～9 个月时出现生长缓慢，频繁呕吐、食欲差、喂养困难，加之自肾脏丢失大量营养物质，常导致营养不良，难以存活。多数早发型患者在 10～20 岁死亡。青少年型也称中间型，多在青春期起病，肾脏和眼部改变与早发型类似，但症状出现晚且相对较轻。有些患者虽然不出现明显佝偻病、生长迟缓、电解质紊乱、畏光等症状，但终末期肾病通常都会在 15～25 岁出现。眼型也称非肾病型，仅表现为畏光，无肾脏损害。

（2）游离唾液酸贮积病（free sialic acid storage disease，FSAS）：症状因人而异，严重程度从重度至轻度不等，可分为 3 类，包括婴儿游离唾液酸贮积病（infantile free sialic acid storage disease，ISSD）、中间型重度 Salla 病以及缓慢进展的 Salla 病。ISSD 患者通常在出生前或出生后不久出现胎儿水肿、早产儿、面部粗糙、肌张力减低、生长发育迟缓、神经系统退化伴所获技能丧失、惊厥、肝脾大、肾病、骨骼异常等症状。患者通常在儿童早期死亡。中间型重度 Salla 病症状通常较 ISSD 轻，但比 Salla 病重。缓慢进展的 Salla 病通常在婴儿期（也可更晚出现）出现张力减低、发育迟缓、言语受限、渐进性神经系统退化、智力残疾、惊厥、痉挛状态、共济失调、手足扭转运动异常等症状。

5. 其他溶酶体病 除了寡糖贮积症、黏多糖贮积症、神经鞘脂贮积症和溶酶体膜蛋白转运障碍外，溶酶体病还包括黏脂贮积症、神经元蜡样质脂褐素沉积症、胆固醇脂贮积症等类型。

（1）黏脂贮积症（mucolipidosis，ML）：是由于溶酶体酶磷酸化及定位缺陷而不能正常转入溶酶体，导致黏脂类物质在细胞内异常积累所引起的疾病，因其临床表现类似黏多糖贮积症和神经鞘脂贮积症而得名。该病呈常染色体隐性遗传，根据临床症状的严重程度可分为黏脂贮积症 Ⅰ、Ⅱ、Ⅲ、Ⅳ、Ⅵ、Ⅶ 和 Ⅸ 型。其中黏脂贮积症 Ⅱ 型临床症状较为严重，发病早，通常在出生时就有特殊面容、骨骼畸形、神经系统发育异常、髋关节发育不良等临床表现，生长发育通常在 2 岁前停止，多在儿童期死亡。而黏脂贮积症 Ⅲ 型症状较轻，通常可存活至成年，但症状随年龄增长而缓慢进展。

（2）神经元蜡样质脂褐素沉积症（neuronal ceroid lipofuscinosis，NCL）：是一组涉及溶酶体蛋白分解代谢的酶或跨膜蛋白缺陷所致的遗传性、进行性神经变性疾病，主要由溶酶体内特定酶缺乏或异常导致神经元内蜡样质脂褐素物质异常积累而引起。根据分子遗传学特征，至少包括 10 种疾病，均呈常染色体隐性遗传。该病通常在婴幼儿期或儿童早期起病，其临床表型主要包括运动障碍、神经系统退行性病变、智力发育迟缓、视力和听力受损，并可能伴有肌肉萎缩、肝脾大和心脏异常等症状。

（3）胆固醇酯贮积症（cholesterol ester storage disease，CESD）：是由胆固醇酯水解酶缺乏引起的罕见常染色体隐性遗传病，其特征是肝脾大，胆固醇酯和甘油三酯于肝、脾、淋巴结及其他组织溶酶体内沉积。患者多在出生后 6 个月内死亡。

二、溶酶体病的分子标志物及相关检测

酶学分析是溶酶体病诊断的"金标准"，尤其对于由溶酶体酶缺陷引起的大多数溶酶体病而言，酶活性缺陷是确诊的直接证据，也是某些溶酶体病分型的重要依据。因此，上述蛋白编码基因的变异类型可以作为溶酶体病的分子生物学标志物。

（一）寡糖贮积症

寡糖贮积症是由编码糖苷酶的基因发生突变导致糖蛋白降解受阻所引起。不同亚型由相应的基因突变引起，各自的基因定位和酶学缺陷在上文中有详细总结。寡糖贮积症致病基因突变，大多数来自个案报告或仅在少数几个家族中发现，但也有例外情况。例如，已有 64 名 α- 甘露糖苷贮积症患者被报道携带 *MAN2B1* P.Arg750Trp 突变，他们分布于 20 个国家，占所有报道患者总数的 27.9%。且这类患者在欧洲分布自东向西呈逐渐下降的梯度，提

示它们来自欧洲东部地区。关于 β- 甘露糖苷贮积症致病基因 *MANBA*，目前已发现了 17 种不同的突变类型，分别来自不同的种族。在岩藻糖苷贮积症患者中，*FUCA1* 基因突变类型已报告了 29 种，大多数为纯合子突变，表明岩藻糖苷贮积症中有较高比例的血亲关系。在芬兰的天冬氨酰葡糖胺尿症患者中，98% 的患者是因 *AGA* 基因发生了 p.Cys163Ser 突变，该突变携带者频率在芬兰达到了 1/40～1/304。在申德勒病患者中，*NAGA* 基因突变已报告的有 7 种，其中曾在几个家系中发现 p.Glu325Lys 突变。

（二）黏多糖贮积症

除 Ⅱ 型为 X 连锁隐性遗传，其他所有类型的黏多糖贮积症均为常染色体隐性遗传（见表 11-5）。这组疾病在遗传学方面具有非常广泛的异质性，每种黏多糖贮积症均有很多种基因突变类型，一般来讲，无义突变和移码突变会导致比较严重的临床表型，而错义突变往往与比较缓和的临床进程有关，但通常来说，想要通过基因型来预测某一个体的临床表型还是非常困难的。所有类型的黏多糖贮积症，包括黏多糖贮积症 Ⅱ 型都属于真正的隐性遗传，携带者不会表现出临床症状。之前曾报道过几例女性黏多糖贮积症 Ⅱ 型患者，这是罕见的，因为她们不仅携带致病基因突变，X 染色体还出现了重大的基因重排和 / 或基因失活。

（三）神经鞘脂贮积症

神经鞘脂贮积症包括多种类型。不同亚型由相应的基因突变引起，各自的酶学缺陷和致病基因在表 11-6 中有详细总结。

尼曼 - 皮克病（A/B 型）致病基因 *SMPD1* 位于 11p15.4，基因长度约 6kb，由 6 个外显子组成。目前为止，已经发现超过 100 种 *SMPD1* 基因突变可以引起尼曼 - 皮克病 A/B 型，包括点突变、微小缺失和剪切位点变异。*SMPD1* 基因 2 号外显子编码了约 40% 的鞘磷脂酶多肽链，突变也大多数来自这一区域，但没有发现热点突变。*SMPD1* 基因内有两个 ATG 起始密码子，突变分析显示这两个起始密码子均具有功能。*SMPD1* 基因和它的逆转录 DNA 在长度上可能会有差异，同样的突变，由于参考序列不一样，在不同报道中给予的命名可能会有不同，如最初由 Levran 等报道的 p.deltaR608 突变，也可能被称为 p.deltaR610 突变。

大约有 95% 的尼曼 - 皮克病 C 型患者是因 *NPC1* 基因突变所致，至今已经发现了 300 余种致病性基因突变，其中 1/3 是错义突变，其他还有移码突变、无义突变、单个核苷酸的缺失或插入突变、剪切位点突变和大片段的缺失。在全球范围内只有 p.I1061T 和 p.P1007A 突变是频发突变，有接近 20% 的患者是因这两个基因突变所致。也有越来越多的基因突变被反复报道，但大多数还是属于某个家族所特有的突变形式。至今大约在 40 个家族中报告了 20 种不同类型的 *NPC2* 基因突变。*NPC1* 和 *NPC2* 的突变类型与该病的神经系统表现有关，但与全身其他器官的病变表现没有关系。

戈谢病的致病基因 *GBA* 基因位于 1q21，目前已发现了 300 多种突变类型。其中最为常见的突变是 p.N370S，大约 75% 北欧犹太人中以及 30% 的非犹太民族戈谢病患者是由该突变所致。由于 p.N370S 纯合子突变所致的患者临床表现相对较轻，一般认为该突变患者不易出现神经系统症状。

法布里病的致病基因 *GLA* 位于 Xq22.1，目前已发现大约有 600 种突变，其中主要为错义突变，也有无义突变和单个氨基酸缺失或插入突变。这些突变大多数仅在某个家族中存在，而某些突变，像位于 CpG 的二核苷酸（如 p.R227X），已发现其为独立的突变事件。

成年期发病的泰 - 萨克斯病（Tay-Sachs disease）有两个常见而严重的 *HEXA* 基因突变方式，分别为 1278insTATC 和 IVS12 + 1G > C，患者常常由于携带其中之一的复合杂合突变而发病，另外，还有一种轻型的常见突变形式 p.G269S。这种类型可在任何年龄阶段起病，常出现不典型的小脑性共济失调、运动神经元病或精神障碍，而认知功能损害仅出现在病程晚期。

（四）溶酶体膜蛋白转运障碍

溶酶体膜蛋白转运障碍包括胱氨酸贮积症和游离唾液酸贮积病，分别由编码 cystinosin 蛋白的 *CTNS* 基因和编码唾液酸转运蛋白的 *SLC17A5* 基因缺陷所致。*CTNS* 基因定位于染色体 17p13.2，全长约 23kb，含有 12 个外显子，编码 367 个氨基酸。此蛋白包括 7 个转膜区域和 2 个目标功能域，形成溶酶体跨膜通道，进而将溶酶体内的胱氨酸转运至膜外。到目前为止，已有 110 余种突变被报道，尽管错义突变和无义突变占 40%，但 1 个 57kb 的纯合缺失突变（缺失区域包括外显子 1～9 及部分外显子 10）在美国和北欧的婴儿型胱氨酸贮积症患者中最为常见，约占 50%。*SLC17A5* 基因定位于 6q13，全长约 61kb，含有 11 个外显子，编码 495 个氨基酸。该蛋白也称唾液酸转运蛋白，是一种溶酶体质子偶联酸性糖转运体，可将唾液酸转运出溶酶体。目前报道的 *SLC17A5* 基因变异包括错义突变、无义突变、剪接位点突变和缺失突变。其中点突变 c.115C>T（rs80338794）在芬兰和瑞典中较为常见，该错义突变将导致高度保守的精氨酸转变为半胱氨酸（p.Arg39Cys），纯合突变将导致缓慢进展的 Salla 型。但中间型重度 Salla 病患者通常携带复合杂合性的 p.Arg39Cys 突变和一个更严重的突变。

（五）溶酶体病的分子生物学检验

分子生物学检验是明确病因的重要手段，也是溶酶体病遗传诊断和咨询的唯一依据，对于溶酶体病的确诊，尤其是早期诊断至关重要。溶酶体病主要是单基因病，突变以点突变和缺失突变为主。因此，目前常用的检测方法有 PCR、基因芯片和 DNA 测序等。

1. PCR 根据受检者临床表现、生化代谢及酶活性检测结果，确定受检者是否为溶酶体病患者以及可能的亚型，进而针对性地对相关致病基因进行检测，如采用定量 PCR 技术检测 α- 甘露糖苷贮积症患者 *MAN2B1* 基因表达是否缺陷，或通过 PCR-RFLP 明确患者是否携带某种常见致病性变异。

2. 基因芯片 目前已有商品化的基因芯片应用于溶酶体病的诊断和研究，可实现一次性同时检测出 *GAA*、*GBA* 和 *GALC* 基因上多个变异位点。该方法具有简便、快速、微量化、自动化等优点。

3. DNA 测序 DNA 测序技术为溶酶体病的分子诊断提供了有力支持。不同类型的溶酶体病常见致病基因有所不同，对于具有典型临床症状的溶酶体病患者，可以通过 Panel 测序进行相应基因筛查。而对于临床疑似溶酶体病患者或 Panel 测序阴性的溶酶体病患者，可以利用 WES/WGS 等高通量测序方法完成突变位点的筛查。

三、溶酶体病分子生物学检验的临床意义

溶酶体病具有较大的临床异质性，许多症状并不具有特异性，因此临床诊断较为困难。分子生物学检验将有助于对疑似溶酶体病患者进行确诊和鉴别诊断，提高诊断的准确性。通过明确溶酶体病患者遗传缺陷的病因，可以预测病情严重程度和预后，帮助医生制订更个性化的治疗方案和预防措施，从而提高患者的治疗效果和生活质量。此外，在分子诊断的基础上，分子生物学检验还可以帮助患者家系成员进行遗传咨询和产前诊断服务，指导家庭进行相关遗传风险评估和管理。

本章小结

mtDNA 是裸露环状双链 DNA 分子，全长 16 569bp，编码区域含 37 个基因，可编码 13 种呼吸链复合体亚单位、22 种 tRNA 和 2 种 rRNA。线粒体病是由 mtDNA 或 nDNA 突变致使线粒体功能障碍而导致的一类多系统性疾病。mtDNA 突变相关线粒体病具有母系遗传、

遗传早发和阈值效应的特征。不同于 mtDNA 突变，nDNA 突变相关线粒体病通常症状比较严重，多在婴幼儿期发病，且遵循孟德尔遗传定律。线粒体病相关 DNA 变异可作为线粒体病的分子生物学标志物。由于线粒体病临床表现多样复杂，导致线粒体病诊断尤为困难，极易漏诊、误诊，往往需要结合临床、病理、生化及分子生物学检验综合进行诊断，其中分子生物学检验在线粒体病确诊中起关键作用。

溶酶体是细胞内物质降解和信号转导的重要中心之一，其主要功能是通过自噬作用促进细胞内成分的降解，并通过内吞作用和吞噬作用促进细胞外成分的降解，从而维持细胞稳态、物质代谢和能量转换等。溶酶体病是因溶酶体内多种水解酶或溶酶体膜蛋白基因变异所致的一类以多系统损害为特征的遗传代谢病。常见的溶酶体病包括寡糖贮积症、黏多糖贮积症、神经鞘脂贮积症和溶酶体膜蛋白转运障碍等。溶酶体病相关的 DNA 变异可作为溶酶体病的分子生物学标志物。分子生物学检验是明确病因的重要手段，也是确诊溶酶体病的最终手段，其对溶酶体病的早期诊断至关重要。

（吕建新　方合志）

第十二章 肿瘤分子生物学检验

通过本章学习，你将能够回答下列问题：

1. 肿瘤分子生物学检验的常用标志物有哪些？
2. 肿瘤分子生物学检验的临床标本类型有哪些？
3. 肿瘤分子生物学检验的临床意义有哪些？
4. 如何对恶性肿瘤如乳腺癌进行分子分型？
5. 肺癌相关的基因检测靶标有哪些？其分子生物学检测的意义是什么？
6. 乳腺癌相关的基因检测靶标有哪些？其分子生物学检测的意义是什么？
7. 如何通过基因检测指导白血病患者的靶向治疗用药？
8. 结直肠癌分子生物学检验的临床意义有哪些？

肿瘤作为威胁人类健康的主要疾病之一，其研究已从传统的形态学和细胞水平深入分子层面。这一转变极大地推动了肿瘤分子生物学检验领域的发展，并在肿瘤诊疗领域展现出广泛的应用价值。如今，分子生物学检验在肿瘤早期诊断、易感性筛查、分子分型、侵袭转移预测、预后评估以及靶向治疗等多个关键环节发挥关键作用，为肿瘤的综合防治提供了有力支持。

第一节 肿瘤的分子生物学检验策略

恶性肿瘤的主要特征包括无限增殖、持续血管新生、侵袭转移、基因突变以及表观遗传学改变等。正常细胞从恶变到转移涉及复杂的基因及表观遗传学改变。分子遗传学、表观遗传学和基因组学的深入研究与临床应用，已显著改变了肿瘤的诊断、分型、预后评估及治疗方法。

一、肿瘤分子生物学检验的标志物

染色体或基因异常与肿瘤的发生发展密切相关，针对这些异常进行检测和分析可提供重要的诊断、治疗和预防参考。

（一）肿瘤相关的染色体异常

人体肿瘤除少数几种外，几乎都出现染色体的异常改变。癌症患者染色体异常的频率可达 80%～100%。而在白血病诊断中，国际上通用的是细胞形态学（morphology）、免疫学（immunology）、细胞遗传学（cytogenetics）和分子生物学（molecular biology）分型，即 MICM 分型，可显著提高急性白血病亚型的诊断精确性，并指导其个性化治疗。

（二）肿瘤相关病毒基因

据世界卫生组织统计，大约 15% 的癌症发生可归因于病毒感染。目前确认与人类肿瘤发生有关的病毒有 6 个，包括①致瘤性 DNA 病毒：HPV、HBV、Epstein-Barr 病毒（EBV）和人类疱疹病毒 8 型（HHV-8）；②致瘤性 RNA 病毒：人类 T 细胞白血病 / 淋巴瘤病毒 1 型

（HTLV-1）和 HCV。肿瘤相关病毒的分子生物学检验参见"第九章 感染性疾病分子生物学检验"。

（三）肿瘤相关的基因异常

实体肿瘤主要包含 3 种形式基因异常：原癌基因突变或过表达、抑癌基因缺失或失活，以及基因甲基化异常，这些都可作为肿瘤诊疗中的分子标志物。

1. 原癌基因（proto-oncogene） 是指普遍存在于人类或其他动物细胞基因组中的一类基因，在正常情况下以非激活的形式存在，其在生物进化过程中高度稳定，基因序列呈高度保守性，是细胞生长和分化中必不可少的。在环境致癌因素作用下，原癌基因发生点突变、重排、扩增、启动子外源性插入、基因组甲基化程度的降低等改变，被激活成活性形式的癌基因（oncogene），引起细胞癌变。目前所发现的原癌基因已超过 100 种，现列举部分代表性原癌基因及其活化机制与蛋白功能（表 12-1）。

表 12-1 部分原癌基因及其活化机制与蛋白功能

原癌基因	活化机制	蛋白功能
EGFR	扩增、突变	调控 RAS-RAF-MEK-ERK-MAPK 和 PI3K-AKT 等通路
HER2	扩增	调控 RAS-RAF-MAPK 和 PI3K-AKT 通路
KRAS	突变	调控 RAS-RAF-MEK-MAPK 和 PI3K-AKT-mTOR 通路
ROS1	融合、扩增、突变	调控 MAPK-ERK、JAK-STAT 和 PI3K-AKT-mTOR 等通路
BRAF	突变	调控 RAS-MAPK-ERK 通路
PIK3CA	突变	调控 PI3K-AKT 通路
KIT	突变	调控 RAS-ERK、PI3K-AKT 和 JAK-STAT 通路
RET	突变	调控 PI3K-AKT、RAF-MEK-ERK 等通路
NTRK	融合、突变、扩增	维护神经元稳态

（1）*EGFR*：又称 *ERBB*，位于人染色体 7p11-p13 上，包括 28 个外显子，编码表皮生长因子受体（epidermal growth factor receptor，EGFR）。EGFR 与表皮生长因子（EGF）结合，形成同源或异源二聚体，从而激活内源性酪氨酸激酶，启动一系列下游信号级联反应，促进细胞生长和分化。*EGFR* 突变在肿瘤细胞的增殖、损伤修复、侵袭及新生血管形成等方面起重要作用。肺癌、结直肠癌、乳腺癌、宫颈癌、膀胱癌和鼻咽癌等肿瘤组织中的 EGFR 表达增高。

EGFR 突变主要发生在 18～21 号外显子上。*EGFR* 经典突变主要包括 4 种类型：外显子 19 缺失突变（19DEL）、外显子 21 点突变（21L858R）、外显子 18 点突变和外显子 20 插入突变。其中，19DEL 和 21L858R 是最常见的突变类型，且均对 EGFR 酪氨酸激酶抑制剂（EGFR tyrosine kinase inhibitor，EGFR-TKI）敏感，包括厄洛替尼、吉非替尼和奥希替尼等。此外，外显子 18 的 G719X 突变、外显子 20 的 S768I 突变和外显子 21 的 L861Q 突变也具有一定的药物敏感性。然而，外显子 20 的 T790M 突变则与第一代和第二代 EGFR-TKI 的获得性耐药相关。*EGFR* 突变检测可以指导临床合理选择靶向药物，取得更好的治疗效果。目前，吉非替尼、阿法替尼、奥希替尼分别是第一、二、三代 EGFR-TKI 的代表药物，一代 / 二代 EGFR-TKI 用于 *EGFR* 经典突变晚期非小细胞肺癌（non-small cell lung carcinoma，NSCLC）患者的一线治疗，三代 EGFR-TKI 可有效抑制 *EGFR T790M* 突变，已成为一代 / 二代 EGFR-TKI 治疗进展后伴 *EGFR T790M* 突变患者的标准治疗手段。

（2）*HER2*：也称为 *ERBB2* 或 *neu*，位于人染色体 17q21 上，其主要编码产物人类表皮生长因子受体 -2（HER2）蛋白是一种跨膜酪氨酸激酶受体，在细胞增殖、分化、血管生成等过程中发挥重要作用。当 *HER2* 基因过表达时,细胞表面的 HER2 受体表达增多,导致细胞转化和致癌性生长。*HER2* 过表达的乳腺癌及结直肠癌(colorectal cancer,CRC)等常具有高侵袭性和不良预后。目前,针对 HER2 的靶向药物主要有单克隆抗体、小分子 TKI、抗体偶联药物(ADC)和双特异性抗体。

(3)*KRAS*:属于 *RAS* 基因家族成员,位于 11 号染色体,主要编码 GTP 结合蛋白,与 GTP 结合激活 RAS 信号通路,与 GDP 结合后失活,在调节正常细胞增殖和细胞信号转导方面发挥着重要作用。*KRAS* 最常见突变为 G12C,发生在第 12 位密码子上,甘氨酸被半胱氨酸所取代,广泛存在于多种肿瘤如肺癌、结直肠癌等。*KRAS* 突变激活多条细胞信号转导通路,进而促进细胞增殖、转化和抗凋亡,最终可能导致肿瘤发生和发展。特异性针对 *KRAS* G12C 突变的抑制剂在临床研究中取得了一定效果。

(4)*ROS1*:位于人染色体 6q22 上,其编码的蛋白是受体酪氨酸激酶超家族的关键成员之一,对细胞生长起着重要作用。*ROS1* 变异类型包括融合(重排)、点突变和扩增等,其中融合是主要变异类型。*ROS1* 基因常见的融合伴侣包括 *CD74*、*EZR*、*SLC34A2* 和 *LGD4* 等。融合后的 *ROS1* 基因表达的蛋白缺失细胞膜外部分,只保留细胞膜内的激活区域,并与其他蛋白发生融合,长期处于过度活跃状态,持续传递生长增殖的信号,导致细胞表现出恶性特征。*ROS1* 融合在 NSCLC 的发生发展及临床治疗中扮演着至关重要的角色。针对 *ROS1* 阳性的 NSCLC,可选择克唑替尼和色瑞替尼等 ROS1 靶向药物进行治疗。

(5)*BRAF*:位于人染色体 7q34,编码 BRAF 蛋白,是丝氨酸/苏氨酸蛋白激酶家族的重要成员。通过调节 RAS-MAPK-ERK 信号通路,影响细胞分裂、分化和分泌,调控炎症、凋亡、恶性化以及肿瘤的侵袭和转移。*BRAF* 常见的变异是点突变,尤其是 *BRAF* V600E 突变,发生在第 15 号外显子的第 600 位密码子上,缬氨酸被谷氨酸所取代。这种突变可增强 BRAF 激酶活性,导致细胞异常增殖,最终导致肿瘤的形成。*BRAF* 突变在多种肿瘤中均有发现,包括黑色素瘤(59%)、结直肠癌(18%)、神经胶质瘤(11%)等。*BRAF* 野生型对特定药物如西妥昔单抗和帕尼单抗治疗更有效,而突变型则与较差的预后相关。目前,维莫非尼等 BRAF 抑制剂已被批准用于治疗 *BRAF* V600E 突变的不可切除或转移性黑色素瘤,为肿瘤患者提供了新的治疗选择。

(6)*PIK3CA*:位于人染色体 3q26.3,共有 20 个外显子,主要编码磷脂酰肌醇 3 激酶(PI3K)的催化亚单位 p110α 蛋白。PI3K 在 PI3K-AKT 通路中起关键作用,调节细胞增殖、迁移、生存,以及新蛋白生成和细胞内的物质转运。*PIK3CA* 突变可导致 AKT 持续激活,促进肿瘤发生发展,在人类实体瘤中广泛存在,包括乳腺癌、结直肠癌、宫颈癌和肺癌等,突变频率分别为 7.5%~35.5%、16.9%~30.6%、14%~23% 和 0.6%~20%。*PIK3CA* 突变显著提高 PI3K 的磷脂激酶活性,从而促进正常细胞向癌细胞转化。*PIK3CA* 突变主要集中在外显子 9 和外显子 20,其中 H1047R、E542K 和 E545K 三个点突变占 *PIK3CA* 突变总数的 80%~90%,均有致癌转化作用。目前,国际上已有 PI3K 抑制剂如阿培利司和库潘尼西等获批,且多种新药如 CYH33、RLY-2608 和 LOXO-783 等在临床试验中。

(7)*KIT*:也称为 *c-KIT*,位于人染色体 4q12-q13,编码Ⅲ型跨膜受体酪氨酸激酶。主要涉及 RAS-ERK、PI3K-AKT 和 JAK-STAT 三条通路,这些通路均可抑制细胞凋亡、诱导肿瘤发生。KIT 失调包括过表达和突变。研究报道,有 75%~80% 的胃肠道间质瘤(GIST)与 *KIT* 突变相关。治疗方面,伊马替尼作为 *KIT* 突变型胃肠道间质瘤的一线药物,剂量根据突变类型有所不同:外显子 11 突变者推荐用常规剂量,外显子 9 突变者推荐用高剂量。

(8)*RET*:位于人染色体 10q11.2 上,编码细胞膜上的受体酪氨酸激酶 RET 蛋白。*RET* 异常激活,如点突变和融合,可激活下游 PI3K-AKT、RAF-MEK-ERK 等信号通路,促进细胞增殖、增强血管生成和肿瘤侵袭性。*RET* 点突变常见于甲状腺髓样癌,最常见的突变位点是 M918T；而 *RET* 融合多见于甲状腺乳头状癌和 NSCLC。塞普替尼是一种高选择性和抑制活性的小分子 *RET* 抑制剂，已被国家药品监督管理局批准用于治疗 *RET* 融合阳性的 NSCLC 和甲状腺乳头状癌以及 *RET* 突变型甲状腺髓样癌。

（9）*NTRK*：*NTRK1*、*NTRK2* 和 *NTRK3* 分别位于人染色体 1q21-q22、9q22.1 和 15q25，编码原肌球蛋白受体激酶（TRK）家族受体蛋白 TRKA、TRKB 和 TRKC。在生理情况下，TRK 通过与相应的神经营养因子结合，调控神经元的生长、分化和凋亡，维护神经元稳态。*NTRK* 基因变异，如融合、突变、扩增和 mRNA 过表达，与肿瘤细胞增殖、迁移、侵袭及血管生成相关，影响肿瘤患者预后。

NTRK 突变广泛存在于成人和儿童实体瘤中，尤其在罕见肿瘤如分泌性乳腺癌、先天性中胚层肾瘤和婴儿型纤维肉瘤中，*NTRK* 突变率高达 90%。*NTRK* 通过其具有原癌基因活性的 3′ 区域（编码激酶结构域）在染色体内或染色体间与无关基因 5′ 序列重排，编码形成融合蛋白，无须神经营养因子激活即可发出与正常 TRK 蛋白相同的活性信号，驱动肿瘤发生发展。*NTRK* 基因融合是泛癌靶向治疗的重要分子标志物。我国首部《中国实体瘤 *NTRK* 融合基因临床诊疗专家共识》强烈推荐成人和儿童晚期实体瘤患者进行 *NTRK* 融合基因检测，阳性患者建议使用拉罗替尼、恩曲替尼等 TRK 抑制剂治疗。

2. 抑癌基因（anti-oncogene） 又称肿瘤抑制基因（tumor suppressor gene，TSG），为一类存在于细胞内的对细胞增殖有负调控作用、具有潜在抑癌作用、对肿瘤的发生发展起负调控作用的基因，而一旦失活可导致肿瘤发生。抑癌基因失活的方式大致可分为两类：①点突变或缺失，如 *Rb*、*TP53*、*WT1* 等；② DNA 甲基化和组蛋白去乙酰化等表观遗传学改变，如启动子区域 CpG 岛高甲基化致其转录沉默。现列举部分代表性抑癌基因及其失活机制与蛋白功能，见表 12-2。

表 12-2 部分抑癌基因及其失活机制与蛋白功能

抑癌基因	失活机制	蛋白功能
TP53	缺失、突变	维持基因组稳定
PTEN	缺失、突变	调控 PI3K-AKT 信号通路
BRCA1/2	缺失、突变、甲基化	维持基因组稳定性和控制染色体重组
APC	缺失、突变	调控 Wnt 通路，调控细胞周期
CDH1	缺失、甲基化	E- 钙黏蛋白，调节细胞增殖、侵袭、迁移等
DCC	缺失	诱导细胞凋亡
FHIT	缺失、甲基化	调控 Wnt-β-catenin 通路
MEN1	缺失、突变	Menin 蛋白，调节细胞分化和衰老
NF1	缺失	神经纤维蛋白，作为 GTP 酶激活蛋白参与 RAS 通路的负调控
$p16^{INK4a}$	缺失、甲基化	在 $p16^{INK4a}$-CDKs-Rb-E2F 通路中发挥作用
$p14^{ARF}$	缺失、甲基化	通过 p53、Rb 及促分裂原活化蛋白激酶这 3 条相互独立的通路，调控细胞周期
RASSF1A	甲基化	类似于 Ras 效应蛋白，参与调控细胞周期
Rb	缺失、突变、甲基化	调控细胞周期
VHL	缺失	具有 E3 泛素连接酶的功能

（1）*TP53*：定位于人染色体 17p13.1，编码由 393 个氨基酸组成的 p53 蛋白，被誉为"基因组守护者"。50% 以上的人类肿瘤与 *TP53* 基因变异有关。*TP53* 失活可进一步增加肿瘤

细胞基因组不稳定性，突变型 *TP53* 则具有癌基因作用，促进细胞恶性转化。*TP53* 突变主要包括点突变、缺失突变、插入突变、移码突变、基因重排等方式，最常见的是点突变，热点突变集中在第 5～8 外显子。*TP53* 突变广泛存在于肺癌、乳腺癌、结直肠癌、膀胱癌、前列腺癌、肝细胞癌、胶质母细胞瘤及淋巴造血系统肿瘤等。

（2）*PTEN*：位于人染色体 10q23.3，含 9 个外显子，编码由 403 个氨基酸构成的 PTEN 蛋白，具有脂质磷酸酶和蛋白磷酸酶双重酶活性。可通过如酪氨酸激酶等磷酸化酶的活性，有效抑制肿瘤的发生发展。在各类癌症中，*PTEN* 缺失尤为常见。以乳腺癌为例，40%～50% 的患者存在 *PTEN* 杂合性缺失，约 10% 的患者存在 *PTEN* 功能缺失突变。

（3）*BRCA1* 和 *BRCA2*：均为关键的抑癌基因，分别定位于人染色体 17q21 和 13q12-q13。*BRCA* 携带有多种致病性胚系突变，这些突变显著提高了罹患多种肿瘤的风险，特别是家族性乳腺癌和卵巢癌。此外，*BRCA* 突变还与胰腺癌、前列腺癌以及黑色素瘤等癌症的发生密切相关。对潜在高肿瘤风险人群，*BRCA* 胚系突变筛查极为重要，促进癌症早诊早治。在精准医疗中，*BRCA* 检测同样关键，如 *BRCA1/2* 突变的卵巢癌患者对铂类化疗敏感，预后佳，并可从 PARP 抑制剂治疗中获益。

3. 基因甲基化异常　在肿瘤细胞中，异常的 DNA 甲基化是肿瘤发生和发展的关键标志，贯穿于肿瘤发生发展的全过程。检测基因甲基化状态，可高效、非侵入性地筛查结直肠癌、胃癌、肺癌、肝癌和宫颈癌等肿瘤，提高诊断准确性，实现精准分子分型。此外，DNA 甲基化水平与肿瘤预后相关，可评估治疗后的肿瘤微小残留病变（minimal residual disease，MRD），监测复发风险，并预测化疗敏感性，指导精准治疗。

目前国内已有许多 DNA 甲基化检测试剂盒被国家药品监督管理局（NMPA）批准用于多种肿瘤的辅助诊断。①结直肠癌：检测血浆标本中 *SEPTIN9*、*SDC2* 及 *BCAT1* 三个基因启动子区呈高甲基化水平，联合免疫法粪便潜血试验，可作为疑似结直肠癌的辅助诊断。②胃癌：检测血浆标本中 *SEPTIN9* 与 *RNF180* 基因甲基化水平，适用于胃癌家族史或 40 岁以上高风险人群。③肺癌：血浆标本中 *SHOX2*、*RASSF1A* 和 *PTGER4* 三个基因甲基化联合检测可用于临床上疑似肺癌的辅助诊断。④肝癌：检测血清标本中 *BMPR1A* 和 *PLAC8* 基因甲基化水平，可用于疑似肝癌的辅助诊断。

（四）循环肿瘤细胞和循环肿瘤核酸

循环肿瘤细胞和循环肿瘤核酸检测具有非侵入性采样、可动态反映肿瘤基因谱全貌、提供肿瘤疾病状态相关的实时信息等优势，在肿瘤临床诊疗中的应用价值受到越来越多的关注。循环肿瘤核酸包括循环肿瘤 DNA 和循环肿瘤 RNA。

1. 循环肿瘤细胞（circulating tumor cell，CTC）　是指从肿瘤病灶（原发灶或转移灶）脱落并进入外周血液循环的肿瘤细胞，是肿瘤发生远处转移的关键环节，检测 CTC 数量可提示肿瘤的恶性程度及转移风险，具有重要的预后价值。CTC 是肿瘤液体活检的主要材料之一，能够弥补难以动态获取肿瘤组织的不足，通过对其进行实时的分子分型和功能分型，可辅助制订个体化诊疗方案，在肿瘤的预后判断、疗效评估以及复发转移和耐药监测中具有重要的临床意义。

CTC 携带肿瘤细胞的多组学信息（基因组、转录组、蛋白组、代谢组等），且具有完整细胞形态可用于体外肿瘤细胞形态和功能分析。CTC 计数、分子分型及下游分析在肿瘤疗效评价、预后评估与辅助治疗决策中前景广阔。然而，外周血中的 CTC 数量极少，检测前需要先根据其生物学或物理学特性进行富集，然后再根据 CTC 的基因表达或功能特点对富集到的细胞进行鉴定。目前 CTC 检测已在临床应用。

2. ctDNA　ctDNA 是指由肿瘤细胞主动分泌或在肿瘤细胞凋亡/坏死过程中释放入循环系统中的 DNA 片段，长度为 132～145bp，半衰期较短（一般 <2 小时）。

ctDNA 携带来源于肿瘤细胞相关的遗传学特征,如基因突变、甲基化、扩增或重排等,具有无创、可动态监测等优点,可作为肿瘤筛查、伴随诊断、治疗疗效评估及预后风险分层的重要指标。目前国内外已有多个试剂盒被批准应用于检测 NSCLC 患者血浆 cfDNA 中 *EGFR* 突变,可作为伴随诊断帮助选择适合 EGFR-TKI 靶向治疗的 NSCLC 患者,已被临床共识推荐用于晚期 NSCLC,且作为不易获取 NSCLC 组织标本时的补充手段。需要强调的是,ctDNA 丰度受多种因素影响,波动较大,在内外因素特别是治疗压力下,其携带的生物信息可能会发生演变,且受正常细胞胚系变异或克隆性造血细胞体系突变干扰,在临床检测和报告解读过程中应特别注意。

3. ctRNA ctRNA 特指外周血或体液中存在的来源于肿瘤的 RNA,属于 cfRNA 的一部分。循环游离 RNA(circulating cell-free RNA,cfRNA)包括 mRNA、miRNA、circRNA、lncRNA 等,既可作为细胞活动或细胞死亡的副产物而被动释放,也可由细胞主动分泌。

ctRNA 除了携带肿瘤来源的遗传信息外,也包含了肿瘤相关蛋白的转录表达与相关表型的调控信息,是较为理想的标志物。ctRNA 检测在肿瘤的辅助诊断、靶向药物的疗效以及预后的动态监测等方面发挥重要作用。目前国内已有多个试剂盒被 NMPA 批准用于多种肿瘤的辅助诊断,例如,检测血清 miR-25 已应用于胰腺癌的辅助诊断;半定量检测血浆中 7 种 miRNA 包括 miR-21、miR-26a、miR-27a、miR-122、miR-192、miR-223 和 miR-801 等,可用于动态监测肝细胞癌的治疗效果与疾病进程。

二、肿瘤分子生物学检验的临床标本

可用于肿瘤分子生物学检验的标本主要包括组织标本、细胞标本、血液和体液标本。组织标本是肿瘤基因检测的"金标准"。利用血液、体液作为标本来源检测获取肿瘤相关信息的技术也称为液体活检,相对于组织活检,液体活检打破了肿瘤异质性的取样局限,易于重复取样,因此在治疗过程中可连续取样,动态监测肿瘤特征变化,实现"实时活检"。

(一)组织标本

组织标本仍是临床上进行肿瘤基因检测的首选,可分为新鲜组织、甲醛固定-石蜡包埋(FFPE)组织等类型。

新鲜组织一般是在无菌条件下通过肿瘤切除手术、穿刺手术或胃肠镜手术从机体上切下来的新鲜肿瘤组织。新鲜组织是保存 DNA、RNA 或蛋白质的首选。在大多数情况下,只有新鲜的组织标本可用于基于阵列的方法,但它通常不易获取。

石蜡包埋组织由于其易于获得和保存,是最常使用的诊断材料。然而,由于核酸在甲醛溶液中的暴露可增加核酸碎片,并破坏 DNA、RNA 和蛋白质的完整性。因此,长时间的甲醛溶液固定、石蜡包埋和在室温下长期储存,均可导致假阴性结果。检测前应进行 HE 染色评估肿瘤细胞的含量,要求肿瘤细胞含量≥20%,坏死细胞含量<10%。使用手动或仪器辅助方法分离肿瘤细胞及单个肿瘤细胞的显微切割,可得到相对纯的肿瘤细胞。

(二)细胞学标本

最常用的细胞学标本,包括细针穿刺细胞(fine-needle aspiration,FNA)、尿液和血液以及用于分子病理学的各种拭子,有助于准确诊断实体肿瘤,如采集乳腺细针穿刺样本检测 HER2/neu 用于辅助诊断乳腺癌,采集宫颈脱落细胞检测 HPV DNA 用于宫颈癌初筛。

粪便基因检测主要针对从肠道中脱落的肿瘤细胞进行 DNA 变异检测,主要包括突变或甲基化修饰检测。针对肠镜依从性差的结直肠癌高风险人群,可通过检测粪便标本中肠道脱落细胞的 *KRAS* 突变、*BMP3* 和 *NDRG4* 基因甲基化进行早期筛查。

(三)血液和体液标本

1. 血液标本 外周血中可能存在 CTC、ctDNA 和 ctRNA 等,是肿瘤分子生物学检验标本的重要来源之一。一般建议血液采集完毕后立即送检，标本运输过程中应避免机械应力致血细胞破裂，气动管道运输可能增加细胞基因组 DNA 释放。ctDNA 标本采集宜采用含细胞稳定剂的抗凝管，尽快完成血浆分离，提取的 cfDNA 宜在 24 小时内进行后续检测。

2. 体液标本 体液标本类型包括尿液、唾液、痰液、支气管肺泡灌洗液和胸腔积液、腹腔积液等，标本中可能存在 CTC、ctDNA 和 ctRNA 等。

三、肿瘤分子生物学检验技术

肿瘤分子生物学检验所用的技术与其他领域相似，常用的技术主要有①基于基因扩增的技术：如实时荧光定量 PCR、逆转录 -PCR（RT-PCR）和支链 DNA 检测等，目前常用于检测基因突变的 PCR 技术包括扩增受阻突变系统 PCR、多重连接依赖性探针扩增 PCR 和数字 PCR 等，可对基因点突变、插入 / 缺失、融合等进行检测。②基于杂交反应的技术：如原位杂交和荧光原位杂交（FISH）。③基于微阵列反应的技术：如 CGH 以及 DNA、RNA、小RNA 微阵列等。④测序技术：主要可分为三大类，即第一代测序（以 Sanger 测序为代表）、下一代测序（NGS，亦称大规模平行测序）以及第三代测序技术。其中，Sanger 测序因其高度的准确性和可靠性，至今仍被视为 DNA 测序技术的"金标准"；NGS 具备高效的大规模并行处理能力，主要应用于驱动基因测序，是肿瘤精准诊疗的重要环节。

四、肿瘤分子生物学检验的临床意义

肿瘤分子生物学检验广泛应用于肿瘤的辅助诊断、分子分型、治疗选择和预后判断等（表 12-3）。

表 12-3　实体肿瘤中常见的基因改变及应用

肿瘤	主要的分子靶标	主要检测方法	临床应用
非小细胞肺癌	*EGFR, ALK, ROS1*	PCR，测序，FISH	预后，治疗反应
结直肠癌	①突变的癌基因：*EGFR, KRAS, BRAF* 和 *PIK3CA* ②突变或缺失的抑癌基因：*TP53, APC, TGFBRI, SMAD2, SMAD4* ③微卫星不稳定性基因（MSI）和 CpG 岛甲基化基因（CIMP）	FISH，PCR，测序，微阵列，甲基化特异 PCR	诊断，预后
肠型胃癌	*p73* 突变，MSI（*hMLH1* 和 *hMSH2*），LOH 或 *APC* 突变，*HER2/neu*	FISH，PCR，IHC	诊断，预后
弥漫型胃癌	*CDH1*	FISH，PCR，IHC	诊断，预后
散发性，非遗传性乳腺癌	*HER2/neu*，多种基因	FISH，IHC，实时 PCR，Oncotype，MammaPrint	分子分型，预后，治疗反应
遗传性乳腺癌	*BRCA1, BRCA2*	高通量测序，多重 PCR	诊断，遗传咨询
肝细胞癌	*EGFR, TP53*，β-catenin，miRNA，多种基因	FISH，PCR，测序，微阵列	诊断，预后，靶向治疗
甲状腺乳头状癌	*BRAF, RAS, RET, PTC1, PTC3*	FISH，实时 PCR，测序	诊断，预后，治疗选择
甲状腺滤泡癌	*PAX8-PPARγ* 基因重排	IHC，FISH，实时 PCR	诊断，预后
甲状腺髓样癌	*RET*	测序，PCR	筛查，诊断，监测

续表

肿瘤	主要的分子靶标	主要检测方法	临床应用
胰腺癌	①大多数胰腺癌：*KRAS* 突变	PCR，测序	诊断
	②突变或缺失的抑癌基因：*TP53*，*SMAD4*，*p16^{INK4a}/CDKN2A*	PCR，甲基化特异 PCR	预后
	③ miRNA	实时 PCR	诊断，预后
前列腺癌	*TMPRSS2::ERG*	FISH，ELISA，实时 PCR，基因表达阵列	诊断，分型
宫颈癌	HPV-16 和 HPV-18	杂交捕获 DNA 阵列，实时 PCR，Southern 杂交，斑点杂交	诊断，宫颈巴氏涂片异常患者的随访
恶性黑色素瘤	*CDKN2A*，*p14^{ARF}* 和 *p16^{INK4a}* 失活；*NRAS G12V* 和 *BRAF V600E* 突变	PCR，测序	诊断，分型，治疗
胶质母细胞瘤	① *EGFR*，*TP53*，10q，*MGMT* 突变；② *PTEN*，*p16^{INK4a}* 缺失	实时 PCR，甲基化特异 PCR，FISH	预后，治疗反应
少突神经胶质瘤	1p/19q 缺失	FISH，实时 PCR	诊断，预后，治疗反应
膀胱癌	非整倍性染色体 3,7 和 17；9p21（编码 *p16^{INK4a}*）缺失；*NMP 22*	FISH	诊断
卵巢高级别浆液性癌	*TP53* 缺失或突变	PCR，Southern 杂交	诊断，分型
卵巢子宫内膜样癌	*CTNNB1*（β-catenin）突变	PCR，Southern 杂交	诊断，分型
卵巢透明细胞癌	*PIK3CA*，*PTEN* 突变	PCR，Southern 杂交	诊断，分型
卵巢黏液性癌	*KRAS*，*BRAF*	PCR，Southern 杂交	诊断，分型

注：FISH. 荧光原位杂交；PCR. 聚合酶链反应；IHC. 免疫组织化学法。Oncotype、MammaPrint 是临床使用的基因检测法。

1. 早期筛查 针对已知的肿瘤易感基因进行检测可实现肿瘤预防性的早期筛查。在宫颈癌预防领域，国内外均推荐女性阴道自采样 HPV-DNA 检测作为宫颈癌的初级筛查方法。

2. 辅助诊断和分子分型 在肿瘤的辅助诊断和分子分型中，分子生物学检验技术发挥着关键作用，特别是检测染色体易位及其相应融合基因，如融合基因 *BCR::ABL* 和 *IgH::CCND1* 以及 *MALT* 断裂基因对淋巴造血系统肿瘤分型和预后判断具有重要作用。

3. 伴随诊断和治疗方案的选择 伴随诊断（companion diagnostics，CDx）是一种与特殊药物相关联的体外诊断技术，通过检测人体内蛋白、基因的变异以及基因的表达水平等，以识别最佳用药人群。很多靶向药物是针对特定的靶基因和基因产物及相关通路而设计的，例如 TKI，以及肺癌和结肠癌中针对 EGFR 的单克隆抗体。目前已有临床证据支持 ctDNA NGS 检测可应用于肺癌、乳腺癌、前列腺癌、卵巢癌等晚期实体肿瘤的伴随诊断（表 12-4）。NMPA 批准第二代测序试剂盒检测上皮性卵巢癌患者外周血标本 DNA 中 *BRCA1* 和 *BRCA2* 胚系突变，可用于卵巢癌患者进行帕米帕利胶囊治疗的伴随诊断。

4. 疗效评估 例如，CTC 计数可用于乳腺癌、前列腺癌、结直肠癌、肝癌等实体肿瘤的疗效评价和预后评估；追踪手术前后或综合治疗过程中 CTC 的动态变化，可为肿瘤疗效评价和预后评估提供实时监测信息。

表 12-4 肿瘤相关基因改变与靶向药物选择

基因	变化	靶向药物选择
EGFR	20 号外显子 T790M 突变	奥希替尼
	19 号外显子缺失突变	吉非替尼、阿法替尼
	21 号外显子 L858R 突变	吉非替尼、阿法替尼
ALK	重排	克唑替尼、阿来替尼、赛利替尼
HER2	扩增	曲妥珠单抗、帕妥珠单抗、吡咯替尼、来那替尼等
BRAF	15 号外显子 V600E 突变	维莫非尼
MET	扩增	克唑替尼
KRAS	G12C 突变	索托拉西布

5. 预后判断与复发监测 随着对实体瘤分子遗传学的深入理解，可识别的预后标志物日益增多。在特定情境下，这些标志物检测可辅助预测患者的预后及临床转归。例如，检测乳腺癌 *HER2/neu* 过表达 / 扩增和少突神经胶质瘤中 1p/19q 缺失，已应用于预测其预后情况和临床治疗效果。

6. 遗传咨询 大量研究证实某些遗传性肿瘤与关键基因突变相关，例如遗传性乳腺癌、遗传性卵巢癌、林奇综合征和神经纤维瘤等。利用 NGS 检测相关基因突变并开展遗传咨询，对高危人群重点开展预防、筛查，争取早诊、早治具有积极的社会意义。

第二节 肿瘤分子生物学检验的临床应用

肿瘤分子生物学检验在临床研究中已经显示出强大的生命力。凭借分子生物学检验的技术优势和巨大潜能，极大地推动了在更深层次上揭示肿瘤本质、指导临床诊断和治疗工作。这里介绍几个目前临床应用的热点领域。

一、肺癌

肺癌是全球致死率最高的恶性肿瘤之一，其发病率和死亡率在许多国家都呈现上升趋势。分子生物学改变在肺癌的发病和进展中起着关键作用。这些分子异常不仅帮助我们理解肺癌的发病机制，还为靶向治疗提供了重要的分子靶点，改善了患者预后。

（一）基于驱动基因的肺癌分子分型

随着肺癌系列致癌驱动基因的相继确定，多项研究表明靶向治疗药物显著改善携带相应驱动基因的肺癌患者预后。携带 *EGFR* 敏感突变、间变性淋巴瘤激酶（anaplastic lymphoma kinase，ALK）融合或 *ROS1* 融合的晚期非小细胞肺癌（NSCLC）靶向治疗的疗效与分子分型的关系已经在临床实践中得到充分证实。分子生物学检验的优势不仅有助于肺癌早期诊断，较早发现微小转移的癌灶，而且可对肺癌患者的预后做出评估，并通过筛查特异性指标来指导靶向治疗。

1. EGFR *EGFR* 是 NSCLC 最常见的致病驱动因子。检测 *EGFR* 突变状态具有重要临床价值。在亚裔人群和我国的肺腺癌患者中，*EGFR* 突变的阳性率为 40%～50%。根据《2023 中国临床肿瘤学会（CSCO）非小细胞肺癌诊疗指南》，所有含腺癌成分的 NSCLC 患者均应常规进行涵盖 *EGFR* 外显子 18、19、20 和 21 的突变检测。

2. KRAS *KRAS* 突变不仅与肺癌的发生密切相关，还具有重要的预后意义。*KRAS* 突变的肿瘤通常具有更强的侵袭性且对传统治疗的反应性较差,特别是对 EGFR-TKI(如厄洛替尼和吉非替尼)耐药,这使得 *KRAS* 突变检测成为筛选 EGFR-TKI 治疗适应证的一种关键手段。

3. *ALK* *ALK* 基因原本在肺部不表达,与伴侣基因发生融合后,使 *ALK* 基因获得激活表达。*ALK* 基因融合是 NSCLC 的一个重要分子标志物。有研究表明,年龄是 ALK 阳性 NSCLC 的独立预测因子,基于我国人群的研究发现,在年龄 <51 岁的患者中,*ALK* 融合阳性的发生率高达 18.5%;也有研究显示,在年龄 <40 岁的患者中,*ALK* 融合阳性的发生率近 20%。

4. *ROS1* *ROS1* 融合占 NSCLC 患者中的比例为 2%~3%,阳性患者通常发病年龄较早,更常见于不吸烟或轻度吸烟者。ROS1 与 ALK 的激酶活性区域有 70% 的相似性,因此许多 ALK 的抑制剂都能被用做 *ROS1* 突变患者的治疗。

5. 其他驱动基因 在 NSCLC 中,*RET* 重排或融合发生率为 1%~2%。*RET* 融合常见的伴侣基因包括 *KIF5B*、*CCDC6* 和 *NCOA4*,这些融合基因导致 RET 酪氨酸激酶持续激活。*RET* 融合阳性通常见于不吸烟或轻度吸烟患者,其表现出的临床病理特征与其他驱动基因突变如 *ALK* 和 *ROS1* 相似。对于 *RET* 融合阳性患者,靶向 RET 激酶的抑制剂是主要的治疗策略。

MET 基因异常包括扩增、突变和外显子 14 跳跃突变等,在 NSCLC 中的发生率为 3%~5%,与 NSCLC 的发病和进展密切相关。*MET* 基因扩增导致 MET 受体表达增多,在 NSCLC 中特别是耐 EGFR-TKI 治疗患者中具有重要意义。*MET* 外显子 14 跳跃突变是 NSCLC 中另一种常见的 *MET* 基因异常,与较差的预后相关,但对 MET 抑制剂敏感。

6. 肺癌甲基化异常 在肺癌的发生和进展过程中,DNA 甲基化异常与关键基因的失调有关,如 *p16^{INK4a}*、*RASSF1A*、*MGMT*、*SHOX2* 和 *SOMP2C* 等。通过检测这些基因的甲基化异常,可以早期发现肺癌并准确评估其预后。例如,*RASSF1A* 基因异常甲基化与肺癌不良预后相关,而 *MGMT* 基因的甲基化状态可以预测患者对替莫唑胺治疗的反应性。此外,由于甲基化在肺癌的早期阶段就可以发生,因此通过检测血液、痰液或其他体液中的 ctDNA 甲基化状态,可实现无创的早期诊断。

（二）肺癌分子标志物的临床应用价值

肺癌分子标志物在肺癌的早期诊断、个体化治疗、预后评估以及治疗监测中均发挥重要作用,其检测不仅提高了肺癌患者的诊疗效果和生存质量,也为临床医生提供了更多的决策依据,极大地推进了精准医疗的进展。

1. 早期诊断肺癌分子标志物 DNA 甲基化标志物如 *RASSF1A*、*p16^{INK4a}*、*SHOX2* 和 *SOMP2C* 在肺癌组织中的甲基化水平显著升高,可在血液、痰液或支气管冲洗液中检测上述基因的异常甲基化状态。此外,检测 cfDNA 和 ctDNA 中的特定基因突变如 *EGFR*、*KRAS*、*TP53* 突变等,也可以辅助肺癌早期诊断。

2. 指导靶向治疗 常见的分子标志物如 *EGFR*、*ALK*、*ROS1*、*MET* 和 *KRAS* 突变等,都是驱动肺癌发生的重要基因。针对这些特定突变基因的靶向药物,如 EGFR-TKI 厄洛替尼和吉非替尼,以及 ALK-ROS1 抑制剂克唑替尼和赛利替尼,可显著提高相关突变患者的治疗效果。此外,PD-L1 表达水平和肿瘤突变负荷(TMB)等也是肺癌免疫治疗的重要标志物,PD-L1 的表达与帕博利珠单抗等免疫检查点抑制剂的治疗效果密切相关。多基因检测技术如 NGS 可以同时分析多个驱动基因突变,全面了解肿瘤的基因组特征,进而制订个体化治疗方案。

3. 预后预测 肺癌的分子分型为病情进展及预后评估提供了重要信息。例如,*KRAS* 突变患者对传统治疗方法特别是 EGFR-TKI 治疗不敏感,通常预示预后较差。*MET* 扩增或突变也常预示肿瘤进展迅速和预后不良。*EGFR* 突变和 *ALK* 融合阳性的患者对相应的靶向药物反应性良好,其预后一般较好。高 PD-L1 表达和高 TMB 往往提示患者对免疫检查点抑制剂反应较好,预示着更长的无进展生存期和总生存期。

4. 治疗监测和耐药性检测 肺癌治疗过程中的分子标志物检测有助于实时监测治疗效果和早期识别耐药性变化,使临床医生在影像学或其他检测结果出现显著异常之前进行早期干预,最大限度地延缓耐药性的发展。例如,患者在接受 EGFR-TKI 治疗过程中,如果通过 ctDNA 或 cfDNA 检测到 *EGFR* T790M 突变,往往提示对第一代 EGFR-TKI 治疗药物产生耐药性,及时切换到第三代 EGFR-TKI 如奥希替尼可能改善治疗效果。

二、乳腺癌

乳腺癌是全球范围内女性发病率最高的肿瘤。分子生物学改变在乳腺癌的发生和发展中起着至关重要的作用。乳腺癌的发生常常与 *BRCA1*、*BRCA2*、*TP53* 和 *PIK3CA* 等基因突变相关。*ERBB2/HER2* 基因扩增是另一种乳腺癌中常见的基因异常,通常与更具侵略性的肿瘤行为和较差的预后相关。对分子生物学变化的理解已经促进了靶向治疗的应用,如抗 HER2 药物、PARP 抑制剂和 CDK4/6 抑制剂等,这些疗法显著改善了特定分子亚型乳腺癌患者的治疗效果。

（一）乳腺癌的分子分型

乳腺癌的分子分型是基于多种分子标志物对乳腺癌进行分类,以指导临床治疗和预测预后,主要包括分子病理分型和基于其他驱动基因的乳腺癌分子分型。

1. 乳腺癌的分子病理分型 推荐对所有乳腺浸润性癌病灶进行雌激素受体(ER)、孕激素受体(PR)、HER2、Ki-67 的检测,并根据这四个指标的表达强度对乳腺癌进行分子分型,包括 Luminal A 型(ER+、PR+ 且高表达)、Luminal B 型(ER+、PR- 或低表达)、HER2 过表达型和三阴型。

（1）*ERBB2/HER2* 基因:是乳腺细胞中较常见且易激活的原癌基因,其扩增或过度表达仅限于癌细胞,而不出现在正常乳腺上皮细胞。目前的研究表明,*HER2* 基因在乳腺癌的早期表达较高,因此其可作为乳腺癌早期诊断的参考依据。临床上 *ERBB2/HER2* 基因高表达的乳腺癌患者,往往生存率低、恶性程度高、进展迅速、易转移、化疗缓解期短,对他莫昔芬和细胞毒性化疗药物耐药,但对大剂量蒽环类、紫杉类药物疗效较好。

目前 HER2 已经作为指导乳腺癌个体化治疗的重要分子生物学标志,在治疗方案制订及预测治疗效果等方面发挥着重要的诊断价值。抗 HER2 单抗(曲妥珠单抗)联合紫杉醇类为基础的治疗方案显著改善 HER2 阳性患者预后,已成为 HER2 阳性的乳腺癌患者术前新辅助治疗和术后辅助治疗的标准方案。

（2）ER 和 PR:PR 的形成受 ER 的控制和调节,故 PR 阳性的乳腺癌,ER 也多为阳性。ER、PR 与乳腺癌患者内分泌治疗的选择、预后密切相关,阻断激素的作用可以达到治疗 ER 及 PR 阳性肿瘤的目的。因此,对 ER、PR 的检测具有重要的临床价值。根据 ER 和 PR 表达强度可将乳腺癌区分为 Luminal A 型和 Luminal B 型。Luminal A 型乳腺癌是指 ER 阳性、PR 阳性且表达水平较高的乳腺癌亚型,通常不表达 HER2,是最常见的亚型之一,占所有乳腺癌的 40%～50%。Luminal A 型乳腺癌通常增殖较慢,具有良好的预后,对内分泌治疗反应尤为敏感,内分泌治疗如他莫昔芬或芳香化酶抑制剂通常是主要的治疗手段。Luminal B 型乳腺癌与 Luminal A 型相似,均为 ER 阳性,但 PR 表达较低甚至阴性,并且部分 Luminal B 型可伴有 HER2 过表达。Luminal B 型乳腺癌通常生长速度较快,预后较差,复发风险较高,相较于 Luminal A 型更具有侵袭性。治疗策略上,除了内分泌治疗外,Luminal B 型乳腺癌推荐接受化疗以降低复发风险。

2. 基于其他驱动基因的乳腺癌分子分型 基于其他驱动基因的乳腺癌分子分型也是

乳腺癌研究的重要领域之一。以下是对 *BRCA*、*PALB2*、*TP53* 和 *PIK3CA* 在乳腺癌分子分型中的作用介绍：

（1）*BRCA*：分为 *BRCA1* 和 *BRCA2*。大部分遗传性乳腺癌和少量散发性乳腺癌的发生与 *BRCA* 基因的结构与功能异常密切相关。携带 *BRCA1* 或 *BRCA2* 致病性突变的个体具有较高的乳腺癌和卵巢癌风险。携带 *BRCA1* 和 *BRCA2* 突变的中国女性到 70 岁时累积乳腺癌发病风险分别为 37.9% 和 36.5%，是普通中国健康女性乳腺癌发病风险（3.6%）的 10 倍左右。*BRCA* 突变常见于家族性乳腺癌，中国乳腺癌人群中 *BRCA1/2* 致病性胚系突变率为 5.3%，而在家族性乳腺癌患者中为 18%。*BRCA* 突变患者对铂类化疗药物和 PARP 抑制剂如奥拉帕利、尼拉帕利较为敏感，PARP 抑制剂已经在 *BRCA* 突变阳性的乳腺癌患者中显现出明显的疗效。

（2）*PALB2*：位于人染色体 16p12.2，全长 38kb，包含 13 个外显子，编码肿瘤抑制蛋白 Palb2。*PALB2* 与 *BRCA2* 两种基因编码蛋白相互作用形成 BRCA1-PALB2-BRCA2 复合物，共同构成同源重组修复途径的一部分，并在保持基因组稳定和调节细胞周期中发挥着重要作用。因此，*PALB2* 基因的功能缺失性突变是乳腺癌的易感因素。中国健康人群中 *PALB2* 致病性胚系突变的频率仅为 0.19%，但在年龄≤30 岁的女性乳腺癌患者群体中 *PALB2* 突变的频率较高（1.85%）。中国 *PALB2* 胚系突变女性携带者乳腺癌发病风险为一般女性的 5 倍。

（3）*TP53*：其突变包括点突变、插入／缺失、拷贝数变异和大片段重排等。我国乳腺癌患者人群中 *TP53* 的突变率约 0.5%，但是在早发性乳腺癌（首诊年龄≤30 岁）中的突变率可达 3.8%。携带 *TP53* 突变的乳腺癌相比较无突变患者，具有发病早、双侧乳腺癌比例高、预后更差的特点，因此在临床管理中具有重要意义。

（4）*PIK3CA*：是乳腺癌中最常见的驱动基因突变之一，尤其在 ER 阳性和 HER2 阳性乳腺癌中更为普遍。*PIK3CA* 突变主要集中在热点区域，包括 9 号外显子（E545K、E542K）和 20 号外显子（H1047R、H1047L），这些突变导致 PI3K-AKT-mTOR 信号通路持续活化，从而促进肿瘤细胞的生长、增殖和抗凋亡。临床上，携带 *PIK3CA* 突变的乳腺癌患者通常对激素治疗和 HER2 靶向治疗有较好反应。近年来，PI3K 通路抑制剂阿培利司联合内分泌治疗在临床试验中被证实可显著延长 *PIK3CA* 突变的乳腺癌患者的总生存期和无进展生存期，已被美国 FDA 批准用于内分泌治疗进展的 HR +/HER2−、携带 *PIK3CA* 突变的晚期或转移性乳腺癌患者。

3. 多基因检测技术在乳腺癌分子分型中的作用 早期乳腺癌多基因检测主要应用于对患者进行精细分层，评估预后风险，筛选可以豁免化疗的低风险患者，避免过度治疗，同时对辅助放疗和内分泌治疗提供参考。根据筛查基因数目不同，陆续有 2- 基因、21- 基因、50- 基因、70- 基因、76- 基因、97- 基因等乳腺癌复发多基因检测问世。

（1）70 基因检测方法（MammaPrint）：MammaPrint 是由荷兰癌症研究所于 2002 年开发，该系统检测与复发转移风险相关的 70 个基因，根据基因表达情况分为高复发风险组和低复发风险组两个层次。2007 年，FDA 批准 MammaPrint 可在美国用于检测所有年龄的淋巴结阴性的乳腺癌患者。

（2）21 基因检测方法（Oncotype Dx）：Oncotype Dx 针对 ER 阳性、HER2 阴性、淋巴结阴性的早期乳腺癌患者，采用 PCR 法定量检测肿瘤组织中 21 个特异性基因的表达水平，进而给出一个复发评分（recurrence score，RS）来评估肿瘤患者的复发风险：<11 分为低危；11～25 分为中危；>25 分为高危。研究发现，多数 HER2 阳性者具有高复发风险评分，而低风险患者可以避免采用辅助性化疗。Oncotype Dx 的有效性及准确性已在各种临床研究中得到了证实，2008 年《美国国立综合癌症网络（NCCN）乳腺癌临床实践指南》推荐其作为复发判断方案。

（二）乳腺癌分子标志物的临床应用价值

乳腺癌分子标志物在早期诊断、治疗选择、疗效和复发监测等多方面发挥着重要作用。

1. 筛查高风险人群 BRCA1 和 BRCA2 突变与家族性乳腺癌高度相关。通过检测 BRCA1 和 BRCA2 基因状态，可以识别高风险人群并对其进行更密切的监测和可能的预防性措施，如预防性切除手术或强化的筛查方案。

2. 指导靶向治疗 ER、PR、HER2 和 Ki67 作为乳腺癌分子分型的标志，在治疗选择中扮演关键角色。ER 和 PR 阳性提示患者可能对内分泌治疗如他莫昔芬或芳香化酶抑制剂反应良好，而 HER2 过表达可指导使用特定的 HER2 靶向治疗药物如曲妥珠单抗。BRCA 突变的肿瘤细胞对多腺苷二磷酸核糖聚合酶抑制剂（PARPi）敏感。这将对目前临床上以 ER、PR 以及 HER2 阴性为特征的三阴乳腺癌的治疗带来很大帮助。关于 PARPi 的 III 期临床试验已证实其在乳腺癌治疗中的价值。目前 FDA 批准奥拉帕利和他拉唑帕利可用于乳腺癌的治疗。Ki67 表达水平与乳腺癌的化疗敏感性密切相关。对于 ER + HER2-、淋巴结处于 N0 或 N1 的乳腺癌患者，Ki67≤5% 时不推荐化疗。部分研究显示，Ki67 可以作为乳腺癌患者内分泌治疗，尤其是芳香化酶抑制剂的敏感指标。因此，对乳腺癌分子标志物的检测有助于制订个体化治疗方案。

3. 治疗和复发监测 检测血液中 ctDNA 可无创、实时地监测乳腺癌疾病的动态变化，对于早期发现治疗耐药和癌症复发尤其重要。例如，在动态检测到 HER2 阳性乳腺癌患者 ctDNA 中的 HER2 水平升高后，医生可以及时调整治疗方案，添加或更换 HER2 靶向疗法，延缓疾病进展。这种动态监测手段不仅有助于个性化治疗策略的制订，还能显著提高患者的生存率和生活质量。

三、白血病

白血病是一种起源于骨髓造血干细胞的恶性疾病，是造血系统中最常见的癌症之一。白血病的发生与一系列基因突变、染色体重排和表观遗传改变密切相关。这些分子生物学改变导致造血干细胞异常增殖和分化失控，最终引发白血病。

（一）白血病的分子分型

白血病的分子生物学检验对临床诊断、分型、治疗方案选择、预后判断、发现微小残留病变以及探索发病机制等方面发挥着重要的作用。在细胞形态学基础上，辅以细胞化学、免疫表型以及染色体核型（MIC）分析，使分型准确性提高到 90% 以上，而分子生物学检验技术则使得白血病的分型诊断更能准确地反映白血病疾病本质、发病机制，并有效地指导了临床治疗方案的制订和预后判断。

1. 白血病常见基因突变 白血病的发生过程中常伴有特异的染色体异常和基因改变，检测这些基因改变在白血病的发病机制、诊断、治疗和预后判断中均具有重要意义。

（1）C-KIT：定位于染色体 4q11-q12，编码蛋白 C-KIT 受体，属 III 型受体酪氨酸激酶家族成员，其配体为干细胞因子。C-KIT 突变在核心结合因子相关的 AML（CBF-AML）中出现得相当频繁，即多出现在伴 inv（16）的 AML M4 型，伴 t（8;21）的 M2 型中，与 M2b 亚型密切相关。伴有 C-KIT 突变的 AML 比 C-KIT 野生的患者复发率高，生存期短。因此，C-KIT 突变是 CBF-AML 患者重要的预后指标。

（2）FLT3：位于染色体 13q12。FLT3-ITD 和 D835 突变在 AML 中的阳性率超过 30%，是 AML 中最普遍发生突变的靶基因。FLT3 突变与临床预后密切相关，尤其对 60 岁以下的 AML 患者，FLT3 发生突变意味着预后较差，而且此种突变可独立于核型之外。目前临床研究发现，FLT3 抑制剂对伴有 FLT3 突变的 AML 患者具有很好的疗效。

（3）NPM：核仁磷酸蛋白（nucleophosmin，NPM）是位于核仁颗粒区的主要蛋白之一，也称为 B23、NO38 或 NPM1，可穿梭于核仁、核质和胞质之间，参与核糖体前体运输和合成及中心体的复制，调控 p53-ARF 通路。*NPM* 突变是白血病发生的主要分子事件之一，可累及 AML 的多种亚型（主要为 M4、M5），尤其是具有正常核型的 AML，易缓解但也易复发，因此可作为无染色体易位的 AML 标志。

（4）*NRAS*：定位于染色体 1p32.2，具有 GTP/GDP 结合和 GTPase 活性，参与调控正常细胞的生长。*NRAS* 突变存在于 11%～30% 的 AML 中，有此突变的患者外周血白细胞计数降低。骨髓增生异常综合征（MDS）主要以 *NRAS* 突变为主，发生率 20%～30%，随着病情进展，*NRAS* 突变率逐渐增加，转为急性白血病后突变率可高达 50%～60%，说明 *NRAS* 在 MDS 病程恶化中起着重要作用，有助于患者的分层管理。

（5）*NOTCH1*：定位于染色体 9q34.3，其信号对共同淋巴祖细胞向 T 细胞定向分化以及前 T 细胞受体复合物组装是必需的。目前发现约 50% T-ALL 存在 *NOTCH1* 突变，因此它也称为 T-ALL 中最常见的活化癌基因。伴 *NOTCH1* 突变的成年 T-ALL 患者往往病情发展迅速，复发风险较高，预后较差。

2. 白血病常见融合基因 与大多数实体瘤不同，超过 50% 的白血病有明显的染色体改变，且变异基因更趋于稳定。基因易位后产生的融合蛋白可以作为白血病的特异性分子标志。融合前各蛋白均在血细胞的正常代谢或分化中起一定作用，异常融合后的蛋白多具有促进增殖、抑制分化的作用。从生物学功能来看融合蛋白主要有两类：一类是具有抑制造血转录调控作用的异位融合蛋白（即白血病特异性转录调节因子融合蛋白），如 PML::RARα、RUNX1::RUNX1T1、AML1::ETO（MTG8）、CBFβ::MYH11、TEL::AML1、E2A::PBX1、MLL::AF4、MLL::AF10、MLL::AF6 和 MLL::AF1q 等；另一类是具有酪氨酸酶作用的融合蛋白，如 BCR::ABL、TEL::PDGFR、NPM::ALK、FLT3、LYN 等。下面介绍白血病中最常见的两个融合基因。

（1）*BCR::ABL* 融合基因：为 t（9;22）（q34;q11）染色体易位所产生的融合基因。根据 *BCR* 基因的断裂点不同，*BCR::ABL* 融合基因可分为 BCR::ABL p190、BCR::ABL p210、BCR::ABL p230。该融合基因可见于 95% 的 CML、25%～40% 的成人 ALL 和 4%～6% 的儿童 ALL。著名的 Ph 染色体即为 t（9;22）（q34;q11）易位，是 CML 的重要标志。在 ALL 中，Ph 阳性和随之出现的 *BCR::ABL* 融合基因提示预后较差。

（2）*PML::RARα* 融合基因：人 *PML* 基因位于 15 号染色体长臂，*RARα* 基因位于 17 号染色体长臂，*PML::RARα* 融合基因是 t（15;17）（q22;q21）易位形成。FAB 形态学标准诊断的 95% 以上的 APL 可以检测到 *PML::RARα* 融合基因，其余 5% 的情况主要涉及 RARα 的变异重排。

3. 基因重排 在干细胞向淋巴细胞分化的过程中，T 细胞受体（TCR）、Ig 可变区（V）和结合区（J）基因发生重排，形成新的片段。每个淋巴细胞都有序列不同的 TCR 和 Ig 片段。在急性淋巴细胞白血病（ALL）中白血病细胞的增殖呈单克隆性，如果任意检查出一种基因重排片段就可考虑白血病。在 B-ALL 中分别有 95%、54%、55% 和 33% 的患者有 *IgH*、*TCRδ*、*TCRγ* 和 *TCRβ* 的基因重排；在 T-ALL 中相应的基因重排率分别为 14%、68%、91% 和 89%。

IgH、*TCRγ* 和 *TCRβ* 基因常作为检测 ALL 时的分子标志。由于基因重排具有多样性，重排的 *Ig* 和 *TCR* 基因连接区序列在各前体淋巴细胞中是不同的，故每位患者有其特异的 *Ig/TCR* 基因重排序列。这一特定的 *Ig/TCR* 基因重排序列可作为该患者白血病细胞恶性克隆的分子标志，有助于在分子水平上进行诊断分型。*Ig/TCR* 基因重排检测对决定白血病细胞来源及分化阶段有重大意义。此外，也可采用 PCR 检测缓解期患者有无初发时的 *Ig/TCR* 基因重排来监测 MRD，用于预后判断。

4. 多基因检测技术在白血病分子分型中的应用 白血病多基因检测是利用先进的分

子技术检测常见的基因突变、白血病融合基因及基因重排,从而为疾病提供全面的分子谱,提高诊断的准确性,确定潜在的治疗靶点,并通过个体化治疗方案改善患者预后。目前白血病多基因检测主要采用NGS。国内外已有多种白血病多基因检测试剂盒批准上市。

（二）白血病分子标志物的临床应用价值

1. 辅助 MIC 分型 分子水平检测可精确反映急性白血病类型及白血病细胞的分化程度。部分 M2 型尤其是 M2b 型,在形态学上与 M4E0 型较难区别,若采用分子生物学技术检测 AML1::ETO 或 CBFβ::MYH11 融合基因,则极易鉴别,另外免疫球蛋白重链（IgH）mRNA检测也有助于识别更早期的 B-ALL。

2. 危险度分级和预后预测 细胞遗传学和分子遗传学特征是白血病危险度分级的重要依据之一,根据危险度分级对白血病患者采取不同的治疗策略。以 AML 为例,推荐在治疗前接受全面的细胞遗传学和分子遗传学分析,包括 *PML::RARα*、*RUNX1::RUNX1T1*、*CBFB::MYH11*、*BCR::ABL1*、*MLL* 重排、*C-KIT*、*FLT3*、*NPM1*、*CEBPA*、*TP53*、*RUNX1（AML1）*、*ASXL1*、*IDH1*、*IDH2* 突变等。不伴有 t（8;21）（q22:q22）、inv（16）（p13;q22）或 t（16;16）（p13;q22）或 t（15;17）（q22;q12）的≥3 种复杂核型,以及 *RUNX1（AML1）*、*ASXL1*、*BCOR*、*EZH2*、*SF3B1*、*SRSF2*、*STAG2*、*U2AF1*、*ZRSR2* 突变等提示预后不良。

3. 监测白血病的微小残留病变 白血病复发的根本原因在于许多临床完全缓解的患者体内仍然存在着常规方法无法检出的低水平肿瘤细胞,称为微小残留病变（minimal residual disease,MRD）。监测 MRD 对临床早期了解治疗后复发有着重大的意义。目前临床上可通过流式细胞仪分析免疫表型、PCR 技术检测融合基因转录本、异常表达的特异转录本,*Ig* 和 *TCR* 基因重排的病变特异性连接区等方法监测 MRD。

4. 指导靶向治疗 随着利用分子生物学技术对白血病研究的不断深入,针对致病相关分子标志物的靶向治疗药物也不断地被研发出来,在临床应用中取得了很好的效果。对于 *BCR::ABL* 阳性的初诊 CP-CML 患者,酪氨酸激酶抑制剂（TKI）已经成为首选治疗。结合药物的可及性,国内 CML 诊疗指南推荐的用于一线治疗的 TKI 包括伊马替尼、尼洛替尼、达沙替尼以及氟马替尼。M3 中 90% 以上 t（15;17）和 *PML::RARα* 融合基因阳性,ATRA 可明显减少这类患者的死亡率和复发率。

5. 研究白血病的发病机制 目前有关白血病的发病机制研究主要集中在以下 5 个领域：①白血病发病的先天因素；②融合基因与白血病；③基因多态性与白血病；④遗传性疾病；⑤白血病发病的后天因素。运用分子生物学技术将有利于揭示白血病发生和发展的分子学本质。

四、结直肠癌

结直肠癌（colorectal cancer,CRC）是世界上最常见的三大恶性肿瘤之一,并呈稳定增长趋势。我国近年来随着社会经济的稳定发展,CRC 发生率逐年增加。

（一）结直肠癌的分子分型

CRC 是至今遗传背景最强、研究最为深入的一类恶性肿瘤,仅约 5% CRC 发生是典型的单基因病。绝大多数 CRC 的发生、发展是一个多步骤、多阶段、多基因共同参与的过程,是外在环境和机体内在遗传因素相互作用的结果。

1. 遗传性结直肠癌相关基因 遗传性 CRC 主要有两种：一种是家族性腺瘤性息肉病（FAP）,在西方国家约占 CRC 的 1%,与之相关的结肠腺瘤性息肉病（APC）基因已得到鉴定。另一种是遗传性非息肉性结直肠癌（HNPCC）,占 CRC 的 4%~13%,HNPCC 与散发性癌在症状上很难区分。通常 HNPCC 的判断标准是两代人中至少 3 人患 CRC,其中一人在50 岁以前得到诊断,患者还常伴有结直肠以外其他器官的肿瘤。

（1）*APC* 基因：定位于人染色体 5q21，所编码的 APC 蛋白在细胞周期进程、细胞生长调控及维持自身稳定中起着重要作用。继早期发现其与 FAP 发病的关联后，人们陆续发现在散发性大肠癌的发生中，*APC* 也起着重要作用，有报道称在无家族史的结肠癌中，35%～60% 的患者存在该基因的丢失。*APC* 基因在 85%CRC 中缺失或失活，被认为是大肠肿瘤发生的早期分子学事件，且稳定于肿瘤发生发展的全过程。*APC* 基因是唯一一个在结肠上皮增殖过程中起看门作用的基因，其失活是细胞增殖所必需的，主要包括点突变（无义突变、错义突变和拼接错误）和框架移码突变（缺失和插入）。

（2）HNPCC 的相关基因：近来发现 DNA 错配修复（mismatch repair，MMR）基因在 CRC 的发病中起重要作用，在 HNPCC 发病中尤其重要。突变后不能及时修复 DNA 错误复制，是细胞恶化的重要原因，有报道显示携带此异常基因的家族患 CRC 的概率高达 80%。迄今已发现 6 个 MMR 基因（*hMLH1*、*hMSH2*、*hPMS1*、*hPMS2*、*hPMS3* 和 *GTBP/hMSH6*）与 HNPCC 的发生关系密切，其中 *hMLH1* 或 *hMSH2* 缺陷占 HNPCC 的 70%～90%，*hPMS1* 或 *hPMS2* 缺陷占 HNPCC 的 10%～20%。

（3）微卫星异常：是基因组不稳定的重要分子标志，主要表现为微卫星不稳定性（micro-satellite instability，MSI）和微卫星杂合性缺失（LOH）。在复制过程中，小的微卫星复制单位易产生滑移、插入、缺失、新生 DNA 小襻等复制错误。当错配修复功能缺陷时，在下一轮复制过程中将形成多个纯合性或杂合性大小不同的重复单位长度变化，又称复制错误（RER）阳性表现。肿瘤中微卫星的 LOH 比 MSI 更常见。

MSI 是 HNPCC 的重要特点，多由 DNA 错配修复基因，如 *hMLH1*、*hMSH2*、*hPMS1*、*hPMS2* 突变所致。90% 以上的 HNPCC 和 15% 的散发性大肠癌组织中发现有 MSI 存在。目前 MSI 表型的研究比较广泛，主要集中于是否可将其用于 HNPCC 家系错配修复基因突变携带者的预测指标。微卫星检测方法主要有毛细管电泳和荧光标记多重 PCR 等。

2. 其他与结直肠癌相关的基因 除了遗传性结直肠癌相关基因，还有其他多种基因与 CRC 的发生、发展密切相关。这些基因大致可以分为以下几类：

（1）结直肠癌突变（*MCC*）基因：是一个抑癌基因，定位于染色体 5q21，与 *APC* 基因位点接近，相隔 150kb，两者在结构上有相似序列的片段，但 FAP 家族很少有 *MCC* 突变，约 15% 散发性 CRC 中因体细胞突变而失活。由于 *MCC* 基因与腺瘤至腺癌的演变有一定的关联，故被认为是大肠癌基因变化的早期事件，临床上将其作为判断大肠癌的指标之一。

（2）结直肠癌缺失（*DCC*）基因：是一个抑癌基因，定位于染色体 18q21.3，全长 300～400bp，至少含有 28 个外显子，所编码蛋白是 I 型跨膜糖蛋白，参与细胞生长、凋亡的调控，与 CRC 的发生、发展、转移及预后关系密切。

（3）*TP53*：CRC 中 *TP53* 基因的缺失率为 50%～70%，其缺失与 CRC 的发生紧密相关。有报道，CRC 发生癌变过程晚期，即在晚期腺瘤向癌转变的最后阶段 *TP53* 常发生突变，提示 *TP53* 突变可能是腺瘤向癌转化的最关键因素之一。然而分化良好的腺瘤，比如家族性多发性结肠息肉病中 *TP53* 的表达明显低于 CRC。*TP53* 的改变还与肿瘤侵袭性及生物学特征显著相关，包括肿瘤的病期、非整倍体、肿瘤低分化和血管浸润与转移。由于 *TP53* 与 CRC 的预后存在较为显著的相关性，可作为一个独立的预后指标应用于临床。

（4）*RAS*：在 CRC 中 *RAS* 基因常发生改变。在 ≥1cm 结直肠腺瘤中有 50% 的机会可检测到 *RAS* 基因家族中至少 1 个发生点突变；<1cm 的点突变率约 10%。突变率与腺瘤的非典型增生程度直接相关，可作为腺瘤伴恶性的潜在性信号。此外，在大肠肿瘤中还常观察到 *RAS* 基因的过度表达。

（5）*BCL-2*：参与调节凋亡的重要因子之一，可通过抑制细胞凋亡来调节细胞的生长、增殖。CRC 早期可见有 *BCL-2* 在癌组织中的基因重排；染色体易位可引起 18 号染色体上的

BCL-2 基因与 14 号染色体免疫球蛋白重链结合区串联,形成 *BCL-2/JH* 融合基因,使 *BCL-2* 受免疫球蛋白重链基因启动子及增强子控制,导致基因过度表达,细胞凋亡受到抑制,此被认为是 CRC 的重要易感因素之一。

(6)甲基化状态异常:CRC 中普遍存在异常的 DNA 甲基化模式,已证实发生特异性甲基化改变的分子有 *SEPTIN9*、*ALX4*、*EYA2*、*vimentin*、*BMP3*、*MUTYH* 等,特定基因的甲基化变化可作为早期检测、预后预测和治疗反应监测的生物标志物。

(二)结直肠癌分子标志物的临床应用价值

1. 高风险人群筛查 目前,在高危家族中筛查 *hMSH2*、*hMLH1* 为主的种系突变基因可降低患癌风险。目前 *HNPCC* 突变携带者数量较多,但缺乏明显的临床指征和有效监测手段,因此,建立起检测 *HNPCC* 突变的分子生物学检验技术可提高 CRC 的早期诊断率和治愈率。现阶段有两种策略:第一种策略即针对所有小于 50 岁的结直肠癌患者,先进行微卫星不稳定性(MSI)检测,若证实为高度不稳定性(MSI-H),进一步行 *hMSH2* 及 *hMLH1* 的基因检测。然而,一些专家认为这种以 MSI 为基础的策略筛查十分局限,因为只有 10%～15% 的 CRC 具有高度 MSI,并且其中只有 10% 是真正的 HNPCC。另一种策略是,只针对符合阿姆斯特丹标准(AC I)或其修订标准(AC II)诊断的家族行基因检测,此策略可有效减少大规模筛查的成本浪费,但是会导致部分 HNPCC 个案的遗漏。因此在选择检测策略时需作多方面考虑,比如在典型的阿姆斯特丹家系中直接进行突变基因检测,而对于有遗传倾向的家族则实行 MSI 两步法。此外还应考虑到 MSI 阴性的错配修复基因突变问题。

2. 指导靶向治疗 *KRAS*、*NRAS*、*BRAF*、MSI 和 ctDNA 是 CRC 靶向药物治疗的重要标志。*KRAS* 或 *NRAS* 突变是 EGFR 靶向药物如西妥昔单抗和帕尼单抗耐药的重要标志物。*BRAF* 突变预示预后较差,但联合靶向疗法,如 BRAF 抑制剂如康奈非尼联合 MEK 抑制剂如贝美替尼可显著改善 CRC 患者的预后。高度微卫星不稳定性(MSI-H)肿瘤通常对帕姆单抗和纳武单抗等免疫检查点抑制剂反应较好。权威指南建议对所有新诊断的 CRC 患者进行通用 MMR 或 MSI 检测;所有转移性 CRC 患者应分别对肿瘤组织进行 *RAS*(*KRAS* 和 *NRAS*)和 *BRAF* 突变基因分型或作为 NGS 的一部分。

3. 预后预测 分子标志物如 *KRAS*、MSI 等参与预测 CRC 的预后。Eschrih 团队通过基因芯片技术筛选出 43 个关键基因,建立分子分期方法,可正确区分预后好坏,准确率达 90%(敏感性 93%、特异性 87%)。

五、其他

迄今为止,肿瘤诊断的"金标准"还是病理组织形态学检查。毕竟形态学可直观地观察区分正常和异常组织,但对于一些早期形态学不能观察到的病变组织和一些镜下难以区分的组织,分子生物学检验就显得尤为重要。自 1964 年发现甲胎蛋白可用于肝癌细胞的检测,到今天人们已经开发出众多的肿瘤分子检测指标。相信随着科学技术的发展,越来越多的肿瘤标志物会被发现,而检测技术的日趋成熟和成本降低则为其临床应用创造了条件。

本章小结

肿瘤分子生物学检验的常用标志物包括肿瘤相关的染色体异常、肿瘤相关病毒基因(HPV、HBV、EBV、HHV-8、HTLV-1 和 HCV)、肿瘤相关的基因异常(包括原癌基因激活、抑癌基因失活和基因甲基化)、CTC 和 ctDNA 以及 ctRNA 等。常用于临床检测的原癌基因包括 *EGFR*、*HER2*、*KRAS*、*ROS1*、*BRAF*、*PIK3CA*、*KIT*、*RET* 和 *NTRK* 等,抑癌基因包括 *TP53*、*PTEN*、*BRCA1/2*、*APC*、*CDH1*、*DCC*、*FHIT*、*MEN1*、*NF1*、*p16^{INK4a}* 和 *p14^{ARF}* 等,特异性 DNA

甲基化改变的分子包括 *SEPTIN9*、*SDC2*、*BCAT1*、*RNF180*、*SHOX2*、*RASSF1A*、*PTGER4*、*BMPR1A* 和 *PLAC8* 等。可用于肿瘤分子生物学检验的标本主要包括组织标本、细胞标本、血液标本和体液标本,标本的正确选择和采集对其检验结果准确性和可靠性非常重要,组织标本是肿瘤基因检测的"金标准",通过血液、体液等标本进行液体活检,可打破取样局限,动态监测肿瘤特征、"实时活检"。肿瘤分子生物学检验所用的技术包括实时荧光定量 PCR、扩增受阻突变系统 PCR、多重连接依赖性探针扩增 PCR、数字 PCR、FISH 和 NGS 等。

肿瘤的分子生物学检验广泛应用于肿瘤的辅助诊断、分子分型、治疗选择和预后预测等。检测驱动肺癌发生的重要基因如 *EGFR*、*ALK*、*ROS1*、*MET* 和 *KRAS* 等突变,有助于指导靶向治疗,*EGFR* 19DEL 和 21L858R 均对 EGFR-TKI 敏感,*EGFR* T790M 突变则与第一代和第二代 EGFR-TKI 的获得性耐药相关。推荐对所有乳腺浸润性癌病灶进行 ER、PR、HER2 和 Ki67 的检测,并根据其表达强度进行分子分型。筛查 *BRCA1* 和 *BRCA2* 突变,可识别家族性乳腺癌高风险人群。*KRAS*、*NRAS*、*BRAF*、MSI 和 ctDNA 是结直肠癌中指导靶向药物治疗的重要分子标志。*APC*、*MMR*、微卫星异常与遗传性大肠癌相关,*MCC*、*DCC*、*TP53*、*RAS*、*BCL-2*、甲基化状态异常与散发性大肠癌相关。

(王 琳 张 义)

第十三章　药物代谢与毒副作用基因分子生物学检验

> **通过本章学习,你将能够回答下列问题:**
>
> 1. 为什么相同疾病的患者在接受同一种药物治疗时,会有明显的疗效和毒副作用的差异?
> 2. 影响药物在不同个体间的疗效和毒副作用差异的因素有哪些?
> 3. 与药物代谢和毒副作用相关酶基因的多态性、作用机制及临床意义是什么?
> 4. 药物代谢与毒副作用相关基因的分子生物学检验方法有哪些,原理是什么?
> 5. 如何根据基因多态性来评估用药风险,指导更合理、更精准化的用药方案?

　　临床上经常出现这样一种现象:两名患者临床表现相似,诊断相同,使用同样的药物治疗时疗效却大相径庭,有的甚至发生严重的不良反应。究其原因,除患者年龄、性别、营养状况、器官功能和疾病严重程度等影响因素外,个体间的基因多态性发挥着关键作用。

　　随着药物基因组学的深入研究,越来越多与药物疗效和毒副作用相关的基因被发现,通过基因分型可以指导临床合理选择药物及剂量,以发挥最佳疗效,避免或减轻毒副作用。这些基因可分为三大类:第一类药物代谢酶基因,以细胞色素 P450 家族为代表,其变异能影响药物的代谢和清除,应根据其基因型调整药物剂量。第二类是与药物引起的毒副作用有关,应根据其基因型避免使用某些药物。第三类是药物治疗靶点相关基因,其变异通常是疾病的分子基础,可导致不同个体对药物敏感性的差异,应根据其基因型选择敏感的药物。

第一节　药物代谢酶基因的分子生物学检验

　　药物的生物转化反应影响着药物的活性、药效持续时间和药物在体内的清除速度。药物的生物转化反应包括Ⅰ相和Ⅱ相反应。Ⅰ相反应是药物生物转化的第一步,主要涉及药物分子上某些官能团的修饰,如氨基($-NH_2$)、巯基($-SH$)和羟基($-OH$)等的引入或脱去。Ⅱ相反应是药物生物转化的第二步,内源性极性小分子如葡萄糖醛酸、氨基酸和谷胱甘肽等,能够与药物分子或经过Ⅰ相反应产生的中间代谢产物结合,形成更为稳定、水溶性更高的代谢物。这种转化过程不仅使得药物能够更好地发挥治疗作用,同时也降低了药物在体内的毒性,减少不良反应的发生。

　　Ⅰ相反应代谢酶以细胞色素 P450(cytochrome P450,CYP450)为代表。而Ⅱ相反应代谢酶则以硫嘌呤 S- 甲基转移酶和 N- 乙酰基转移酶为代表。这些药物代谢酶对于血药浓度的调控起着重要的作用,也是导致药物反应多样性的关键因素。对于药物代谢酶的基因多态性进行分子生物学检测,有助于指导临床合理调整药物的应用剂量,建立个性化的用药方案。

一、细胞色素 P450 酶基因

　　CYP450 主要位于肝细胞的内质网和线粒体膜上,也存在于肾脏、肠道、肺部和大脑等组织器官。CYP450 能通过催化氧化还原反应来介导内、外源性化合物(如类胆固醇、脂溶性维生素、花生四烯酸等药物）的代谢和清除。

根据酶蛋白一级结构中氨基酸的同源性，CYP450 依次可分为家族、亚（或次）家族和酶个体 3 级。按照命名规则，由 CYP（细胞色素的正式缩写）、家族（数字）、亚家族（字母）和同工型（数字）组成。一级结构中氨基酸的同源性 >40% 者属于同一家族，以阿拉伯数字区分，如 CYP2。每一家族又被划分为亚家族，同源性 >55% 被归入同一亚家族，用大写英文字母表示，如 CYP2C。在同一亚家族内根据酶被鉴定的先后顺序用阿拉伯数字排序，用于区分不同的酶个体，如 CYP2C9。对于每一个酶来说，由 *1 表示野生型等位基因，其他基因型则按顺序编号，如 *2、*3 等。

在人类 18 个 CYP 超家族的 57 个功能基因中，*CYP1A2*、*CYP2C19*、*CYP2C8*、*CYP2C9*、*CYP2D6*、*CYP2E1* 和 *CYP3A4* 这 7 种亚型参与了 90% 的药物代谢转化过程。CYP450 在人群中普遍存在遗传多态性，主要包括单核苷酸多态性（SNP）、插入和删除以及拷贝数变异等，这些突变都可能使酶的活性发生改变，从而导致个体在药物代谢方面出现不同表型，包括超快代谢型（ultra-rapid metabolizer，UM）、快代谢型（extensive metabolizer，EM）、中间代谢型（intermediate metabolizer，IM）和慢代谢型（poor metabolizer，PM）。下面笔者选择比较有代表性的 *CYP2C9*、*CYP2C19*、*CYP2D6* 和 *CYP3A5* 进行介绍。

（一）CYP2C9

1. CYP2C9 基因多态性 CYP2C9 基因位于 10 号染色体（10q24.2），已经鉴定了 60 个等位基因，*CYP2C9*1*、*CYP2C9*2*、*CYP2C9*3* 是最常见的 3 个等位基因。其中 *CYP2C9*1* 为野生型，而 *CYP2C9*2* 和 *CYP2C9*3* 是两种突变型等位基因。*CYP2C9*2* 在 3 号外显子发生 C430T 突变（Arg144Cys）。*CYP2C9*3* 则是在 7 号外显子发生 A1075T 突变（Ile359Leu）。两种突变均会使 CYP2C9 酶的活性降低。在 PM 个体中，*CYP2C9*2* 和 *CYP2C9*3* 多呈纯合子状态，而在 IM 个体中多呈杂合子状态。不同人群 *CYP2C9*2* 和 *CYP2C9*3* 基因突变的频率存在显著差异，白种人突变的发生率明显高于黄种人和黑种人。

2. CYP2C9 基因多态性的分子生物学检验 实时荧光定量 PCR 法（qPCR）是目前应用最广泛的检测方法，分别针对野生型和突变型的核酸序列设计互补的荧光探针，通过检测荧光信号判断基因型。该方法具有灵敏度高，操作简便等优点。此外，PCR-RFLP、高分辨率熔解曲线（high-resolution melt，HRM）法、基因芯片法和测序法等也被用于检测 CYP2C9 的基因型。

3. CYP2C9 基因多态性检测的临床意义 CYP2C9 约占肝脏 CYP 总量的 20%，参与约 16% 临床常用药物的羟化代谢，包括抗凝血药、抗惊厥药、磺酰脲类降糖药、非甾体解热镇痛抗炎药、抗高血压药、利尿药以及抗肿瘤药等。携带 *CYP2C9*2* 或 *CYP2C9*3* 等位基因的患者，其 CYP2C9 酶活性低于正常人，导致药物代谢减慢，血药浓度偏高，引发不良反应。

华法林是临床常用的抗凝药物，主要用于深静脉血栓、房颤等疾病的治疗，但不同个体间的疗效和不良反应有显著差异。华法林在体内大部分由 CYP2C9 代谢，与野生型 *CYP2C9*1* 相比，携带 *CYP2C9*3* 纯合子或杂合子基因型个体，华法林的清除率分别下降 90% 和 6%。而携带 *CYP2C9*2* 纯合子或杂合子基因型的个体，所需药物剂量分别为常规剂量的 40% 和 17%。与普通患者相比，CYP2C9 突变患者服用抗惊厥药苯妥英 12 小时后的平均血药浓度可升高达 30%。因此在使用经 CYP2C9 代谢的相关药物前，尤其是治疗窗较窄的药物，对患者进行 CYP2C9 基因多态性检测，有助于指导临床合理调整药物的应用剂量。

（二）CYP2C19

1. CYP2C19 基因多态性 CYP2C19 基因定位于 10 号染色体，已发现 30 多种等位基因，大部分突变型等位基因均会导致酶失活。*CYP2C19*2* 和 *CYP2C19*3* 是最常见的两种突变型等位基因，*CYP2C19*2* 是由 5 号外显子发生 G681A 突变，从而在翻译时丢失了 215~227 位氨基酸,最终生成无功能的酶蛋白。*CYP2C19*3* 是由 4 号外显子发生 G636A 突变(Trp212Stop),蛋白合成提前终止,产生了含 211 个氨基酸的无功能酶蛋白。*CYP2C19*2* 存在于所有人类种族中,而 *CYP2C19*3* 主要见于亚洲人。二者是 PM 人群药物代谢缓慢的主要致病等位基因。

2. CYP2C19 基因多态性分子生物学检验 qPCR 广泛应用在 CYP2C19 基因多态性的检测,但存在单次检测位点少、通量低、探针成本高等缺点。基因芯片法用 CYP2C19 基因特异性引物经过 PCR 扩增后,将扩增产物与固定在芯片上的 CYP2C19 基因型检测探针进行杂交,再对芯片上的荧光信号进行检测和分析,从而迅速获得个体的基因型信息。

3. CYP2C19 基因多态性检测的临床意义 CYP2C19 约占肝脏 CYP 总量的 1%,参与了大约 10% 药物的代谢,包括质子泵抑制剂、三环类抗抑郁药及氯吡格雷等。*CYP2C19*2* 和 *CYP2C19*3* 是中国人群中的 2 种主要突变等位基因。携带这两种等位基因的患者,其 CYP2C19 酶的活性降低,展现出 PM 表型。氯吡格雷是临床常用的抗血小板药物,在体内需要经 CYP2C19 代谢活化后才能发挥作用,CYP2C19 PM 表型患者应用常规剂量的氯吡格雷后无法产生足够的活性代谢物,导致其抑制血小板聚集的作用不足,疗效较差。然而对于某些药物,CYP2C19 活性的降低反而有助于药物发挥作用。例如在使用奥美拉唑治疗消化道疾病时,PM 表型患者的疗效明显好于 IM 和 EM 表型患者。这是由于 PM 表型患者代谢缓慢,与正常患者相比血药浓度高,药效更强。所以对于 IM 和 EM 表型患者增加药量有助于提高疗效,对于 PM 表型患者,在保证疗效的前提下可以适当减少药量以降低潜在的不良反应。

(三)CYP2D6

1. CYP2D6 基因多态性 CYP2D6 基因定位于 22 号染色体(22q13.2),已发现 131 种等位基因。CYP2D6 的突变等位基因可以使酶的代谢能力减弱,还可以使其增强。例如,*CYP2D6*3*、*CYP2D6*4*、*CYP2D6*5* 和 *CYP2D6*6* 等由于单碱基突变或大片段缺失导致酶的活性丧失,产生 PM 表型。*CYP2D6*10*、*CYP2D6*41* 等能使酶的活性减弱而产生 IM 表型。*CYP2D6*1*、*CYP2D6*2* 没有明显改变酶的活性,对药物的代谢能力基本不发生变化,产生 EM 表型。当 CYP2D6 基因位点上含有多重功能性等位基因突变时,则产生 UM 表型。*CYP2D6*10* 在中国人群最为常见,发生频率超过 50%,它有两个突变位点,分别是 C188T 突变(Pro34Ser)和 G4268C 突变(Ser486Thr),最终导致酶活性降低。

2. CYP2D6 基因多态性的分子生物学检验 早期 CYP2D6 基因分型常采用 PCR-RFLP 两步扩增法,第一步扩增设计好的较大的 *CYP2D6* 特异性区域,第二步扩增为放大步骤,用来检测特异性区域内较小的核苷酸改变,最后通过 RFLP 来进行检测。该方法成本较低,实验过程简单,但通量低。Sanger 测序法的测序长度较长,可发现未知的变异位点。此外,HRM 法、qPCR 等也被用于 CYP2D6 基因多态性检测。

3. CYP2D6 基因多态性检测的临床意义 CYP2D6 约占肝脏 CYP 总量的 2%,约有 25% 的药物通过它进行代谢。这些药物包括 β 受体阻滞剂,抗心律不齐药、抗抑郁药和抗肿瘤药等。阿米替林是一种临床常用的三环类抗抑郁药,具有中枢神经系统和心血管系统毒性。CYP2D6 可将阿米替林代谢为无活性产物,同时 CYP2D6 也是阿米替林活性代谢物去甲替林的主要代谢酶,因此在 IM 和 PM 表型个体中,阿米替林的血药浓度异常升高。根据临床药物基因组学实施联盟(CPIC)指南建议,IM 表型个体应使用常规剂量的 75% 作为起始剂量,PM 表型个体宜选用不经 CYP2D6 代谢的药物,或将药物的起始剂量降至常规剂量的50%,以避免不良反应的发生。

(四)CYP3A5

1. CYP3A5 基因多态性 编码 CYP3A5 的基因位于第 7 号染色体(7q22.1),目前已发现超过 30 种等位基因，其中 CYP3A5*3 最为常见，在中国人群中的发生频率高达 71%～76%。CYP3A5*3 在 3 号内含子发生 A6986G 突变，使蛋白合成提前终止，导致酶活性丧失。此突变纯合型（GG）被命名为 CYP3A5（*3/*3），为 PM 型。而携带至少一个 *1 等位基因的个体能够表达具有一定活性的 CYP3A5 蛋白，所以将杂合型（AG）命名为 CYP3A5（*1/*3），为 IM 型；而正常的野生纯合型（AA）命名为 CYP3A5（*1/*1），为 EM 型。

2. CYP3A5 基因多态性的分子生物学检验　CYP3A5 基因多态性的检测方法包括 qPCR、Sanger 测序法、荧光原位杂交（FISH）、AS-PCR 等方法。

3. CYP3A5 基因多态性检测的临床意义　CYP3A5 是 CYP3A 家族活性最高的酶，参与了免疫抑制剂、钙通道阻滞剂、伊马替尼、氨苯砜等多种药物的代谢。他克莫司是一种大环内酯类免疫抑制剂，常被应用于器官移植术后的免疫抑制治疗。CYP3A5 是他克莫司代谢最主要的酶，其活性降低可导致他克莫司的血药浓度升高，不良反应增加。

二、硫嘌呤 S- 甲基转移酶

硫嘌呤 S- 甲基转移酶（thiopurine S-methyltransferase，TPMT）是硫嘌呤类药物代谢过程中的关键酶，其活性与药物的疗效和毒副作用关系密切。TPMT 在脑、肺、肝脏、消化道、肾脏等各种组织和器官均有表达，其中肝脏中表达量最高。

（一）TPMT 的基因多态性

编码 TPMT 的基因定位于 6 号染色体（6p22.3），全长约 27kb，编码 245 个氨基酸。目前已发现超过 30 种等位基因，导致酶活性下降的基因型主要有 TPMT*2、TPMT*3A、TPMT*3B、TPMT*3C 四种。TPMT*2 在 5 号外显子存在 G238C 突变（Ala80Pro）。TPMT*3A 分别在 7 号外显子上发生 G460A 突变（Ala154Thr），在 9 号外显子发生 A719G 突变（Tyr240Cys）。TPMT*3B 仅有 G460A（Ala154Thr）。TPMT*3C 仅发生 A719G（Tyr240Cys）。TPMT 基因型可分为 3 种：野生型纯合子（TPMT*1/*1）、杂合子和突变纯合子。携带野生型纯合子的个体 TPMT 活性正常，杂合子个体 TPMT 活性降低，而突变纯合子个体酶活性极低甚至丧失。中国人群中 TPMT*3 杂合子基因型频率约 2.2%。

（二）TPMT 基因的分子生物学检测

使用 AS-PCR 来检测 TPMT*2，使用 PCR-RFLP 检测 TPMT3*B 和 TPMT3*C。然而，仅通过基因型检测往往难以区分 TPMT*1/TPMT3*A 杂合子与 TPMT3*B/TPMT3*C 杂合子。为了解决这个问题，需要同时检测酶的活性来辅助判断。DNA 测序和基因芯片也被应用于 TPMT 基因型的检测。

（三）TPMT 基因检测的临床意义

硫嘌呤类药物如巯嘌呤（mercaptopurine，6-MP）、硫鸟嘌呤（thioguanine，6-TG）和硫唑嘌呤等是一类具有免疫抑制作用的抗代谢药，常用于恶性肿瘤的化疗。6-MP 在体内转化为具有抗肿瘤活性的代谢产物 6- 硫鸟嘌呤核苷酸（6-TGN）。然而，6-MP 也可以通过 TPMT 的代谢作用转化为无活性的 6- 甲巯基嘌呤（6-MMP）。红细胞及造血组织中 6-MP 的活性代谢产物 6-TGN 的水平与 TPMT 的活性之间存在负相关性。当 TPMT 活性降低时，巯嘌呤类药物浓度过高可使造血系统毒性增加，发生严重的骨髓抑制。对 TPMT 酶活性较低的患者在接受 6-MP 治疗时，应适当减少用药剂量。

三、N- 乙酰基转移酶基因

人类编码 N- 乙酰基转移酶（N-acetyltransferase，NAT）通过乙酰化代谢体内一些药物、有毒物质以及内源性化合物，降低这些物质的毒性并加快清除。NAT 的基因有 2 种，分别是 NAT1 和 NAT2，二者具有 87% 的同源性。根据酶活性的差异，可以将人群分为慢乙酰化表型、中间乙酰化表型和快乙酰化表型。在亚洲人群中，慢乙酰化代谢型的比例为 10%～30%。

（一）NAT 的基因多态性

NAT 的编码基因定位于 8 号染色体（8p22），包含编码 NAT1 和 NAT2 的基因及无编码功能的 NATP 假基因。NAT1 和 NAT2 基因具有高度多态性，目前为止，已有 30 个 NAT1 等位基因和 27 个 NAT2 等位基因被确认。NAT1*4 是野生型，为正常的快代谢等位基因。NAT1*14A、*14B、*15、*17 和 *22 使 NAT 活性降低，产生慢乙酰化表型。*10 和 *11 导致酶活性升高，产生快乙酰化表型。同样，NAT2*4 是 NAT2 的野生型等位基因。NAT2*5B、*5B、*5C、*5D、*5E、*5F、*5G、*5H、*5I、*6A、*6B、*6C、*6D、*6E、*7B、*12D、*14A、*17 和 *19 则为已知的产生慢乙酰化代谢等位基因。

（二）NAT 基因的分子生物学检测

NAT 基因多态性的检测方法以 Sanger 测序法作为"金标准"，PCR-RFLP、qPCR、HRM 法等方法也被广泛应用。值得注意的是，对 NAT1 基因进行分型时不能局限于单个 SNP，应同时检测多个 SNP。

（三）NAT 基因检测的临床意义

人体大多数组织中均表达 NAT1，以红细胞和淋巴细胞最为丰富，主要参与异烟肼、利福平等抗结核药物的代谢。NAT2 仅表达于肝脏和肠道，参与胺类化合物的乙酰化代谢。不同乙酰化表型的患者在服用相同剂量的异烟肼后，会出现显著的血药浓度差异。对 EM 表型的人群来说，异烟肼在其体内的代谢速度增快，血液中的药物浓度相对较低。相反，PM 表型人群对异烟肼的乙酰化代谢速度显著下降，导致水解产物酰肼的聚集，从而加重药物的肝细胞毒性。因此，建议降低 PM 型患者异烟肼的剂量，防止发生蓄积中毒和周围神经炎。而 EM 表型患者可使用常规剂量进行治疗。

四、非肝药酶基因

有些药物的生物转化是靠非肝细胞微粒体酶的催化，这些非肝药酶包括亚甲基四氢叶酸还原酶、维生素 K 环氧化物还原酶和线粒体乙醛脱氢酶 2 等，其基因多态性与药物的疗效密切相关。

（一）亚甲基四氢叶酸还原酶

亚甲基四氢叶酸还原酶（MTHFR）是人体内叶酸代谢通路中的关键酶。当 MTHFR 酶活性降低时，可发生叶酸代谢障碍和高同型半胱氨酸血症，进而引发新生儿出生缺陷、习惯性流产、心脑血管疾病和肿瘤等。

MTHFR 基因定位于 1 号染色体（1p36.6），目前已发现多达 15 种等位基因，最常见的是 C677T 和 A1298C 突变。C677T 导致酶蛋白第 222 位丙氨酸变为缬氨酸（Ala222Val）。该突变产生 3 种基因型，分别是 CC 型（野生型纯合型）、CT 型（杂合型）和 TT 型（突变纯合型）。三者的酶活性相差很大，CC 型酶活性正常，CT 型和 TT 型酶活性分别为正常的 64% 和 32%。而 A1298C 导致第 429 位谷氨酸变为丙氨酸（Glu429Ala）。

目前，MTHFR C677T 为临床上主要检测的突变，多采用 qPCR、HRM 法、基因芯片法等方法。同时结合同型半胱氨酸和叶酸检测结果可以更好地指导叶酸个体化用药。

（二）维生素 K 环氧化物还原酶

维生素 K 环氧化物还原酶（vitamin K oxidoreductase，VKOR）能够催化环氧化的维生素 K 生成还原性维生素 K，后者是 γ-谷氨酰基羧化酶（GGCX）的必需辅助因子。在 GGCX 的作用下，含有谷氨酸残基的维生素 K 依赖性凝血因子Ⅱ、Ⅶ、Ⅸ、Ⅹ发生羧化，转变为活性形式，使血液发生凝固。华法林能够抑制该酶的活性，阻断凝血因子的活化而发挥抗凝作用。

VKOR 由 *VKORC1* 基因编码，该基因定位于 16 号染色体。在 *VKORC1* 的启动子区域存在 G1639A 多态性，是华法林疗效个体差异和种族差异的主要影响因素。携带突变基因的患者 VKORC1 活性降低，凝血因子合成减少，如使用正常剂量的华法林进行治疗会导致过度抗凝，发生出血风险。临床上建议联合检测 *VKORC1* 和 *CYP2C9* 基因多态性，来决定华法林的初始药剂量。

（三）线粒体乙醛脱氢酶 2

线粒体乙醛脱氢酶 2（aldehyde dehydrogenase 2，ALDH2）主要表达在人体肝脏和胃肠道，是酒精代谢的关键酶之一。

编码 ALDH2 的基因位于 12 号染色体（12q24.2），在亚洲人群中存在一个比较常见的等位基因 *ALDH2*2*。*ALDH2*2* 基因具有 G1510A 突变（Glu504Lys），使活性大大降低。根据携带的突变不同，ALDH2 分为 3 种类型：酶活性正常的野生型（*ALDH2*1*1*）、杂合型（*ALDH2*1*2*）和突变纯合型（*ALDH2*2*2*）。杂合型个体酶活性仅为正常的 10%，而突变纯合型个体酶活性几乎缺失。因此，携带 *ALDH2*2* 等位基因的个体酒精代谢能力下降，饮酒后容易发生乙醛堆积，出现脸红、心跳加速等不适。此外，*ALDH2*2* 携带者代谢硝酸甘油的能力下降，使硝酸甘油难以发挥作用。这类人群应尽可能改用其他急救药物，避免硝酸甘油含服无效而延误病情。

第二节 药物毒副作用相关基因的分子生物学检验

药物不良反应（adverse drug reactions，ADR）是指合格药品在正常用法用量下出现的与用药目的无关或意外的有害反应。ADR 是长期困扰医学界的一个难题，本节主要介绍葡萄糖 -6- 磷酸脱氢酶、HLA-B*15:02、HLA-B*58:01 和尿苷二磷酸葡萄糖醛酸转移酶 1A1。

一、葡萄糖 -6- 磷酸脱氢酶

葡萄糖 -6- 磷酸脱氢酶（glucose-6-phosphate dehydrogenase，G-6-PD）是红细胞通过磷酸戊糖代谢途径产生还原型烟酰胺腺嘌呤二核苷酸磷酸（NADPH）的关键调节酶。NADPH 可维持谷胱甘肽（GSH）的还原状态，保护红细胞免受氧化损伤。当 G-6-PD 基因发生突变时，会间接导致还原型 GSH 不足，血红蛋白和细胞膜更容易发生氧化损伤。此时机体接触任何氧化物质（如某些药物），均会使红细胞膜通透性增高，变形能力减弱，发生溶血反应。

（一）G-6-PD 缺乏症的分子机制

G-6-PD 基因位于 X 染色体（Xq2.8），长度约 20kb，其编码产物 G-6-PD 单体由 515 个氨基酸组成。目前已发现 *G-6-PD* 的 DNA 水平突变数量为 230 种，在中国人群中已发现的突变超过 35 种，其中 G1388A、G1376T、C1024T、C1004T、G871A 和 A95G 是最常见的突变类型，发生率之和约占 86%。这些突变使酶的表达量减少或活性降低，从而引起 G-6-PD 缺乏症。

（二）G-6-PD 突变的分子生物学检验

目前用于 *G-6-PD* 突变检测的方法有基因芯片法、AS-PCR、qPCR、PCR-RFLP，可以一次性对多个突变位点进行检测。PCR-SSCP、DGGE 法、Sanger 测序法也越来越多地被临床实验室所应用，尤其是 Sanger 测序法，能够发现新的突变型类型。

（三）G-6-PD 缺乏症分子生物学检验的临床意义

红细胞 G-6-PD 缺乏症是一种 X 染色体连锁不完全显性遗传病，主要有蚕豆病和药物性溶血两个类型。G-6-PD 缺乏症患者在食用新鲜蚕豆后或接触一些氧化性药物（包括抗疟药、呋喃类、氨苯砜、丙磺舒、氯霉素或樟脑丸等）的1～3天内也会发生急性血管内溶血，使红细胞被大量破坏，导致肝、肾或心力衰竭，甚至死亡。对 G-6-PD 基因突变检测联合 G-6-PD 酶活性检测，红细胞 G-6-PD 缺乏症患者应禁用氧化性较强的食物或药物，降低发生急性溶血的风险。

二、人类白细胞抗原 -B*15:02

人类白细胞抗原（HLA）是人类主要组织相容性复合体（MHC）基因编码的产物，主要负责诱导免疫反应，调节免疫应答。*HLA-B*15:02* 等位基因与抗癫痫药物卡马西平的严重副作用相关。

（一）分子机制

抗癫痫药物卡马西平进入人体后，作为半抗原与 HLA-B*15:02 结合形成全抗原，然后被 CD8+T 淋巴细胞（细胞毒性 T 细胞）及自然杀伤（NK）细胞识别，诱导药物特异性 T 细胞的增殖活化，继而分泌凋亡相关因子及配体、颗粒溶素、颗粒霉素 B、穿孔素、γ- 干扰素等细胞毒性蛋白和细胞因子，产生异常的自身免疫反应。

（二）HLA-B*15:02 的分子生物学检验

HLA-B*15:02 分型早期采用名为补体依赖的微量细胞毒试验的血清学分型法，是用一系列已知抗 HLA 的标准分型血清与待测淋巴细胞混合，借助补体介导的细胞毒试验。该法可以检测 HLA-A、HLA-B、HLA-C、HLA-DR、HLA-DQ。随着分子检测技术的进步，基因分型法得到了广泛的应用，主要有 PCR-RFLP、PCR-SSO、PCR-SSP、Sanger 测序、焦磷酸测序等方法。

（三）HLA-B*15:02 分子生物学检验的临床意义

临床上一些患者在服用卡马西平等药物后可发生严重的皮肤不良反应，包括轻的 Stevens-Johnson 综合征（Stevens-Johnson syndrome，SJS）和中毒性表皮坏死松解症（toxic epidermal necrolysis，TEN）。SJS 和 TEN 表现为皮肤融合性紫癜斑疹，表皮大范围松解和广泛的坏死剥脱。*HLA-B*15:02* 等位基因与卡马西平所致的 SJS 和 TEN 密切相关。至少有 75% 的 SJS/TEN 患者携带 *HLA-B*15:02* 等位基因。因此在应用卡马西平等药物前，推荐进行 *HLA-B*15:02* 等位基因检测，以评估患者是否属于高危人群，降低由该药物带来的严重毒副作用。

三、人类白细胞抗原 -B*58:01

HLA 的另一个等位基因 *HLA-B*58:01* 与别嘌醇的不良反应相关，携带该基因的患者更易发生 SJS 和 TEN。

（一）分子机制

别嘌醇进入人体后与 HLA-B*58:01 结合，被抗原提呈细胞作为抗原提呈给 T 细胞，进而导致 CD8+T 淋巴细胞活化，释放细胞毒性蛋白和细胞因子，产生细胞毒作用。

（二）HLA-B*58:01 的分子生物学检验

*HLA-B*58:01* 的检测方法与 *HLA-B*15:02* 等位基因一致，早期采用血清分型的方法，后来逐步被更准确、高效的 qPCR、PCR-RFLP、HRM 法、Sanger 测序、焦磷酸测序等方法所取代。

（三）HLA-B*58:01 分子生物学检验的临床意义

别嘌醇可以通过抑制黄嘌呤氧化酶活性，减少尿酸生成。携带 *HLA-B*58:01* 等位基因的患者，在使用别嘌醇时发生严重不良反应的风险高于非携带者。因此，高尿酸血症和痛风的患者在用药前需进行 *HLA-B*58:01* 基因检测，阳性患者建议改用其他药物。

四、伊立替康毒性相关基因

伊立替康是临床常用的化疗药物,进入人体后在肝脏内经羧酸酯酶活化为活性代谢产物 7- 乙基 -10- 羟基喜树碱(SN-38),SN-38 通过影响 DNA 的合成和转录,抑制肿瘤细胞增殖。伊立替康被广泛应用于转移性结直肠癌、小细胞肺癌、胰腺癌、晚期胃癌等疾病的治疗。该药物具有剂量限制毒性,可导致迟发性腹泻、中性粒细胞减少和急性胆碱能综合征等严重的不良反应。

(一)UGT1A1 的基因多态性

SN-38 在体内主要经尿苷二磷酸葡萄糖醛酸转移酶 1A1(UGT1A1)葡糖醛酸化灭活,最终随尿液排出体外。UGT1A1 基因位于 2 号染色体(2q37),*UGT1A1*28* 和 *UGT1A1*6* 为最常见的等位基因。二者都可以使 UGT1A1 的活性下降,会导致 SN-38 在体内蓄积而引起毒副作用。

(二)UGT1A1 基因多态性的分子生物学检验

由于 *UGT1A1*28* 突变含有多个 TA 重复序列,对使用特异性引物或探针进行检测的 AS-PCR 或基因芯片法有很大的影响。因此,多采用 PCR- 毛细管电泳法和测序技术来同时检测 *UGT1A1*28* 和 *UGT1A1*6*。

(三)UGT1A1 基因多态性分子生物学检验的临床意义

UGT1A1 基因多态性与伊立替康的毒副作用关系密切,携带 *UGT1A1*28* 和 *UGT1A1*6* 突变的患者,在治疗时发生严重不良反应的风险增高,需要及时调整化疗剂量或改变方案。

第三节 药物作用靶点相关基因的分子生物学检验

在人体内,除了药物代谢酶基因的突变可以影响治疗效果外,药物作用靶点基因的多态性也会导致同种药物对不同个体的疗效产生巨大差异。下面就常见的药物作用靶点基因 *ACE*、*ADRB1*、*APOE* 和 *IFNL3* 进行简要介绍。

一、血管紧张素转换酶

血管紧张素转换酶(angiotensin converting enzyme,ACE)又称肽基 - 羧基肽酶,由 1 300 个氨基酸组成,是肾素 - 血管紧张素系统的关键酶。ACE 可以催化血管紧张素 Ⅰ(Ang Ⅰ)转化为血管紧张素 Ⅱ(AngⅡ),还可以催化缓激肽的降解从而使其失活。ACE 是 ACE 抑制剂(ACE inhibitor,ACEI)的作用靶点,常用的 ACEI 类药物主要包括卡托普利、依那普利、贝那普利和赖诺普利等。该类药物主要通过抑制组织和血管中的 ACE 活性,使 Ang Ⅱ生成减少,同时抑制激肽酶,提高缓激肽的水平,从而降低血压。

ACE 基因定位于 17 号染色体(17q23),长度约 21kb,含 26 个外显子和 25 个内含子。在第 16 个内含子内存在长度为 288bp 的 Alu 序列的插入(insertion,I)或缺失(deletion,D),构成 2 种等位基因 D/I,根据等位基因的不同呈现 3 种基因型:DD(缺失纯合子)、II(插入纯合子)和 ID(插入和缺失杂合子)。

血浆中 ACE 的活性水平因 ACE I/D 多态性而变化,DD 基因型个体血浆 ACE 的活性最高,II 基因型个体血浆 ACE 水平最低,ID 基因型个体 ACE 水平居中。DD 基因型个体在应用 ACEI 治疗后效果更明显,并且在高血压合并心功能不全的患者中,DD 基因型个体服用依那普利和赖诺普利对心功能改善优于 II 和 ID 基因型个体。在选用 ACEI 类药物进行治疗前推荐检测患者 ACE I/D 多态性,以选择更加合适的药物。目前,临床实验室检测 ACE

I/D 基因多态性主要采用 qPCR、基因芯片法和 HRM 法。

二、肾上腺素受体 β_1

β 肾上腺素受体是 β 受体阻滞剂的主要作用靶点。该受体包含 β_1、β_2 和 β_3 三种亚型。其中 β_1 肾上腺素受体（adrenoceptor beta 1，ADRB1）是一种七次跨膜细胞表面受体蛋白，分子量约为 51.3kDa，主要分布在心肌组织，ADRB1 激动时可使心率加快，心肌收缩力增强。

ADRB1 基因位于 10 号染色体上（10q24-q26），长度为 1 714bp，主要有 2 种 SNP，分别为 A145G 突变（Ser49Gly）和 C1165G 突变（Arg389Gly）。ADRB1 基因的多态性可影响 β 受体阻滞剂的疗效。其中关系最密切的是 C1165G，该基因型可形成 3 种受体：Arg389 纯合型、Arg389Gly 杂合型和 Gly389 纯合型。其中 Arg389 纯合型受体与 G 蛋白偶联效率比 Gly389 纯合型受体高 3～4 倍，对 β 受体阻滞剂的敏感性更高，降压效果更好。受体为 Arg389Gly 杂合型和 Gly389 纯合型的患者，在应用 β 受体阻滞剂的同时宜联合使用利尿药，以提高降压及抗心力衰竭效果。

ADRB1 基因多态性检测主要有 qPCR 法和第二代测序法。PCR 可以特异性针对已知突变进行检测，且价格便宜、操作简便。第二代测序可以全面了解 ADRB1 基因的编码区和非编码区，对于其他方法检测不到的突变具有很好的识别作用，但操作过程的烦琐和较高的价格限制了该方法的应用。

三、载脂蛋白 E

载脂蛋白 E（apolipoprotein E，APOE）主要由肝脏产生，单核巨噬细胞及脑、脾、肾上腺等组织也可以合成。APOE 是乳糜微粒、极低密度脂蛋白、中密度脂蛋白、低密度脂蛋白和高密度脂蛋白中的载脂蛋白，在调节这些脂蛋白的转运和代谢，控制血浆脂质水平以及组织脂质含量方面起着关键作用。

APOE 基因位于 19 号染色体（19q13.2），编码含有 317 个氨基酸的 APOE 前体，在 18 位氨基酸信号肽发生切割和糖基化后，成熟的 APOE 作为含有 299 个氨基酸的分泌蛋白质。该基因最常见的两个 SNP 位点是 rs429358（T388C，Cys130Arg）和 rs7412（C526T，Arg176Cys），两个突变位点构成 3 种单倍型，分别是 E2（rs429358T-rs7412T）、E3（rs429358T-rs7412C）和 E4（rs429358C-rs7412C）。这 3 种单倍型又组成 6 种不同的基因型（E2/E2、E3/E3、E4/E4、E2/E3、E2/E4 和 E3/E4），编码 3 种 APOE 亚型：APOE2（E2/E2，E2/E3）、APOE3（E2/E4，E3/E3）和 APOE4（E3/E4，E4/E4）。

普伐他汀、洛伐他汀等他汀类药物是目前临床上最重要且应用最广泛的降脂药，药物的疗效与 APOE 基因多态性相关，APOE2 的高脂血症患者，使用他汀类药物的降脂效果最好，APOE4 的高脂血症患者对他汀类药物效果欠佳，可加大剂量或选择其他类型降脂药。在用药前采用 qPCR 或 HRM 法检测 APOE 基因型，能够辅助选择更合适的药物或剂量。

四、干扰素 -λ3

IFNL3 基因定位于 19 号染色体（19q13.13），其编码的干扰素 -λ3（IFN-λ3）属于Ⅲ型干扰素家族成员，该家族中还包括 IFN-λ1、IFN-λ2 和 IFN-λ4。位于 *IFNL3* 基因上游 3kb 处存在 SNP 位点 rs12979860 C＞T，该基因多态性与丙型肝炎病毒（HCV）的感染、治疗和病毒自发清除有关。尤其是干扰素联合利巴韦林进行治疗时，携带不同基因型的个体治疗效果存在很大差异。CC 基因型患者聚乙二醇化干扰素联合利巴韦林治疗 2 年后，约有 70% 的患者获得持续病毒反应，而 CT 和 TT 基因型患者获得持续免疫应答的概率只有约 30%。IFNL3 基因多态性检测有助于 HCV 感染的个体化用药，从而提高疗效。

本章小结

个体基因的多态性是临床上两名相同疾病的患者,使用相同的药物进行治疗时,疗效却大相径庭。并且有的患者用药很安全,有的患者却产生了严重毒副作用的主要原因。

CYP450 是 I 相药物代谢酶,在人群中普遍存在遗传多态性,在抗凝药物、抗惊厥药、质子泵抑制剂、β 受体阻滞剂、阿片类药物和免疫抑制剂的临床使用及不良反应评估中具有指导意义。II 相药物代谢酶主要有 TPMT 和 NAT,分别与硫嘌呤类药物、抗结核药物的药效及副作用相关。另外,有些关键基因的突变还会导致严重的药物不良反应。如 *G-6-PD* 因突变导致缺乏时,患者接触氧化性的食物或药物后可引起严重的急性溶血性贫血。携带 *HLA-B*15:02* 或 *HLA-B*58:01* 突变的患者,分别在接受卡马西平或别嘌醇的治疗时会导致 SJS 和 TEN 的发生。*ACE*、*ADRB1*、*APOE*、*IFNL3* 等基因及编码的蛋白是研究比较广泛且深入的药物作用靶点。当这些基因发生突变后会导致相应的药物疗效降低,甚至产生更大的副作用。

临床上多采用 qPCR、AS-PCR、PCR-RFLP、PCR-SSP、PCR- 毛细管电泳、HRM、基因芯片法、FISH、Sanger 测序和焦磷酸测序等方法检测药物代谢与毒副作用基因的多态性。医生根据检测结果,为患者制订更合理、个性化的用药方案,以提高疗效并减少不良反应。

(郑晓东)

第十四章　移植配型分子生物学检验

通过本章学习，你将能够回答下列问题：

1. 什么是组织配型？
2. 什么是人类白细胞抗原（HLA）？
3. 影响移植物存活时间的关键因素是什么，其与 HLA 的关系如何？
4. 什么是 HLA 基因分型（HLA genotyping）？
5. HLA 等位基因分型技术有哪些？这些方法有何优缺点？
6. 目前有哪些组织配型方法？
7. 试述基因分型技术在肾移植中的临床应用。

移植（包括组织和细胞移植等）是临床上治疗多种终末期疾病最有效的方法。应用分子生物学技术对人类白细胞抗原基因进行分型检验已经日趋广泛。近年来，遗传学和移植免疫学等研究都已深入到分子和基因水平，为改进临床移植奠定了基础，使得分子生物学检验技术有了更好的应用平台和更广阔的应用前景。

第一节　器官移植与移植配型

移植（transplantation）是指用自体或异体的健康器官、组织或细胞，置换病变或功能缺损的器官、组织或细胞，以维持和重建机体的正常生理功能。随着组织配型技术、器官保持技术和外科手术技术水平的不断提高以及高效免疫抑制剂的陆续开发，器官移植已成为世界公认的治疗终末期器官功能衰竭的最有效方法。

一、器官移植

在器官移植中，根据移植物的来源及供、受者间免疫遗传背景的差异，可将移植分成以下 4 种类型：自体移植，同系移植，同种异体移植及异种移植。其中，同种异体移植是目前临床上组织器官移植的主要类型，常见的有肾脏、肝脏、心脏、皮肤、角膜等实体器官的移植，此外还有骨髓或造血干细胞移植等。

二、组织相容性抗原与移植配型

临床实践中的器官移植均属于同种异基因移植（除外同卵双胞胎之间的移植），即移植物供受体之间存在基因型的差异。人类的免疫系统有助于机体抵抗病原体感染导致的疾病、死亡及防御恶性肿瘤的发生，但却与同种异体器官的成功移植相互冲突。进行器官移植时若供受体基因型匹配不良，受体的免疫系统会将移植物视为"异己"并引发免疫排斥反应，进而导致器官功能受损或缺失，严重者可危及生命。

（一）组织相容性与移植排斥

移植相关研究定义了基本的免疫学现象，组织相容性概念的提出可追溯到 16 世纪。

组织相容性抗原最先在同种异体移植中被发现。最早发现小鼠 7 号染色体特定位点上的 H2 基因是产生排斥反应的主要原因，该基因复合体被称为主要组织相容性复合体（major histocompatibility complex，MHC）。随后，在人类染色体的同一位点确定了具有 MHC 特性的基因，并被命名为人类白细胞抗原（human leucocyte antigen，HLA）。即 MHC 是一组编码动物主要组织相容性抗原的基因群的统称，人类的 MHC 被称为 HLA。目前公认移植排斥反应实质上是针对不同基因编码的组织相容性抗原发生的主动获得性免疫。

（二）组织相容性抗原或移植抗原

移植排斥反应由同种异型抗原引起，后者也称为移植抗原。由于移植抗原决定了组织器官移植后的相容性，故又称为组织相容性抗原。主要包含：

1. 主要组织相容性抗原 即 MHC 分子。MHC 分子能结合和提呈抗原肽给 T 细胞，引起强烈和快速的排斥反应。由于 MHC 基因具有高度多态性，在随机的人群中供者与受者之间 MHC 分子通常是不完全相同的，这种 MHC 型别的差异是发生急性移植排斥反应的主要原因。

2. 次要组织相容性抗原（minor histocompatibility antigen，mHA 抗原） 是引起弱而缓慢排斥反应的组织相容性抗原。HLA 完全相同的供、受者间进行移植所发生的排斥反应主要由 mHA 抗原所致，尤其是骨髓干细胞移植后引起的移植物抗宿主反应（graft versus host reaction，GVHR）。

3. ABO 血型抗原 若供受者间 ABO 血型不合，可导致超急性排斥反应。

4. 组织特异性抗原 特异性表达于某一器官、组织或细胞表面的抗原。

（三）移植配型

供受者 HLA 的差异是移植排斥反应发生的主要原因。器官移植的成败主要取决于供受者之间的组织相容性。HLA 型别匹配程度是决定供、受者间组织相容性的关键因素。移植配型又称组织配型（tissue typing），是指在移植前对供受者抗原的相容性进行检测。组织配型可评价供者与受者的组织相容程度，其目的是选择合适的供体。目前，移植配型主要检测人类白细胞抗原（HLA）。

第二节 移植配型的分子生物学基础

主要组织相容性复合体是一组与免疫应答密切相关的、紧密连锁的基因群。哺乳动物都有 MHC，人的 MHC 又称为人类白细胞抗原（HLA）基因复合体，其编码产物称为 HLA。HLA 决定了移植组织是否相容，供受者 HLA 的相容性是影响移植后长期生存率的关键因素。

一、HLA 结构与功能

HLA 分子由主要组织相容性复合体（MHC）基因组编码产生。人的 HLA 基因组位于第 6 号染色体短臂上（图 14-1）。1999 年 Nature 杂志发表了 HLA 基因组全部序列。HLA 基因复合体位于人的第 6 号染色体短臂 6p21.31 内，全长 3.6Mb，共有 224 个基因座，其中 128 个为有功能基因座，可表达蛋白分子。

HLA 基因复合体包括 HLA I 类、II 类和 III 类基因区。HLA I 类基因区由经典 I 类基因座（HLA I α）即 A、B、C 和非经典 I 类基因座（HLA I β）即 E、F、G 等组成。II 类基因区由经典的 DP、DQ、DR 和参与抗原加工提呈的 DM、TAP、PSMB 等基因座组成。III 类基因区包括补体基因 C2、B、C4 及参与炎症反应的基因 TNF、LTA、LTB 和 HSP 等基因座位。

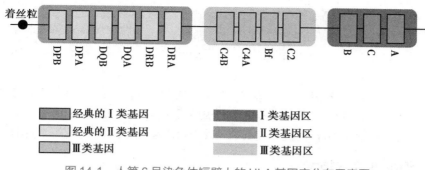

图 14-1　人第 6 号染色体短臂上的 HLA 基因座分布示意图

HLA 基因分为两种类型：①经典的 I 类基因和经典的 II 类基因，其产物分别为 HLA I 类抗原和 HLA II 类抗原。它们具有抗原提呈功能，显示极为丰富的多态性，直接参与 T 细胞的激活和分化，调控适应性免疫应答。②免疫功能相关基因，包括 HLA III 类基因以及新近确认的多种基因，其产物为 HLA III 类抗原。后者参与调控固有免疫应答，仅显示有限的多态性。

二、HLA 的多态性及命名

多态性（polymorphism）指群体中单个基因座位存在两个以上不同等位基因的现象。HLA 基因具有高度多态性。

（一）HLA 的多态性

HLA 基因均系多态性位点（复等位），且具有共显性特点，即同一个体中，一个基因座位上来自同源染色体的两个等位基因均能得到表达，因而一个个体通常拥有的经典 I 类和 II 类 HLA 等位基因产物有 12 种以上。HLA 基因复合体是人体多态性最丰富的基因系统。截至 2024 年 4 月，已确定的 HLA 等位基因总数达到 38 975 个，其中等位基因数量最多的座位是 HLA-B，达到 9 877 个。这表明非亲缘关系的个体间存在两个相同等位基因的概率会非常低，因而进行组织和器官移植时移植物会受到免疫排斥。

HLA 的多态性在蛋白水平上表现为各种等位基因产物在结构上存在差异，即 HLA 结合槽的氨基酸残基组成和序列不同。因此，检测相应的基因片段可确定特定个体的等位基因特异性，即从大量的 HLA 等位基因中找出属于该个体的 12 种 I 类和 II 类分子编码基因，称为 HLA 基因分型（HLA genotyping）。这对于寻找合适的组织器官移植供受体十分重要。

（二）HLA 命名

1996 年，WHO 命名委员会根据 HLA 表达的血清学特定抗原对其进行了分类命名。随后，在已有基础上对 HLA 基因和等位基因继续进行了增补和修订。截至 2024 年 4 月，IPD-IMGT/HLA 数据库中已正式命名的 HLA 等位基因已达到 38 975 个，其中 HLA-I 类（HLA-A、B、C）等位基因有 27 301 个，HLA-II 类（HLA-DRB、DQB1 等）等位基因有 11 674 个（表 14-1）。新等位基因的发现，不但大大丰富了人类遗传的信息，而且在移植方面有利于找到更适宜的供体，提高移植物的成活率。

表 14-1　IPD-IMGT/HLA 数据库 3.56 版本中报道的 HLA 多态性

HLA 基因座	等位基因数	抗原数	HLA 基因座	等位基因数	抗原数
A	8 288	4 848	DRB1	3 671	2 374
B	9 877	5 883	DQB1	2 549	1 543
C	8 361	4 604	DPB1	2 569	1 473

第三节 组织配型

由供受体之间 HLA 差异而产生的免疫排斥反应是同种异体移植成功的最大障碍。HLA 的匹配程度是决定供、受者间组织相容性的关键因素。因此,术前必须进行组织配型,以尽量减少供受者的组织相容性抗原差异。准确的 HLA 配型是移植成功与否的关键因素。

一、组织配型基本技术

组织配型技术主要包括 HLA 分型技术和补体依赖的细胞毒性试验(CDC)。随着器官移植在临床广泛开展,组织配型技术逐渐发展起来,并先后经历了血清学和基因分型阶段。

(一)传统 HLA 分型技术

传统 HLA 分型技术包括:血清学分型法,细胞学分型法及蛋白质凝胶电泳。由于传统分型方法有较大的局限性,以法国巴黎第 12 届国际组织相容性工作和学术会议为标志,HLA 分型进入到基因水平。

(二)HLA 基因分型技术

HLA 多态性取决于基因的碱基序列,应用分子生物学技术能够直接从基因水平对 HLA 基因多态性做出分析,准确且灵敏度高,能够检出血清学方法所无法检出的基因型别。

1. 序列特异性引物(sequence specific primer,SSP)**法** 其原理是根据已知 HLA 序列设计特异性引物进行聚合酶链反应(PCR),通过 PCR 产物片段大小,判断 HLA 各位点的基因型。其优点是实验操作相对较简便;缺点是随等位基因增多需设计大量序列特异性引物,且结果需人工判断,为低分辨率水平。

2. 序列特异性寡核苷酸探针(sequence-specific oligonucleotide probes,SSOP)**法** 其原理是在微珠上包被基于已知 HLA 序列设计的寡核苷酸探针,再将标记荧光信号的待检 DNA 片段反向与探针进行特异性杂交,通过激光荧光类型和强度确定其分型。该法是分型技术中最常用的,优点是实验操作相对简便,分析数据时间较短。但结果为中分辨率水平,在判断时存在较多模棱两可等位基因组合的问题。SSOP 与 SSP 法相比具有高通量的优势,后者更适用于单个检测。

3. 基于测序分型(sequencing based typing,SBT)**法** 其原理为双脱氧链终止法,是 HLA 分型检测的"金标准"。针对 HLA 不同位点关键外显子区域进行 DNA 片段扩增,扩增后的产物进行测序,得到高分辨率水平的分型结果。该法实验操作较复杂,适用于肾移植等待者、非紧急状态下器官供者进行 HLA-A、B、C、DRB1/3/4/5、DQB1、DQA1、DPB1、DPA1 位点的基因分型,可准确反映上述位点关键氨基酸序列。SBT 是目前为止最可靠、最直接及最准确的 HLA 分型方法。

4. 二代测序(NGS)**法** 其原理为大规模平行覆盖数百万 DNA 片段进行全外显子组测序,即先对 HLA 基因进行 PCR 扩增,再利用 NGS 技术进行高通量测序。其优点是速度快、批量大、精确性好,具有分辨率高、分型准确及覆盖位点更广的优势。除了可以检测经典 HLA-A、B、C、DRB1/3/4/5、DQB1、DPB1、DPA1、DQA1 位点外,还可以检测非经典 HLA-E、F、G、H 位点,以及 MICA、MICB 位点的等位基因分型结果。适用于肾移植等待者和活体亲属供者及样本量大的中心开展 HLA 基因分型,在分析供者特异性抗体(donor specific antibody,DSA)和筛选高致敏受者方面显示出独有的优势。

(三)补体依赖的细胞毒性试验

补体依赖的细胞毒性试验(complement dependent cytotoxicity,CDC)的目的是检测受

者血清中是否预存相应的抗体。采用供者外周血淋巴细胞作为抗原,与受者的血清共同孵育进行交叉细胞毒性试验,如受者的血清中存在相应抗体,在补体的作用下发生抗原抗体反应导致淋巴细胞死亡。根据淋巴细胞死亡数量百分比判断交叉配型结果。CDC 可检出受者血清中是否含有针对供者淋巴细胞的预存细胞毒抗体,以防止超急性排斥反应的发生。

二、配型方法

组织配型可评价供、受者的组织相容程度,具体的配型方法包括以下几种:

(一)HLA-A、B、DR 六抗原相配

确定移植供受者 HLA 相匹配的标准是组织器官移植的基础。1987 年,美国器官资源共享网络(United Network for Organ Sharing,UNOS)制定强制性 HLA 六抗原相配肾脏分享政策,要求 ABO 血型相容和 HLA-A、B、DR 六个抗原相配。1995 年进一步修改,将六抗原相配标准延伸为 HLA-A、B、DR 六抗原无错配,即目前国际上通用的 HLA 六抗原无错配标准(zero HLA-A,B,DR antigen mismatch,0 Ag MM),其主要依据在于 HLA 分子 346 个氨基酸残基中对移植物排斥与存活率具有重要影响的关键氨基酸残基。该配型标准首先被应用于肾脏移植领域,随后应用到心脏、骨髓等其他器官移植中。

(二)HLA- 氨基酸残基配型

HLA 六抗原配型标准的临床应用受到诸多条件的限制。分析发现,同样是供受者的 HLA 错配,有些明显影响存活率,而有些并无明显影响甚至有益。故提出"有益错配、中性错配和有害错配"之分的假设。1996 年美国加利福尼亚大学洛杉矶分校提出了新的配型策略——HLA- 氨基酸残基配型(amino acid residue matching,Res M),又称交叉反应组(cross reactive group,CREG)配型,成为继"0 Ag MM"后"第 2 个最佳配型标准",对组织配型和器官移植产生了重大影响。

(三)HLA Matchmaker

在移植中供受者的 HLA 往往不能完全匹配,受者与供者错配的抗原在移植术后的任何时间都可能产生新生的供者特异性抗体(DSA),危及移植物功能。目前,DSA 检测也逐渐成为预测及诊断排斥反应发生的基石。DSA 的产生是针对有限的供体 HLA 功能性表位,基于此原理 Rene Duquesnoy 创立了 HLA Matchmaker 软件,通过分析供者所含有的非受者自身表位个数的多少,预测移植术后 DSA 产生的概率。这一理论已被临床研究证实,且独立预测 DSA 产生概率的准确性明显优于 HLA 位点错配数与 HLA 位点氨基酸残基错配数分析。

(四)PIRCHE 评分

PIRCHE 即间接预测识别的 HLA 表位(predicted indirectly recognizable HLA epitopes,PIRCHE)评分。PIRCHE 预测受者 HLA-DR B1 分子提呈供者 HLA 相关肽链的能力。PIRCHE 分数越高,代表 HLA-DR B1 分子提呈供者 HLA 的能力越强,受者新生 DSA 产生概率也随之增加。在器官分配时,PIRCHE 可预测移植后 T 细胞相关的针对 HLA 多肽的免疫反应,可有效地模拟并提供可能被 T 细胞识别的多肽数量,最终发现最适合受者的供者。

三、HLA 抗体检测技术

受者 HLA 抗体检测的结果与移植供受者 HLA 分型结合,是对移植受者免疫风险评估的主要依据,结合 HLA 致敏史(如妊娠、既往移植、输血等)是对移植受者进行免疫记忆和初始同种异体免疫反应进行风险分层与免疫抑制治疗的重要参考。

(一)HLA 抗体和非 HLA 抗体的分类

1. HLA 抗体　是移植受者产生的、针对具有人群多态性 HLA 的抗体,是最早被发现的排斥反应的原发病因。移植器官长期存活失利主要归因于抗供者 HLA 的抗体。根据 HLA 类

型的不同,相应的抗体主要包括 HLA-Ⅰ类抗体(A、B、C)和 HLA-Ⅱ类抗体(DR、DP、DQ)。

2. 非 HLA 抗体 根据其针对的抗原类型分为两类:非 HLA 同种异体抗体及非 HLA 自身抗体。

（二）HLA 抗体的实验室检测方法

根据检测抗体所用的 HLA 载体不同,可以分为:

1. 细胞学检测法 使用来源于供者的细胞组合作为抗原载体,与受者的血清(抗体)孵育,以检测受者血液样本中相应的抗体。根据所用靶细胞的来源不同,细胞学检测法分为①XM 检测法:检测受者体内是否存在 DSA,是最直接而精准的、用于判定受者在接受供者移植物后是否会发生排斥反应的方法。②PRA 检测法:在潜在供者人群细胞组合和受者血清之间进行群体反应性抗体(panel reactive antibody, PRA)检测,PRA 为一组特定 HLA 反应抗体,是各种组织器官移植术前筛选致敏受者的重要指标,受者 PRA 水平可判断器官移植时受体血清致敏程度。检测受者体内是否存在相应抗体,是对可能导致排斥抗体的一种间接的检测方法。

2. 纯化抗原检测法 使用纯化的 HLA 作为抗原载体,直接与受者血清反应,检测相应抗体。其优点是敏感度高,可操作性好;缺点是检测结果解读时混杂因素较多,假阳性比例较高。

第四节　HLA 配型的临床应用

HLA 配型在器官移植中具有重要的临床意义,HLA 相容性程度是影响移植物长期存活的主要因素之一。

一、实质性器官移植

不同器官移植对 HLA 分型的要求严格程度不同。在实质性器官移植特别是在肾移植中,对 HLA 的相配度要求较高。

（一）肾移植

肾移植是终末期肾病最有效的治疗方法。肾移植对 HLA 的相配度要求较高。目前,移植肾短期存活理想,但 10 年存活率不足 50%。这主要归因于供者特异性抗体(DSA)介导的排斥反应,而 DSA 的主要成分是抗供者 HLA 的抗体,即 HLA 匹配程度与肾移植长期效果密切相关。HLA 匹配良好,可减少免疫抑制剂的剂量,降低受者致敏的程度。在肾移植中,Ⅰ类抗原主要影响长期存活,HLA-B 抗原最重要;Ⅱ类抗原对长期和短期存活均有影响,HLA-DR 抗原最重要。组织配型方法如氨基酸残基配型标准等首先被应用于肾移植领域,大幅度提高了供受者的相配概率,显著改善移植物的存活率。

（二）心脏移植

在心脏移植供者选择上,首先要与受者 ABO 血型相容,再行 HLA 配型。但鉴于心脏移植供心缺血时间的限制,且 HLA 配型匹配程度并不影响移植心脏早期存活,因此国际指南不要求心脏移植术前常规进行 HLA 配型。所有移植候选者均需进行群体反应性抗体(PRA)筛查,PRA>10% 时需进一步检查。受者需进行抗 HLA 特异性抗体检测。

（三）肺移植

肺移植供者需 ABO 血型相容,须保证血型相同或符合输血原则。在同种异体间进行肺移植,血型不合适是肺移植被排斥的重要原因。肺移植之前还要做淋巴细胞毒性交叉配合试验。此外,最好行淋巴细胞混合培养试验,这是组织配型试验中比较可靠的一种方法。

（四）肝移植

肝脏本身是免疫耐受器官,HLA 的表达水平低,HLA 配型对患者的预后影响不大,在进行肝移植时通常不需要配型，在临床只需达到同血型便可，即符合输血原则。

二、骨髓移植

骨髓移植（bone marrow transplantation，BMT）又称为造血干细胞移植（hematopoietic stem cell transplantation，HSCT）。骨髓移植的效果与 HLA 配型关系最为密切。在骨髓移植中，由于移植物中含有大量的免疫细胞，若供受者的 HLA 不匹配，所发生的移植物抗宿主反应（GVHR）不易被免疫抑制剂控制，故对 HLA 配型的要求特别高。受者必须有适当的供者方能进行骨髓移植，首选 HLA 全相同的亲属，其次是 HLA 半相同亲属，如兄弟姐妹（同胞）、父母/子女或近亲，然后是 HLA 完全匹配和部分匹配的无关供者或脐血制品。资料显示，一个位点不合的亲属供者 BMT，虽然 GVHR 和排斥率的发生率上升，但总生存率与 HLA 完全相合的同胞 BMT 差异不大。2 个及 2 个以上位点不合的亲属作供者，则 BMT 后 GVHR 及排斥的发生率明显上升，患者长期存活率显著下降。

由于大部分需要骨髓移植的患者缺少 HLA 相合的家属，因此建立国家骨髓供者库，通过 HLA 分型寻找合适的供者是行之有效的办法。

三、其他

HLA 分型技术除了在器官移植领域外，在医学临床及其他相关领域也有广泛应用。此外，近几年来异种器官移植正在取得重大突破。

（一）HLA 分型技术在医学领域的应用

除移植配型外，HLA 分型技术在 HLA 表达异常与疾病的研究（如 HLA-B27 与强直性脊柱炎、HLA-DR3/DR4 与 1 型糖尿病等）、输血反应相关研究和法医学等领域均有广泛应用。

（二）异种器官移植的最新进展

异种器官移植被认为是解决人类器官短缺最为有效的方法之一。近几年人类异种移植正在取得重大突破。从 2022 年 1 月至 2024 年 5 月，全球共进行了 5 例活人接受异种器官移植手术，移植器官包括心脏、肾脏和肝脏，其中 4 例来自美国、1 例来自中国，它们都是基于"同情使用"原则而实施，用于病情严重或有生命危险、没有有效疗法选择的患者。这背后是近 40 年来新型免疫技术、基因编辑技术等的持续进步。异种移植还需解决的一些重要问题，包括解决急性排斥反应、探索更好的免疫耐受诱导策略、关注内源病毒激活等。

本章小结

人类主要组织相容性复合体又称为人类白细胞抗原基因复合体，具有显著的多态性，与同种异体移植受者的排斥反应密切相关。移植是治疗多种终末期疾病最有效的方法。术前需对供受者抗原的相容性进行检测即组织配型，目的是选择合适的供体。组织配型技术主要包括 HLA 分型技术和补体依赖的细胞毒性试验。HLA 基因分型包括序列特异性引物法、序列特异性寡核苷酸探针法、基于测序分型法以及等位基因水平的二代测序法。其中 SBT 法是 HLA 分型检测的"金标准"。组织配型可评价供受者的组织相容程度，具体方法有：HLA-A、B、DR 六抗原相匹配，氨基酸残基匹配、HLA Matchmaker 及 PIRCHE 评分。HLA 配型在器官移植中具有重要临床意义，HLA 相容性程度是影响移植物长期存活的主要因素之一。不同器官移植对 HLA 分型的要求严格程度不同，肾移植对 HLA 的相配度要求较高，而关联性最密切的是骨髓移植。

（郑　芳）

第十五章 法医物证分子生物学检验

通过本章学习,你将能够回答下列问题:

1. 什么是个人识别和亲子鉴定?
2. 何谓遗传标记?
3. DNA 多态性有几种类型,各自的特点如何?
4. 理想的 STR 标记条件是什么?
5. 何谓多基因复合扩增?
6. 精液斑与血痕 DNA 提取方法的异同各是什么?

20 世纪 80 年代,Jeffreys 首次将串联重复小卫星序列单链作为 RFLP 分析探针,杂交后得到若干长度不等的多态片段,具有个体特异性,类似经典的指纹,故称 DNA 指纹。DNA 指纹被誉为法医物证分析的里程碑,它使法医物证中个人识别和亲子鉴定实现了从仅能排除到高概率认定的飞跃。由此,分子生物学检验技术在法医物证学领域有了更宽广的应用平台和更广阔的应用前景。

第一节 法医物证学的基本概念

法医物证学是以法医物证为研究对象,以提供科学证据为目的,运用免疫学、生物学、生物化学、分子生物学等理论和方法,利用遗传学标记系统的多态性对生物学检材的种类、种属及个体来源进行鉴定的一门学科。法医物证学是法医学的分支学科,其研究内容属法医学中的物证检验部分,是法医学研究的主要内容之一,主要解决司法实践中的个人识别及亲子鉴定问题。法医物证学研究的对象是与人体有关的生物物证,通常称为法医物证。法医物证以其生物成分和特性来证明案件事实,需要借助检验与鉴定来发现它们与案件事实的联系,因此在检验之前,它们常被称为法医物证检材。

一、个人识别的基本概念

鉴定法医物证中用于揭示个体身份的任务称为个人识别。个人识别(personal identification)是以同一认定理论为指导原则,就是对 2 份物证检材进行同一性认定,又称同一认定,属于法医物证学范畴。个人识别也可通过对人体生理结构、体态特征等指标的检测和对比来判断性别、推断年龄、恢复面貌等,但误差有时较大。目前最有效的方法是通过对某些遗传标志的检验与比对来达到个人识别的目的。

同一认定检验和比较的依据是人类遗传标记(genetic marker,GM)。人类遗传标记众多,在发现 DNA 遗传标记之前,法医物证学主要采用遗传表型标记,例如血型、酶型、血清蛋白电泳型和 HLA 分型等遗传标记进行检测。随着科技的发展,法医物证鉴定的遗传标记从血型等遗传标记发展到 DNA 遗传标记。同一认定并不需使用人体的全部遗传标记,而只是一定数量遗传标记的组合。因此在研究同一认定问题时,必须具体考察某遗传标记组合是否具备了同一认定所要求的条件,包括遗传标记的特定性、稳定性和反映性。

1. 遗传标记的特定性 进行个人识别时,理想的遗传标记是所检测的多个遗传标记组合的概率极其低,最好该遗传标记组合在群体中只能出现一次,即同一认定所依据的遗传标记组合必须具有个体特定性。

2. 遗传标记的稳定性 同一认定采用的遗传标记要求具有稳定性,即个体的遗传标记能够保持不变属性的时间长短,也是遗传标记可检测时限的长短。鉴于遗传标记自身的大分子特征,送检时间越长,检测的阳性率越低。遗传标记的稳定性还包括生物检材中遗传标记对外界各种物理、化学和生物性因素的抵抗或耐受的能力。如果检材中遗传标记的特征因自然原因或人为原因发生了质的变化,那它就不具备进行同一认定的条件了。

3. 遗传标记的反映性 遗传标记分析的前提是遗传标记的特定性能够反映出来,并能被人们所认识。理想的物证检材,要求最大限度地从检材中获取同一认定的信息,能够足够地反映出个体的特征。个体遗传标记的反映性是客观存在的,但是这种反映性能否在同一认定中加以利用则取决于我们的认识能力和技术水平。

二、亲子鉴定的基本概念

亲子鉴定(parentage testing)是通过对人类遗传标记的检测,根据遗传规律分析,对有争议的父母与子女血缘关系的鉴定。与个人识别不同,亲子鉴定研究的是两个以上个体之间是否有血缘关系的问题。遗传规律与统计学原理是亲子鉴定的理论基础。亲子鉴定必须通过检测个体遗传标记,分析遗传关系才能实现。用于鉴定亲子关系的遗传标记应该是一种简单的遗传性状,遗传方式已被确定,具有遗传多态性。

遗传标记主要包括基于个体外形外貌差异、血细胞抗原型、染色体结构变异型以及DNA遗传标记。而DNA分子标记能直接反映遗传物质本身或基因组的变化差异等,因此更直接、更准确地揭示了群体的遗传本质。这些遗传标记非常稳定,一般终身不变,不受生长、发育、疾病、整容以及进化和环境的影响,且信息量大、直观准确及可比性强。目前在个人识别与亲子鉴定方面,遗传标记已逐渐代替了传统方法而得到越来越广泛的应用。

第二节 法医物证鉴定的分子生物学基础

人类遗传学是法医物证学重要的基础。人类的遗传和变异使每一个体的遗传信息与他的亲代和子代具有相似性,但每一个体又具备自身的遗传特征性。DNA是人类遗传物质的基础,具有个体特异性,随着现代分子生物学中DNA分析技术的面世,人类DNA遗传标记成为法医物证学应用研究的热点,DNA分型已经成为法医学鉴定的主要手段。

一、DNA的遗传标记

法医物证鉴定中利用分子生物学的理论和方法,主要分析在DNA及其表达产物水平上的遗传标记。目前DNA分型已经成为法医学鉴定的主要手段。这一高新技术使物证鉴定由蛋白质水平进入到DNA分子水平,能够直接对检材样品DNA分子做出个体特征分析与判定。与蛋白质多态性标记一样,形成DNA多态性的原因是基因组特定的座位上出现了等位基因。等位基因可以出现在编码区,也可以出现在非编码区,它们之间或是碱基序列的差异,也可是DNA片段长度差异,并且这些差异可以按照孟德尔遗传规律由亲代传递给子代,这一特点符合遗传标记的特征。相同基因座上的等位基因会因突变等原因形成不同的类型,这就使等位基因具有了多态性,这些多态性就是个体的身份标签。进行个体区分依据的就是 DNA 序列中的差异。正是由于每个人独特的基因多态类型,成为了 DNA 同一认定的生物学基础。

DNA 分型技术建立后,DNA 多态性靶基因绝大多数属于基因组中非编码序列,DNA 遗传标记是特定的碱基序列,除了没有编码产物外,其他所有的遗传学特征与编码基因没有区别。多年来,在描述 DNA 多态性座位上等位基因时一直"借用"了传统基因的名称。按照 DNA 遗传标记的结构特征,DNA 多态性可分为长度多态性和序列多态性。在人类基因组中,DNA 多态性基因座的数量远多于蛋白多态性座位,多态性程度远高于蛋白多态座位,应用 DNA 分型技术才真正使物证鉴定实现了从否定向认定的飞跃。凡是含有细胞、组织的生物检材均能够提取到 DNA 并做出分型检测,物证取材的广泛性成为 DNA 分型的又一优势。

二、DNA 多态性

DNA 长度多态性(DNA length polymorphism)是指同一基因座上各等位基因之间的 DNA 片段长度差异构成的多态性。DNA 长度多态性靶序列主要是指可变数目串联重复序列(variable number of tandem repeat,VNTR),VNTR 既存在于小卫星 DNA 中,也存在于微卫星 DNA 中。通常小卫星 DNA 中的可变数目串联重复序列称为 VNTR,而把微卫星的可变数目串联重复序列称为短串联重复序列(short tandem repeat,STR)。VNTR 中 9~24 个碱基的重复,是 20 世纪 80 年代中期利用 PCR 技术发现和建立的许多可变数目串联重复序列遗传标记基因座,但人们逐渐发现 VNTR 等位基因数量多,片段大小差异大,容易出现分型失误。随之在 20 世纪 90 年代初,短串联重复序列(STR)又称微卫星 DNA 被发现。微卫星 STR 基因座是 2~6bp 的串联重复,具有长度多态性 VNTR 序列结构特征。在人类基因组中占 5% 左右,估计有 20 万~50 万个,平均每 6~10kb 就出现一个,其中约 50% 具遗传多态性。绝大多数 STR 序列分布在非编码区,极少数三核苷酸 STR 位于编码区。多个 STR 基因座联合检测可以使个人识别大大提高。由于 STR 的诸多显著优点,已经发展成为当今法医 DNA 分型的主流遗传标记。

DNA 序列多态性(DNA sequence polymorphism)是指一个基因座上,因不同个体 DNA 序列有一个或多个碱基的差异而构成的多态性。可以理解为该基因座上所有等位基因 DNA 长度相同,但它们之间的序列存在差异。在基因组 DNA 中,无论是编码区或者非编码区,单碱基替换是最基本的突变形式。序列多态性可以发生在染色体与线粒体 DNA。在人类基因组范围内,任何单碱基突变使特定核苷酸位置上出现 2 种或 2 种以上碱基,其中最少的一种在群体中的频率不少于 1%,就形成单核苷酸多态性(SNP)。SNPs 基因座在人类基因组中分布很广泛,据 2007 年国际人类基因组单体型图计划报道,在人类基因组已发现 310 万个 SNPs 基因座。这个数量远高于个人认定或亲缘关系鉴定要求。在法医学鉴定中,同时高效检测多个 SNPs 基因座等位基因组合方能满足个人识别和亲权鉴定的要求。

应用分子生物学技术如 DNA 指纹技术、聚合酶链反应及 DNA 序列测定法等,均已应用于法医物证学,其中 DNA 序列测序已经实现仪器自动分析,并且检测的灵敏度逐步达到微量、超微量水平。DNA 探针所得高度个体特异的限制片段长度多态性图谱,已经使法医物证鉴定实现了从只能否定到高概率肯定的飞跃。用 PCR 法可检测 VNTR、STR、mtDNA 及序列多态性。对于法医物证学,STR 多态性比限制性片段长度多态性更具优势,是目前个人识别与亲子鉴定的主流技术。mtDNA 多态性测定可以解决缺少核 DNA 的毛发与指甲等角化组织的个人识别与母系单亲的亲子鉴定问题。

第三节 法医物证鉴定的分子生物学检验技术

传统的检测技术包括血型鉴定、血清学方法、细胞学方法、同工酶法等。自 20 世纪 50 年代始，随着 DNA 结构的阐明，一系列 DNA 检验技术相继产生，给个人识别带来了革命性的变化。从 20 世纪 80 年代开始，先后产生了 DNA 第一代遗传标记——限制性片段长度多态性，第二代遗传标记——小卫星、微卫星多态性（STR 等）以及第三代遗传标记——单核苷酸多态性。

一、HLA 分型技术

HLA 复合体多基因位点的高度多态性是个体特异的终身遗传标志，在无血缘关系的人群中，HLA 基因型或表型完全相同的可能性几乎为零。由于亲代与子代之间以 HLA 单倍型方式遗传，因此 HLA 分型除了用于移植前供、受体间的配型外，还被广泛应用于个人识别和亲子鉴定中。移植配型中众多 HLA 分型技术均可被应用于法医学领域，这里仅就有代表性的限制性片段长度多态性（RFLP）分析技术做简单介绍。

RFLP 也被称为 DNA 指纹技术。DNA 指纹是指某个体基因 DNA 序列的个人标志性特征。世界上除单卵双生的两个人之外，没有任何两个人的 DNA 序列特征是一样的。实验原理及步骤前面已有较详细阐述，这里不再赘述。

二、扩增片段长度多态性分析

采用 PCR 技术扩增 VNTR 或 STR 基因座等位基因进行 DNA 长度多态性分析的方法称为扩增片段长度多态性（amplified fragment length polymorphism，AFLP）分析。DNA 长度多态性靶序列是 20 世纪 80 年代中期利用 PCR 技术发现和建立的许多可变数目串联重复序列遗传标记基因座，但人们逐渐发现 VNTR 等位基因数量多，片段大小差异大，容易出现分型失误。90 年代中期后，逐渐过渡到应用 PCR 技术分析微卫星 STR 座位的多态性，即 STR 分型技术。该技术充分发挥了 PCR 技术的高灵敏度和 STR 基因座高多态性的优势，使 DNA 分析实现了高效、灵敏和快速的目标。

短串联重复序列（STR），又称微卫星 DNA。按重复单位碱基数称为二核苷酸序列以及三、四、五和六核苷酸序列，法医物证鉴定实践应用中发现四核苷酸重复的简单序列比较稳定，大多应用四核苷酸 STR 基因座，最常见的基序是（AGAT）或（GATA）。

理想 STR 标记的条件是 PCR 扩增产物长度在 300bp 以下，重复单位为 4 或 5 个核苷酸，不含有插入的非重复单位碱基；高杂合度基因座杂合度 0.8 以上，个人识别能力（DP）> 0.9，非父排除概率（PE）> 0.5；基因频率分布平均，无高频基因出现；PCR 扩增稳定；突变率低于 0.2%；联合应用的各基因座应尽量位于不同的染色体上，以避免可能存在的连锁关系。STR 分型具有的突出优势主要表现为高灵敏度，STR 标准分型的模板量为 1～10ng，现场微量或接触性生物检材只要能够提取到模板 DNA，就可能分型。鉴别能力高，单个 STR 基因座的多态性程度不高，但复合扩增多个 STR 基因座可以提高单次检测的遗传信息量，而且其累积匹配概率可以认定同一性。种属特异性高，目前常用的商品化 STR 复合扩增系统中，扩增各基因座的 PCR 引物仅针对人类基因组 DNA，非人类 DNA 大多无扩增产物或仅有极少数非正常扩增产物。高分辨率的毛细管电泳技术结合分子量内标及等位基因分型标准物（allelic ladder）的应用，使得 STR 分型易于标准化。

三、线粒体 DNA 多态性分析

线粒体 DNA（mtDNA）是细胞核外 DNA，携带有编码蛋白质和 RNA 的基因，人体不同组织细胞所含的线粒体数目及 mtDNA 拷贝数也不同。对于解决腐败、降解和无核 DNA 的生物检材的个人识别，线粒体 DNA 分型技术具有重要意义。线粒体 DNA 遗传系统存在于细胞质中，一个体细胞内有 200～1 700 个线粒体 DNA 拷贝。mtDNA 是只通过母系遗传的基因，男性也能从母亲那里继承 mtDNA，但却无法将它遗传给自己的后代。mtDNA 一般很难发生改变，可用此来鉴定家庭关系。

四、SNP 分析

SNP 为第三代 DNA 鉴定技术，应用 DNA 序列多态性原理。SNP 即基因组中同一基因座单一碱基的变化，大约每 1 000 个碱基就会出现 1 个 SNP 位点，DNA 序列多态性是构成不同个体之间表型的遗传性基础。SNP 可作为遗传作图研究中的遗传标记，帮助定位和鉴定功能基因。SNP 是人类遗传多样性最丰富的形式，适用于个人识别和亲权鉴定，在法医 DNA 分析中得到广泛应用。

五、全基因组扩增技术

全基因组扩增（WGA）技术是近年发展起来的一种对全部基因组序列进行非选择性、均匀扩增的技术，可以在保持基因组原貌的基础上最大限度地增加基因组 DNA 的量。WGA 可对痕量的残留组织甚至单个细胞的全基因组进行扩增，为后续的多基因、多位点分析及基因组的全面研究提供足量的 DNA 模板，在解决痕量检材分型方面效果突出。WGA 技术能将基因组进行扩增放大，在个人识别中有一定的应用前景。但 WGA 技术仍存在一些不足之处，如其扩增并不是 100% 的忠实扩增。实验中必须筛选具有较好个人识别能力且在使用 WGA 技术时具有较小偏差的基因座作为遗传标记位点，同时对于各种复杂的案件检材需采用不同的操作技术。

第四节 法医物证鉴定的临床应用

一、个人识别

法医物证鉴定在个人识别中的临床应用方法，仅就 DNA 检验进行介绍，常用的检材包括血痕、精液、唾液等。

血痕是最常见的物证检材，在进行血痕的个人识别前，应先进行种属鉴定明确是人血还是动物血。种属鉴定中的 DNA 检验可以根据：① Alu 序列作种属鉴定，Alu 序列是哺乳类动物细胞 DNA 中长约 300bp 的中度重复序列，其中在 170bp 附近有限制性内切酶 Alu 切割的 AGCT 序列，命名为"Alu"家族。是人和灵长类所特有序列，具有种属特异性。对血痕检材用 PCR 扩增 Alu 家族进行检测，可用作种属鉴定。② 28S rRNA 序列鉴定种属，人类 rRNA 中大部分 28S rRNA 编码序列的区域相对保守，但保守区中的可变区进化较快，种属之间差异较大。针对这一区域进行 PCR 扩增，可获得人和动物有差异的特异性片段。③细胞色素 b 基因序列进行种属鉴别，细胞色素 b 基因位于 mtDNA 上，是一个具有种属差异的遗传标记，人和其他哺乳动物的细胞色素 b 基因片段均存在 Alu I 酶切位点，但酶切片段大小不同，可区分人与其他哺乳动物。

检材确证为人血后,可测定血痕中的遗传标记进行个人识别。血痕 DNA 分析技术的关键在于 DNA 的提取及定量。从血痕中提取 DNA 主要采用有机溶剂提取和 Chelex-100 提取方法。血痕及其他法医物证检材中常有杂质存在,可抑制 PCR 扩增。常见的杂质有深色染料、苯胺染料及正铁血红素等。在 PCR 扩增反应液中加入小牛血清蛋白等,可消除杂质带来的影响。血痕也是 DNA 检材较好的储存形式之一。在实验室条件下,将新鲜血滴于带有计算机识别条码(barcode)的 FTA 卡上,该材料含有能够结合并保护核酸免于降解的滤纸,以便于存放和管理。使用时截取直径约 1.2mm 的血痕置于塑料试管中,用 FTA 纯化缓冲液洗涤 3 次,TE 漂洗 2 次,每次 5 分钟,然后加入 PCR 试剂扩增。该方法适于实验室大规模自动化 DNA 样品检验。

法医物证鉴定在个人识别中还可以进行精液斑的 DNA 分析。精子含有大量 DNA,可从精液斑提取 DNA,检测其多态性。当精液中无精子时,仍能够从精液中含有的少量睾丸细胞、上皮细胞等进行 DNA 分型。精子细胞核膜是富含二硫基的交联蛋白组成的网状结构,能抵抗各种类型的去污剂作用,对外源性蛋白酶水解也有相当强的抵抗作用。为了裂解精子细胞,必须切断二硫键以消化蛋白。因此在进行精液斑 DNA 提取时,除了常规的 SDS、蛋白酶 K 以外,还需加入一定量的 DTT(图 15-1)。精液斑 DNA 多态性分析多采用 PCR-STR 分型技术。由于 Y 染色体系男性特有,呈男性伴性遗传,不与其他染色体重组,除突变外,在父系的所有男性个体中,包括兄弟、父子、叔侄、堂兄弟和祖孙等都具有相同的 Y-STR 单倍型,因此可利用父系亲属的参考样本进行犯罪嫌疑人的排除推测。但 Y-DNA 标记作个人识别时只具有排除意义,不能认定同一性。

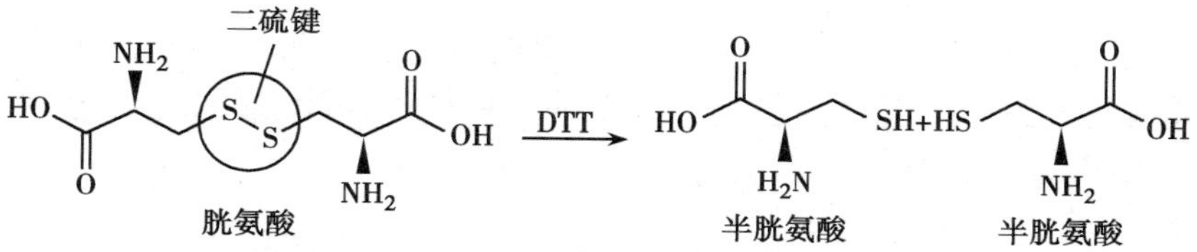

图 15-1 DTT 作用于胱氨酸中的二硫键示意图

唾液斑也可作为个人识别的物证检材,分析 DNA 多态性是目前进行唾液个人识别的有效手段。唾液中含有口腔黏膜脱落上皮细胞,可从中提取 DNA,进行基因组 DNA 与线粒体 DNA 多态性分析。唾液斑基因组 DNA 多态性分析目前多采用 PCR-STR 分型技术。唾液特异性 mRNA 标记也开始用于唾液斑的确证,采用 RT-PCR 结合毛细管电泳技术,建立了多重 mRNA 标记复合分析方法用于唾液斑的检验。

二、亲缘关系鉴定

亲缘关系鉴定是指通过检测各种遗传标记的分型,STR 是目前法医物证鉴定中常规使用的长度多态性遗传标记,是亲缘关系鉴定中使用最普遍的遗传标记,在亲缘关系鉴定中具有重要价值。

STR 基本分型技术常采用荧光标记检测,检测步骤包括:① DNA 的提取,模板 DNA 提取多采用 Chelex-100 法或磁珠提取法;②扩增 STR 位点,经过筛选的 STR 基因座,扩增条件基本相同,可以在同一个 PCR 反应体系中同时扩增多个靶基因座,称为复合扩增(multiplex amplification)或复合 PCR(multiplex PCR);③扩增产物,进行毛细管凝胶电泳分离扩增产物,扩增产物加入适量甲酰胺和分子量内标,混匀后经高温变性、迅速冷冻后,由仪器自动上样电泳;④最后进行数据采集及分析,由专用的数据收集和分析软件自动采集并分析数据,可以直接读出样本的等位基因片段长度和基因型。

复合扩增的 PCR 反应体系常采用荧光标记复合扩增检测,应用多色荧光染料进行标记,其中 1 种荧光颜色用于标记与复合扩增产物混合后同步电泳的分子量内标 DNA 片段,商品 DNA 分子量内标常用 ROX 或 LIZ 标记。余下的荧光颜色用于标记 STR 基因座,每种荧光颜色可标记 1~6 个 STR 基因座,可构建包括 20 个以上 DNA 遗传标记的复合扩增系统。

扩增产物应用毛细管电泳进行分离,在检测四核苷酸重复的 STR 基因座时,邻近 2 个等位基因的片段相差 4 个核苷酸,许多 STR 基因座等位基因存在碱基缺失或插入等微变异,使两个等位基因之间的差异缩小到只相差 2 个或 1 个核苷酸。STR 复合扩增产生多个扩增产物片段,片段长度一般分布在 100~500bp 内。毛细管电泳能够明确分辨 100~500bp 范围内,长度相差 1 个核苷酸的两个 DNA 片段,是当前法医 DNA 分型实验室用于分离 STR 复合扩增产物的主要手段。

虽然常染色体 STR 在法医学 DNA 分析中得到了普遍的应用,但仍存在一些局限性,如复杂亲缘关系鉴定中不能得出排除或者认定的结论、突变率相对较高,不适用于降解严重的 DNA 检材等,此时需要联合使用 X-STR、Y-STR 或 SNP 等其他类型的遗传标记,作为解决复杂亲缘关系鉴定的有力补充。

三、其他

随着分子生物学技术在人类基因组测序、人类遗传病、癌症分子诊断等领域越来越多的应用,其在法医个人识别、亲权鉴定方面的应用也有了更高的要求。犯罪现场留下的生物检材千差万别,有时仅是"痕迹",有时高度腐败或降解,或是多种来源的标本混合。最大程度获得检材中的有效 DNA,是保证基因分型准确的前提条件。在许多复杂案例中,如重大灾难的处理、失踪人员调查等,牙齿和骨骼组织也是可用于 DNA 分析的生物检材。另外取材过程中应减少污染,去除核酸扩增抑制因素,并且实现核酸提取自动化、方法标准化,不断提高实验室质量是实验室发展的方向。

本章小结

法医物证学是以法医物证为研究对象,以提供科学证据为目的,运用免疫学、生物学、生物化学、分子生物学等的理论和方法,利用遗传学标记系统的多态性对生物学检材的种类、种属及个体来源进行鉴定的一门学科,主要解决司法实践中的个人识别及亲子鉴定问题。人类基因组 DNA 在个体之间有碱基序列和长度的差异,是法医学个人识别、亲缘鉴定的结构基础。目前广泛应用于法医学实践的 DNA 长度多态性为短串联重复序列(STR)。多个 STR 联合检测对法医学个人识别或亲缘鉴定具有极其重要意义,STR 基本分型技术常采用荧光标记检测。另外,mtDNA 分析技术、SNP 分型以及全基因组扩增技术在法医学个人识别、亲缘鉴定中也有一定的应用前景。法医物证鉴定在个人识别中的临床应用常用的检材包括血痕、精液、唾液等。

(黄晓华)

第十六章 胚胎植入前分子生物学检验

通过本章学习，你将能够回答下列问题：

1. "试管婴儿"的概念是什么？
2. 简述 PGD 的发展历史。
3. 关于 PGD 涉及的主要技术包括哪些？
4. 阐述 PGD 主要分子生物学技术的应用范围及其应用评价。
5. 目前 PGD 主要技术面临的挑战有哪些？

遗传性疾病是威胁人类健康的主要疾病之一，在没有找到有效治疗方法之前，应用产前诊断技术预防遗传病患儿的出生是预防遗传病发生的主要途径。目前羊膜腔穿刺技术、绒毛膜取样技术以及脐带血管穿刺技术常规地应用于出生前诊断，有效减少遗传病患儿的出生。近年来随着分子生物学技术的快速发展，尤其是 PCR 技术及其衍生的多种分子诊断技术的不断涌现，为疾病的产前诊断开辟了广阔前景，人们也不再满足于对已做出产前诊断的先天性疾病胎儿进行选择性流产这一被动方式，植入前遗传学诊断（preimplantation genetic diagnosis，PGD）这一主动选择生殖方式的诊断技术应运而生。PGD 是辅助生殖技术与分子生物学技术两者相结合而形成的一种全新的产前诊断技术，是指在体外受精过程中，对具有遗传风险患者的胚胎进行种植前活检和遗传学分析，选择无遗传学疾病的胚胎植入宫腔，从而获得正常胎儿的诊断方法。它的有效应用既减少了携带遗传性疾病的胚胎移植，又减少了孕妇反复流产或引产的痛苦，可有效防止遗传性疾病患儿的出生，使产前诊断进入了一个新的时代。

第一节 植入前遗传学诊断技术的诞生

PGD 技术是由于辅助生殖技术（assisted reproductive technique，ART）的成熟应用而产生的。ART 是目前治疗女性不孕及男性不育的重要方法，主要包括人工授精（artificial insemination，AI）和体外受精 - 胚胎移植（in vitro fertilization-embryo transfer，IVF-ET）以及由此衍生的技术。

一、"试管婴儿"技术

早期的体外受精及受精卵的培养是在试管内进行的，俗称"试管婴儿"。由此产生一系列适用于不同人群的新技术：①第一代"试管婴儿"技术，一般指 IVF-ET，主要适用于输卵管堵塞、子宫内膜异位症等引起的不孕症患者；②第二代"试管婴儿"技术，即单精子胞质内注射，主要解决男性的不育症问题；③第三代"试管婴儿"技术，即 PGD，主要适用于胚胎植入前的遗传学诊断，解决遗传病及优生问题；④第四代"试管婴儿"技术，即卵细胞核移植技术，主要适合于年龄大的患者；⑤此外还有未成熟卵的体外成熟技术，主要适用于卵细胞发育障碍者。

生殖技术在不断更新，但并非一代比一代更好，而是要根据患者情况，选择最适合、最能解除其不孕不育的原因，得到正常健康的下一代。PGD就是针对父母本身具有遗传学异常，其子代也有遗传学异常的高度风险，但不愿意在发现胎儿异常后进行选择性流产而发展起来的新辅助生殖技术，它的应用可以说是从根本上解决了优生优育的问题，具有广阔的应用前景。

二、植入前遗传学诊断的诞生

PGD结合了辅助生殖技术与遗传学诊断技术，针对有遗传风险的夫妇，将其精、卵体外受精。当胚胎发育到6～8个细胞时，取1～2个细胞进行遗传学分析，剔除具有遗传缺陷的胚胎，选择没有疾病表型、正常的胚胎植入母体子宫，阻断一些单基因疾病及染色体异常疾病的发生，从而避免遗传病胎儿的妊娠以及由此对异常胚胎进行流产给患者夫妇带来的痛苦。其在伦理上更易被人接受，同时还可避免因绒毛膜取样、羊膜腔穿刺、胎儿脐带血管穿刺等手术操作所带来的出血、流产、宫腔感染等并发症的风险。PGD可以说是从妊娠的源头上实现了优生。

PGD最早于1965年提出，1990年英国一健康女婴的诞生，标志着PGD首次成功应用于性连锁性疾病的性别选择生育。进入20世纪90年代，PGD技术飞速发展，包括FISH技术、PCR及相关技术、多色FISH、全基因组扩增以及基因芯片、测序技术等相继应用于PGD，使其得到更广泛的临床应用。

第二节 胚胎植入前诊断的技术与方法

PGD最早适用于包括性别鉴别、某些单基因性遗传性疾病、染色体结构和数目异常等方面。近年来，PGD也可应用于对人类肿瘤易感基因的分析及一些迟发性疾病的基因检测。随着对人类基因的认识不断深入，其方法也日趋成熟，为多种遗传性疾病的检测提供了更广阔的前景。

一、植入前诊断的技术与方法的选择

PGD的应用需要严格掌握适用人群及适应证。适用人群包括：父母本身具有遗传学异常，其子代也有遗传学异常的高度风险（如X连锁遗传疾病的检测、常染色体的隐性异常等单基因遗传病），但不愿意进行选择性流产者；染色体易位导致的反复自然流产者；非整倍体性的体外受精者，尤其是年龄>37岁的妇女。

取材途径主要包括以下3种，各有其优缺点及相应的适用范围，可根据具体情况加以选择，有时需要同时应用2种或3种方法。

1. 第一和第二极体活检 第一极体是卵母细胞减数分裂的自然排出物，活检后卵子继续成熟与受精，并不影响受精、胚胎的发育，而且不是对胚胎本身进行操作，因而在心理和伦理上更易被接受。原则上极体取材对卵母细胞没有损害并且取材早，分析时间也充裕。第一和第二极体携带与卵母细胞相同的遗传物质，缺点是不能检测父方来源的基因或染色体异常信息，不能确定胚胎性别。另外，它不能提供受精后胚胎的染色体异常信息。

2. 卵裂球活检 最初的PGD就是通过卵裂球活检进行性别鉴定，用于X连锁遗传疾病的检测。卵裂球活检是在胚胎达6～8个细胞期时活检1～2个卵裂球进行PGD。其优点是在此阶段活检1～2个细胞不会影响胚胎的进一步发育，可以检出胚胎中来源于父方的异常，也有较宽裕的实验分析时间；缺点是材料少，而且卵裂阶段的胚胎嵌合体发生率很高，可能导致漏诊和误诊。尽管如此,卵裂球活检仍是目前最常应用的 PGD 取材途径。

3. 囊胚滋养层细胞活检 在囊胚期活检增加了取材的量,提高了 PGD 的准确性,同时活检只取材将来发育成胎盘的部分细胞,并不影响胚胎的发育潜能。但囊胚活检的细胞是滋养层细胞,存在多倍体现象,不能完全代表内细胞团。而且囊胚期活检,胚胎必须在受精后 5～6 天进行移植,从而严格限制了实验诊断时间。

每种取材活检均具有其优缺点,如何安全、有效地获得胚胎的遗传物质以供活检至关重要。透明带开孔是 PGD 胚胎活检的重要步骤,主要包括机械法、化学法和激光法。近年来激光透明带破膜系统具有简单、快速和精准的优点,已经成为 PGD 活检的主要方法。

二、常用的分子生物学技术

目前,PGD 的分子生物学技术主要包括以单细胞 PCR 为代表的 PCR 技术及相关技术、测序技术、荧光原位杂交技术等。

1. 单细胞 PCR 技术 1989 年,英国的 Handyside 等首先应用 PCR 技术扩增了 Y 染色体长臂特异重复序列,对胚胎进行性别诊断,植入女性胚胎,避免了高危 X 连锁遗传疾病的发生。此后,通过单细胞 PCR 技术扩增致病基因成为在 PGD 中诊断单基因疾病的主要手段,并一度成为植入前检测胚胎特定等位基因突变的唯一方法。此处就 PGD 应用过程中所涉及的主要实验步骤及特别需要关注的方面做重点介绍。

主要实验步骤包括模板制备、单细胞基因扩增及产物分析。

(1)模板制备:采用细胞裂解法制备模板核酸,常用的方法有冻融法、蛋白酶 K/SDS 消化法等。由于单细胞 DNA 模板数量极低,所以在样本的采集、提取各环节既要防止模板丢失或降解,还要注意外来 DNA 的污染。如操作过程中细胞丢失或细胞自溶,无细胞核或伴随着 DNA 物质的缺失或退化的细胞退变等内在因素均可影响到 DNA 的扩增,导致扩增失败或扩增效率降低,出现假阴性结果。同时还要防止假阳性结果的出现,如避免采样过程中来自精子或颗粒细胞的 DNA 潜在的污染,应在活检前清除所有的颗粒细胞,或采取单精子胞质内注射以避免透明带结合精子引起的污染问题。

(2)单细胞基因扩增:由于单细胞 DNA 模板数量极低,所以一般采用巢式 PCR 技术,增加检测的敏感性和特异性。活检时取 1～2 个细胞,因起始模板数量低,扩增后特异性产物量达不到检测水平。可应用巢式 PCR,通过首轮外侧引物与目的基因配对原则扩增引物间的特异性片段,然后再以首轮扩增产物为模板,应用内侧引物扩增目的基因片段,使产物量进一步增加。

(3)产物分析:产物分析方法包括①通过电泳后进行溴化乙锭或替代物染色,根据有无特异性的目的扩增条带判断结果;②进行多态性分析,即在致病基因附近寻找几个与其紧密连锁的 DNA 多态性位点,通过连锁分析进行诊断或携带者检测;③等位基因寡核苷酸特异探针(ASO)斑点杂交及反向斑点杂交(RDB);④单链构象多态性(SSCP);⑤变性梯度凝胶电泳(DGGE)等。

单细胞 PCR 技术虽然在 PGD 中被广泛应用,但同时也面临一些问题,如模板少、扩增效率低、污染问题以及等位基因脱扣(allele dropout,ADO)现象等。ADO 现象即两个等位基因中只有一个被成功扩增的现象。ADO 是单细胞 PCR 特有的,只发生在杂合等位基因中,并具随意性。对于常染色体隐性遗传性疾病,如果夫妇双方携带同一种突变且不存在污染,则 ADO 不会导致移植患病的胚胎。相反,针对杂合子或常染色体显性遗传,如夫妇双方携带不同突变,ADO 可能使杂合子诊断为正常携带者而进行胚胎移植,导致误诊而移植患病胚胎。为保证实验准确性,要避免 ADO 的发生,如模板充分的变性对于两个等位基因扩增是非常重要的,同时优化 PCR 反应条件(尤其在第一轮 PCR 中),应用荧光 PCR 以及增加 ADO 检测的方法等措施,既可以增加敏感性和有效性,缩短实验时间,提高片段的精确度等,也可减少 ADO 的发生。

2 单细胞 PCR 相关技术 近年来,一些 PCR 相关的新技术被先后应用于 PGD。例如,多重 PCR 通过多对引物混合应用,同时扩增多个基因位点,克服了单细胞的限制;全基因组扩增从单细胞中扩增全部基因,为进一步诊断提供了达到可检测水平的 DNA。

(1)2012 年底,研究报告了多次退火环状循环扩增技术(multiple annealing and looping based amplification cycles,MALBAC)。MALBAC 应用于单细胞全基因组扩增比传统的 PCR 及 MDA 技术要均匀和准确得多。2013 年底,北京大学的一项研究第一次显示了 MALBAC 技术在试管婴儿临床应用的可能性。2014 年 9 月 19 日,世界首例经 MALBAC 基因组扩增高通量测序进行单基因遗传病筛查的试管婴儿诞生。

MALBAC 基因组扩增高通量测序是低深度高通量测序,能同时完成突变位点及胚胎染色体的检查,并且可发现新的突变位点,可快速地对胚胎完成全面的遗传诊断。目前二代基因测序技术已被越来越多地应用于无创产前筛查,也逐渐被应用于胚胎植入前诊断技术。

(2)近年来发展起来的 WGS 技术可以对整个胚胎基因组进行测序,从而全面地分析胚胎的遗传信息。WGS 在 PGD 中的应用提供了更全面和准确的遗传信息,可能成为未来 PGD 的重要技术之一。第二代 DNA 测序技术,也称 NGS,目前常见技术包括边合成边测序技术、焦磷酸测序技术及连接测序技术。技术上虽有所差别,但是其原理基本相似,即用接头进行高通量的并行 PCR 和并行测序反应,并结合微流体技术,利用高性能的计算机对大规模的测序数据进行拼接和分析。包括从模板文库制备、片段扩增到测序等步骤,采用了大规模矩阵结构的微阵列分析技术——阵列上的 DNA 样本可以被同时并行分析,并通过显微设备观察并记录连续测序循环中的光学信号。

3. SNP 芯片分析 SNP 芯片分析可以同时检测大量的单核苷酸多态性位点,从而确定染色体数目和结构异常,并进行基因型分析。

此外,微卫星 DNA 序列、实时定量荧光 PCR、变性高效液相色谱分析法等均有被应用于 PGD 的报道。

4. 荧光原位杂交技术 FISH 是一种非放射性原位杂交方法,将标记了荧光的探针与固定在载玻片上的细胞染色体或染色质的特异部位进行原位杂交,然后用荧光显微镜在不同波长的激发光下观察,从而判断特定染色体的数目或其存在和缺失。FISH 具有简单、快速、灵敏度高、特异性强等优点,既可用于中期染色体,又可用于间期核的分析。主要应用范围:高育龄妇女、反复 IVF 失败、习惯性流产、男性不育或以前 IVF 反应很差的患者。进行染色体结构和数目异常的分析,提高了 IVF 的植入率和妊娠率。

1994 年,FISH 技术开始应用于胚胎性别的鉴定;1998 年,FISH 开始应用于染色体平衡易位的 PGD 诊断。通过选择正常和平衡配子或胚胎,PGD 可显著降低染色体易位导致的反复自然流产率。同年,商业化的能同时诊断 13、18、21、X 和 Y 五条染色体的五色探针试剂也开始用于 PGD 中进行高龄妇女卵子和胚胎的非整倍体筛选,使人们首次清楚地认识到人类胚胎中存在 20%~60% 的高比例染色体嵌合型现象。

目前,多色 FISH(同时检测多个染色体)和多轮 FISH(经洗脱后,检测不同的染色体)均已应用于 PGD 临床,可满足胚胎常见染色体数目异常综合征的筛查、平衡结构异常和性染色体异常夫妇的胚胎染色体组成分析,同时通过性别检测防止无法进行基因诊断的性连锁疾病妊娠的发生。

近年来,FISH 结合一些其他实验手段的方法不断被应用于 PGD,包括间期染色体转换(interphase chromosome conversion)、CGH、PCR 与杂交相结合的基因芯片技术等。PGD 的主要应用范围包括胚胎性别的鉴定、非整倍体检测以及染色体易位的检测等，在临床遗传学诊断中均有较好的应用前景。

5. 其他 PGD 技术

（1）植入前遗传学单倍型分析：植入前遗传学单倍型分析（preimplantation genetic haplotyping, PGH）主要选择与致病基因在染色体的位置上紧密连锁的 STR 标记，通过鉴别胚胎是否遗传携带致病基因的染色体来达到诊断的目的，避免了针对每一种突变基因优化其单细胞 PCR 条件的烦琐。例如 X 染色体长臂端粒区域 Xq28 集中了多种疾病的致病基因，包括血友病 A、色素失调症和 X 连锁的脑积水等，通过检测该区域的 6 个 STR 位点，即可鉴别胚胎是否遗传了含有导致数种致病基因的 X 染色体。因不需要事先检测疾病的突变位点，理论上可用于几乎所有有传递基因缺陷风险的患者。PGH 适用范围广、重复利用率高，但在诊断中选择的 STR 位点必须是杂合子才能鉴别其亲源性。而且在配子的减数分裂过程中，基因和 STR 位点之间可能有基因重组，因此必须同时分析疾病基因两侧的多个 STR 相关疾病标记来避免误诊的可能。一般建议至少选择 5 个人群中平均杂合子率 85% 以上的 STR 位点进行诊断。

（2）非整倍体筛选：随着 PGD 研究不断深入，研究者意识到对于高育龄妇女和反复自然流产的患者，非整倍体可能是导致胚胎损失和丢失的主要原因。1998 年以来，开始报道对高育龄妇女、反复 IVF 种植失败以及反复自然流产妇女的胚胎进行非整倍体筛选，也称胚胎植入前遗传学筛查（preimplantation genetic screening, PGS），是对植入前胚胎进行染色体非整倍体筛查，对胚胎 23 对染色体进行筛查，选择整倍体胚胎进行移植。检测并非针对来源于父母的遗传性染色体异常或者基因异常，而是在植入前胚胎中新发生的染色体非整倍体。进行胚胎染色体的非整倍体筛选将有助于提高 IVF 的成功率。PGS 诊断方法主要借助于 FISH 技术。但是由于高育龄妇女经过 PGS 后可供移植的数目明显减少，并且有约15% 的错误率，所以近些年对于 PGS 的有效性存在一定的争议。PGS 适用人群为高育龄、反复助孕失败、反复自然流产患者。

第三节 植入前遗传学诊断技术的应用评价

PGD 的诞生标志着生殖医学领域的一项重要进步，为那些有遗传病风险或其他生殖问题的夫妇提供了一种新的机会，帮助他们实现健康妊娠和生育健康宝宝的愿望。同时 PGD 的发展也引发了一系列伦理和法律问题，例如对胚胎选择和筛查的道德考量，以及对人类生殖技术的监管等。PGD 应用范围的扩展突破了产前诊断的局限，赋予了 PGD 新的生命力，同时也带了一些问题的思考。

1. 严格掌握 PGD 适用情况和人群

（1）携带明确的单基因遗传病风险的夫妇：夫妇中的一方或双方携带单基因遗传病，如囊性纤维化、地中海贫血、遗传性视网膜病变等，通过 PGD 可以筛查携带异常基因的胚胎，选择健康的胚胎进行植入，降低遗传病患病的风险。

（2）染色体异常风险：夫妇中的一方或双方存在染色体数目或结构异常，如 Down 综合征（21 三体综合征）、爱德华综合征（18 三体综合征）等，PGD 可以帮助筛查染色体异常的胚胎，降低染色体异常婴儿的出生率。

（3）反复流产的夫妇：对于经历多次自然流产或反复试管婴儿失败的夫妇，PGD 可以帮助筛查胚胎的遗传异常或染色体异常，提高妊娠成功率。

（4）年龄较大的女性：随着女性年龄的增长，染色体异常的风险也会增加，因此年龄较大的女性可能会考虑进行 PGD，以减少染色体异常的胚胎植入，并提高成功妊娠的机会。

（5）优生优育：在一些国家，PGD 也被用于筛查一些与遗传无关但与健康相关的特征，例如胚胎性别的鉴定、组织类型匹配等。

需要注意的是，虽然 PGD 技术可以帮助减少遗传病的传递和提高妊娠成功率，但它并非对所有不孕不育夫妇都适用。进行 PGD 前，夫妇通常需要接受全面的遗传咨询和生育评估，以确定是否适合进行这项技术。

2. 根据植入前基因诊断或筛查的基因特点选择不同的 PGD 技术方法 传统上进行 PGD 涉及的大部分为单基因疾病，多集中于以下几种类型。①常染色体隐性遗传性疾病：包括 β 地中海贫血、纤维囊性变、脊肌萎缩症和镰状细胞贫血；②常染色体显性遗传性疾病：包括亨廷顿病、强直性肌营养不良症和腓骨肌萎缩症；③性连锁性疾病包括脆性 X 综合征、进行性肌营养不良和血友病等；④某些非疾病性的以及有遗传倾向的疾病，如乳腺癌、卵巢癌；⑤一些迟发性疾病的基因检测等。针对已知基因特定序列异常的单基因遗传病可以采用单细胞 PCR 或者单细胞多重 PCR 技术，FISH 可进行染色体结构和数目异常的分析，植入前胚胎中新发生的染色体非整倍体筛选（PGS）也可以采用 FISH 技术。而近年来发展起来的高通量测序能同时检测更多的基因数量，可以同时实现染色体疾病及单基因疾病的诊断，也可以筛查未知基因，对不明原因的反复流产、胎儿畸形的夫妇进行胚胎遗传学筛查，具有很好的应用前景。

3. PGD 的安全性 PGD 的安全性一直备受关注。胚胎活检是一种创伤性显微操作，是否影响胚胎的发育潜能以及是否会增加胎儿畸形率已引起重视。而卵裂球数目的减少会不可避免地造成胚胎种植潜力的降低，活检后胚胎的冻融也可能造成胚胎损伤。尽管目前报道经 PGD 出生孩子的畸形发生率和生长发育并无明显异常，但由于 PGD 的历史才短短 30 年，其安全性问题还需要时间来进一步验证。

4. PGD 的准确性 PGD 的准确性也备受关注。任何实验技术均不能达到 100% 的准确性，现有的取材、检测方法和诊断技术有限，1～2 个分裂细胞一是材料有限，二是未必能代表整个胚胎的情况，而且种植前胚胎存在嵌合的可能。无论是 PCR 还是 FISH 技术均报道有一定的误诊率，而实际情况远远高于报道的数字。NGS 的应用提高了 PGD 的准确性。

由于高度准确性的要求，所以 PGD 在技术层面上一直面临着一系列问题的挑战：如何安全有效地获得胚胎的遗传物质以供检测，如何克服极低样本量对诊断的准确性以及有效性的影响。传统的性别检测避免患儿出生只是一个初步措施，因为针对女性胚胎中也有一半为性连锁隐性疾病基因携带者，而男性胚胎中有一半为正常胚胎，因此，随着分子生物学技术的发展，争取做到对精确的致病基因检测，将更有利于优生并减少胚胎的浪费。NGS 能够提供克服上述技术困难的可能性。

5. PGD 的其他应用范围 近年来，PGD 也被应用于以下几方面：①检测胚胎基因的肿瘤易感性；②迟发性疾病的诊断；③为已生存的患儿进行 HLA 配型的胚胎检测，通过 PGD 诊断选择与已生存的患儿 HLA 匹配的胚胎移植；④ PGD 非医疗目的进行性别选择；⑤其他非医疗目的上的应用，如身高、容貌、智力等其他因素。以上这些方面在应用上仍存在社会伦理乃至法律等方面的争议。

此外，PGD 的成功最关键依赖于 IVF 的成功，而 IVF 的成功受诸多因素的影响，如患者年龄、促/超排卵方案、可供移植胚胎的数目、质量、子宫内膜的容受性等。故在进行 PGD 之前，要使夫妻患者双方充分了解自己所患遗传病的性质、风险，并对 PGD 的可靠性、准确性、局限性有较全面的认识。在完全知情同意的情况下，让患者或夫妻双方对是否接受 PGD 做出独立的判断，使 PGD 更好、更有效地服务于社会，结合其他多种产前诊断技术，真正从源头上实现优生优育。

本章小结

PGD 技术是指在体外受精过程中，对具有遗传风险患者的胚胎进行种植前活检和遗传学分析，以选择无遗传性疾病的胚胎植入子宫，从而获得正常胎儿的诊断方法。PGD 是辅助生殖技术与分子生物学技术两者相结合而形成的一种全新的产前诊断技术。

PGD 最早适用于包括性别鉴别、某些单基因遗传病、染色体结构和数目异常等方面，近年来发展应用于对人类肿瘤易感基因的分析及一些迟发性疾病的基因检测。PGD 技术的诞生及有效应用既减少了携带遗传性疾病的胚胎移植，又减少了孕妇反复流产或引产的痛苦，可有效防止有遗传性疾病患儿的出生。

PGD 分子生物学技术包括单细胞 PCR、FISH 技术、多色 FISH、全基因组扩增以及基因芯片、测序技术等。FISH 结合一些其他实验手段的方法不断被应用于 PGD，如间期染色体转换、比较基因组杂交、PCR 与杂交相结合的基因芯片技术等。而近年来发展起来的高通量测序技术，能同时实现染色体疾病及单基因疾病的诊断，也可以筛查未知基因，对不明原因的反复流产、胎儿畸形的夫妇进行胚胎遗传学筛查，具有很好的应用前景。

虽然 PGD 技术可以帮助减少遗传病的传递和提高妊娠成功率，但需要严格掌握适应证。进行 PGD 前，夫妇需要接受全面的遗传咨询和生育评估，以确定是否适合进行 PGD。并且根据植入前基因诊断或筛查的基因特点选择不同的 PGD 技术方法。同时需要关注 PGD 的发展引发的伦理和法律问题，如对胚胎选择和筛查的道德考量，以及对人类生殖技术的监管力度等。

PGD 作为一个新兴的技术也在不断发展和完善，包括技术及概念的更迭。近年来，在多个国际不孕不育和生殖医疗机构的倡议及努力下，PGS 和 PGD 这两个称谓正逐步被 PGT 取代，称为移植前基因检测。

（赵晓涛）

推荐阅读

[1] LELA B. Molecular Diagnostics：Fundamentals，Methods，and Clinical Applications. 3rd ed. Philadelphia：F.A. Davis Company，2019.

[2] 丛玉隆，童明庆. 体外诊断产品研发与评价专家共识Ⅲ. 北京：科学出版社，2020.

[3] 王向东. 单细胞测序方法和应用. 北京：科学出版社，2021.

[4] 杨保胜. 遗传病分子生物学. 北京：科学出版社，2012.

[5] 黄荷凤. 植入前遗传学诊断临床实践. 上海：上海交通大学出版社，2018.

[6] 卢兹凡，李萌. 药物基因组学理论与应用. 北京：科学出版社，2018.

[7] TA BROWN. 基因克隆和DNA分析. 7版. 魏群，译. 北京：高等教育出版社，2018.

[8] VERCELLINO I，SAZANOV L A. The assembly，regulation and function of the mitochondrial respiratory chain. Nature reviews：molecular cell biology，2022，23（2）：141- 161.

[9] NG Y S，BINDOFF L A，GORMAN G S，et al. Mitochondrial disease in adults：recent advances and future promise. Lancet Neurol，2021，20（7）：573-584.

[10] 陈铭. 生物信息学. 4版. 北京：科学出版社，2022.

[11] 郑杰. 肿瘤的细胞与分子生物学. 2版. 北京：科学出版社，2021.

[12] 卞修武. 分子病理与精准诊断. 上海：上海交通大学出版社，2020.

中英文名词对照索引